CONTENTS

일상진료에 꼭 필요한
기본치료제 115가지

- 사용법과 금기사항 -

일상진료에 꼭 필요한 기본치료제 115가지

- 사용법과 금기사항 -

Yasuhiko Tomino

이 상 화 옮김

신흥메드싸이언스

일상진료에 꼭 필요한

기본치료제 115가지

- 사용법과 금기사항 -

2009년 6월 발행

지 은 이 : Yasuhiko Tomino
옮 긴 이 : 이 상 화
발 행 인 : 홍 성 혁
발 행 처 : **신흥메드싸이언스**
편　　집 : 박 혜 림
디 자 인 : 조 유 영
주　　소 : 서울시 영등포구 양평동3가 15-1번지
　　　　　월드메르디앙 비즈센터 501호
등록번호 : 제318-2007-000077호
전　　화 : 02) 2165-8670~4
팩　　스 : 02) 2165-8675
홈페이지 : www.shmed.co.kr

ISBN : 978-89-90933-88-1　93510
정　　가 : 60,000원

역자서문

최근 각 질환에 있어서 수술이나 화학요법, 방사선 치료를 포함한 다학제 치료가 눈부시게 발전해 오고 있다. 그러나 내과계 질환을 중심으로 한 많은 질환에 있어서 약물요법이 지금까지와 마찬가지로 치료의 중심이라는 것은 변함이 없다. 약물요법에 있어서는 여러 기관에서 이루어진 무작위 위약대조 시험(RCT)에 의한 임상 성적이 중요하여 EBM(과학적 근거에 기초를 둔 의학)의 개념이 중시되고 있다. 때문에 의학 교육 및 임상 실습에 있어서 임상 약리학의 중요성이 인식되어 각 대학에 임상 약리학 강좌가 개설되어 있다. 그러나 실제 임상에서 이용되고 있는 약물은 제네릭 의약품(generic medicine)을 포함하여 방대한 수에 달하고 있어 이를 모두 안다는 것은 결코 쉬운 일이 아니다. 임상의마다 처방에 대한 각자의 지식과 경험이 있지만 EBM이 강조되고 있는 현재는 전통적(orthdox)이면서 기본적인 치료법이 중요하다. 즉, 기본적인 치료법을 익힌 후에 실제 임상에서 경험을 쌓아 나가는 것이 필요하다 하겠다. 그러므로 임상 진료에서는 현재 가장 잘 쓰이고 있는 기본약물을 잘 알고 환자 개개인에 맞춘 맞춤 처방이 필수적이다.

이 책의 특징 중 하나는 기본치료제 115 품목을 가지고 유사제, 효능 · 효과, 특징, 조성 · 제형 · 용량, 사용법 · 사용량에 관하여 간결하게 기술한 것이다. 두 번째는 약물을 사용할 때에 잊어서는 안되는 사용금기와 신중투여, 병용금기, 병용주의, 중대한 부작용 등을 정리한 것이다. 특히 약물 병용시에 주의해야 할 포인트를 둔 것도 특징 중의 하나이다. 특히 고령자는 많은 질환을 동시에 가지고 있어서 여러 진료과로부터 약물이 처방되어 병용투여 되는 경우가 많다. 이때는 약의 상호작용 · 부작용을 아는 것이 중요하다는 점에서 이 책은 실제 임상에서 유용하게 활용할 수 있을 것이다. 내과, 가정의학과, 소아과를 포함한 여러 임상과, 수련 중에 있는 인턴, 전공의, 의과대학생, 간호사, 약사 여러분들에게 큰 도움이 되리라 자부한다.

이 책이 발간되기까지 많은 도움을 준 이화여대 가정의학과 의국원들과 (주)신흥메드싸이언스 출판사 관계자 여러분들에게 깊은 감사의 마음을 전한다.

2009년 5월

이 상 화

차 례

2. 호흡기 · 감염증

3. 소화기

4. 신장

5. 신경

6. 혈액

8. 알레르기 · 교원병

9. 기타

001

디기탈리스 제제

디곡신(digoxin)
- 디고신(Digosin), 디기톡신(Digitoxin)

유사제

디기톡신(digitoxin): 하프디곡신(Halfdigoxin)
메틸디곡신(metildigoxin): 라니라피드(Lanirapid)
데슬라노시드(deslanoside): 디기라노겐 C(Digilanogen-C)
프로스실라리딘(proscillaridin): 타루신(Talusin)

효능·효과

- 다음 질환에 기인한 울혈성 심부전(폐부종, 심장천식을 포함): 선천성 심질환, 판막질환, 고혈압, 허혈성 심질환(심근경색, 협심증), 폐성심, 기타 심질환, 신질환, 갑상선기능항진증 및 저하증 등
- 심방세동 · 심방조동에 의한 빈맥, 상심실성 빈맥
- 다음 질환 시의 심부전 및 각종 빈맥의 예방과 치료: 수술, 급성 열성 질환, 출산, 쇼크, 급성 중독

특징

디기탈리스(digitalis)는 예부터 심부전 치료의 강심제로서 사용되어 왔는데, 1980년대가 되어 심부전의 강심제로서 자리매김하는 것이 크게 재검토되었다. 디기탈리스를 비롯한 강심제는 일과성으로는 심기능저하를 초래한 심장의 심근수축력을 높여 심부전 증상을 개선시키지만 장기간 사용하면 심장의 산소 소비량을 증가시켜 오히려 심근장애를 촉진시키므로 심부전 예의 장기 생존 예후를 개선하지 않는다는 것이 밝혀졌다. 때문에 심부전에 디기탈리스를 적극적으로 사용하는 경우는 거의 없어졌지만, 한편으로 심방세동이나 조동의 빈맥 발작에서는 심박동수(heart rate) 조절을 위해 디기탈리스 제제는 널리 사용되어 왔다. 그 후에도 심부전 치료에 대한 디기탈리스 효능에 대한 논쟁은 한동안 계속되어 1990년대에는 디기탈리스의 약효를 재평가하기 위해 중등증 심부전(EF 45% 이하) 환자 6,800명을 대상으로 한 대규모 임상시험

DIG(Digitalis Investigator Group) Trial이 북미의 302시설의 참가로 행해졌다. 그 결과 디기탈리스는 플라세보(placebo)와 비교해 생존율에는 효과가 없었지만 심부전 환자의 병상 악화나 재입원 횟수를 감소시켜 심부전 환자의 삶의 질(quality of life)을 개선할 수 있다는 것이 시사되었다. 그러나 오늘날과 같이 만성 심부전 치료에 있어서 β-차단제나, ACE 저해제, ARB 길항제 등 다양한 유효 치료제가 등장한 상황에서는 디기탈리스의 역할은 작아지고 있다. 이상으로부터 현재 디기탈리스는 빈맥성 심방세동 등을 합병한 만성 심부전 치료에 가장 유용하다고 생각된다. 그러나 동조율(sinus rhythm)의 심부전에서도 비교적 중증이어서 다른 약제로 개선되지 않는 증례에는 주저하지 말고 사용해봐야 한다.
경구제는 흡수율이 양호하고 또한 배설이 빠른 디곡신(0.25mg)이 다용된다. 신기능이 저하한 예나 고령자에게는 디곡신의 반량인 하프디곡신(0.125mg)을 사용한다. 또한 반감기가 길고 체내에서의 축적성이 높은 디기톡신은 간(肝) 대사성이라는 점에서 신기능이 저하한 예에 이용된다.

조성·제형·용량

백색 정제(디곡신) 및 황백색을 띤 정제(하프디곡신)가 있으며, 각각 1정 중에는 디곡신 0.25mg 및 0.125mg을 함유한다. 디기톡신은 엷은 등백색 정제로 1정 중 0.025mg 및 0.1mg을 함유한다. 또한 디곡신 주사약은 1앰플 1mL 중 0.25mg 함유한다.

사용법·사용량

■ 사용법 · 사용량

울혈성 심부전, 심방세동 · 조동에 의한 빈맥, 상심실성 빈맥 등 디곡신으로 통상 성인에게는 급속 포화요법(포화량 1~4mg)으로 첫 회 0.5~1mg, 이후 0.5mg을 6~8시간마다 경구 투여하고 충분히 효과가 나타날 때까지 계속한다. 유지요법은 1일 0.25~0.5mg을 경구 투여한다. 한편 디기톡신은 비교적 급속 포화요법(포화량 1.2~1.8mg)으로 1회 0.2mg, 1일 3회, 2~3일 실시한다. 완서 포화요법(포화량 1.2~1.8mg)은 1회 0.1mg, 1일 3회, 4~6일 계속한다.

■ 사용법 · 사용량과 관련된 주의사항

급속 포화요법은 과량 투여되기 쉬워 중대한 부작용을 일으킬 우려가 있으므로 급하지 않으면 치료 개시 초기부터 유지요법에 따른 투여를 기본으로 생각한다. 또한 혈중농도를 측정하면서 투여량을 가감한다. 고령자는 이미 신기능이 저하하고 있는 경우가 많아 하프디곡신 1정 이하/일(日) 또는 디곡신 반정/일(日)을 매일 또는 격일 투여한다.

사용금기

- 방실차단(II, III도), 동방차단, 폐쇄성 심근질환(특히 폐쇄성 비대성 심근증), 디기탈리스 중독
- 본제 성분 · 디기탈리스 과민증

신중투여

■ 급성 심근경색

Point 심근 수축력의 증강으로 심근허혈을 악화시키는 경우가 있다.

■ 심실성 기외수축

Point 디기탈리스 중독이 발생했을 경우에 감별이 어려울 수 있다.

■ 심막염 또는 폐성심

Point 소량으로 중독을 일으킬 우려가 있다.

■ WPW 증후군

Point 부전도로의 전도 속도를 빠르게 하여 부정맥을 악화시키는 경우가 있다.

■ 전해질 이상(저칼륨혈증, 고칼슘혈증, 저마그네슘혈증)

Point 소량으로 중독을 일으킬 우려가 있다.

■ 신기능 저하

Point 본제의 배설이 지연되어 중독을 일으킬 우려가 있다.

■ 혈액투석 환자

Point 본제의 배설이 지연되고, 투석에 의해 혈청 칼륨 수치가 저하함으로써 중독을 일으킬 가능성이 있다.

■ 갑상선기능저하증

Point 본제의 혈중농도가 높아져 작용이 증강해 중독을 일으킬 우려가 있다.

■ 고령자

Point 신기능이 저하하고 있는 경우가 많아 중독을 일으킬 우려가 있다.

병용금기

■ 칼슘주사제: 글루콘산칼슘(calcium gluconate)〔칼시콜(Calcicol)〕, 염화칼슘(calcium chloride)

칼슘 정맥주사에 의해 급격하게 혈중 칼슘 농도가 상승하면 디곡신의 독성이 급격하게 나타나는 경우가 있다.

■ 염화석사메토늄(suxamethonium chloride)(말초성 근이완제): 석신(Succin), 릴랙신(Relaxin)

병용하면 염화석사메토늄에 의해 혈중 칼륨 증가 또는 카테콜아민 방출이 일어남으로써 중대한 부정맥을 일으킬 우려가 있다고 생각된다.

병용주의

■ 디곡신의 작용을 증강시키는 약제

해열소염진통제〔인도메타신(indomethacin)〕, 트라조돈(trazodone), 항콜린제(anticholinergic), 강심제〔암리논(amrinone)〕, 항부정맥제〔아미오다론(amiodarone), 퀴니딘(quinidine), 피르메놀(pirmenol), 플레카이니드(flecainide), 필시카이니드(pilsicainide), 프로파페논(propafenone), 베프리딜(bepridil) 등〕, β-차단제〔프로프라놀롤(propranolol), 아테놀롤(atenolol), 카르베딜롤(carvedilol) 등〕, 이뇨제〔칼륨 배설형 이뇨제, 스피로놀락톤(spironolactone)〕, 칼슘길항제〔베라파밀(verapamil), 딜티아젬(diltiazem), 니페디핀(nifedipine)〕, 혈압 강하제〔레세르핀(reserpine)계 약제〕, 안지오텐신 II 수용체 길항제〔텔미사르탄(telmisartan)〕, HMG-CoA 환원효소 억제제〔플루바스타틴(fluvastatin), 아토르바스타틴(atorvastatin)〕, 폴리스티렌설폰산나트륨(sodium polystyrene sulfonate), 교감신경자극제〔에피네프린(epinephrine), 오르시프레날린(orciprenaline), 이소프레날린(isoprenaline) 등〕, 프로톤펌프 저해제(proton pump inhibitor), 부신피질호르몬, 비타민 D 제제, 칼슘경구제, 습관성 중독용제〔디술피람(disulfiram)〕, 시클로스포린(cyclosporine), 항생물질 제제〔에리스로마이신(erythromycin), 클래리스로마이신(clarithromycin), 가티플록사신(gatifloxacin), 테트라사이클린(tetracycline), 암포테리신 B(amphotericin-B), 엔비오마이신(enviomycin)〕, HIV 프로테아제 저해제, 화학요법제〔이트라코나졸(itraconazole), 설파메톡사졸(sulfamethoxazole), 트리메토프림(trimethoprim)〕, 항갑상선제

■ 디곡신의 작용을 감약시키는 약제 등

카르바마제핀(carbamazepine) 제제, 콜레스티라민(cholestyramine), 콜레스티미드(colestimide), 소화성 궤양제, 제산제, 항생물질〔프라디오마이신(fradiomycin), 리팜피신

(rifampicin)〕, 설파제, 갑상선 제제, 아카보즈(acarbose), 서양고추나물(hypericum perforatum) 함유 식품

■ 디곡신에 의해 작용이 증강되는 약제
염산부피바카인(bupivacaine HCl)(약역학적 상호작용에 의함)

■ 병용 약제의 작용이 감약하는 약제
헤파린(항응고작용이 길항한다고 생각되고 있다)

■ 디기탈리스 중독 증상(오심·구토, 식욕부진 등)이 나타나지 않을 우려가 있는 약제
제토작용이 있는 약제〔설피리드(sulpiride), 메토클로프라미드(metoclopramide), 돔페리돈(domperidone) 등〕: 이러한 약제의 제토작용 때문에 본제의 중독 증상을 판별하기 어려워진다.

중대한 부작용

■ 디기탈리스 중독
고도 서맥, 이단맥, 다원성 심실성 기외수축, 발작성 심방성 빈맥 등의 부정맥, 중대한 방실차단, 심실성 빈맥, 심실세동 등
【원　인】 과량 투여, 디곡신 작용을 증강시키는 약제의 병용 등
【대처법】 디기탈리스 제제의 투여를 즉시 중지하고 정맥내 점적주입(intravenous drip)으로 약제 배출을 촉진시켜 심전도에 의한 부정맥 발현의 감시를 실시한다. 서맥성 부정맥 및 차단에는 아트로핀(atropine) 투여나 일시적 대외 조율(pacing)요법을 실시한다. 중대한 빈맥성 부정맥에는 리도카인이나 프로프라놀롤 등을 이용한다. 특히 저칼륨혈증에 주의하고 이상이 있다면 즉시 보정한다.

■ 식욕부진, 오심 · 구토, 설사 등

■ 시각 이상〔황시(黃視), 녹시(綠視), 복시 등〕

■ 현기증, 두통, 지남력장애(disorientation)

■ 간기능장애〔AST(GOT), ALT(GPT), γ-GTP, ALP의 상승〕

■ 혈소판 감소

■ 여성형 유방, 근력 저하

■ 발진, 두드러기, 자반

002

β-차단제

염산프로프라놀롤(propranolol HCl) – 인데랄(Inderal)

유사제

테놀민(Tenormin), 메인테이트(Maintate), 켈롱(Kerlong), 칼반(Calvan), 로프레솔(Lopresor), 셀로켄(Seloken), 아세타놀(Acetanol), 쌕트랄(Sectral), 셀렉톨(Selectol), 하이파딜(Hypadil), 셀레칼(Selecal), 나딕(Nadic), 미케란(Mikelan), 칼비스켄(Carvisken), 블록크린(Blocklin), 베트리롤(Betrilol), 베타프레신(Betapressin), 샌드놈(Sandonorm)

효능 · 효과

본태성 고혈압, 노작성 협심증, 상심실성 및 심실성 기외수축, 빈맥성 심방세동, 동성빈맥, 갑상선기능항진증, 갈색세포종 수술 시(α-차단제와 병용)

특징

β-차단제는 심장의 교감신경 β-수용체에서 노르아드레날린(noradrenalin) 등의 카테콜아민과 경합적으로 길항하여 본 수용체를 차단함으로써 작용한다. 교감신경의 자극을 약하게 하여 본 수용체를 통한 심장의 기능항진상태를 억제하기 위해 심박수를 감소시켜 심근수축을 적당히 억제한다. 심장펌프기능의 구출력을 감약함으로써 강압작용을 얻을 수 있다는 점에서 칼슘길항제, 안지오텐신 전환효소 억제제나 안지오텐신 II 수용체 길항제와 함께 고혈압 치료에 이용된다. 또한 심박수의 감소로 심근 산소 소비량을 억제하여 노작성 협심증이나 비대형 심근증의 치료제가 된다. 게다가 교감신경 β-수용체의 자극상태가 발생 원인이 되는 빈맥성 부정맥에 유효하며, 불안이나 긴장에 의한 동성빈맥이나 심방세동 등의 빈맥성 부정맥, 갑상선기능항진증〔바세도우병(Basedow's disease)〕에 의한 빈맥, 손이나 손가락의 떨림 증상 등을 개선시키는 효과가 있다.
최근 β-차단제의 효과로 가장 주목받는 것은 만성 심부전의 개선 효과가 실증된 것이다. 확장형 심근증이나 허혈성 심질환에 의한 심기능저하 예의 수축 능력 개선이나 심부전 재발 예방, 돌연사 등의 장기 예후 개선 효과가 서양의 여러 대규모 임상시험에서 증명되었다. 일본에서도 2002년 α · β-차단제인 카르베딜롤(carvedilol)이 만성 심부전의 치료제로서 보험 적용되어 만성 심부전 예의 치료 환경은 일변하였다. 현재 β-차단제인 비소프로롤(bisoprolol)이나 메토프로롤

(metoprolol)의 치료 효과도 검증되어 심부전에 대한 효능이 추가 신청 중이다.

프로프라놀롤은 1966년 협심증 예에 투여한 임상연구에서 우연히 항편두통효과가 발견되었다. 비선택성 β-차단제이며 β_1-차단 작용으로 심장의 수축력을 억제하여 심박출수를 감소, 교감신경계의 카테콜아민에 의한 레닌 분비를 억제, 혈관운동중추를 억제하여 혈압을 내리지만, β_2-차단 작용도 있어 때로는 기관지 수축 및 말초혈관 수축을 일으켜 기관지 천식이나 폐쇄성 동맥경화증을 악화시키는 경우가 있다. 강한 막안정화 작용이 있고 항부정맥 작용도 있어 Vaughan Williams 분류 II군으로 분류된다. 내인성 교감신경 자극 작용은 없기 때문에 서맥에는 주의를 요한다. 또한 미승인이지만 간경변 환자의 식도 · 위 정맥류 출혈의 예방 효과도 있다.

조성 · 제형 · 용량

백색의 정제 및 백색 결정성의 분말 LA 캡슐이 있으며 1정 중에는 염기 프로프라놀롤 10mg 및 20mg을 함유하고, LA 캡슐은 서방성(徐放性)으로 60mg을 함유한다. 또한 주사약은 1앰플 2mL 중 2mg 함유한다.

사용법 · 사용량

■ 본태성 고혈압(경도~중등도)

처음 1일 30~60mg을 3회로 나누어 복용한다. 연령, 증상, 혈압 및 고혈압성 장기장애의 정도에 따라 적당히 증감한다. 최대 1일 120mg까지 증량이 가능하다. 서방성 LA캡슐은 1일 1회 1cap(최대 2cap까지) 내복한다.

■ 협심증, 기외수축(상심실성, 심실성), 발작성 빈맥(상심실성, 심실성), 빈맥성 심방세동, 마취 시의 부정맥, 신선 심방세동, 동성빈맥

우선 1일 30mg을 3회로 나누어 복용하고 효과가 불충분한 경우는 60mg, 90mg으로 늘린다.

■ 갈색세포종 수술 시

(반드시 α-차단제를 병용하여) 수술 전에는 1일 30~90mg을 3회로 나누어 복용한다. 수술 시에는 1회 2~10mg을 매분 1mg 이하로 정맥주사를 투여하고 추가는 4시간 이상 후에 한다. 마취 도입 시에는 1~5mg을 서서히 투여한다.

■ (미승인)진전(振戰)(갑상선기능항진증 또는 본태성)의 치료, 편두통의 예방, 식도 · 위 정맥류의 치료

1일 30~60mg을 3회로 나누어 복용한다.

■ 사용법 · 사용량과 관련된 주의사항

울혈성 심부전이나 서맥의 우려가 있는 환자에게는 초기 투여량을 1/8~1/4 양으로 시작하고 1~2주마다 조금씩 늘려 보통 양까지를 목표로 신중 투여한다.

사용금기

■ 고도의 서맥(맥박 50 이하), 방실차단(II, III도), 동방차단, 동기능부전증후군(sick sinus syndrome) 환자

■ 심원성 쇼크, 폐고혈압에 의한 우심부전, 울혈성 심부전

■ 만성 폐쇄성 폐질환(폐기종, 만성 기관지염), 기관지 천식 환자

■ 인슐린을 투여 중인 당뇨병 환자

■ 당뇨병 케톤산증(diabetic ketoacidosis), 대사성 산증(metabolic acidosis) 상태

Point 산증에 의한 심근수축력의 억제를 증강하는 경우가 있다.

■ 레이노증후군(Raynaud's syndrome), 폐쇄성 동맥경화증(괴저) 등 말초순환장애가 심한 환자

■ 저혈압

■ 갈색세포종

Point 갈색세포종의 환자에게는 본제 투여로 급격한 혈압 상승을 초래하는 경우가 있어 단독 투여하지 않는다. α-차단제로 초기 치료를 실시한 후에 본제를 투여하고 항상 α-차단제를 병용한다.

■ 이형 협심증

Point 관동맥 연축(coronary spasm)을 유발하기 쉽고 이형 협심증 발작을 일으키는 경우가 있으므로 투여를 피한다. 필요 시에는 단독 투여를 피하고 칼슘길항제, 질산염 제제를 병용한다.

■ 본제 과민증, 임부 등

신중투여

■ 울혈성 심부전의 우려가 있는 환자

Point 심기능을 억제하여 울혈성 심부전이 발현할 우려가 있으므로 관찰을 충분히 실시하며,

투여는 소량부터 개시하고 장기 투여할 경우에는 호흡곤란이나 숨참 등의 자각 증상, 심전도(서맥, 전도장애)나 흉부 X선 사진 촬영(심확대, 폐울혈), 혈청 BNP치 상승의 유무 등의 심기능검사를 정기적으로 실시하여 신중 투여한다.

■ 조절 불가능한 당뇨병

Point 췌장에서 인슐린 방출 감소 및 골격근의 글리코겐 분해 억제를 발생시켜 당뇨병을 악화시킨다. 가끔 혈당 강하제의 작용을 증강시켜 저혈당을 심하게 하거나 저혈당 증상의 빈맥 등을 감추는 경우가 있으므로 항상 혈당치에 주의한다.

■ 중대한 간장애, 신장애

Point 약물의 대사 · 배설에 영향을 받을 가능성이 있다.

■ 갑상선 중독증

Point 갑상선기능항진증의 중독 증상을 감추는 경우가 있다.

■ 중대하지 않은 말초순환장애(레이노증후군, 폐쇄성 동맥경화증)

Point 말초성 혈관수축에 의한 순환장애를 일으키는 경우가 있어 필요시에는 α-차단제 병용이나 β_1-선택성 또는 $\alpha \cdot \beta$-차단제를 이용한다.

■ 서맥, I도 방실차단, 고령자

Point 방실 전도 시간을 연장시켜 방실차단을 악화시킬 우려가 있다. 고령자의 심방세동 예 등에서는 잠재적인 동기능부전이나 서맥 · 빈맥증후군을 나타나게 Adams-Stokes 실신 발작을 일으키는 경우가 있다. 저용량부터 투여를 개시하여 환자의 상태, 심전도 경과를 관찰하며 신중하게 투여한다. 현저한 서맥의 경우는 신속하게 감량 · 중지한다.

■ 흡연자

기관지근을 수축시켜 천식을 유발 또는 악화시킨다.

병용금기

■ 티오리다진(thioridazine)〔페노티아진(phenothiazine)계 항정신병제, 메러릴(Melleril)〕

안정제 티오리다진의 간대사가 저해되어 혈중농도가 상승하여 작용이 증강한다.

■ 안식향산 리자트립탄(rizatriptan benzoate)〔트립탄(triptane)계 편두통약, 맥살트(Maxalt)〕

리자트립탄의 대사를 저해하여 작용을 증강시키는 경우가 있다. 본제 투여 중 또는 본제 투여 중지로부터 24시간 이내의 환자에게는 리자트립탄을 투여하지 않는다.

병용주의

■ 교감신경억제제 레세르핀(reserpine), 마취제 에테르(ether) 등

레세르핀이나 에테르와의 병용으로 서맥, 급격한 혈압 강하, 울혈성 심부전 등 교감신경계의 과잉 억제를 초래하는 경우가 있다.

■ 인슐린 및 경구혈당강하제〔인슐린, 트립타민(tryptamine), 아세토헥사마이드(acetohexamide) 등〕

혈당강하제와의 병용으로 저혈당을 일으키기 쉽고 또한 저혈당 증상의 빈맥 등을 감출 우려가 있다.

■ 칼슘길항제〔딜티아젬(diltiazem), 베라파밀(verapamil), 니페디핀(nifedipine) 등〕, 디기탈리스 강심제, class I 항부정맥제〔디소피라미드(disopyramide), 프로카인아미드(procainamide), 아즈마린(ajmaline) 등〕

칼슘길항제, 디기탈리스 강심제 또는 class I 항부정맥제를 병용하면 서로 작용 증강을 일으켜 저혈압, 서맥, 방실차단 등의 전도장애, 심부전 등 과도한 심기능억제가 발현할 우려가 있다.

■ 와파린(warfarin), 리팜피신(rifampicin), 시메티딘(cimetidine), 리도카인(lidocaine), 히드랄라진(hydralazine)

본제와 병용하면 상기 약제 각각의 간대사를 저해하여 상호작용을 일으켜 약물작용을 증강시키므로 본제와의 병용 투여는 피한다.

■ 클로르프로마진(chlorpromazine)

본제와 클로르프로마진의 작용이 서로 증강하는 경우가 있다.

■ 맥각 알칼로이드(ergot alkaloid)

맥각 알칼로이드와 본제의 상호작용으로 말초순환을 저하시켜 하지의 통증, 냉감, 청색증(cyanosis) 등을 발현하는 경우가 있다.

■ 비스테로이드성 항염증제〔인도메타신(indomethacin) 등〕

비스테로이드성 항염증제는 혈관 확장 작용이 있는 프로스타글란딘(prostaglandin)의 합성을 저해하기 때문에 본제의 강압 작용을 감약시킨다.

중대한 부작용

■ 울혈성 심부전, 서맥, 방실차단, 말초성 허혈(레이노 증상), 실신을 수반하는 기립성 저혈압

【원 인】 지나친 β_1-차단 작용으로 과도한 심기능 억제나 서맥, 저혈압을 초래한다. 또한 동기

능이나 방실전도를 억제 · 연장시켜 동기능부전이나 방실차단을 악화시킨다. 말초혈관의 평활근을 수축시켜 말초혈관 저항이 증가하여 말초혈관장애 · 혈관수축을 발생시켜 레이노 증상을 나타내는 경우가 있다. 또한 비디히드로피리딘(non-dihydropyridine)계 칼슘길항제인 딜티아젬(diltiazem)이나 베라파밀(verapamil)은 심장 억제 작용을 가지고 있기 때문에 본제와 병용하면 현저한 서맥을 초래하는 경우가 있다.

【대처법】 즉시 감량 또는 중지하고 심부전에 대해서는 산소나 이뇨제의 투여 등 적절한 처치를 실시한다. 서맥에 대해서는 황산 아트로핀(atropine sulfate) 정맥주사나 필요에 따라서는 β_1-차단제인 도부타민(dobutamine)을 정맥주사한다. 그리고 일시적인 체외 박동조율기(pacemaker)로 대처한다.

■ 무과립증, 혈소판 감소증, 자반

【원 인】 무과립증, 혈소판 감소 모두 발증기전은 불분명하다.

【대처법】 즉시 감량 또는 중지하는 등 적절한 처치를 실시한다.

■ 기관지 경련, 호흡곤란, 천명

【원 인】 β_2-차단 작용으로 기관지 수축에 의한 천식 증상, 호흡곤란의 유발 악화를 발생시킨다.

【대처법】 즉시 감량 또는 중지하고 필요에 따라 β_2-작동제, 테오필린(theophylline)류 또는 스테로이드요법을 이용하는 등 적절한 처치를 실시한다.

간과되기 쉬운 의외의 작용

■ 갑작스런 복약 중지에 의한 반동현상(rebound phenomenon): 협심증, 고혈압, 동성빈맥의 악화

【원 인】 장기간 복용하고 있던 β-차단제를 갑자기 중지하면 지금까지 억제되어 있던 교감신경이 항진하여 혈압 상승, 빈맥이나 협심증 등이 악화한다(반동현상, 이탈증후군).

【왜 간과되기 쉬운가?】 기초질환에 의한 소견인지 반동현상인지의 감별이 어려워 마음대로 내복을 중지, 감량하지 않도록 지도하는 것이 중요하다.

■ 수면장애, 우울증, 권태감, 악몽, 환각, 진전 등의 중추신경장애

【원 인】 프로프라놀롤, 메토프로롤 등의 지용성 β-차단제는 뇌로 이행하기 쉬워 우울증을 유발시켜 불면이나 악몽을 일으키기 쉽기 때문에 주의 깊은 관찰이 필요하다.

【왜 간과되기 쉬운가?】 불면증이나 우울증은 중 · 노년층에게는 비특이적인 증상으로, 우울증 단독으로도 일어날 수 있는 증상이며 장기 투여에 있어 본제와의 인과관계를 항상 의심하는 것이 중요하다.

■ 저혈당

【원 인】 혈당강하제 투여 중에 β-차단제를 투여함으로써 혈당 강하 작용을 증강시킨다. 혈당치가 저하하면 카테콜아민이 부신으로부터 분비되어 간장에서의 글리코겐의 분해를 촉진하여 혈당치를 상승시키지만, 이 때 간장에서의 β-수용체가 차단되어 있으면 카테콜아민에 의한 혈당 상승 작용이 억제되어 혈당 강하 작용이 증강한다.

【왜 간과되기 쉬운가?】 혈당강하제와의 병용으로 본제가 혈당 저하 작용을 증강할 뿐만 아니라 그것에 의해 일어나는 저혈당의 전구 증상으로, 카테콜아민에 의한 동계(動悸), 냉한(冷汗), 빈맥 등을 감추기 쉽기 때문에 특히 혈당치에 주의가 필요하다.

검사 수치에 대한 영향

- 혈액 검사(과립구 감소, 혈소판 감소 0.3%)
- AST(GOT) 상승(0.1% 미만)
- ALT(GPT) 상승(0.1% 미만)
- ALP 상승(0.1% 미만)
- LDH 상승(0.1% 미만)
- CK(CPK) 상승 (0.1% 미만)
- 혈당치 저하

003

디히드로피리딘계 칼슘길항제

니페디핀(nifedipine)
- 아달라트(Adalat)

유사제

디히드로피리딘(dihydropyridine)계의 칼슘길항제는 니페디핀의 기본 골격인 디히드로피리딘 환(環)의 측쇄에 다양하게 수식(修飾)하여 여러 가지 약제가 임상 사용되고 있다. 유사제로서 암로딘(Amlodin), 노바스크(Norvasc), 란델(Landel), 아텔렉(Atelec), 페르디핀 LA(Perdipine-LA), 코니엘(Coniel) 등

효능 · 효과

- 본태성 고혈압
  모든 고혈압 환자, 각종 장기장애 합병증이나 고령자 등에게도 투약 가능하다.
- 신성 고혈압
- 신혈관성 고혈압〔아달라트 CR(Adalat-CR)에 한함〕
- 협심증, 특히 이형 협심증

특징

칼슘길항제 중에서도 강압효과가 확실하다.
혈관 확장 작용에 의해 장기 혈류가 유지되거나 증가하기 때문에 특히 중요 장기인 뇌순환 · 관상순환(coronary circulation) · 신혈류 · 말초혈류를 양호하게 유지하는 작용이 있다. 당 · 지질대사에 영향을 끼치지 않는다. 최근 임상시험에서는 동맥경화의 진전 저지 효과도 보고되고 있다.

조성 · 제형 · 용량

세립제: 1%, 서방성 세립제: 2%, 서방성 정제, 1정 중 10mg, 20mg, 서방성 CR 1정 중 10mg, 20mg, 40mg, 1캡슐 중 5mg, 10mg, 서방성 1캡슐 중 5mg, 10mg, 15mg, 20mg

사용법 · 사용량

■ 니페디핀으로서 보통제

1회 10mg, 1일 3회(강압제나 협심증의 증상에 따라 적당히 증감)

서방제는 고혈압에는 1회 10~20mg, 협심증에는 1회 20mg, 1일 2회 사용한다.

■ 아달라트 CR

고혈압, 신성 고혈압, 신혈관성 고혈압에 대해서 1일 1회 20~40mg, 단 1일 10~20mg부터 개시하고 필요에 따라 점차 증감, 협심증에 대해서는 1일 1회 40mg, 최고 용량은 1일 1회 60mg

■ 사용법 · 사용량과 관련된 주의사항

- 휴약(休藥)을 필요로 하는 경우는 서서히 감량하여 중지한다. 복약의 갑작스런 중지는 반동현상이라고 하여 이형 협심증 등에서는 관동맥 연축(coronary spasm)이 빈발, 장기화하여 돌연사의 예도 보고되고 있다.
- 자몽(grapefruit) 주스는 칼슘길항제의 대사효소인 CYP3A4를 저해하여 칼슘길항제의 작용을 증강시킬 가능성이 있다.

사용금기

■ 과민증의 기왕력이 있는 환자

■ 임부 또는 임신 중일 가능성이 있는 환자

■ 심원성 쇼크

■ 급성 심근경색

급격한 혈압 저하로 관상동맥에 대한 driving pressure가 저하하여 심근허혈의 악화를 초래하고 혈행 동태가 변화하여 병태가 악화할 우려가 있는 경우

■ 우유에 대해 알레르기가 있는 경우

첨가물로서 카세인(casein)을 함유하는 경우

■ 속효성을 기대하는 경우 씹어서 으깨어 삼키게 하는 것도 가능하지만 과도한 혈압 저하의 위험이 증가하기 때문에 금기되고 있다.

신중투여

■ 대동맥판협착증, 승모판협착증, 폐고혈압 환자
혈관 확장 작용으로 중대한 혈행 동태의 악화를 초래한다.

■ 과도한 저혈압
한층 더 혈압이 저하하여 쇼크 증상, 의식장애가 나타나는 경우가 있다.

■ 혈액투석 중의 순환 혈액량 감소를 수반하는 고혈압
과도한 혈압 저하

■ 중증 신기능장애
급격한 강압으로 신기능이 악화될 가능성이 있다.

■ 중대한 간기능장애
급격한 혈중농도 상승, 문맥압 상승

■ 급성 좌심부전

■ 불안정 협심증

■ 고령자
과도한 강압에 의해 뇌경색이 일어날 가능성이 있다.

Point 저용량부터 개시하는 등 환자의 상태를 관찰하면서 신중하게 투여한다.

■ 특징적 부작용
빈도는 낮지만 하퇴(下腿) 부종 · 치육(齒肉) 비후 · 변비가 있는 경우에도 유의한다.

■ 단시간 작용형
니페디핀 캡슐은 급격한 혈압 저하를 초래하여 강압에 수반하는 교감신경계나 레닌안지오텐신(renin angiotensin)계의 활성을 항진하여 심박수나 심박출 작업량을 증가시킨다. 2~3시간에 효과가 감약하고 혈압이 동요함으로써 허혈성 심질환을 악화시킬 가능성이 있다는 것도 염두에 둘 필요가 있다.

004

벨라도나 알칼로이드(belladonna alkaloid)

황산아트로핀(atropine sulfate)

효능 · 효과

서맥 및 방실전도장애, 특히 미주신경 항진에 수반하는 서맥 · 저혈압에는 주사에 의한 투여가 유효, 십이지장궤양에서의 분비 및 운동 항진, 위장의 경련성 통증, 경련성 변비, 담관 · 요관의 산통, 비약물성 파킨슨증(parkinsonism), 마약 전 투약

특징

대표적인 항무스카린제, 부교감신경 절후섬유 지배기관에 대한 아세틸콜린 작용을 경합적으로 차단하여 산동(散瞳), 안압 상승, 소화관 운동, 분비 저하, 심기능억제, 말초혈관 저항 감소, 대뇌피질의 특히 운동영역(motor area)을 흥분시켜 정신발양(hyperpragia), 환각을 발현시킨다.
항콜린 작용

조성 · 제형 · 용량

분말제로 98% 이상, 주사는 1앰플(1mL) 중 0.5mg

사용법 · 사용량

1회 1.5mg을 1일 3회, 주사 1회 0.5mg, 피하, 근육주사, 정맥주사

사용금기

■ 녹내장
항콜린 작용에 의한 안압 상승

■ 전립선 비대에 의한 배뇨장애
방광 평활근의 이완, 방광 괄약근의 긴장으로 배뇨곤란을 악화시킨다.

■ 마비성 장폐쇄증

소화관 운동 저하로 증상 악화

■ 본제에 대해 과민증의 기왕력이 있는 환자

신중투여

■ 전립선 비대

■ 급성 좌심부전

항콜린 작용에 의해 심박수가 증가하여 심근 산소소비량이 증가, 심부전이 악화된다.

■ 중대한 심질환

심근경색과 함께 나타나는 서맥, 방실전도장애에는 아트로핀이 과도한 미주신경 차단효과를 초래하여 심실빈맥, 심실세동을 유발하는 경우가 있다.

■ 궤양성 대장염

중독성 거대결장이 되는 경우가 있다.

■ 갑상선기능항진

항콜린 작용에 의해 빈맥, 체온 상승 등의 교감신경 긴장상태가 악화될 가능성이 있다.

■ 고온 환경에 있는 환자

항콜린 작용에 의해 발한 억제가 발생하여 체온조절이 곤란하게 되는 경우가 있다.

■ 아트로핀 사용 시에는 산동(散瞳)이 발생하기 때문에 자동차, 전철 등의 기계 조작에는 종사하지 않도록 한다.

■ 고령자

항콜린 작용으로 녹내장, 기명(記銘)장애, 구갈, 배뇨곤란, 변비 등이 나타나기 쉬워 신중한 투여가 바람직하다.

005

Ⅳ군 항부정맥제(칼슘길항제)

염산베라파밀(verapamil HCl)
- 바소란(Vasolan)

유사제

- 부정맥: 헤르벳서(Herbesser)
- 협심증: 코니엘(Coniel), 베프리코르(Bepricor), 아달라트(Adalat), 헤르벳서(Herbesser)

효능 · 효과

협심증, 심근경색(급성기를 제외), 기타 허혈성 심질환, 빈맥성 부정맥(발작성 상심실성 빈맥, 발작성 심방세동, 발작성 심방조동)

특징

심근세포 L형 Ca^{2+} 채널을 억제하여 Vaughan Williams 분류의 class Ⅳ 전기생리학적 특성을 가진다. 주로 방실결절에 작용하여 불응기를 연장, 방실전도를 지연시켜 항부정맥작용을 나타낸다. 또한 내복으로는 관혈관을 확장, 심박수 및 말초혈관 저항을 감소시킴에 따라 심근 산소 수급의 밸런스를 개선, 협심증에 대한 효과를 가진다.

조성 · 제형 · 용량

■ 내복

황색의 정제로, 1정 중에 염산베라파밀 40mg을 함유한다.

■ 주사

1앰플(2mL) 중 염산베라파밀 5mg을 함유한다.

사용법 · 사용량

■ 내복

1회 40~80mg, 1일 3회(적당히 증감)

■ 주사

염산베라파밀로서 1회 5mg, 필요에 따라 생리식염수 또는 포도당 주사약으로 희석, 5분 이상에 걸쳐 정맥주사(적당히 증감)

■ 사용법 · 사용량과 관련된 주의사항

- 정기적으로 환자의 상태를 관찰하고 심전도, 맥박, 혈압, 심흉곽비를 검사하는 것이 바람직하다. PQ의 연장, 서맥, 혈압 저하 등의 이상 소견이 보였을 경우에는 즉시 투여를 중지 또는 감량한다.
- 주로 간대사효소 CYP3A4로 대사된다.

사용금기

수축력 감소(negative inotropic) 작용, 방실결절 · 동결절에 대한 자극전도 억제 작용, 혈관 확장 작용이 있기 때문에 아래와 같은 상태에서는 사용을 금기한다.

■ 내복

● **중대한 울혈성 심부전이 있는 환자**

심부전 증상을 더욱 악화시키는 경우가 있다.

● **동방차단, 방실차단(제 II, III도)이 있는 환자**

자극전도를 더욱 악화시키는 경우가 있다.

● **임부 또는 임신 중일 가능성이 있는 환자**

동물실험에서 태아 독성이 보고되고 있다.

■ 주사

● **중대한 저혈압, 심원성 쇼크가 있는 환자**

혈압을 더욱 저하시키는 경우가 있다.

● **고도의 서맥, 동방차단, 방실차단(제 II, III도)이 있는 환자**

「내복」 부분 참조

● **중대한 울혈성 심부전이 있는 환자**

「내복」 부분 참조

● **급성 심근경색이 있는 환자**

심기능을 더욱 악화시키는 경우가 있다.

● **중대한 심근증이 있는 환자**

심기능을 더욱 악화시키는 경우가 있다.

● **β-차단제의 정맥주사를 맞고 있는 환자**

두 제제의 수축력 감소(negative inotropic) 작용이나 자극전도 억제 작용이 서로 증강될 가능성이 있다.

● **본제 성분에 대해 과민증의 기왕력이 있는 환자**

신중투여

■ 내복

● **고도의 서맥(50/분 미만) 또는 제1도의 방실차단이 있는 환자**

자극전도를 더욱 악화시키는 경우가 있다.

Point 저용량부터 개시, 정기적인 심전도 검사에 의해 확인한다.

● **울혈성 심부전 또는 그 기왕력이 있는 환자**

심기능을 더욱 저하시키는 경우가 있다.

Point 저용량부터 개시, 정기적인 임상 증상이나 흉부 X선 검사로 확인한다.

● **저혈압 환자**

혈압을 더욱 저하시키는 경우가 있다.

Point 저용량부터 개시, 정기적으로 혈압을 측정한다.

● **WPW, LGL 증후군을 수반하는 심방세동, 심방조동이 있는 환자**

심실결절의 전도 억제 작용에 의해 심방 흥분이 부전도로를 전도하기 쉬워지는 결과로서 고도의 빈맥을 초래하여 심실세동을 일으키는 경우가 있다.

Point 부전도로의 전도를 억제 또는 차단하는 항부정맥제(class I군 약제 등)를 병용한다.

● **심근증이 있는 환자**

심기능을 더욱 악화시키는 경우가 있다.

Point 저용량부터 개시, 정기적으로 혈압·맥박의 측정 및 심전도·흉부 X선 검사를 실시하여 혈행 동태의 악화, 심부전의 출현·악화에 주의한다.

● **중대한 간·신부전이 있는 환자**

간 및 신장(주로 전자)에서 대사·배설되기 때문에 이러한 환자에게는 혈중농도가 예측 이상으로 증가하여 부작용으로 발전하는 경우가 있다.

Point 저용량부터 개시, 정기적으로 혈압·맥박의 측정 및 심전도 검사를 실시하여 부작용의 발현에 주의한다.

● **근육퇴행위축(muscular dystrophy)이 있는 환자**

주로 평활근을 이완시키지만 골격근에도 작용이 있어 근수축력을 악화시키는 경우가 있다.

Point 저용량부터 개시, 근력 저하가 나타났을 경우에는 신속하게 중지한다.

■ 주사(자세한 것은 「내복」 부분 참조)

● **저혈압 환자**

● **제1도 방실차단이 있는 환자**

● **WPW, LGL 증후군을 수반하는 심방세동, 심방조동이 있는 환자**

● **울혈성 심부전이 있는 환자**

● **심근증이 있는 환자**

● **중대한 간·신부전이 있는 환자**

● **근육퇴행위축이 있는 환자**

병용금기

■ 주사

● **정맥주사용 β-차단제**

두 제제의 수축력 감소성(negative inotropic) 작용이나 자극전도 억제 작용이 서로 증강될 가능성이 있다.

병용주의

■ 내복

● **혈압강하제**

혈압의 저하가 증강하는 경우가 있다.

● **β-차단제, 라우월피아(rauwolfia) 제제**

두 제제의 수축력 감소(negative inotropic) 작용 또는 자극전도 억제 작용이 서로 증강될 가능성이 있다.

Point 특히 디기탈리스(digitalis) 제제와의 세 가지 제제의 병용 시에는 주의한다.

● **항부정맥제〔퀴니딘(quinidine), 프로카인아미드(procainamide) 등〕, 저칼륨혈증을 일으킬 가능성이 있는 약제(이뇨제 등)**

부가적인 항부정맥 작용의 증강이나 저칼륨혈증에 의해 서맥, 방실차단 또는 매우 중대한 부정맥으로 발전시킬 경우가 있다〔최부정맥(proarrhythmia) 작용〕.

Point 자각 증상, 혈청 칼륨 수치, 심전도 등 정기적인 관찰을 실시한다.

● **흡입마취제**

수축력 감소성(negative inotropic) 작용 및 방실결절 · 동결절 억제 작용이 있다.

● **디기탈리스 제제(디곡신, 메틸디곡신 등)**

부가적인 전도 억제 작용의 증강, 디기탈리스의 심자극 작용에 의해 부정맥이 발생한다. 본제의 디기탈리스 신배설 억제 작용에 의해 디기탈리스의 혈중농도 상승이 나타난다.

● **리토나비어(ritonavir)〔항HIV제〕/이트라코나졸(itraconazole), 미코나졸(miconazole)/염산아프린딘(aprindine HCl)/카르바마제핀(carbamazepine)/미다졸람(midazolam)/염산셀레길린(selegiline HCl)/시클로스포린(cyclosporine)/파클리탁셀(paclitaxel)/주석산 비노렐빈(vinorelbine ditartrate)**

본제는 주로 시토크롬 P450(간대사효소 CYP3A4)으로 대사되어 상기 약제의 대사를 저해, 혈중농도가 상승할 가능성이 있기 때문에 정기적인 혈중농도 측정을 실시하는 등 신중한 경과관찰을 필요로 한다.

● **아미노필린(aminophylline), 테오필린(theophylline), 콜린 테오필린(choline theophylline)**

본제에 의한 간 약물대사효소 저해 작용에 의해 테오필린의 청소(clearance)가 저하하기 때문에 상기 약제의 혈중농도가 상승한다.

● **리팜피신(rifampicin), 페니토인(phenytoin), 페노바르비탈(phenobarbital)**

상기 약제의 시토크롬 P450(CYP3A4)의 유도 작용이 본제의 혈중농도를 저하시켜 작용을 감약시키는 경우가 있다.

● **단트롤렌나트륨(dantrolene sodium)**

고칼륨혈증이나 심기능 저하가 발생하는 경우가 있다(기전 불분명).

● **자몽 주스**

자몽 주스에 포함된 성분인 시토크롬 P450(CYP3A4)의 저해 작용에 의해 본제의 혈중농도를 상승시킨다.

Point 자몽 주스와의 동시 복용을 피하도록 지도한다.

중대한 부작용

■ 심부전, 동정지, 방실차단, 서맥, 의식소실

【원 인】 심기능 및 전도 억제 작용에 의한 심기능 저하, 혈압 저하, 전도 억제에 의한 서맥

【대처법】 저용량부터 개시하고, 혈압 및 심전도 검사를 정기적으로 실시한다.

■ 피부점막안증후군(Stevens-Johnson 증후군), 다형 침출성 홍반

【원 인】 약제 알레르기에 의한 것이라고 생각되고 있다.

【대처법】 즉시 투여를 중지하고 적합한 처치를 실시한다.

검사 수치에 대한 영향

- AST(GOT) 상승(0.1% 미만)
- ALT(GPT) 상승(0.1% 미만)
- 혈중 프로락틴(prolactin) 상승(빈도 불분명)
- 혈중 황체형성호르몬 저하(빈도 불분명)
- 혈중 테스토스테론(testosterone) 저하(빈도 불분명)

006

IV군 항부정맥제(칼슘길항제)

염산베프리딜(bepridil HCl)
– 베프리콜(Bepricol)

유사제

- 부정맥: 안카론(Ancaron), 프로논(Pronon), 선리듬(Sunrythm), 탬보코(Tambocor), 시베놀(Cibenol), 리스모던(Rythmodan)
- 협심증: 코니엘(Coniel), 바소란(Vasolan), 아달라트(Adalat), 헤르벳서(Herbesser)

효능 · 효과

다른 항부정맥제를 사용할 수 있거나 효과가 없는 빈맥성 심실성 부정맥, 협심증

특징

심근세포의 Na^+, K^+, Ca^{2+} 채널을 억제하여 Vaughan Williams 분류의 class I, III, IV의 전기생리학적 특성이 있다. 즉, 방실결절, 심방근, 심실근 등의 최대 탈분극 속도의 감소 및 불응기의 연장 작용에 의해 항부정맥 효과를 나타낸다. 또한 관혈관을 확장, 심박수 및 말초혈관 저항을 감소시킴으로써 심근 산소 수급의 밸런스를 개선, 협심증에 대한 효과를 나타난다.

조성 · 제형 · 용량

백색~미황백색의 필름코팅 정제로, 1정 중에 염산베프리딜 50mg(50mg 정제) 또는 100mg(100mg 정제)을 함유한다.

사용법 · 사용량

1회 100mg, 1일 2회를 상한으로 내복한다(적당히 증감, 저용량부터 점증시키는 것이 바람직하다).

■ 사용법 · 사용량 관련된 주의사항

- 1일 용량 200mg을 넘는 투여는 부작용 발현의 가능성이 증대하므로 실시하지 않는다.

• 본제는 혈중농도가 정상 상태에 이르기까지 통상 2~3주가 필요하므로 그 사이에는 증량하지 않는다. 염산베프리딜 200mg/일(日)을 건강한 성인에게 20일간 반복 투여했을 경우 혈중농도는 평균 14일째에 정상 상태에 이른다. 21일째에 염산베프리딜 100mg 1회 투여 후의 소실반감기는 약 80시간이다.
• 간 · 신기능장애의 예에서는 저용량부터 개시하는 것이 바람직하다. 또한 혈액투석 환자에 대한 안전성은 불분명하다.
• 정기적으로 환자의 상태를 관찰하여 심전도, 맥박, 혈압, 심흉곽비를 검사하는 것이 바람직하다. PQ의 연장, QRS폭의 증대, QT의 연장, 서맥, 혈압 저하 등의 이상 소견을 보였을 경우에는 즉시 감량 또는 투여를 중지한다.
  이러한 증상이나 심전도 변화는 과량 투여 시나 혈중농도 상승 시에 나타날 가능성이 있다.
• 본제 투여 전에 혈청 칼륨 농도를 측정하여 보정해 두는 것이 바람직하다. 일반적으로 혈청 칼륨 수치가 저하하고 있는 상태에서는 최부정맥 작용, 특히 QT연장에 수반하는 다형성 심실빈맥(torsades de pointes)의 발생이 염려된다.

사용금기

■ 울혈성 심부전이 있는 환자

심부전을 악화시킬 가능성이 있다.

■ 고도의 동방차단, 방실차단이 있는 환자

자극전도를 한층 더 억제하여 완전방실차단이나 고도의 서맥을 일으킬 우려가 있다.

■ 현저한 동서맥(sinus bradycardia)이 있는 환자

동기능을 억제하는 작용이 있어 보다 강한 서맥 상태가 될 우려가 있다.

■ QT연장이 있는 환자

QT연장에 의해 새로운 부정맥을 유발할 우려가 있다.

■ 임부 또는 임신 중일 가능성이 있는 환자, 수유 중인 환자

생식 · 발생 독성시험에서 분만장애, 출생아의 체중 증가 억제 및 생존율 저하가 보고되고 있다. 또한 동물에서 유즙 내로 이행되었다고 보고되고 있기 때문에 어쩔 수 없이 투여할 경우에는 수유를 피하게 한다.

신중투여

다음과 같은 환자 또는 다음과 같은 경우에는 소량부터 개시하는 등 용량에 충분히 주의함과 동시에 여러 차례 심전도 검사를 하는 것이 바람직하다.

■ 기초 심질환(심근경색, 판막증, 심근증 등)이 있는 환자

심실빈맥, 심실세동이 발현할 우려가 있다.

Point 기초 심질환이 있을 경우 심기능 저하나 전도장애가 나타날 가능성이 있어 본제의 전도 및 심기능 억제 작용이 이러한 것을 악화시켜 심부전이나 중대한 심실성 부정맥을 유발시킬 가능성이 있다.

■ 고령자

체중이 적은 경향이 있고 또한 간 · 신기능이 저하하고 있을 가능성이 높아 혈장 중 농도가 상승하기 쉽기 때문에 입원을 시켜 개시하는 것이 바람직하다.

Point 저용량부터 개시하고, 특히 투여 개시 후 혈중농도가 정상화하는 2~3주는 신중하게 경과 관찰하는 것이 바람직하다.

■ 자극전도장애(방실차단, 동방차단, 각차단 등)가 있는 환자

자극전도 억제 작용에 의해 이러한 장애를 한층 더 악화시킬 우려가 있다.

Point 정기적인 심전도 검사를 실시하여 임상 증상에 주의한다.

■ 중대한 심실기능장애가 있는 환자

심실기능을 억제하는 작용이 있어 심부전이나 보다 중증인 심실성 부정맥을 일으킬 우려가 있다.

Point 저용량(50mg/일)부터 개시하고 필요에 따라서 점증하는 것이 바람직하다. 정기적인 심전도 및 흉부 X선 사진, 임상 증상 등에 의해 확인한다.

■ 저혈압 환자

한층 더 혈압이 낮아질 우려가 있다.

Point 정기적인 혈압 측정을 실시하여 임상 증상에 주의한다.

■ 중대한 간 · 신기능장애가 있는 환자

대사 배설 지연에 의해 부작용이 나타날 우려가 있다.

Point 약 50%는 신장으로부터 배설되고 약 2~22%는 대변으로 배설된다. 투석요법에 의한 영향은 불분명하다. 현재로서는 일반 검사소에서의 베프리딜 혈중농도 측정은 불가능하며 또한 부작용을 발생시킬 수 있는 혈중농도도 불분명하다. 따라서 저용량부터 개시하여 임상 증상이나 심전도 변화부터 각 환자의 적정 용량을 설정할 필요가 있다.

■ 혈청 칼륨 수치가 저하하고 있는 환자

부정맥을 유발할 가능성이 있다.

Point 투여 전의 혈청 칼륨 수치를 적어도 4.0mEq/L 이상으로 보정해 두는 것이 바람직하다. 또한 투여 중에도 정기적으로 혈액 검사에 의해 확인한다. 이뇨제 사용 예에서는 칼륨 보존성 이뇨제나 칼륨 제제의 병용을 고려한다.

■ U파를 보인 환자

U파를 보인 환자 중에서 실신 발작 예가 보고되고 있다.

Point 심전도 검사에 의해 확인한다. 특히 서맥 시에 현저히 나타나기 때문에 주의가 필요하다.

■ 다른 항부정맥제와의 병용

안전성, 유효성이 확립되어 있지 않다.

Point 어쩔 수 없이 병용하는 경우는 병용제를 저용량부터 개시하고 심전도 변화에 주의한다. 필요에 따라 베프리딜 용량을 감량하여 병용을 실시한다.

병용금기

■ HIV 프로테아제저해제〔리토나비어(ritonavir), 앰프레나비어(amprenavir) 등〕

시토크롬 P450에 대한 경합적 저해 작용에 의해 본제의 혈중농도가 대폭적으로 상승하는 것이 예상된다.

병용주의

■ 이뇨제 등 혈청 칼륨 수치를 저하시키는 약제

저칼륨혈증에 의해 부정맥을 유발시키는 경우가 있다.

■ QT를 연장시키는 약제〔퀴니딘(quinidine) 등〕

부정맥을 유발하는 경우가 있다.

■ 디곡신

디곡신의 혈중농도 상승이 보고되고 있다.

■ 다른 항부정맥제와의 병용

유효성 및 안전성이 확립되어 있지 않다.

중대한 부작용

■ 심실빈맥(torsades de pointes를 포함)

【원 인】 QT의 과도한 연장에 의해 발생하는데 서맥, 저칼륨혈증이 발생을 조장한다.

【대처법】 정기적으로 심전도 검사나 혈액 검사를 실시하여 현저한 QT연장이나 서맥, 저칼륨혈증이 관찰되었을 경우에는 베프리딜의 감량 또는 중지, 혈청 칼륨의 보정 등 적절한 처치를 실시한다. 투여 개시 후 2~3주는 혈중농도가 상승할 가능성이 있기 때문에 주의가 필요하다. 또한 QT연장을 초래하는 베프리딜의 용량에는 개인차가 있기 때문에 주의가 필요하다.

■ 무과립구증(외국 증례)

【원 인】 미상

【대처법】 정기적인 혈액 검사에 의한 충분한 관찰을 실시하여 이상이 나타났을 경우에는 투여를 중지한다.

검사 수치에 대한 영향

- AST(GOT) 상승(0.27%)
- ALT(GPT) 상승(0.68%)
- ALP 상승(0.27%)

007

Ic군 항부정맥제(Na 채널 차단제)

초산플레카이니드(flecainide acetate) - 탬보콜(Tambocol)

A. 경구제

유사제

리스모던(Rythmodan), 시베놀(Cibenol), 선리듬(Sunrythm) 등

효능 · 효과

다음과 같은 상태에서 다른 항부정맥제를 사용할 수 없거나 또는 효과가 없는 경우

- 빈맥성 부정맥(심실성)

특징

Vaughan Williams 분류의 Ic군에 속하는 완서해리형(緩徐解離型) Na^+ 채널 차단제이다. 1일 2회 투여로 안정된 항부정맥 효과를 얻을 수 있다. 심질환이 없는 부정맥에 대한 유용성이 높다.

조성 · 제형 · 용량

통상 성인에게는 초산 플레카이니드로서 1일 100mg부터 투여를 개시하고 효과가 불충분한 경우는 200mg까지 증량하고 1일 2회로 나누어 경구 투여한다. 연령, 증상에 따라 적당히 증감한다.

사용법 · 사용량

백색의 정제로, 1정 중에 초산 플레카이니드 50mg 및 100mg을 함유한다.

사용금기

■ 울혈성 심부전이 있는 환자

본제는 수축력 감소성(negative inotropic) 작용이 있어 심부전 증상을 더욱 악화시키는 경우가 있다.

■ 고도의 방실차단, 고도의 동방차단이 있는 환자

본제는 방실전도, 동방전도를 억제하는 작용이 있어 자극전도를 더욱 악화시키는 경우가 있다.

■ 심근경색 후의 무증후성 심실성 기외수축 또는 비지속형 심실빈맥이 있는 환자

심근경색 후의 무증후성 심실성 기외수축 또는 비지속형 심실빈맥을 대상으로 돌연사에 관한 임상시험(CAST)이 실시되었다. 그 결과 플라세보(placebo) 투여군의 사망률에 비해 본제 투여군의 사망률이 높았다는 보고가 있다.

Point Ic군제는 기초 심질환이 없는 부정맥에 사용한다.

■ 임부 또는 임신 중일 가능성이 있는 환자

동물실험(쥐)에서 최기형성이 나타나고 있다.

신중투여

■ 기초 심질환(심근경색, 판막증, 심근증 등)이 있는 환자

본제는 수축력 감소성 작용이 있어 심기능을 악화시키는 경우가 있다.

Point 심실빈맥, 심실세동 등이 발현할 우려가 높기 때문에 개시 후 1~2주는 입원시킨다.

■ 고령자

고령자에서는 간 · 신기능이 저하하고 있는 경우가 많고 또한 체중이 적은 경향이 있는 등 부작용이 발현하기 쉽기 때문에 신중하게 투여한다.

■ 자극전도장애(방실차단, 동방차단, 각차단 등)가 있는 환자

본제는 방실전도, 동방전도 등을 억제하는 작용이 있어 자극전도를 더욱 악화시키는 경우가 있다.

■ 현저한 동서맥(sinus bradycardia)이 있는 환자

본제는 동결절기능을 억제하는 경우가 있다.

■ 울혈성 심부전의 기왕력이 있는 환자

본제는 수축력 감소성 작용이 있어 심기능을 악화시키는 경우가 있다.

■ 간기능장애가 있는 환자

본제는 간에서 대사되기 때문에 이와 같은 환자에게는 과량 투여가 될 우려가 있다.

■ 중대한 신기능장애가 있는 환자

본제는 신장으로부터 배설되기 때문에 이와 같은 환자에게는 과량 투여가 될 우려가 있다.

Point 크레아티닌 청소율(creatinine clearance) 20mL/min 이하를 수반하는 환자에게는 혈중농도가 예측 이상으로 상승할 가능성이 있으므로 1일량으로서 100mg(1회 50mg, 1일 2회)을 넘지 않는 것이 바람직하다.

■ 혈청 칼륨이 저하하고 있는 환자

이러한 환자에게는 최부정맥작용이 발생하기 쉬워 고도의 부정맥으로 발전할 우려가 있다.

Point 티아지드(thiazide)계 이뇨제나 푸로세미드(furosemide)를 투여 받고 있는 환자에게는 이러한 이뇨제의 투여를 중지하여 저하하고 있던 혈청 칼륨 수치가 정상치로 회복하고 나서 투여를 개시한다.

병용금기

■ 리토나비어(ritonavir)

리토나비어의 시토크롬 P450에 대한 경합적 저해 작용에 의해 병용한 경우 본제의 혈중농도가 대폭으로 상승하는 것이 예측되어 부정맥, 혈액장애, 경련 등의 중대한 부작용을 일으킬 우려가 있다.

■ 티오리다진(thioridazine)

본제 및 티오리다진은 모두 CYP2D6의 기질이며 또한 모두 QT간격의 연장을 일으키는 경우가 있기 때문에 QT연장, torsades de pointes를 포함한 심실성 부정맥 등의 중대한 심혈관계의 부작용이 나타날 우려가 있다.

병용주의

■ 디기탈리스 배당체〔디곡신, 디기톡신, 데슬라노시드(deslanoside) 등〕

상대 약제의 혈중농도가 상승하는 경우가 있다.

■ 염산프로프라놀롤(propranolol HCl)

본제 및 프로프라놀롤은 모두 CYP2D6의 기질이기 때문에 상대 약제의 대사를 경합적으로 저해하여 본제 및 프로프라놀롤의 혈중농도가 상승하는 경우가 있다.

■ 파록세틴(paroxetine)
파록세틴이 간대사효소 CYP2D6을 저해함으로써 본제의 혈중농도가 상승할 우려가 있다.

■ 시메티딘(cimetidine), 황산 퀴니딘(quinidine sulfate)
시메티딘, 황산 퀴니딘의 시토크롬 P450 저해 작용에 의해 본제의 혈중농도가 상승하는 경우가 있다.

■ 페니토인(phenytoin), 페노바르비탈(phenobarbital), 카르바마제핀(carbamazepine)
상대 약제의 간약물대사효소 유도 작용에 의해 본제의 혈중농도가 저하하는 경우가 있다.

■ 염산아미오다론(amiodarone HCl)
본제의 혈중농도가 1.5배로 상승한다는 보고가 있으므로 본제를 2/3로 감량한다.

■ 염산베라파밀(verapamil HCl)
본제 및 베라파밀은 서로 수축력 감소성 작용과 방실전도 억제 작용을 가지기 때문에 심기능저하나 방실차단이 나타나는 경우가 있다.

■ 염산리도카인(lidocaine HCl), 염산프로카인아미드(procainamide HCl)
실험적 부정맥 모델에서 항부정맥 활성 또는 독성 증상이 증강한다는 보고가 있다.

중대한 부작용

■ torsades de pointes를 포함한 심실빈맥, 심실세동, 고도의 방실차단, 일과성 심정지, 동정지 또는 동방차단, 심부전의 악화, Adams-Stokes 발작
【원 인】 최부정맥 작용이나 수축력 감소성 작용 등
【대처법】 투여를 중지하고 소화기부터 미흡수제를 제거, 도파민, 도부타민(dobutamine), 이소프로테레놀(isoproterenol) 등의 강심제 투여, IABP 등의 보조 순환, 심조율(pacing)이나 직류제세동 등을 고려한다.

■ AST(GOT), ALT(GPT), γ-GTP의 상승 등을 수반하는 간기능장애나 황달

항부정맥제 전반에 관하여

- 항부정맥제는 최부정맥제이기도 하다.
- 약제를 두 종류 이상 병용하는 것은 유해하다는 것을 항상 고려해 둔다.

검사 수치에 대한 영향

- AST 상승(0.79%)
- ALT 상승(0.85%)
- BUN 상승(0.48%)
- γ-GTP 상승(0.17%)

B. 주사제

유사제

경구제와 같다.

효능 · 효과

긴급 치료를 요하는 아래의 부정맥

- 빈맥성 부정맥
  (증후성의 발작성 심방세동 · 조동, 발작성 상심실성 빈맥, 심실빈맥 및 의사가 생명과 관련된다고 판정한 중증의 심실성 기외수축)

특징

Vaughan Williams 분류의 Ic군에 속하는 완서해리형의 Na^+ 채널 차단제이다.
경구제와 다른 점은 증후성의 발작성 심방세동에 대해 뛰어난 발작 정지 효과를 나타낸다.

조성 · 제형 · 용량

무색의 투명한 주사제로, 1관(5mL) 안에 초산 플레카이니드 50mg을 함유한다.

사용법 · 사용량

■ 사용법 · 사용량

통상 성인에게는 1회 0.1~0.2mL/kg(초산 플레카이니드로서 1.0~2.0mg/kg)을 필요에 따라 포도당액으로 희석하여 혈압 및 심전도 감시하에서 10분간 정맥 내에 주사한다. 또한 총투여량은 초산 플레카이니드로서 1회 150mg까지로 한다.

■ 사용법 · 사용량과 관련된 주의사항

본제의 투여에 의해 효과를 보였지만 그 후 재발했을 경우에는 첫 회 용량이 초산 플레카이니드로서의 최대용량 2.0mg/kg(체중 75kg 이상의 경우는 150mg)의 반량 이하의 경우를 제외하고 재투여는 실시하지 않는다. 또한 재투여할 때도 1일 총투여량으로서 2.0mg/kg(체중 75kg이상의 경우는 150mg)을 넘지 않는다.

사용금기

■ 울혈성 심부전이 있는 환자

본제는 수축력 감소(negative inotropic) 작용이 있어 심부전 증상을 더욱 악화시키는 경우가 있다.

■ 고도의 방실차단, 고도의 동방차단이 있는 환자

본제는 방실전도, 동방전도를 억제하는 작용이 있어 자극전도를 더욱 악화시키는 경우가 있다.

■ 심근경색 후의 무증후성 심실성 기외수축 또는 비지속형 심실빈맥이 있는 환자

심근경색 후의 무증후성 심실성 기외수축 또는 비지속형 심실빈맥을 대상으로 하여 돌연사에 관한 임상시험(CAST)이 본제의 경구제로 실시되었다. 그 결과 플라세보(placebo) 투여군의 사망률에 비해 본제의 경구제 투여군의 사망률이 높았다는 보고가 있다.

Point Ic군제는 기초 심질환이 없는 부정맥에 사용한다.

■ 임부 또는 임신 중일 가능성이 있는 부인

본제를 경구 투여했을 때의 동물실험(쥐)에서 최기형성이 나타내고 있다.

신중투여

■ 기초 심질환(심근경색, 판막증, 심근증 등)이 있는 환자

본제는 수축력 감소성 작용이 있어 심기능을 악화시키는 경우가 있다.

Point 심실빈맥의 악화, 심실세동 등이 발현할 우려가 높다.

■ 고령자

고령자는 간 · 신기능이 저하하고 있는 경우가 많아 부작용이 발현할 우려가 있으므로 반드시 혈압 및 심전도의 연속 감시를 실시한다.

Point 소량(예를 들어 0.05mL/kg, 초산플레카이니드로서 0.5mg/kg)을 투여하는 등 투여량에 주의하여 신중하게 관찰하면서 투여한다. 또한 혈압 저하, 동정지, 흉부 불쾌감 · 압박감, QRS

폭의 증대, 심실빈맥, PQ의 연장, 방실차단, 서맥, 동계(動悸) 등의 이상 소견이 보인 경우에는 즉시 투여를 중지한다.

■ 자극전도장애(방실차단, 동방차단, 각차단 등)가 있는 환자

본제는 방실전도, 동방전도 등을 억제하는 작용이 있어 자극전도를 더욱 악화시키는 경우가 있다.

■ 현저한 동서맥(sinus bradycardia)이 있는 환자

본제는 동결절기능을 억제하는 경우가 있다.

■ 울혈성 심부전의 기왕력이 있는 환자

본제는 수축력 감소성 작용이 있어 심기능을 악화시키는 경우가 있다.

■ 중대한 간기능장애가 있는 환자

본제는 간장에서 대사되기 때문에 이러한 환자에게는 과량 투여를 하게 될 우려가 있다.

■ 중대한 신기능장애가 있는 환자

본제는 신장으로부터 배설되기 때문에 이러한 환자에게는 과량 투여를 하게 될 우려가 있다.

■ 혈청 칼륨의 저하가 있는 환자

이와 같은 환자에게는 최부정맥 작용이 발생하기 쉬워 고도의 부정맥으로 발전할 우려가 있다.

Point 티아지드계 이뇨제나 푸로세미드를 투여받고 있는 환자에게는 이러한 이뇨제 투여를 중지하여 저하하고 있던 혈청 칼륨 수치가 정상치로 회복하고 나서 투여를 개시한다.

병용금기

■ 리토나비어

리토나비어의 시토크롬 P450에 대한 경합적 저해 작용에 의해 병용했을 경우 본제의 혈중농도가 대폭으로 상승하는 것이 예측되어 부정맥, 혈액장애, 경련 등의 중대한 부작용을 일으킬 우려가 있다.

■ 티오리다진

본제 및 티오리다진은 모두 CYP2D6의 기질이며 또한 모두 QT간격의 연장을 일으키는 경우가 있기 때문에 QT연장, torsades de pointes를 포함한 심실성 부정맥 등의 중대한 심혈관계의 부작용이 나타날 우려가 있다.

병용주의

■ 디기탈리스 배당체(디곡신, 디기톡신, 데슬라노시드 등)
상대 약제의 혈중농도가 상승하는 경우가 있다.

■ 염산프로프라놀롤
본제 및 프로프라놀롤은 모두 CYP2D6의 기질이기 때문에 상대 약제의 대사를 경합적으로 저해하여 본제 및 프로프라놀롤의 혈중 농도가 상승하는 경우가 있다.

■ 파록세틴
파록세틴이 간대사효소 CYP2D6을 저해함으로써 본제의 혈중농도가 상승할 우려가 있다.

■ 시메티딘, 황산 퀴니딘
시메티딘, 황산 퀴니딘의 시토크롬 P450 저해 작용에 의해 본제의 혈중농도가 상승하는 경우가 있다.

■ 페니토인, 페노바르비탈, 카르바마제핀
상대 약제의 간약물대사효소 유도 작용에 의해 본제의 혈중 농도가 저하하는 경우가 있다.

■ 염산아미오다론
본제의 혈중농도가 1.5배로 상승한다는 보고가 있으므로 본제를 2/3로 감량한다.

■ 염산베라파밀
본제 및 베라파밀은 서로 수축력 감소성 작용과 방실전도 억제 작용을 가지고 있기 때문에 심기능저하나 방실차단이 나타나는 경우가 있다.

■ 염산리도카인, 염산프로카인아미드
실험적 부정맥 모델에서 항부정맥 활성 또는 독성 증상이 증강한다는 보고가 있다.

중대한 부작용

■ Torsades de pointes를 포함한 심실빈맥, 심실세동, 일과성 심정지, 심방조동, Adams-Stokes 발작
【원 인】 최부정맥 작용이나 수축력 감소성 작용 등
【대처법】 투여를 중지하고 도파민, 도부타민, 이소프로테레놀 등의 강심제 투여, IABP 등의 보조 순환, 심조율(pacing)이나 직류 제세동 등을 고려한다.

항부정맥제 전반에 관하여

- 항부정맥제는 최부정맥제이기도 하다.
- 약제를 두 종류 이상 병용하는 것은 유해하다는 것을 항상 고려해 둔다.

검사 수치에 대한 영향

- AST(GOT) 상승(0.32%)
- ALT(GPT) 상승(0.38%)
- BUN 상승(0.19%)
- γ-GTP 상승(0.44%)

III 군 항부정맥제

염산니페카란트(nifekalant HCl) - 신빗(Shinbit)

유사제

소타롤(Sotalol), 안카론(Ancaron)

효능 · 효과

생명에 지장이 있는 다음과 같은 부정맥에서 다른 항부정맥제가 효과가 없거나 또는 사용할 수 없는 경우

• 심실빈맥, 심실세동

특징

선택적인 칼륨채널 차단 작용에 의해 항부정맥 효과를 발휘하여 다른 항부정맥제가 무효 또는 사용할 수 없는 생명에 지장이 있는 심실성 부정맥(심실빈맥, 심실세동)에 높은 유효성을 나타낸다.

심기능에 영향을 끼치지 않는다. 전기적 제세동 역치를 내리기 위해 신빗을 투여 후 다시 전기적 제세동을 시행하면 동조율(sinus rhythm)로 회복될 가능성이 높다.

조성 · 제형 · 용량

미황백색 덩어리 또는 분말의 동결 건조 제제로 1병 중에 염산니페카란트 50mg을 함유한다.

사용법 · 사용량

■ 단회(單回) 정맥주사법

통상 성인에게는 염산니페카란트로서 1회 0.3mg/kg을 5분에 걸쳐 심전도의 연속 감시하에 정맥 내에 투여한다.

■ 유지 정맥주사법

단회 정맥주사가 유효하여 효과의 유지를 기대하는 경우에는 통상 성인에게는 염산니페카란트로서 1시간당 0.4mg/kg)을 등속도로 심전도의 연속 감시하에 정맥 내에 투여한다. 연령, 증상에 따라 적당히 증감한다.

투여 시에는 생리식염수 또는 5% 포도당 주사액으로 용해하여 사용한다.

■ 사용법 · 사용량과 관련된 주의사항

- 단회 정맥주사는 반드시 5분에 걸쳐 서서히 투여한다.

Point 급속하게 투여했을 경우 혈중농도의 급격한 상승에 따라 과도한 QT시간의 연장, 심박수 저하 또는 동정지, 게다가 심실빈맥(torsades de pointes를 포함) 등의 최부정맥 작용이 발현할 우려가 있다.

- 본제의 투여 중에는 반드시 심전도의 연속 감시와 임상 증상의 관찰 등을 실시한다. 특히 과도한 QT시간의 연장이 보였을 경우(0.6초를 넘는 경우)에는 즉시 감량하거나 또한 투여를 중지한다.

  실제 심전도 감시하에 있어서(유지 투여)는 QTc: 0.55sec를 넘지 않도록 용량을 조정한다.

Point QT시간이 연장하여도 바로 최부정맥 작용이 발현한다고는 할 수 없지만 본제의 임상시험에서 「QT시간 연장」을 부작용으로 판정한 4가지 예 중 3가지 예가 0.6초 이상이라는 점에서 QT시간이 0.6초를 넘은 경우에는 즉시 감량하거나 또는 투여를 중지하는 것이 타당하다고 생각된다.

- 본제의 투여 종료 후에는 적어도 1시간 심전도 등의 연속 감시로 경과 관찰을 충분히 실시한다.

Point 본제의 QT연장 등의 약리 작용은 투여 후 2시간에 소실한다. QT시간의 연장은 정맥주사 종료 후 1시간에서는 10% 이하로 감약하여 최부정맥 작용 발현의 위험성은 없어진다는 점에서 정맥주사 종료 1시간 후까지의 경과 관찰이 안전 확보상 타당하다고 생각된다.

- 단회 정맥주사를 반복하여 실시하는 경우에는 혈중농도의 지나친 상승을 회피하기 위해 직전 투여 후 2시간 이상의 시간을 두고 투여한다.
- 본제는 동시에 사용하는 약제나 조제 조건에 따라서는 배합 변화를 일으키는 경우가 있으므로 약제의 선택 및 조제 조건 등에 충분히 주의하여 사용한다.
- 경구 투여가 곤란한 경우나 긴급한 경우에 사용한다. 또한 계속해서 부정맥 치료가 필요하여 경구 투여가 가능해진 후에는 신속하게 경구 투여 약제로 전환한다.

경고

■ 시설의 한정

본제의 사용은 치사적 부정맥 치료의 충분한 경험이 있는 의사로 한정하고, 각종 검사의 실시가 가능하고 긴급 시에 충분히 대응할 수 있는 설비 · 장치를 갖추고 있는 의료기관에서만 사용한다.

■ 환자의 한정

다른 항부정맥제가 무효하거나, 부작용에 의해 사용할 수 없거나, 또한 심기능이 저하하고 있어 사용할 수 없는 치사적 심실성 부정맥 환자에게만 사용한다.

사용금기

■ QT연장증후군 환자

본제의 작용에 의해 QT시간이 더욱 연장되어 심실빈맥(tarsades de pointes를 포함)을 유발시킬 우려가 있다.

원칙금기

■ 임산부 또는 임신 중일 가능성이 있는 여성

동물(쥐)에 50mg/kg을 반복 투여했을 경우 태아의 단미(短尾) 등 최기형 작용이 보고되고 있다.

신중투여

■ 현저한 동서맥(sinus bradycardia)이 있는 환자

서맥을 조장시킬 우려가 있다.

■ 자극전도장애(방실차단, 동방차단, 각차단 등)가 있는 환자

자극전도장애를 악화시킬 우려가 있다.

■ 혈청 칼륨이 저하하고 있는 환자

심실빈맥(torsades de pointes를 포함) 등의 최부정맥 작용이 발현할 우려가 있다.

■ 중대한 신기능장애가 있는 환자

본제의 혈장 중 미변화체 농도의 상승 또는 혈중 반감기의 연장이 발생할 우려가 있다. 또한 신기능장애를 악화시킬 우려가 있다.

■ 중대한 간기능장애가 있는 환자
본제의 혈장 중 미변화체 농도의 상승 또는 혈중 반감기의 연장이 발생할 우려가 있다.

■ 고령자
고령자는 간 · 신기능이 저하하고 있는 경우가 많아 혈장 중 미변화체 농도의 상승 또는 혈중 반감기의 연장이 발생할 우려가 있다.

병용주의

■ Ia군 부정맥용제〔프로카인아미드(procainamide), 퀴니딘(quinidine), 디소피라미드(disopyramide)〕, III군 부정맥용제〔아미오다론(amiodarone), 소타롤(sotalol)〕
동물실험에서 Ia군제(디소피라미드) 또는 III군제(소타롤)와의 병용에 의해 심근활동 전위유지시간의 연장이 증강되었다는 점에서 이러한 약제와의 병용에 의해 QT시간 연장 작용이 증강할 가능성이 높다. 이에 따라 심실빈맥 등의 최부정맥 작용이 발현할 가능성이 증대한다.

■ 프로부콜(probucol), 시사프라이드(cisapride), 페노티아진(phenothiazine)계 약제, 삼환계 항울제, 사환계 항울제, 교감신경작동제
QT시간 연장 작용이 알려져 있는 약제와의 병용에 의해 QT시간 연장이 증강한다.
이에 따라 심실빈맥 등의 최부정맥 작용이 발현할 가능성이 증대한다.

■ 염산바데나필 수화물(vardenafil HCl hydrate)
염산바데나필 수화물의 임상약리시험에서 QT시간 연장이 보이고 있으므로 병용에 의해 본제의 QT시간 연장이 증강할 우려가 있다.

■ 이뇨제
저칼륨혈증이 야기된 경우 본제의 QT시간 연장 작용이 증강한다.

중대한 부작용

■ 최부정맥
심실빈맥(torsades de pointes를 포함), 심실세동, 심실성 기외수축, 심방세동, 심방조동 등
【원 인】 QT연장에 수반하는 torsades de pointes가 발현한다.
【대처법】 즉시 투여를 중지함과 동시에 리도카인, 황산 마그네슘의 정맥주사, 직류 통전, 심조율(pacing) 등 적절한 처치를 실시한다.

적용상의 주의사항

■ 조제 시

- 용해 후에는 신속하게 사용해야 한다. 어쩔 수 없이 보존하는 경우 또는 유지 정맥주사에 이용하는 경우 용해 후 24시간을 경과한 것은 사용하지 않는다.
- 다음 주사제와의 배합으로 함량의 저하, 혼탁, 침전, 결정 석출, 유연(類緣) 물질의 증가 등 배합 변화를 일으키기 때문에 이러한 약제와의 혼합 주사는 피한다.

  티오펜탈나트륨(thiopental sodium), 칸레노산칼륨(canrenoate potassium), 푸로세미드(furosemide), 염산아프린딘(aprindine HCl), 염산도파민(dopamine HCl), 디아제팜(diazepam), 염산라니티딘(ranitidine HCl), 시티콜린(citicoline), 아데노신삼인산이나트륨(adenosinetriphosphate disodium), 탄산수소나트륨 주사액, 초산 링거, 프로테아민(proteamin) 등의 고칼로리 수액용 종합 아미노산 제제
- 아래에 나타내는 주사제와의 배합으로 본제의 용해액 또는 조제 농도에 의해 함량의 저하, 혼탁, 침전, 결정 석출 등의 배합 변화를 일으키는 경우가 있으므로 이러한 약제와 혼합 주사하는 경우는 주의한다.

  정맥주사용 리도카인 제제, 초산 플레카이니드, 헤파린나트륨(heparin sodium)

■ 투여 시

- 정맥내 투여에 의해 정맥염, 주사부위 반응〔통증, 염증, 발적 종창, 경결(硬結) 등〕, 주사부위 농양(膿瘍), 피부궤양 형성이 나타나는 경우가 있으므로 충분히 주의한다. 이러한 증상이 나타났을 경우에는 적절한 처치를 실시한다.
- 동시에 투여하는 약제에 따라서는 본제의 용해액 또는 조제 농도에 따라 사용 도중에 주입 라인에 결정이 석출하는 경우가 있으므로 주의한다. 결정 석출을 보인 경우에는 신속하게 새로운 수액 세트(삼방 밸브를 포함)로 교환하는 등 적절한 처치를 실시한다.

검사 수치에 대한 영향

- ALT(GPT) 상승(2.0%)
- LDH 상승(1.3%)
- γ-GTP 상승(0.7%)

009

Ia군 항부정맥제(Na 채널 차단제)

호박산시벤졸린(cibenzoline succinate)
- 시베놀(Cibenol)

유사제

- Ia군 항부정맥제: 디소피라미드(disopyramide), 피르메놀(pirmenol), 프로카인아미드(procainamide), 퀴니딘(quinidine)
- Ic군 항부정맥제: 필시카이니드(pilsicainide), 플레카이니드(flecainide), 프로파페논(propafenone)

효능 · 효과

상심실성 및 심실성의 빈맥성 부정맥(심방세동, 심방조동, 상심실성 빈맥, 심실빈맥), 상심실성 및 심실성 기외수축

특징

강한 Na 채널 차단 작용, 중등도의 K 채널 차단 작용 및 경도의 Ca채널 차단 작용과 항콜린 작용이 있다. Na 채널과의 결합, 해리 속도는 늦어 slow drug로 불린다.

- 대사: 간장에서 CYP2D6 및 CYP3A4로 주로 대사된다.
- 배설: 소변 안에 85%, 담즙 안에 15%
- 작용 시간: 반감기는 5~6시간이다.
- 유효 혈중농도: 280~330ng/mL

조성 · 제형 · 용량

백색의 정제로, 1정 중에 호박산시벤졸린 50mg 또는 100mg을 함유한다. 주사액은 1앰플 5mL 중 호박산시벤졸린으로서 70mg을 함유한다.

사용법 · 사용량

성인에게는 호박산시벤졸린 300mg을 1일 3회로 나누어 경구 투여한다. 효과가 불충분한 경우는 450mg까지 증량이 가능하다. 주사액은 1회량 0.1mL/kg 호박산시벤졸린으로서 1.4mg/kg을 생리식염수나 포도당에 희석하여 모니터 감시하에서 5분에 걸쳐 정맥내 주사한다.

■ 사용법 · 사용량과 관련된 주의사항

고령자, 신기능장애 환자는 혈중농도가 상승하므로 연령이나 혈청 크레아티닌(creatinine) 수치에 따라 감량한다. 투석으로는 제거되지 않아 유지 투석 환자에게는 투여하지 않는다.

사용금기

■ 고도의 동방차단, 방실차단이 있는 환자

■ 울혈성 심부전이 있는 환자

심기능 억제에 의해 심부전이 악화, 최부정맥 작용에 의해 심실빈맥, 심실세동 등 중대한 부정맥이 유발될 가능성이 있다.

■ 투석 중인 환자

■ 녹내장, 소변 저류(貯留) 경향이 있는 환자

본제의 항콜린 작용으로 악화할 가능성이 있다.

■ 염산바데나필〔vardenafil HCl(PDE 저해제)〕을 투여 중인 환자

QT연장을 초래할 가능성이 있다.

신중투여

■ 심근경색, 판막증, 심근증 등 기초 심질환이 있는 환자, 심기능이 저하한 환자

심부전의 발증 · 악화나 최부정맥 작용의 위험이 있기 때문에 충분한 감시하에 투여해야 한다.

■ 자극전도계에 장애(동방차단, 방실차단, 각차단 등)가 있는 환자

전도장애를 조장할 가능성이 있다.

■ 동서맥(sinus bradycardia)이 있는 환자

서맥을 조장할 가능성이 있다.

■ 고도의 간장애가 있는 환자

■ 신기능장애가 있는 환자

배설 지연에 따라 혈중농도가 상승한다.

Point 소량부터 개시하여 심전도 감시하, 혈중농도 감시하에서 투여량을 조절한다.

■ 고령자

신기능이 저하하고 있으므로 투여량의 주의가 필요하다.

■ 당뇨병 환자

저혈당을 일으킬 가능성이 있다.

■ 저칼륨혈증의 환자

최부정맥 작용이 일어나기 쉽다.

병용주의

■ 다른 항부정맥제

현저한 서맥이나 심정지의 출현, 현저한 QRS폭의 연장이나 QT시간 연장을 수반하여 중대한 심실성 부정맥(심실빈맥, 심실세동)을 일으키는 경우가 있다.

■ β-차단제〔프로프라놀롤(propranolol) 등〕, 비디히드로피리딘(non-dihydropyridine)계 칼슘길항제〔베라파밀(verapamil), 딜티아젬(diltiazem)〕, 디곡신

현저한 서맥이 나타나는 경우가 있다.

■ 당뇨병 치료제〔인슐린 제제, 술포닐우레아(sulfonylurea)계 제제, 술폰아미드(sulfonamide) 제제, 비구아니드(biguanide)계 제제, 인슐린 저항성 개선제, 속효형 인슐린 분비 촉진제〕

저혈당이 나타나는 경우가 있다.

중대한 부작용

■ 최부정맥 작용

심실빈맥(torsades de pointes를 포함), 심실세동(0.1% 미만), 상심실성 부정맥(0.1~0.5% 미만)

【예방법】 모니터 심전도 및 정기적인 12유도 심전도로 QRS폭, QT시간 등의 체크가 필요하다. 혈중농도 측정도 참고가 된다.

■ 쇼크(0.1% 미만)

【대처법】 혈압 저하, 부종, 호흡곤란 등이 나타나면 중지하고 승압제 등의 적절한 처치를 실시한다.

■ 심부전

심부전(0.1~5% 미만), 심원성 쇼크(0.1% 미만)

【대처법】 약제의 중지, 승압제 투여 등 적절한 처치가 필요하다.

■ 저혈당(0.1~5% 미만)

【원　인】 동물실험에서 시벤졸린 고용량 투여 시에 인슐린 분비 촉진의 보고가 있다.

【대처법】 저혈당 증상이 나타나면 투여를 중지하고 저혈당에 대한 처치를 시행한다.

■ 간장애

【원　인】 순환장애에 의해 나타나는 경우가 있다.

【대처법】 승압제 투여 등에 의한 순환장애의 개선 및 간기능 개선제 투여 등의 처치를 실시한다.

간과되기 쉬운 의외의 작용

비대형 폐쇄성 심근증에서 본제가 β-차단제, 칼슘길항제 및 디소피라미드(disopyramide)와 나란히 좌심실 유출로에 있어서의 압교차의 경감에 효과가 있었다는 보고가 있다. Na 채널 차단 작용, Ca 채널 차단 작용에 의한 수축력 감소성 작용 때문이라고 생각되고 있다.

검사 수치에 대한 영향

- 백혈구 감소, 빈혈, 혈소판 감소(0.1% 미만)
- AST(GOT) 상승, ALT(GPT) 상승, ALP 상승, BUN 상승, 혈청 크레아티닌 상승

010

경구 항응고제

와파린칼륨(warfarin potassium)

– 와파린(Warfarin)

유사제

없음

효능 · 효과

- 혈전색전증(정맥혈전증, 폐혈전색전증, 심원성 뇌경색)에 대한 치료 및 예방
- 인공판막치환술 환자, 심방세동 · 조동, 응고 이상이 있는 환자에서 혈전색전증의 예방
- 좌심실기능 저하 및 좌심실 벽재혈전이 존재하는 환자

특징

간장에서 생성되는 비타민 K 의존성 응고인자〔II, VII, IX, X 및 프로테인 C(protein-C)〕를 저해하여 항응고 작용을 나타낸다.
특히 혈류가 울체(鬱滯)한 정맥계 및 심장 내에서 일어나는 피브린을 중심으로 한 혈전에 유효하다.

조성 · 제형 · 용량

1정 중 와파린칼륨을 0.5mg, 1mg 또는 5mg을 포함한다.

사용법 · 사용량

프로트롬빈 시간(prothrombin time, PT)이나 트롬보 테스트(thrombo test, TT)를 이용하여 투여량을 조절한다. 통상 프로트롬빈 시간 국제표준비율(PT_{INR}) 수치 2.0~3.0의 범위로 용량을 조절하는데, 질환, 병태마다 추장(推奬)되는 PT_{INR}가 다르므로 용량은 적절히 증감한다. 특히 적절한 와파린요법 중에 발증한 혈전색전증 예의 재발 예방에는 PT_{INR} 수치를 2.5~3.5로 높여 조절하는 것이 추장되고 있다. 작용 발현까지 며칠이 걸리기 때문에 항응고 작용을 서두를 때는 그 효과가 발현할 때까지 헤파린을 병용한다.

■ 판막증

【효능 · 효과】 승모판협착증으로 심방세동을 수반하는 경우 또는 혈전색전증의 기왕력 예가 있는 경우나 승모판폐쇄 부전증 및 승모판 일탈증으로 심방세동 또는 심부전의 기왕력이 있는 65세 이상의 증례 또는 뇌경색의 기왕력 예가 있는 경우

【사용법 · 사용량】 통상 PT_{INR} 수치 2.0~3.0을 목표로 한다. 일본에서는 1.6~2.8이면 괜찮다는 의견도 있지만 그 경우에도 혈전색전증의 위험성(risk)이 높은 경우는 2.2~2.8을 목표로 한다.

■ 인공판막치환술 후, 판막성형술 후

인공판막(기계판막, 생체판막)치환술 후 3개월은 PT_{INR} 수치 2.0~3.0을 목표로 한다. 승모판치환술 후에는 기계판막, 생체판막 모두 수술 후 3개월 이후에도 와파린을 계속 투여하여 PT_{INR}치를 2.0~3.0으로 조절한다. 대동맥판막치환술 후(기계판막)에는 PT_{INR} 수치 2.0~2.5를 목표로 하는데, 위험인자(심방세동, 혈전색전증의 기왕력, 좌심기능저하, 응고 항진 상태)가 있는 경우는 PT_{INR} 2.0~3.0으로 조절한다. 대동맥판막치환술에 생체판막을 이용했을 경우 3개월 이후에는 와파린을 필요로 하지 않지만 상기 위험인자가 있는 경우는 PT_{INR} 2.0~3.0을 목표로 투여를 계속한다. 승모판 성형술 후에는 3개월간 PT_{INR} 2.0~3.0을 목표로 와파린요법을 실시한다. 3개월 이후에는 와파린 투여를 중지 가능하지만 상기 위험인자를 가진 경우는 PT_{INR} 2.0~2.5를 유지하여 투여를 계속한다. 또한 적절한 와파린요법을 실시하고 있었음에도 불구하고 혈전색전증을 발증한 예에서는 PT_{INR} 2.5~3.5를 목표로 한다.

■ 심방세동

만성, 발작성에 관계없이 위험인자(일과성 뇌허혈 발작 또는 뇌경색, 당뇨병, 고혈압, 관상동맥질환, 심부전, 판막증)가 있는 경우 또는 60세 이상의 심방세동 예에서는 통상 PT_{INR} 2.0~3.0을 목표로 한다. 70세 이상에서는 출혈성 합병증이 많아지기 때문에 PT_{INR} 1.6~2.6을 목표로 한다. 48시간 이상 지속한 심방세동으로 제세동을 실시하는 경우 최저 3주간의 와파린요법 후에 제세동을 시행한다(다만 경식도 심초음파로 심방내 혈전이 없다는 것을 확인할 수 있으면 헤파린 투여 개시 후에 조기 제세동이 가능하다).

■ 폐혈전색전증 · 심부정맥혈전증

PT_{INR} 2.0~3.0을 목표로 위험인자가 가역적인 경우(외과적 수술, 외상 등)는 적어도 3개월간, 특발성의 경우는 적어도 6개월간 와파린을 투여한다. 선천성 응고 이상증, 위험인자〔비만, 악성종양, 장기 와상(臥床) 등〕가 장기에 걸쳐 존재하는 경우 혈전증의 재발 예에서는 와파린요법을 계속할 것을 추천한다.

■ 심원성 뇌경색

【효능 · 효과】 심방세동, 좌심실 혈전, 급성 심근경색, 인공판막치환술 등을 수반하는 뇌경색

【사용법 · 사용량】 표준적인 치료역(治療域)은 PT_{INR} 2.0~3.0이지만 고령자의 비판막증성 심방세동에서는 PT_{INR} 1.6~2.6(목표치 2.0)이 추장(推奬)되고 있다.

■ 사용법 · 사용량과 관련된 주의사항

- 고령자, 간 · 신기능장애가 있는 환자에게는 투여량을 감량한다.
- 인공판막치환술 후
  기계판막에서는 반영구적으로, 생체판막에서는 적어도 3개월간 와파린 조절이 필요하다.

사용금기

■ 출혈 경향이 있는 환자(혈소판 감소성 자반병, 혈우병 등의 혈액응고장애, 수술 시, 소화관출혈, 객혈, 두개내출혈이 의심되는 환자 등)

■ 와파린에 대해 과민증이 있는 환자

■ 임부 또는 임신 중일 가능성이 있는 환자
본제에 의한 최기형성이나 태아의 출혈 경향에 수반하는 사망, 분만 시 모체 출혈의 위험성이 있다.

신중투여

■ 간염, 설사, 지방의 흡수부전, 만성 알코올 중독, 울혈성 심부전, 패혈증, 본태성 저혈압이 있는 환자 및 비타민 K 결핍 시, 월경 기간 중

■ 출혈 가능성이 있는 환자(소화성 궤양, 내장 종양, 게실염, 장염, 아급성 심내막염, 중증 고혈압, 중증 당뇨병 등)

■ 중대한 간장애, 신장애가 있는 환자
본제의 대사, 배설지연으로 출혈의 우려가 있다. 비타민 K 섭취 시

■ 악성 종양
출혈의 위험성

■ 산욕부
대량출혈의 위험성

■ 갑상선기능항진증 및 저하증

갑상선기능의 변화로 작용의 증강, 감약이 일어난다.

Point 여러 차례 PT_{INR}을 측정하여 투여량을 조절한다.

■ 고령자

약물대사 및 혈장 알부민치의 감소에 따라 약물 농도가 상승할 가능성이 있다.

Point 고령자에게는 소량의 투여부터 개시하여 적정 PT_{INR}을 낮게(PT_{INR} 1.6~2.2) 설정한다.

병용주의

■ 약물대사에 관한 것

약물은 직접 신장으로부터 배설되거나 간에서 대사 후에 배설된다. 간장에서 CYP2C9로 대사를 받는 다른 약제나 CYP2C9 저해제 및 CYP3A4나 1A2에 영향을 주는 약제가 그 작용을 증강한다. 또한 CYP의 유도체는 작용을 감약한다.

● 작용 증강

비스테로이드계 진통제, 항진균제〔플루코나졸(fluconazole), 미코나졸(miconazole)〕, 아미오다론(amiodarone), 벤즈브로마론(benzbromarone), 시메티딘(cimetidine), 에리스로마이신(erythromycin), 톨부타미드(tolbutamide), 다나졸(danazol), 클로피브레이트(clofibrate), 페니토인(phenytoin) 등

● 작용 감약

리팜피신(rifampicin), 바르비투르산(barbiturate)계 진정제, 페니토인(phenytoin), 카르바마제핀(carbamazepine)

Point 작용을 증강, 감약시키는 약물과의 병용은 되도록 피한다. 어쩔 수 없이 병용하는 경우에는 여러 차례 PT_{INR}을 체크하여 투여량을 조절한다.

■ 비타민 K 함유식품

일본인이 자주 섭취하는 낫토(納豆: 한국의 청국장과 비슷한 발효식품)나 비타민 K 함유식품은 본제의 작용을 감약시킨다.

Point 낫토, 클로렐라(chlorella)는 섭취를 금지한다. 그 밖의 녹황색 채소는 일반적인 섭취량으로는 문제되지 않는다.

중대한 부작용

■ 출혈(뇌출혈, 소화관 출혈, 장기 출혈, 피하 출혈, 점막 출혈)

Point 출혈성 합병증이 발생했을 경우의 대응은?
중등도(中等度)부터 중도(重度)의 출혈성 합병증이 생긴 경우에는 와파린을 중지하고 필요에 따라 비타민 K를 투여한다. 또한 신선 동결 혈장 투여도 검토한다.

■ 피부괴사

■ 발진, 홍반, 두드러기(1% 미만)

■ 간장애

■ 구토, 설사

■ 탈모(1% 미만)

간과되기 쉬운 의외의 작용

- 프로테인 C(protein-C)는 제V인자를 불활성화하여 항응고 작용을 나타내지만, 와파린 개시 시에는 일과성으로 프로테인 C 감소의 영향으로 일시적으로 응고 능력이 항진한다고 일컬어지고 있다. 때문에 미소 색전을 일으켜 피부괴사 등의 증상을 발증하는 경우가 있다.
- 항응고 작용을 얻는 데 다량의 와파린이 필요한 경우에는 혈장 단백 결합을 경합함으로써 와파린의 작용을 증강시키는 부콜롬(bucolome) 300mg/일(日)(요산 배설제)을 병용함으로써 와파린 필요량을 줄일 수가 있다. 통상 와파린 투여량을 1/2 정도로 감량할 수 있다.

검사 수치에 대한 영향

AST(GOT) 상승, ALT(GPT) 상승, ALP 상승

발치나 수술 시의 대응

- 발치(拔齒)는 원질환(原疾患)에 대한 적정 PT_{INR} 수치로, 와파린을 계속 투여한 상태에서 시행하는 것이 바람직하다고 여겨지고 있지만 필요에 따라 적당히 감량 또는 중지한다. 체표 하의 소수술로 수술 후 출혈이 일어난 경우에도 대처 용이한 경우에는 내복을 계속하고, 대처 곤란한 경우에는 대수술에 준한다.
- 대수술의 경우에는 수술 전 3~5일까지 와파린을 중지하고 헤파린의 정맥내 점적주입(intra-

venous drip)으로 활성화 부분 트롬보플라스틴(thromboplastin) 시간 aPTT를 조절치의 1.5~2.0배로 조절하고 수술 4~6시간 전에 헤파린을 중지하여 수술 직전에 aPTT를 확인한다. 시술 후에는 가급적 신속하게 헤파린을 재개하고 출혈의 위험성이 없어진 시점에서 와파린을 재개한다.

- 긴급 수술의 경우 와파린을 중지하고 필요에 따라 비타민 K(K2) 10mg/1A를 천천히 정맥주사한다. 또한 신선 동결 혈장을 사용하는 경우도 있다.

011

미소관 저해제

파클리탁셀(paclitaxel)
– 탁솔(Taxol)

유사제

같은 탁소이드(taxoid)계 항암제로서 탁소텔(Taxotere)〔사노피 아벤티스(Sanofi Aventis)〕이 있다. 상품명도 유사하기 때문에 충분한 주의가 필요하다. 후발품은 없다.

효능·효과

난소암, 비소세포 폐암, 유방암, 위암, 자궁내막암

특징

탁소이드계 항암제, 서양 주목(taxus baccata) 침엽 등의 추출물로부터의 반합성품, 튜불린(tubulin)의 중합을 촉진하여 미소관의 안정화 · 과잉 형성 결과, 탈중합 저해에 의해 세포장애성을 발휘한다(세포를 G2/M기로 차단한다).

조성 · 제형 · 용량

탁솔 주사제는 1바이알 5mL, 16.7mL 중에 30mg, 100mg의 파클리탁셀을 함유하는 무색 투명한 약제이다. 첨가물로서 크레모퍼 EL(cremophor-EL)과 무수 에탄올을 함유한다.

사용법 · 사용량

1일 1회 210mg/m^{2}를 500mL의 5% 포도당 또는 생리식염수에 혼합하여 3시간에 걸쳐 정맥내 점적주입한다. 적어도 3주간 휴약하고 이것을 1코스로서 반복한다. 투여 시에는 0.22M 이하의 막필터(membrane filter)를 이용한 인라인필터(inline filter)를 통과시킨다. 링거 세트에서 가소제(可塑劑)로서 DEHP를 함유하는 것은 피한다.

【전 투약】 본제에 의한 중대한 과민 반응의 발현을 방지하기 위해 본제 투여 전에는 반드시 전투여를 실시한다. 즉 본제 투여 12~14시간 전 및 6~7시간 전 2회와 투여 30분 전에 1회, 인산

덱사메타손(dexamethasone phosphate) 20mg을 정맥주사한다. 또한 본제 투여 30분 전에 염산디펜히드라민(diphenhydramine HCl) 정제〔염산디펜히드라민으로서 50mg〕를 경구 투여, 그리고 염산라니티딘(ranitidine HCl) 주사제 50mg 또는 파모티딘(famotidine) 20mg을 정맥주사한다.

사용금기 · 신중투여

■ 중대한 골수 억제가 있는 환자

■ 감염증을 합병하고 있는 환자

■ 본제 또는 폴리옥시에틸렌 피마자유(polyoxyethylene castor oil) 함유 제제에 대한 과민증의 기왕력이 있는 환자

■ 임부 또는 임신 중일 가능성이 있는 환자

Point 알코올에 민감한 환자 또는 간질성 폐렴, 폐섬유증 환자에게는 신중투여

병용주의

■ 항암제 이외의 약제와의 병용으로 골수 억제 등의 부작용이 증강할 가능성이 있다.
비타민 A, 케토코나졸(ketoconazole), 미코나졸(miconazole), 에리스로마이신(erythromycin), 에티닐에스트라디올(ethynylestradiol), 테스토스테론(testosterone), 펠로디핀(felodipine), 니페디핀(nifedipine), 시클로스포린(cyclosporine), 베라파밀(verapamil), 퀴니딘(quinidine), 미다졸람(midazolam), 페나세틴(phenacetin)

■ 다른 항암제와의 병용으로 골수 억제 등의 부작용이 증강할 가능성이 있다.
- 시스플라틴(cisplatin): 파클리탁셀을 시스플라틴 후에 투여하면 부작용이 증강한다.
- 독소루비신(doxorubicin): 파클리탁셀을 독소루비신 전에 투여하면 부작용이 증강한다.

중대한 부작용

■ 쇼크, 아나필락시스(anaphylaxis)성 증상(호흡곤란, 흉통, 저혈압, 빈맥, 서맥, 홍조, 말초부종, 발한 등)
【원 인】 파클리탁셀 그 자체가 원인인 경우도 있지만, 일반적으로는 용해 보조제인 크레모퍼(cremophor)가 주된 원인이 된다. 첫 회 투여로 발현하는 것은 히스타민 유리 작용, 두 번째 투여에서 일어나는 것은 I형 과민 반응이 생각되고 있다.

【대처법】 과민 반응 예방을 위해 전 투약을 준수한다.

호흡곤란, 천명, 혈압저하, 두드러기

- 파클리탁셀의 투여 중지
- 에피네프린(epinephrine), 디펜히드라민(diphenhydramine)의 투여
- 보액(補液), β_2-자극제 흡입, 스테로이드의 투여

두드러기 이외의 피진

- 그대로 경과 관찰, 디펜히드라민의 투여

■ 골수 억제〔백혈구와 혈소판의 최하점(nadir)은 투여 개시 11일 후와 13일 후〕

【주 의】 파클리탁셀의 투여량이나 AUC보다도 일정 농도 이상의 지속 시간과 상관한다는 것이 알려져 있다. 또한 백금(platinum) 제제와 병용하는 경우에는 파클리탁셀에 계속해서 백금 제제를 투여한다. 반대로 하면 파클리탁셀의 청소(clearance)가 저하하여 골수 억제가 증강한다.

■ 관절통, 근육통

약 60% 전후에서 발생한다고 알려져 있다. 대부분은 수일에 자연 경감하는 경우도 많다.

■ 발열

비교적 고빈도로 보고되고 있다. 투여 개시 후 6~10일 후에 많다.

■ 말초신경장애

【원 인】 말초의 신경세포에 미소부가 많이 존재하기 때문에 글러브&스타킹형 말초신경장애를 일으킨다.

【대처법】 경도의 경우는 경과 관찰만으로 자연 경감되지만 증강한 경우에는 약제의 감량 · 휴약이 필요하다.

■ 감염증

■ 심전도장애

Point 혈관외 누출에 대한 대응

파클리탁셀은 혈관 외로 누출했을 경우 피부궤양을 일으키기 쉽다.

누출 시 대책으로서 아래의 사항이 중요시된다.

- 정맥 카테터를 뽑기 전에 누출한 약액을 가능한 한 흡입한다.
- 누출부위를 신속하게 냉각한다.
- 히알루로니다아제(hyaluronidase)(250U)를 생리식염수 6mL에 용해하여 국소주사한다.

간과되기 쉬운 의외의 작용

■ 탈모

반드시 발생한다. 여성 환자에게는 충분한 사전 설명이 중요하다.

검사 수치에 대한 영향

- 백혈구 감소(95%)
- 호중구 감소(96.1%)
- 헤모글로빈 감소(77.2%)
- 혈소판 감소(13.9%)
- AST(GOT) 상승(30.5%)
- ALT(GPT) 상승(34.6%)
- BUN 상승(7.4%)

012

국소이성화효소 저해제

염산이리노테칸(irinotecan HCl, CPT-11) - 토포테신(Topotecin), 캠푸토(Campto)

효능 · 효과

소세포 폐암, 비소세포 폐암, 자궁경부암, 난소암, 위암(수술 불가능 · 재발), 결장암, 직장암(수술 불가능 · 재발), 유방암(수술 불가능 · 재발), 유극세포암, 악성 림프종〔비호지킨 림프종(non-Hodgkin's lymphoma)〕

특징

- 일본에서 개발된 세계 최초의 캠프토테신(camptothecine) 골격을 가진 항악성종양제
- 생체 내에서 활성화되는 전구약물(prodrug)
- I형 DNA 토포아이소머라제 저해 작용이 있어 S기에 특이적으로 작용
- 고도의 골수 억제나 중대한 설사 등 때로는 치사적 약물 유해 반응

조성 · 제형 · 용량

40mg 2mL, 100mg 5mL

사용법 · 사용량

■ 단독요법

● **A**법: 100mg/m^2, 1주 간격으로 3~4회 정맥내 점적주입(500mL 이상의 용액에 용해, 90분 이상에 걸쳐 투여), 2주간 휴약(1쿠르)

【효능 · 효과】 소세포 폐암, 비소세포 폐암, 유방암, 유극세포암, 자궁경부암, 난소암, 위암, 결장 · 직장암

● **B**법: 150mg/m^2, 1일 1회 2주 간격으로 2~3회 정맥내 점적주입(500mL 이상의 용액에 용해, 90분 이상에 걸쳐 투여), 3주간 휴약(1쿠르)

【효능 · 효과】 자궁경부암, 난소암, 위암, 결장 · 직장암

- **C법**: 40mg/m², 1일 1회, 3일간 연속 정맥내 점적주입(250mL 이상의 용액에 용해하여 60분 이상에 걸쳐 투여), 이 방법을 1주마다 2~3회 반복하여 적어도 2주간 휴약(1쿠르)

  【효능 · 효과】 악성 림프종

■ 병용요법

- 소세포 폐암: 시스플라틴(cisplatin)과의 병용
- 비소세포 폐암: 시스플라틴과의 병용은 일본에서는 표준적 치료법 또는 비교대조 치료법(reference regimen)으로서 인식되고 있다.
- 직장 · 결장암: 5-플루오로우라실(5-fluorouracil, 5FU), 류코보린(leucovorin)과의 병용은 미국에서는 표준적 화학요법으로서 자리매김하고 있다.

사용금기

- 골수 억제가 있는 환자
- 감염증을 합병하고 있는 환자
- 물변을 보는 환자
- 장관 마비, 장폐쇄이 있는 환자
- 간질성 폐렴 또는 폐섬유증 환자
- 다량의 복수, 흉수가 있는 환자
- 황달이 있는 환자
- 아타자나비어(atazanavir)〔레야타즈(reyataz): 항HIV제〕를 투여 중인 환자
- 본제에 과민증의 기왕력이 있는 환자

임상약리학적 특성

- 간장에서 카르복실에스터레이스(carboxylesterase)로 항종양 활성이 높은 SN-38로 변환
- SN-38은 글루쿠론산(glucuronic acid) 포합을 받아 해독되어 담즙 안으로 배설
- SN-38을 해독하는 글루쿠론산 포합효소(UDP-glucuronosyltransferase, UGT)의 유전자다형으로 부작용의 발생하기 쉬운 증례와 발생하기 어려운 증례가 존재한다.

※ UGT1A1*28을 가진 증례는 야생형인 UGT1A1*1에 비해 UGT 활성이 낮기 때문에 해독 반응이 지연되어 중대한 부작용이 일어나기 쉽다.

병용주의(약물 상호작용)

- 본제의 작용 증강: 다른 항암제〔시스플라틴(cisplatin), 에토포시드(etoposide) 등〕와의 병용
- 본제의 작용 감약: 페니토인(phenytoin), 카르바마제핀(carbamazepine), 서양 고추나물(hypericum perforatum)과의 병용
- 병용제의 작용 감약: 말초성 근이완제

중대한 부작용

■ 설사(grade 3 이상: 20.4%)

- 매우 중요한 부작용(골수 억제와 겹치면 중증화)
- 당뇨병 환자에서 설사가 조기에 일어나는 경우가 있다.
- 급성 설사(투여 직후부터 다음날에 걸쳐 출현: 본제의 콜린 작용에 의함), 아트로핀(atropine)이 유효
- 지발성 설사(투여 3~6일 후에 출현: SN-38에 의한 장관 점막장애에 의함)

일반적으로 치료 곤란

장관 마비가 최대의 문제이며 설사를 멈추게 하는 것보다 탈수에 대한 전신 관리(보액 등)가 중요하다.

반하사심탕(半夏瀉心湯)이 유효: CPT-11 투여 3일 전부터 7.5g을 3분할하여 식전에 투여한다.

고용량 염산로페라미드(loperamide HCl)요법: 설사가 나타나고 나서 염산로페라미드를 개시한다. 첫 회 4mg 복용하고 그 후 2mg을 2시간마다 복용한다. 최대 48시간까지 경구 알칼리화와 배변 조절이 유효하다.

투여 방법: CPT-11 투여일부터 4일간 연일 투여

탄산수소나트륨	1.8g	3×(식간)	장관내 알칼리화
염화마그네슘	2.0g	3×(식후)	탄산수소나트륨에 의한 변비 대책
경구 5-HT_3 길항제	1T	1×(아침)	구역질 예방
프림페란(Primperan)	3T	3×	장관 운동 항진
우르소(Urso)	300mg	3×	담즙의 알칼리화

알칼리 음료수(pH7 이상) 1,000~1,200mL를 마심

■ 골수 억제(발생 빈도는 「검사 수치에 대한 영향」 부분에 기재)

- 백혈구 감소와 호중구 감소가 주체, 빈혈이나 혈소판 감소는 드물다.
- 설사와 함께 나타난 경우에는 패혈증을 일으키기 쉽다.
- 투여 예정일의 백혈구수가 3,000/mm^3 미만, 혈소판 10만/mm^3 미만일 때에는 투여를 연기한다.
- 38℃ 이상의 발열을 수반한 호중구 감소의 경우 항균제의 투여를 고려한다.

■ 오심 · 구토(grade 3 이상: 17.7%)

- 시스플라틴(cisplatin)에 비해 본제의 최토 작용은 비교적 약하다.
- 5-HT_3 길항제로 충분히 조절이 가능하다.

■ 간질성 폐렴(grade 3 이상: 0.6%)

- 폐암은 본제의 투여와 방사선요법과의 병용은 폐장염을 악화시킬 위험성이 있다.
- 치료는 스테로이드호르몬을 투여하는데 그 투여법 · 투여량에 관한 기준은 없다.

■ 탈모(grade 3 이상: 11.5%)

검사 수치에 대한 영향(grade 3 이상의 발현율)

- 백혈구 감소(33.5%)
- 호중구 감소(41.9%)
- 헤모글로빈 감소 (17.2%)
- 혈소판 감소(7%)
- AST(GOT) 상승(0.4%)
- ALT(GPT) 상승(0.4%)
- ALP 상승(0.7%)
- 빌리루빈(bilirubin) 상승(0.5%)
- BUN 상승(1.7%)
- 혈청 크레아티닌(creatinine) 상승(0.5%)
- 요단백(0.2%)

013

대사길항제

염산젬시타빈(gemcitabine HCl, GEM) - 젬자(Gemzar)

효능 · 효과

비소세포 폐암, 췌장암

특징

본제(dFdC)는 주로 DNA 합성이 이루어지고 있는 S기의 세포에 대해서 특이적으로 살세포(killer cell) 작용을 나타내는 전구약물(prodrug)로, 세포 내에서 활성형 뉴클레오시드(nucleotide)인 이인산염(diphosphate, dFdCDP) 및 삼인산염(triphosphate, dFdCTP)으로 대사되어 DNA 합성이 직접적 및 간접적으로 저해된다.

조성 · 제형 · 용량

200mg/V, 1,000mg/V의 2종류

사용법 · 사용량

1일 1회 1,000mg/m²를 30분에 걸쳐 정맥내 점적주입하고 주 1회 투여를 3주 연속하여 4주째는 휴약한다. 이것을 1코스로서 투여를 반복한다. 피하 근육 내에는 투여 금지한다.

※ 200mg 바이알은 5 ml 이상, 1g 바이알은 25ml 이상의 생리식염수에 용해하여 이용한다.

사용금기

■ 고도의 골수 억제를 보이는 환자

■ 흉부 단순 X선 사진이나 임상 증상이 있는 간질성 폐렴 또는 폐섬유증 환자

■ 흉부에 대한 방사선요법을 시행 중인 환자

■ 중증 감염증을 합병하고 있는 환자

■ 본제에 중대한 민감증의 기왕력이 있는 환자

■ 임부 또는 임신 중일 가능성이 있는 환자

Point 간질성 폐렴, 폐섬유증이 있는 환자 또는 방사선요법 시행 중인 환자에게는 사용 금기

신중투여

- 골수 억제가 있는 환자
- 간질성 폐렴 또는 폐섬유증의 기왕력 또는 합병증이 있는 환자
- 간장애가 있는 환자
- 신장애가 있는 환자
- 고령자
- 심근경색의 기왕력이 있는 환자(드물게는 심근경색이 보이는 경우가 있다)

병용금기

■ 흉부 방사선 조사

기전은 불분명하지만 기초 실험에서 농도 의존적으로 방사선 조사의 효과를 증강하여 본제에 의한 방사선 감수성 증가가 보이고 있다(외국의 임상시험에서 본제와 흉부에 대한 근치적 방사선요법을 6주 연속해서 병용한 경우에 중대한 식도염, 폐장염이 발현하여 사망에 이른 예가 보고되고 있다). 방사선 조사를 병용한 경우의 본제의 적정 용량은 아직 확립되어 있지 않아 방사선 증감(增感) 작용을 기대하는 흉부에 대한 방사선요법과의 동시 병용은 피한다.

병용주의

■ 다른 항악성종양제(알킬화제, 대사길항제, 항생물질, 알칼로이드 등)

두 제제 모두 골수 억제가 있어 골수 억제가 증강되는 경우가 있다.

■ 복부 방사선 조사

기전은 불분명하지만 복부 방사선요법과 동시 병용하는 경우 중대한 국소의 합병증이 발현하는 경우가 있다.

중대한 부작용

■ 골수 억제

백혈구수 및 호중구수의 최저치는 투여 개시 후 평균 약 2~3주 후에 나타나 최저치 발현일로부터 약 1주 사이에 회복되는 것을 볼 수 있다.

Point 혈액학적 검사를 여러 차례 실시하여 이상 시에는 감량 · 휴약 등의 처치를 실시한다. 투여 시 투여 당일의 백혈구수가 2,000/μL 미만 또는 혈소판수가 7만/μL 미만이라면 골수 기능이 회복할 때까지 투여를 연기한다.

■ 간질성 폐렴(1.5%)

Point 투여 시 임상 증상(호흡 상태, 기침 및 발열 등의 유무)을 충분히 관찰하여 정기적으로 흉부 X선 검사를 실시한다. 필요에 따라 흉부 CT검사, 동맥혈 산소분압(PaO_2), 폐포기 동맥혈 산소분압교차($AaDO_2$), 폐확산능력(DL_{CO}) 등의 검사를 실시하여 이상이 있는 경우에는 감량, 휴약 등의 처치를 한다. 간질성 폐렴 등의 폐독성의 발증 또는 급성 악화가 의심되는 경우에는 즉시 치료를 중지하고 스테로이드 치료 등의 처치를 한다.

■ 아나필락시스(anaphylaxis)성 증상(0.3%)

■ 심근경색(0.3%)

■ 용혈성 요독증후군

혈소판 감소, 빌리루빈(bilirubin) · 크레아티닌(creatinine) · BUN · LDH 상승을 수반하는 급속한 헤모글로빈 감소 등의 미소혈관증성 용혈성 빈혈의 징조

Point 약제를 중지하고 처치한다. 신부전은 중지해도 불가역적으로 투석요법이 필요하게 되는 경우도 있다.

그 밖에 울혈성 심부전, 폐부종, 기관지 경련, 성인호흡곤란증후군(ARDS), 신부전 등의 부작용의 보고가 있다.

투여 시의 주의점

- 주 1회 투여를 30분간 정맥내 점적주입에 의해 실시한다. 외국의 임상시험에서 주 2회 이상 또는 1회의 점적주입을 60분 이상에 걸쳐서 실시하면 부작용이 증강한다는 보고가 있다.
- 혈관통이 나타난다는 보고가 있어 정맥내 점적주입을 실시할 때에 5% 당액(糖液)의 사용도 검토되고 있다.

검사 수치에 대한 영향

- ALT(GPT) 상승(32.9%)
- AST(GOT) 상승(28.9%)
- 백혈구 감소(66.4%)
- 호중구 감소(59.6%)
- 혈소판 감소(28.6%)
- 헤모글로빈 감소(67.0%)
- 적혈구 감소(67.3%)

014

백금 제제

시스플라틴(cisplatin, CDDP) - 란다(Randa)

유사제

아이에이콜(IA-call), 시스플라틴(Cisplatin), 시스플라머크(Cisplamerck), 플라토신(Platosin), 브리프라틴(Briplatin), 란다(Randa)

효능 · 효과

정소종양, 방광암, 신우 · 요관종양, 전립선암, 난소암, 두경부암, 비소세포 폐암, 식도암, 자궁경부암, 신경아세포종, 위암, 소세포 폐암, 골육종

특징

암세포 내의 DNA쇄와 결합하여 DNA 합성 및 합성에 계속되는 암세포분열을 저해한다. 살세포 효과는 농도 · 시간 의존성이다.

조성 · 제형 · 용량

- 아이에이콜 동맥주사용 100mg
- 시스플라틴(Cisplatin) 주사제 10 · 25 · 50mg(Maruko-Yakult)
- 시스플라머크(Cisplamerck) 10 · 50mg(Merck Hoei)
- 플라토신(Platosin) 주사제 10 · 25 · 50mg
- 브리프라틴(Briplatin, Bristol) 주사제 10 · 25 · 50mg
- 란다(Randa)(日本化藥) 주사제 10 · 25 · 50mg

사용법 · 사용량

주사: 시스플라틴 통상요법이다. 다음의 표준적 사용법 · 사용량에 의한 요법을 실시하여 환자 상태에 따라 (　) 안의 요법을 선택하여 1코스 내용을 반복한다. 시스플라틴을 사용할 때는 단제(單劑)로 사용하지 않고 다제(多劑) 병용요법으로 실시한다.

- 정소종양, 방광암, 신우 · 요관종양, 전립선암: A법(C법)
- 난소암: B법(A법, C법)
- 두경부암: D법(B법)
- 비소세포 폐암: E법(F법)
- 식도암: B법(A법)
- 자궁경부암: A법(E법)
- 신경아세포종, 위암, 소세포 폐암: E법
- 골육종: G법

※A법: 1일 1회 15~20mg/m^2 5일 연속 후 2주 이상 휴약
B법: 1일 1회 50~70mg/m^2 3주 이상 휴약
C법: 1일 1회 25~35mg/m^2 1주 이상 휴약
D법: 1일 1회 10~20mg/m^2 5일 연속 후 2주 이상 휴약
E법: 1일 1회 70~90mg/m^2 3주 이상 휴약
F법: 1일 1회 20mg/m^2 5일 연속 후 2주 이상 휴약
G법: 1일 1회 100mg/m^2 3주 이상 휴약

신독성을 경감하기 위해서 아래와 같은 처치를 실시한다.

- 투여 전 1,000~2,000mL(소아: 300~900mL/m^2)의 적당한 수액을 4시간(소아: 2시간 이상) 이상에 걸쳐서 투여한다.
- 투여 시에 투여량에 따라 500~1,000mL(소아: 300~900mL/m^2)의 생리식염수 또는 포도당 · 식염수에 혼화하여 2시간 이상에 걸쳐 정맥내 점적주입한다(장시간의 경우는 차광하여 투여).
- 투여 종료 후 1,000~2,000mL(소아: 600mL/m^2 이상)의 적당한 수액을 4시간 이상(소아: 3시간 이상)에 걸쳐 투여한다. 투여 중에는 소변량 확보에 주의하고 필요에 따라 만니톨(mannitol) 및 푸로세미드(furosemide) 등의 이뇨제를 투여한다.

사용금기

■ 중대한 신장애가 있는 환자

■ 본제 또는 다른 백금을 포함한 약제에 과민증의 기왕력이 있는 환자

■ 임부 또는 임신 중일 가능성이 있는 환자

Point 신장애가 있는 환자에게 투여하면 신장애(세뇨관장애)를 악화시켜 신장으로부터의 배설이 지연되어 중대한 부작용이 발현하기 때문에 Ccr < 60의 환자에게는 투여하지 않는다.

신중투여

- 신장애가 있는 환자
- 간장애가 있는 환자
- 골수기능억제가 있는 환자
- 청각기관장애가 있는 환자
- 감염증을 합병하고 있는 환자
- 수두 환자
- 고령자, 소아
- 장기간 사용하고 있는 환자(신장애, 골수기능억제 등이 강하게 나타나 지체성으로 추이)

병용주의

■ 항악성종양제, 방사선 조사

골수 기능 억제 등의 부작용이 증강하기 때문에 감량하는 등 용량에 주의가 필요하다.

■ 파클리탁셀(paclitaxel)

- 본제를 파클리탁셀 전에 투여했을 경우 파클리탁셀의 청소율이 저하하고 파클리탁셀의 혈중농도가 상승하여 역순으로 투여했을 경우보다 골수 억제가 증강한다. 병용하는 경우는 본제를 파클리탁셀 후에 투여한다.
- 말초신경장애가 증강하기 때문에 감량 또는 투여 간격을 연장한다.

■ 두개내 방사선 조사

청각기관장애가 증강하기 때문에 신중하게 투여한다.

■ 아미노배당체계 항생물질, 염산반코마이신(vancomycin HCl), 푸로세미드(furosemide)

신장애, 청각기관장애가 증강하기 때문에 신중하게 투여한다.

■ 암포테리신 B(amphotericin-B)

신장애가 증강하기 때문에 신중하게 투여한다.

■ 페니토인(phenytoin)

혈중농도가 저하했다는 보고가 있으므로 신중하게 투여한다.

■ 피레타니드(piretanide)

청력장애 증강

중대한 부작용

■ 급성 신부전(0.1% 미만)

Point 급성 신부전 등의 중대한 신장애 출현 시에는 중지한다. 장기간 사용함에 따라 부작용의 증강을 보여 지체성으로 추이하는 경우가 있어 신중하게 관찰이 필요하다. 또한 푸로세미드에 의한 강제 이뇨를 실시하는 경우에는 신장애 · 청각기관장애가 증강되는 경우가 있어 수액 등에 의한 수분 공급을 충분히 실시한다.

■ 범혈구 감소(0.1% 미만) 등의 골수 억제

■ 쇼크, 아나필락시스(anaphylaxis)성 증상(0.1% 미만)

■ 청력 저하 · 난청(고음역 · 감음성)(1.4%), 이명(1.7%)

Point 투여량의 증가에 따라 청각기관장애의 발현 빈도가 높아지고, 특히 1일 투여량은 800mg/m^2 이상으로, 총투여량은 300mg/m^{2}을 초과하면 그 경향은 현저해진다고 일컬어지고 있다.

■ 유두부종(0.1% 미만), 구후시신경염(retrobulbar neuritis, 0.1% 미만), 피질맹(cortical blindness 0.1% 미만)

■ 뇌경색(0.1% 미만)

■ 용혈성 요독증후군(0.1%)

■ 심근경색(0.1% 미만), 협심증 · 울혈성 심부전(0.1% 미만), 부정맥(심실세동, 심정지, 심방세동, 서맥 등)

■ 용혈성 빈혈(0.1% 미만)

■ 간질성 폐렴(0.1% 미만)

■ 항이뇨호르몬 부적합분비증후군(SIADH)〔저나트륨혈증, 저침투압혈증, 요중 나트륨 배설량 증가, 고장뇨(高張尿), 경련, 의식장애 등〕

■ 전격 간염, 간기능장애, 황달

■ 소화관 출혈, 소화성 궤양, 소화관 천공

■ 급성 췌장염

■ 고혈당, 당뇨병의 악화

Point 혼수, 케톤산증(ketoacidosis)을 수반하는 중대한 증례의 보고도 있어 혈당치나 요당에 주의한다.

■ 횡문근 융해증

투여 시의 주의점

- 거의 모든 예에서 오심 · 구토 · 식욕부진 등의 소화기 증상이 나타난다. 최토 작용이 강하기 때문에 제토제〔덱사메타손(dexamethasone)과 5-HT_3 수용체 길항제 제토제〕를 투여한다. 급성기 이후의 구역질 · 구토에는 덱사메타손을 사용한다.
- 정맥주사 시 약액의 혈관외 누출로 주사부위의 경결 · 괴사를 일으킬 위험성이 있다.
- 정맥내 점적주입 시 클로라이드(Cl^-) 농도가 낮은 수액을 이용하는 경우는 활성이 저하하기 때문에 반드시 생리식염수를 사용한다. 정맥내 점적주입 시 아미노산 수액, 유산나트륨을 함유하는 수액을 이용하면 분해가 일어나기 때문에 피한다.
- 임상 시에 중요한 말초신경장애는 300mg/m^2를 넘으면 나타난다.

검사 수치에 대한 영향

- ALT(GPT) 상승(5.0%)
- AST(GOT) 상승(7.3%)
- 백혈구 감소(30.3%)
- 혈소판 감소(19.2%)
- 빈혈(33.0%)
- 혈청 크레아티닌(creatinine) 상승(10.7%)
- BUN 상승(22.8%)
- 크레아티닌 청소 저하(39.0%)

흡입 스테로이드제

015

프로피온산 플루티카손(fluticasone propionate)
– 플루타이드(Flutide)

유사제

풀미코트(Pulmicort), 큐바르(Qvar)

효능 · 효과

기관지 천식

특징

기도 점막의 비만세포를 감소시켜 호산구의 조직에 대한 집적을 억제하고 또한 화학전달물질의 합성을 억제한다. 또한 기관지 평활근 β-수용체 반응성을 증강하여 회복시킨다. 만성 기도염증을 강력하게 억제하여 기관지 천식의 장기 관리의 중심적 역할을 한다. 스테로이드 흡입요법이 널리 보급된 이후 일본 내에서 천식사, 급성 악화에 의한 응급실 방문, 입원이 현저하게 감소하였다.

조성 · 제형 · 용량

■ 디스커스(Diskus) 제제

	플루타이드 50 디스커스	플루타이드 100 디스커스	플루타이드 200 디스커스
제형	건조 분말 흡입기(dry powder inhaler)		
규격〔1블리스터(blister) 중의 프로피온산 플루티카손 함량〕	50μg	100μg	200μg
성상	정량식 흡입 제제로 블리스터의 내용물은 백색 분말		
충전 블리스터 수	60블리스터/디스커스 1개		

■ 로타디스크(Rotadisk) 제제

	플루타이드 50 로타디스크	플루타이드 100 로타디스크	플루타이드 200 로타디스크
제형	건조 분말 흡입기(dry powder inhaler)		
규격(1블리스터 중의 프로피온산 플루티카손 함량)	50㎍	100㎍	200㎍
성상	4개의 블리스터가 있는 원형 호일팩으로 그 내용물은 백색의 유동성이 있는 분말		
충전 블리스터 수	4블리스터/로타디스크 1장		

■ 에어(Air) 제제

		플루타이드 50 에어	플루타이드 100 에어
제형		정량 분무식 에어졸제	
프로피온산 플루티카손 함량	1캔 중	9.72mg	12.25mg
	1회 분무 중	50㎍	100㎍
성상		필요 시 작동에 의해 일정량의 약제가 분무되는 흡입용 에어졸제	
1캔의 보증 분무 횟수		120회	60회

사용법 · 사용량

■ 기관지 천식

성인에게는 프로피온산 플루티카손으로서 통상 1회 100㎍을 1일 2회 흡입 투여한다. 또한 증상에 따라 적당히 증감하는데 1일 최대 투여량은 800㎍을 한도로 한다.

소아에게는 프로피온산 플루티카손으로서 통상 1회 50㎍을 1일 2회 흡입 투여한다. 또한 증상에 따라 적당히 증감하는데 1일 최대 투여량은 200㎍을 한도로 한다.

Point 기관지 천식의 진료 가이드라인에는 경증 간헐형(스텝 1)부터 중증 지속형(스텝 4)까지의 전 스텝에서 사용이 추장(推奬)되고 있다. 일본에서는 COPD에는 보험 적용이 되지 않지만 구미에서는 약 50~60%의 COPD에 처방되고 있다. 일본 호흡기학회의 COPD 진료 가이드라인에서는 중증, 최중증(스테이지 III, IV) 예에서 악화를 반복하는 증례에 적당하다고 평가하고 있다.

■ 사용법 · 사용량과 관련된 주의사항

- 기관지 천식의 조절제(장기 관리제)로서 계속적으로 사용하는 약제이므로 증상이 없을 때에도 매일 규칙적으로 사용하도록 지도한다. 투여 기간 중에 발현하는 급성 발작에 대해서는 발작 발현 시에 단시간 작용 발현형 흡입 β_2-자극제 등의 발작 치료제를 사용하도록 주의를 준다.

- 본제의 투여를 갑자기 중지하면 천식을 급격하게 악화시키므로 투여를 중지할 경우에는 환자의 천식 증상을 관찰하면서 서서히 감량한다.
- 건조 분말 제제는 빠르고 깊게 흡기, 에어졸 제제는 천천히 흡입한다. 에어졸 제제를 이용하는 경우에는 spacer(흡입 보조 기구)를 사용하게 한다.
- 전신성 스테로이드제와 비교하여 가능성은 낮지만 흡입 스테로이드제의 투여에 따라 전신성 작용〔쿠싱증후군(Cushing's syndrome), 쿠싱 증상, 부신피질기능억제, 소아의 성장 지연, 골밀도 저하, 백내장, 녹내장을 포함〕이 나타날 가능성이 있으므로 투여량은 환자마다 천식을 조절할 수 있는 최소용량으로 조절한다. 특히 장기간, 대량 투여의 경우에는 정기적으로 검사를 실시하여 전신성 부작용이 나타난 경우에는 천식 상태를 관찰하면서 서서히 감량하는 등 적절한 처치를 한다.

사용금기

■ 유효한 항균제가 존재하지 않는 감염증, 심재성 진균증 환자
증상을 악화할 우려가 있다.

■ 본제의 성분에 대해 과민증의 기왕력이 있는 환자

■ 원칙금기: 결핵성 질환의 환자
증상을 악화할 우려가 있다.

신중투여

■ 감염증(급성 호흡기 감염증을 제외) 환자
증상을 악화할 우려가 있다.

■ 당뇨병 환자
증상을 악화할 우려가 있다.

병용금기

특별히 없음

병용주의

■ CYP3A4 저해 작용을 가진 약제: 리토나비어(ritonavir) 등

CYP3A4에 의한 대사가 저해됨으로써 본제의 혈중농도가 상승할 가능성이 있다.
리토나비어는 강한 CYP3A4 저해 작용을 가져 리토나비어와 프로피온산 플루티카손 제제를 병용한 임상약리시험에서 혈중 프로피온산 플루티카손 농도의 대폭적인 상승과 또한 혈중 코르티솔(cortisol) 수치의 현저한 저하가 나타나고 있다.

중대한 부작용

■ 아나필락시스(anaphylaxis)성 증상(호흡곤란, 전신 홍조, 혈관부종, 두드러기 등) (해외에서만 나타나고 있다. 0.01% 미만)

기타 부작용

	1~5% 미만	1% 미만	빈도 불분명
과민증		발진, 두드러기	
구강 및 호흡기	인후두 증상(불쾌감 숨막힘, 통증, 자극감,이물감)	구강 및 호흡기 칸디다증, 미각 이상, 사성(嗄聲: 쉰 목소리), 기침, 구내 건조, 감염증	구토
소화기		오심, 복통	
정신신경계			수면장애
기타	권태감	비염, 흉통, 부종, 기관지 연축	

Point 구강내 칸디다증, 사성(嗄聲)의 예방을 위해 흡입 후에는 양치를 실시하도록 지도한다(위를 향해 양치하고 바른 자세로 양치하는 것을 2회 이상). 양치가 곤란한 환자에게는 구강 안을 헹구도록 지도한다.

간과되기 쉬운 의외의 작용

특별히 없음

검사 수치에 대한 영향

• 고혈당(1% 미만) 등

016

장시간 작용형 흡입 β_2-자극제

크시나포산살메테롤(salmeterol xinafoate) – 세레벤트(Serevent)

유사제

포르모테롤(Formoterol)(옥시: 일본 미발매)

효능 · 효과

기관지 천식, 만성 폐쇄성 폐질환(COPD)(만성 기관지염, 폐기종)

특징

기도 평활근의 β_2-수용체를 자극하여 세포내 cAMP, 계속해서 단백질 키나아제 A(protein kinase-A) 상승을 통한 기도 평활근 확장 작용을 나타낸다. 긴 측쇄를 가진 구조로, 한 번의 흡입으로 작용이 12시간 이상 지속한다. 장기간의 정기 흡입에서도 기관지 확장 작용의 감약(내성)을 보이지 않는다. 기관지 천식에서는 흡입 스테로이드제와의 병용에 의한 조절제로서의 유용성은 매우 높고 야간 각성을 억제하여 단시간 작동형 흡입 β_2-자극제를 필요에 따라 횟수를 감소시킨다. COPD에서도 폐기능 개선 효과, 증상 악화 억제효과를 나타낸다.

조성 · 제형 · 용량

	세레벤트 25 로타디스크	세레벤트 50 로타디스크	세레벤트 50 디스커스
제형	건조 분말 흡입기(dry powder inhaler)		
규격(1블리스터 중의 크시나포산 살메테롤 함량)	36.3μg (살메테롤로서 25μg)	72.5μg (살메테롤로서 50μg)	72.5μg (살메테롤로서 50μg)
성상	4개의 블리스터가 있는 원형의 호일팩으로 그 내용물은 백색의 유동성이 있는 분말		정량식 흡입 산제(散劑)로 블리스터의 내용물은 백색 분말
충전 블리스터 수	–		60블리스터 /1키트(kit)

사용법 · 사용량

성인에게는 살메테롤로서 1회 50μg을 1일 2회 아침 및 취침 전에 흡입 투여한다.
소아에게는 살메테롤로서 1회 25μg을 1일 2회 아침 및 취침 전에 흡입 투여한다. 증상에 따라 1회 50μg 1일 2회까지 증량할 수 있다.

Point 기관지 천식의 진료 가이드라인에서는 경증 지속형(스텝 2) 이상, COPD의 진료 가이드라인에서는 스테이지 II (중등증) 이상의 COPD에서의 정기 사용이 추장(推奬)되고 있다.

■ 사용법 · 사용량과 관련된 주의사항

- 본제의 과도한 사용에 따라 부정맥, 심정지 등의 중대한 부작용이 나타날 가능성을 이해시키고 1일 2회를 넘게 투여하지 않도록 주의를 준다.
- 투여 기간 중에 나타나는 급성 발작에 대해서는 단시간 작동형 흡입 β_2-자극제 등의 발작 치료제를 사용하도록 지도한다.

Point 기관지 천식의 가이드라인에서는 천식 치료제는 ① 천식 증상의 경감 · 소실과 그 유지 및 호흡 기능의 정상화와 유지를 도모하기 위해 이용되는 조절제(장기관리제)와 ② 즉효적으로 기관지 수축을 억제함에 따라 천식의 급성 증상을 개선하기 위해 이용되는 발작 치료제의 두 가지로 분류된다. 본제나 항염증제(흡입 스테로이드 등)는 조절제, 단시간 작동형 흡입 β_2-자극제는 발작 치료제로 평가된다.

- 천식 치료에 본제를 사용하는 경우 본제는 항염증제가 아니므로 스테로이드제와 같은 항염증제 병용을 고려한다. 본제의 사용에 따라 증상 개선을 느꼈다고 하더라도 의사의 지시 없이 스테로이드요법을 중지하거나 감량하거나 하는 경우가 없도록 주의를 준다.
- 고령자는 용량 조절의 필요는 없지만 주의하여 투여한다.

사용금기

본제의 성분에 대해 과민증의 기왕력이 있는 환자

신중투여

■ 갑상선기능항진증 환자

갑상선호르몬의 분비촉진에 따라 증상을 악화시킬 우려가 있다.

Point 갑상선은 교감신경계의 지배를 받고 있고, 한편 갑상선호르몬은 β-수용체의 수를 증가시킨다. 갑상선기능항진증에서는 β-수용체를 통한 시스템의 감수성이 높아져 있는 상태에 있어 β-자극제에 과잉 반응할 가능성이 있다.

■ 고혈압 환자

α 및 β_1의 작용에 의해 혈압을 상승시킬 우려가 있다.

■ 심질환이 있는 환자

β_1의 작용에 의해 증상을 악화시킬 우려가 있다.

Point 본제는 β_1-수용체에도 약한 친화성이 있다. 또한 α 수용체 자극 작용을 나타낼 가능성이 있다. α-수용체가 자극을 받으면 혈관 수축 작용에 의해 혈압이 상승한다. 또한 β_1-수용체가 자극을 받음에 따라 심박수 · 심박출량이 증대하여 수축기압이 상승하거나 심실성 부정맥을 일으키는 경우가 있다. 정기적으로 맥박수, 혈압을 측정한다.

■ 당뇨병 환자

글리코겐 분해 작용에 의해 증상을 악화시킬 우려가 있다.

Point β_2-수용체 자극 작용에 의해 간장에 있어서의 글리코겐 분해가 촉진된 결과 혈중의 당(糖) 및 유산(乳酸)이 증가할 가능성이 있다.

병용금기

특별히 없음

병용주의

■ 카테콜아민〔에피네프린(epinephrine), 이소프로테레놀(isoproterenol) 등〕

에피네프린, 염산이소프로테레놀 등의 카테콜아민 병용에 의해 아드레날린 작동성 신경 자극의 증대가 일어나기 때문에 부정맥을 일으키는 경우가 있다.

Point 발작 시에 이용하는 경우 이외에는 과도하게 병용하지 않도록 주의한다.

■ 크산틴 유도체(xanthine derivative), 스테로이드제, 이뇨제

크산틴 유도체는 아드레날린 작동성 신경 자극을 증대시키기 때문에 혈청 칼륨 수치의 저하를 증강시키는 경우가 있다. 스테로이드제 및 이뇨제는 세뇨관에서의 칼륨 배설 촉진 작용이 있기 때문에 혈청 칼륨 수치의 저하가 증강한다고 생각된다.

Point 저칼륨혈증에 의한 부정맥을 일으킬 우려가 있다. 혈청 칼륨 수치의 모니터를 실시한다.

중대한 부작용

■ 중대한 혈청 칼륨 수치의 저하

일반적으로 β_2-자극제는 세포 내로 칼륨을 흡수하는 것을 증강시키기 때문에 혈중의 칼륨을 저하시키는 경우가 있다. 본제를 포함한 β_2-자극제에 의해 중대한 혈청 칼륨 수치의 저하가 보고되고 있다. 또한 크산틴 유도체, 스테로이드제 및 이뇨제의 병용에 의해 증강하는 경우가 있으므로 중증 천식 환자는 특히 주의한다. 또한 저산소혈증은 혈청 칼륨 수치의 저하가 심장 리듬에 미치는 작용을 증강하는 경우가 있다. 이와 같은 경우에는 혈청 칼륨 수치를 모니터하는 것이 바람직하다.

■ 쇼크, 아나필락시스(anaphylaxis)성 증상(호흡곤란, 기관지 연축, 부종, 혈관부종 등) (빈도 불분명 , 해외에서만 나타나고 있다)

기타 부작용

	0.5~2% 미만	0.5% 미만	빈도 불분명
과민증		발진	부종, 혈관부종
순환기	심계(心悸) 항진	맥박 증가, 혈압 상승, 부정맥	
정신신경계		진전, 두통	
소화기		오심	
호흡기		기침, 구강 인두 자극감 (인두 이물감, 인두통 등)	기관지 연축
기타		흉통, 근경련	관절통, 고혈당

간과되기 쉬운 의외의 작용

특별히 없음

검사 수치에 대한 영향

- 호염기구 증가(0.36%)
- 항산구 증가(0.89%)
- AST(GOT) 상승(1.51%)
- ALT(GPT) 상승(1.18%)
- ALP 상승(0.86%)
- LDH 상승(1.26%)
- 칼륨 저하(0.36%) 등

017

장시간 작용형 흡입 항콜린제

브롬화티오트로피움수화물 (tiotropium bromide hydrate) 제제 - 스피리바(Spiriva)

유사제

없음〔단시간 작용형 항콜린제로서 테르시간(Tersigan), 아트로벤트(Atrovent)〕

효능 · 효과

만성 폐쇄성 폐질환(COPD)[만성 기관지염, 폐기종]

특징

COPD의 가역성 기도 수축은 미주신경 유래의 아세틸콜린에 주로 의존한다. 스피리바는 선택적 무스카린 수용체 길항제로, 기도 평활근의 M3 수용체에 대한 아세틸콜린의 결합을 저해하여 기관지 수축 억제 작용을 발현한다. 또한 M3 수용체로부터의 해리가 매우 늦고 작용이 24시간 이상 지속한다. Trough 1초량의 개선, 호흡곤란의 경감, QOL의 개선, 급성 악화의 빈도 감소 효과를 얻을 수 있다.

조성 · 제형 · 용량

백색의 분말을 포함한 밝은 녹색의 불투명 경캡슐제로, 1캡슐 중 티오트로피움 18μg(브롬화티오트로피움 수화물로서 22.5μg)을 함유한다.

사용법 · 사용량

성인에게는 1회 1캡슐(티오트로피움으로서 18μg)을 1일 1회 본제 전용 흡입용 기구(핸디헤라)를 이용하여 흡입한다.

Point 흡입 시에는 캡슐이 떨리는 소리가 들릴 정도의 속도로 숨을 깊게 들이마시고 고통스럽지 않을 정도로 숨을 참아 마우스피스에서 입을 뗀다. 그 다음 천천히 숨을 내쉬게 한다. 식사 전후 등 흡입 시간은 정해져 있지 않지만, 아침 기상 시의 흡입이 보다 효과적이다. COPD의 증상을 안정시키기 위해서는 계속해서 투여할 필요가 있다.

■ 사용법 · 사용량과 관련된 주의사항

- 본제는 흡입용 캡슐로 반드시 전용의 흡입용 기구(핸디헤라)를 이용하여 흡입하고 내복하지 않는다. 소화관으로부터의 흡수율은 낮기 때문에 내복하더라도 기대하는 효과는 얻을 수 없다. 핸디헤라는 한 달에 한 번 세정한다.
- 본제가 눈에 들어가지 않도록 환자에게 주의를 준다. 결막의 충혈 및 각막부종에 수반하는 적색안(赤色眼)과 함께 안통(眼痛), 눈의 불쾌감, 무시(霧視: 뿌옇게 보임), 시각 훈륜(暈輪) 및 홍륜(虹輪)이 나타났을 경우 급성 폐쇄성 우각 녹내장의 징후의 가능성이 있다. 이러한 증상이 나타났을 경우에는 가급적 신속하게 의료기관을 찾도록 환자에게 주의를 준다.

사용금기

■ 녹내장 환자

안압을 높여 증상을 악화시킬 우려가 있다.

■ 전립선 비대 등에 의한 배뇨장애가 있는 환자

더욱 소변이 나오기 어렵게 하는 경우가 있다.

■ 아트로핀(atropine) 및 그 유연(類緣) 물질 또는 본제의 성분에 대해 과민증의 기왕력이 있는 환자

신중투여

■ 심부전, 심방세동, 기외수축 환자 또는 이러한 기왕력이 있는 환자

심부전, 심방세동, 기외수축이 발현하는 경우가 있다.

■ 신기능이 고도 또는 중등도로 저하되어 있는 환자〔크레아티닌 청소(creatinine clearance) 수치가 50mL/min 이하인 환자〕

본제는 신장 배설형으로 신기능 저하 환자에게는 혈중농도의 상승이 보인다.

병용금기

특별히 없음

병용주의

특별히 없음

중대한 부작용

심부전, 심방세동, 기외수축: 심부전(1% 미만), 심방세동(1.13%), 기외수축(1% 미만)이 발현하는 경우가 있으므로 이상이 나타났을 경우에는 투여를 중지하고 적절한 처치를 실시한다.
해외에서 실시된 비교 시험에서는 심부전 및 기외수축의 발현율은 플라세보군과 같았다.

기타 부작용

	1% 이상	1% 미만
피부	발진(2.26%)	탈모, 가려움증, 두드러기
중추신경계	부동성 현기증(1.95%)	사성(嗄聲), 불면
감각기관		미각 도착(倒錯), 후각 착오(錯誤)
소화기관	구갈(10.17%), 변비(1.13%), 소화불량(1.13%)	구내염
순환기관		빈맥, 상심실성 빈맥, 동계
호흡기관	호흡기 인후 자극감(4.27%), 기침(3.57%)	호흡곤란, 천명, 비출혈
비뇨기관		혈뇨, 배뇨장애, 야간 빈뇨, 요폐
일반적 전신장애		과민증(혈관부종을 포함)

간과되기 쉬운 의외의 작용

특별히 없음

검사 수치에 대한 영향

- 고요산혈증(1.13%)
- 호산구 증가 · 백혈구 감소(1% 미만)
- 혈청 크레아티닌 상승 · 신기능 이상(1% 미만)

018

비스테로이드성 항염증제

아스피린〔아세틸살리실산(acetylsalicylic acid)〕
- 아스피린(Aspirin), 바파린(Bufferin) 등

효능 · 효과

1. 만성 류마티스 관절염, 류마티스열, 퇴행성 관절염, 강직성 척추염, 관절주위염, 결합직염, 수술 후 통증, 치통, 증후성 신경통, 관절통, 요통, 근육통, 염좌통, 타박통, 통풍에 의한 통증, 두통, 월경통
2. 하기질환의 해열 · 진통
   급성 상기도염(급성 기관지염을 수반하는 급성 상기도염을 포함)
3. 가와사키병(Kawasaki disease)〔가와사키병에 의한 심혈관 후유증을 포함〕

※ 바이아스피린(Bayaspirin), 바파린 81mg은 상기 3과 아래의 질환에 효과가 있다.

4. 협심증, 심근경색, 허혈성 뇌혈관장애〔일과성 뇌허혈 발작(TIA), 뇌경색〕에 있어서의 혈전 · 색전 형성의 억제
5. 관상동맥 바이패스 이식술(CABG) 또는 경피적 경혈관 관상동맥 확장술(PTCA) 시행 후에 있어서의 혈전 · 색전 형성의 억제

적용 외 사용

1. 바이러스성 심근 심막염의 발열, 흉통에 대해 100~150mg이 유효하다.
2. 저용량의 계속 투여로 대장 · 직장암이나 선종의 출현을 30~50% 감소시킨다(COX 억제 작용에 의한 것이라고 생각된다).

특징

해열 작용, 진통 작용, 항염증 작용, 혈소판 응집 저해 작용 등이 있다. 작용기전은 프로스타글란딘(prostaglandin, PG)의 합성효소 사이클로옥시제나제(cyclooxygenase, COX)를 저해하여 PG의 생합성을 억제하기 때문이라고 생각된다. 혈소판 응집을 비가역적으로 억제하여 저용량으로도 출혈 시간을 연장시킨다(1시간 투여로 약 2배). 항혈소판 작용은 혈소판 수명의 8~10일간 계속되기 때문에 관혈적 검사나 처치를 예정하는 경우 최소한 7일간의 휴약이 필요하다.

조성 · 제형 · 용량

형상에는 산제(散劑), 정제(錠劑)의 두 종류가 있다.

■ 아스피린
백색의 결정, 알갱이 또는 분말로, 냄새는 없고 약간의 산미가 있다. 1g당 아스피린 1g을 함유한다.

■ 바파린 330mg
백색의 합제로, 1정 중에는 아세틸살리실산을 330mg 함유한다.

■ 바파린 81mg
오렌지 향미를 가진 담등색의 합제로, 1정 중에는 아세틸살리실산을 81mg 포함한다.

■ 바이아스피린
백색 정제로 장용정(腸溶錠)이다. 1정 중 아세틸살리실산을 100mg 포함한다. 내산성의 필름코팅되어 있어 위장에서는 용출(溶出)하지 않고 소장에서 신속하게 용출, 흡수된다.

사용법 · 사용량

■ 효능 · 효과 1, 2에 관하여
기본적인 해열 · 진통제이다. 다양한 원인의 경도 · 중등도의 통증에 유효하지만 격심한 내장통에는 무효하다. 통상 성인에게는 아스피린으로서 1일 0.5~1.5g, 1일 1.0~4.5g을 경구 투여한다. 연령, 질환, 증상에 따라 적당히 증감한다. 단, 1일 최대 4.5g을 한도로 한다. 또한 공복 시의 투여는 피하는 것이 바람직하다. 암성 통증에는 오피오이드계 진통제와의 병용이 유효하다.

■ 효능 · 효과 3에 관하여
급성기 유열(有熱) 기간은 아스피린으로서 1일 체중 1kg당 30~50mg을 3회로 나누어 경구 투여한다. 해열 후의 회복기부터 만성기는 아스피린으로서 1일 체중 1kg당 3~5mg을 1회 경구 투여한다. 증상에 따라 적당히 증감한다.

■ 효능 · 효과 4, 5에 관하여
성인에게는 바파린 81mg의 경우에는 아스피린으로서 81mg을, 바이아스피린의 경우에는 아스피린으로서 100mg을 1일 1회 경구 투여한다. 증상에 따라 증량할 수 있다(바파린 81mg의 경우는 최대 324mg까지, 바이아스피린의 경우는 300mg까지).

사용금기

■ 효능 · 효과 1, 2에 대해서

① 소화성 궤양이 있는 환자
PG 생합성 억제 작용에 의해 위장의 혈류량이 감약하여 소화성 궤양을 악화

② 중대한 혈액의 이상이 있는 환자
혈소판 기능장애를 일으켜 악화

③ 중대한 간장애가 있는 환자
악화

④ 중대한 신장애가 있는 환자
악화

⑤ 중대한 심기능 부전이 있는 환자
신장의 PG 생합성 억제 작용에 의해 부종, 순환 체액량 증가가 일어나 심장의 작업량이 증가하기 때문에 악화

⑥ 아스피린 천식(비스테로이드성 소염진통제 등에 의한 천식 발작의 유발) 또는 그 기왕력이 있는 환자(중대한 천식 발작 유발)

⑦ 본제 또는 살리실산계 제제에 대해 과민증의 기왕력이 있는 환자

■ 효능 · 효과 3, 4, 5에 대해서는 아래의 것이 추가된다.

⑧ 출혈 경향이 있는 환자
출혈 경향 조장

⑨ 출산 예정일 12주 이내의 임산부
해외에서의 역학조사에서는 임신 중의 아스피린 복용과 선천성 이상아 출산의 인과관계는 부정적인데, 장기 연용한 경우는 모체의 빈혈, 산전 산후의 출혈, 분만 시간의 연장, 난산, 사산, 신생아의 체중 감소 · 사망 등의 위험이 높아질 우려를 부정할 수 없다.

신중투여

상기 ①~⑦의 기왕력이 있는 환자 및 아래와 같은 환자에게는 신중하게 투여해야 한다.

■ 수술 전 1주 이내 환자
혈소판 응집 저해 작용으로 인해

■ 고령자나 소아
부작용이 나타나기 쉽기 때문에 환자의 상태를 관찰하면서 신중하게 투여한다(소량부터 투여

개시하는 등). 소아에게는 바이러스성 질환(수두, 인플루엔자 등)의 환자에게는 투여하지 않는다(사용상의 주의사항 참조).

■ 임산부, 수유 중인 환자에 대한 투여

임산부(12주 이내 또는 임신 말기) 또는 임신 중일 가능성이 있는 부인에게는 투여를 피한다. 또한 모유 중으로 이행하기 때문에 본제 투여 중에는 수유를 피한다.

병용주의

아래와 같은 다양한 약제와의 병용에 주의가 필요하다.

■ 쿠마린(coumarin)계 항응고제〔와파린(warfarin)〕

작용 증강에 의해 출혈 시간의 연장, 소화관 출혈 등을 일으키는 경우가 있다.

■ 당뇨병 용제〔휴먼인슐린(human insulin), 톨부타미드(tolbutamide) 등〕

작용 증강에 의해 저혈당을 일으키는 경우가 있다.

■ 메토트렉세이트(methotrexate)〔류마트렉스(Rheumatrex) 등〕

작용 증강에 의해 범혈구 감소 등을 일으키는 경우가 있다.

■ 밸프로산나트륨(sodium valproate)

작용 증강에 의해 진전 등을 일으키는 경우가 있다.

■ 부신피질호르몬〔프레드니솔론(prednisolone), 베타메타손(betamethasone) 등〕

살리실산 중독을 일으킨다는 것이 보고되고 있다.

■ 리튬(lithium) 제제〔리마스(Limas)〕

유사제로 리튬 중독을 일으킨다는 것이 보고되고 있다.

■ 티아지드(thiazide)계 이뇨제〔플루이트란(Fluitran)〕

유사제로 티아지드계 이뇨제의 작용을 감약시킨다는 보고가 있다.

■ 유산나트륨(sodium lactate)

본제의 작용이 감약되는 경우가 있다.

■ 항혈소판제〔티클로피딘(ticlopidine)〕, 항응고제〔헤파린(heparin)〕, 혈전용해제〔우로키나아제(urokinase), t-PA〕, 프로스타글란딘(prostaglandin) E_1 제제 및 I_2 유도체 제제

출혈 경향이 증강하는 경우가 있다.

■ 고리이뇨제(loop diuretic)〔푸로세미드(furosemide)〕
이뇨 작용을 감약시킬 우려가 있다.
살리실산 중독이 발현할 우려가 있다.

■ 비스테로이드성 소염진통제〔인도메타신(indomethacin), 디클로페낙나트륨(diclofenac sodium), 페노프로펜칼슘(fenoprofen calcium)〕
이러한 약제의 혈중농도를 저하시킬 우려가 있다. 소화기계의 부작용을 증강시킬 우려가 있다. 출혈 및 신기능 저하를 일으키는 경우가 있다.

■ 이부프로펜(ibuprofen)
본제의 혈소판 응집 억제 작용을 감약시킨다는 보고가 있다.

■ 니트로글리세린(nitroglycerin)
니트로글리세린의 작용을 감약시킬 우려가 있다.

■ 테트라사이클린(tetracycline)계 항생물질, 뉴퀴놀론(new quinolone)계 항균제
내복약의 경우에는 항생물질의 작용을 감약시켜 항균력이 저하한다.

■ 통풍 치료제〔프로베네시드(probenecid)〕
통풍 치료제의 요산 배설 작용을 감약시킨다.

■ 안지오텐신 전환효소 억제제〔캡토프릴(captopril)〕, β-차단제〔프로프라놀롤(propranolol)〕
강압 작용을 감약하는 경우가 있다.

■ 염산도네페질(donepezil HCl)
소화성 궤양을 일으키는 경우가 있다.

■ 시클로스포린(cyclosporine), 타크로리무스(tacrolimus)
신장애가 증강된다.

■ 아세타졸아미드(acetazolamide)
아세타졸아미드의 부작용을 증강시켜 기면, 착란 등의 중추신경계 증상, 대사성 산증(metabolic acidosis) 등을 일으킨다는 것이 보고되고 있다.

■ 알코올
소화관 출혈이 증강된다.

부작용

특히 주사 시에는 혈압 저하 등의 쇼크 증상에 주의한다. 과민증으로서는 발진, 부종, 결막염, 박탈성 피부염 등이 있어 이러한 경우는 신속하게 중지한다. 또한 보기 드물게 아스피린 천식이 유발되는 경우도 있으므로 기관지 천식 환자에게는 신중하게 투여한다. 급성 중독 증상으로서는 현기증, 이명, 난청, 구토, 과호흡, 대사성 산증(metabolic acidosis) 등이 있어 즉시 중지한다. 그 밖에 혈액 독성으로서 빈혈, 백혈구 감소, 혈소판 감소, 혈소판 기능 저하(출혈 시간의 연장) 등, 소화기 증상으로서 식욕부진, 속쓰림, 위통, 소화관 출혈 등 간기능장애, 신기능장애가 나타난다.

중대한 부작용

아래와 같은 증상이 나타났을 경우에는 투여 중지 등 적절한 처치를 실시한다.

- 쇼크, 아나필락시스(anaphylaxis)성 증상
- 피부점막안증후군(Stevens-Johnson 증후군)
- 중독성 표피괴사증(Lyell 증후군)
- 박탈성 피부염
- 재생 불량성 빈혈
- 천식 발작의 유발

사용상의 주의사항

■ 15세 미만의 수두, 인플루엔자 환자에게 투여하지 않는 것이 원칙이다. 미국에서 살리실산계 제제와 Reye 증후군*과의 관련성을 나타내는 역학조사가 있기 때문이다.

*Reye 증후군이란 소아에게 지극히 보기 드물게 수두, 인플루엔자 등의 바이러스성 질환의 선행 후 격심한 구토, 의식장애, 경련(급성 뇌부종)과 간 외 여러 장기의 지방 침착, 미토콘드리아 변성, AST(GOT) · ALT(GPT) · LDH · CK(CPK)의 급격한 상승, 고암모니아혈증(hyperammonemia), 저프로트롬빈혈증(hypoprothrombinemia), 저혈당 등의 증상이 단기간에 발현하는 사망률이 높은 병태이다.

■ 특히 고열을 수반하는 소아 및 고령자 또는 소모성 질환의 환자에게는 투여 후의 환자 상태에 충분히 주의한다.

과도한 체온 하강, 허탈, 사지 냉각 등이 나타나는 경우가 있기 때문이다.

■ 급성 질환에 이용하는 경우

- 원인요법이 아닌 대증요법이라는 것에 유의한다.

- 증상의 정도를 고려하여 투여한다.
- 원칙적으로 장기 투여는 피한다.

■ 만성 질환(만성 류마티스 관절염, 퇴행성 관절염 등)에 이용하는 경우

- 장기 투여할 경우에는 정기적으로 혈액, 소변 검사를 실시한다.
- 약물요법 이외의 요법도 고려한다.

■ 다른 소염진통제와의 병용은 되도록 피한다(병용주의 참조).

019

비스테로이드성 항염증제

디클로페낙나트륨(diclofenac sodium) - 볼타렌(Voltalen), 나보알(Naboal) 등

효능 · 효과

1. 아래의 질환 및 증상의 진통 · 소염
류마티스 관절염*, 퇴행성 관절염*, 변형성 척추증(Spondylosis deformans), 요통*, 건 · 건초염, 경견완증후군, 상완골 상과염(테니스엘보 등), 근육통(근 · 근막성 요통증 등), 외상 후의 종창 · 통증, 신경통, 후진통(後陣痛)*, 골반내 염증, 월경곤란증, 방광염, 전안부(前眼部) 염증, 치통
2. 수술 후 및 발치 후의 진통 · 소염*
3. 아래 질환의 해열 · 진통
급성 상기도염(급성 기관지염을 수반하는 급성 상기도염을 포함)*

*좌약의 효능 · 효과

특징

산성 NSAID로 주로 아라키돈산 대사에 있어서의 사이클로옥시제나제(cyclooxygenase)의 활성을 저해함에 따라 염증, 통증 등에 관여하는 프로스타글란딘(prostaglandin)의 합성을 저해한다.

1. 항염증 작용
2. 진통 작용
3. 해열 작용
4. 프로스타글란딘 합성 저해 작용

조성 · 제형 · 용량[대표적 판매명]

■ 정제: 볼타렌정

담황적색의 필름코팅정, 1정 중 디클로페낙나트륨 25mg을 포함한다.

■ 서방성제: 볼타렌 SR, 나보알 SR

백색의 경(硬)캡슐, 1캡슐 중 디클로페낙나트륨 37.5mg(속용성 과립과 서방성 과립을 3:7의 비율로 혼합)을 포함한다.

■ 좌약: 볼타렌 서프(Voltaren Supp)

약간의 지방 냄새가 나는 백색~담황색의 방추형 항문 좌약, 1개 중 디클로페낙 나트륨 12.5mg, 25mg, 50mg을 포함한 세 종류가 있다.

■ 겔(gel): 볼타렌 겔

1%(25 · 50g/개)

■ 주장(注腸) 연고: 렉토스(Rectos)

25 · 50mg/개

사용법 · 사용량

■ 효능 · 효과 1, 2에 대하여

성인에게는 디클로페낙나트륨으로서 1일량 75~100mg로 하고, 원칙으로서 3회로 나누어 경구 투여한다. 또한 필요 시 사용하는 경우에는 25~50mg으로 한다. 공복 시의 투여는 피하는 것이 바람직하다.

■ 효능 · 효과에 대하여

성인에게는 디클로페낙 나트륨으로서 1회량 25~50mg을 필요 시 사용한다. 연령, 증상에 따라 적당히 증감한다. 단, 원칙적으로는 1일 2회까지로 하고 1일 최대 100mg을 한도로 한다. 또한 공복 시의 투여는 피하는 것이 바람직하다.

■ 주장(注腸) 연고

1회 25~50mg, 1일 1~2회, 직장 내에 삽입한다. 소아에게는 1회 0.5~1.0mg/kg, 1일 1~2회 직장 내에 삽입한다.

■ 연령별 투여량의 기준(1회량)

3세 미만: 6.25mg

3세 이상 6세 미만: 6.25~12.5mg

6세 이상 9세 미만: 12.5mg

9세 이상 12세 미만: 12.5~ 25mg

※ 연령, 증상에 따라 저용량 투여가 바람직하다.

※ 저체온에 의한 쇼크를 일으키는 경우가 있으므로 고령자, 소아에게는 소량부터 개시한다.

사용금기

본제는 사용금기가 다방면에 이른다.

1. 본제의 성분에 대해 과민증의 기왕력이 있는 환자
2. 소화성 궤양이 있는 환자(악화)
3. 중대한 혈액 이상이 있는 환자(악화)
4. 중대한 간장애(악화), 신장애가 있는 환자(신장 혈류량 저하 작용이 있기 때문에 신장애 악화)
5. 중대한 고혈압이 있는 환자, 중대한 심기능부전이 있는 환자 〔프로스타글란딘(prostaglandin) 합성 저해 작용에 의거한 나트륨 · 수분 저류(貯留) 경향 → 혈압 상승, 심기능 악화)〕
6. 아스피린 천식(NSAID 등에 의해 천식 발작 유발) 또는 그 기왕력(중증 천식 발작 유발)
7. 인플루엔자의 임상 경과 중의 뇌염 · 뇌증 환자
8. 임산부 또는 임신 중일 가능성이 있는 부인

신중투여

■ 사용금기 1~7의 기왕력이 있는 환자

■ SLE

SLE에 의한 신장애를 악화시킬 우려가 있다.

■ 궤양성 대장염, 크론병(Crohn's disease)

증상이 악화되었다는 보고가 있다.

■ 식도통과장애가 있는 환자

식도에 정류하여 식도궤양을 일으킬 우려가 있다(사용상의 주의사항 참조).

■ 기관지 천식 환자

발작을 유발시킬 우려가 있다.

Point 기관지 천식 환자 중에는 아스피린 천식 환자도 포함되어 있어 이러한 환자는 중증 천식 발작을 유발한다. 기관지 천식 환자에게는 과거 복용력을 반드시 확인한다.

■ 소아

- 필요 최소량을 사용하고 신중하게 투여한다.
- 바이러스성 질환(수두, 인플루엔자 등)의 환자에게는 투여하지 않는다.

Point 본제를 투여 후에 Reye 증후군이 발증했다는 보고가 있고 또한 같은 효과를 가진 유사제(살리실산계 의약품)와 Reye 증후군과의 관련성을 나타내는 역학조사의 보고가 있다(라이증후군에 관해서는 전항 참조).

■ 고령자

환자의 상태를 관찰하면서 신중하게 투여한다.

Point 고령자나 소아에게는 과도한 체온 하강, 혈압 저하 등에 의한 허탈 · 쇼크 증상, 사지 냉각이 나타나는 경우가 있다.

■ 임산부, 수유부

• 임부 또는 임신 중일 가능성이 있는 환자에게는 투여하지 않는다.
  태아 사망 예, 신생아 사망 예가 있다. 자궁수축을 억제하는 경우도 있다.
• 모유로 이행하기 때문에 본제 투여 중에는 수유를 피한다.

병용주의

아래의 약제는 병용에 주의가 필요하다.

■ 뉴퀴놀론계(new quinolone)계 항균제〔에녹사신(enoxacin)〕

경련을 일으킬 우려가 있다.

Point 경련이 나타났을 경우에는 기도를 확보하고 디아제팜(diazepam)의 정맥주사 등을 실시한다.

■ 리튬(lithium), 디곡신(digoxin), 메토트렉세이트(methotrexate)

이들의 혈중농도를 높여 그 작용을 증강하는 경우가 있다.

Point 필요에 따라 이러한 약제의 용량을 조절한다.

■ 아스피린(Aspirin)

서로 작용이 감약되는 경우가 있다.

■ 푸로세미드(furosemide)〔라실릭스(Lasilix)〕

푸로세미드의 작용을 감약시키는 경우가 있다.

Point 이뇨 효과, 혈압을 관찰하여 필요에 따라 푸로세미드의 증량을 고려한다.

■ 티아지드계 이뇨제〔플루이트란(Fluitran)〕

이러한 작용을 감약시키는 경우가 있다.

Point 이뇨 효과, 혈압을 관찰하여 필요에 따라 이러한 약제의 증량을 고려한다.

■ 부진피질 스테로이드〔프레드니솔론(prednisolone)〕

서로 부작용, 특히 위장장애 등이 증강되는 경우가 있다.

Point 소화기 증상의 발현에 유의한다.

■ 쿠마린(coumarin)계 항응고제〔와파린〕

출혈의 위험성이 증대한다는 보고가 있다.

Point 혈액응고능력검사 등 출혈 관리를 충분히 실시한다.

■ 시클로스포린(cyclosporine)

시클로스포린에 의한 신장애를 증강시킨다는 보고가 있다.

Point 신기능을 정기적으로 모니터하면서 신중하게 투여한다.

■ 트리암테렌(triamterene)

급성 신부전이 나타났다는 보고가 있다.

Point 신기능을 정기적으로 모니터하면서 신중하게 투여한다.

부작용

시판 후 사용 성적조사에서는 약 7%에서 부작용이 보이고 있다. 증상으로는 위부(胃部) 불쾌감 등의 소화기 증상, 그 다음 부종 등의 전신 증상, 피부 증상 등이 보이고 있다.

중대한 부작용(빈도 불분명)

아래와 같은 증상이 나타났을 경우에는 투여 중지 등 적절한 처치를 실시한다.

■ 쇼크(냉한, 호흡곤란, 사지냉각, 혈압저하, 의식장애 등), 아나필락시스(anaphylaxis)성 증상(두드러기, 혈관부종, 호흡곤란 등)

■ 출혈성 쇼크 또는 천공을 수반하는 소화관 궤양

■ 혈액 독성: 재생 불량성 빈혈, 용혈성 빈혈, 무과립구증, 혈소판 감소

■ 피부점막안증후군(Stevens-Johnson 증후군), 중독성 피부괴사증(Lyell 증후군), 홍피증(박탈성 피부염)

■ 급성 신부전(간질성 신염, 신유두 괴사 등): 핍뇨(乏尿), 혈뇨, 요단백, BUN · 혈청 크레아티닌(creatinine) 상승, 고칼륨혈증, 저알부민혈증 등], 신증후군(nephrotic syndrome)

■ 중증 천식 발작(아스피린 천식)

■ 간질성 폐렴

■ 울혈성 심부전

■ 무균성 수막염
경부 경직, 발열, 두통, 오심 · 구토 또는 의식 혼탁: 특히 SLE 또는 MCTD 등이 있는 환자에게는 주의한다.

■ 중대한 간장애(광범위한 간괴사 등)

■ 급성 뇌증
특히 감기 증상에 이어 격심한 구토, 의식장애, 경련 등의 이상이 나타났을 경우에는 라이증후군의 가능성을 고려한다.

■ 횡문근 융해증

사용상의 주의사항

- 식후 바로 많은 물과 함께 내복한다. 특히 취침 직전의 복용 등에는 주의한다.
  식도에 정류하여 붕괴되면 식도궤양을 일으킬 우려가 있다.
- 과량 투여 시 본제는 단백결합률이 높기 때문에 강제 이뇨, 혈액투석 등은 제거에 유용하지 않다.

위 세정, 활성탄 및 필요에 따라 염류 하제의 투여가 필요하게 된다.

020

항인플루엔자 바이러스제

인산오셀타미비르(oseltamivir phosphate) - 타미플루(Tamiflu)

유사제

리렌자(Relenza)

효능·효과

A형 또는 B형 인플루엔자 바이러스 감염증 및 그 예방

특징

최근 보급하고 있는 새로운 항인플루엔자 바이러스제로 인플루엔자 A · B형에 대해 유효하다.
뉴라미니다아제 저해제(neuraminidase inhibitor)는 결정학(crystallography)에 의한 구조해석을 기초로 개발되었는데, 작용기전은 감염세포로부터의 바이러스 입자의 방출을 억제함으로써 항바이러스 작용을 발휘한다. 발증 후 48시간 이내에 투여가 개시된다면 발열 기간을 1~1.5일로 단축시킬 수 있다는 것이 나타나 있다. 또한 효과가 높고 안전하여 생체에 대한 용인성이 높기 때문에 고령자에서 소아까지 폭넓게 투여가 인정되고 있다. 오셀타미비르(oseltamivir)는 캡슐 또는 건조 시럽(dry syrups)의 내복약으로 투여가 용이하다. 자나미비르(zanamivir)는 경비(經鼻) 흡입 제제이기 때문에 특수한 흡입기가 필요하다.
또한 오셀타미비르는 인플루엔자의 감염 예방에도 효과가 있어 향후 새로운 항원변이를 가진 바이러스주(株)가 출현해도 같은 치료효과를 기대할 수 있다는 점에서 향후에는 백신과 함께 유용한 질병 조절 수단으로서 기대되고 있다.

조성·제형·용량

담황색과 밝은 회색의 경(硬)캡슐(2호)로, 인산 오셀타미비르 98.5mg(오셀타미비르로서 75mg)을 포함한다.

사용법 · 사용량

■ 치료에 이용하는 경우

통상 성인 및 체중 37.5kg 이상의 소아에게는 오셀타미비르로서 1회 75mg을 1일 2회, 5일간 경구 투여한다.

■ 예방에 이용하는 경우

통상 성인 및 13세 이상의 소아에게는 오셀타미비르로서 1회 75mg을 1일 1회, 7~10일간 경구 투여한다.

■ 사용법 · 사용량과 관련된 주의사항

● 고도의 신기능장애 환자

성인의 신기능장애 환자에게는 혈장 중 농도가 증가하므로 신기능의 저하에 따라 다음과 같은 투여법을 기준으로 한다(외국인에 있어서는 성적에 의함). 소아 등의 신기능장애 환자에게의 사용 경험은 없다.

- 크레아티닌 청소(creatinine clearance)(Ccr)(ml/분): Ccr > 30

  【치 료】 1회 75mg 1일 2회

  【예 방】 1회 75mg 1일 1회

- 크레아티닌 청소(creatinine clearance)(ml/분): 10 < Ccr ≦ 30

  【치 료】 1회 75mg 1일 1회

  【예 방】 1회 75mg 격일

- 크레아티닌 청소(creatinine clearance)(ml/분): Ccr ≦ 10

  【투여법】 추장(推奬) 용량은 확립되어 있지 않다

경고

- 본제의 사용 시에는 본제의 필요성을 신중하게 검토한다.
- 10세 이상의 미성년 환자에 있어서는 인과관계는 불분명하지만 본제의 복용 후에 이상 행동을 나타내 전락(轉落) 등의 사고에 이른 예가 보고되고 있다. 때문에 이 연령대의 환자에게는 합병증, 기왕력 등으로부터 위험성이 높은(high risk) 환자로 판단되는 경우를 제외하고는 원칙적으로 본제의 사용을 삼간다. 또한 소아 · 미성년자에 관해서는 만일의 사고를 방지하기 위한 예방적 대응으로 본제에 의한 치료가 개시된 후에는 ① 이상 행동 발현의 우려가 있는 경우 ② 자택에서 요양을 실시하는 경우 적어도 2일간 보호자 등은 소아 · 미성년자가 혼자 있게 하지 않도록 배려하는 것에 관하여 환자 · 가족에게 설명한다.

또한 인플루엔자 뇌증 등에 의해서도 같은 증상이 나타난다는 보고가 있으므로 상기와 같은 설명을 한다.

- 인플루엔자 바이러스 감염증 예방의 기본은 백신요법으로, 본제의 예방 사용은 백신요법으로 바꾸는 것은 아니다.

사용금기

본제의 성분에 대해 과민증의 기왕력이 있는 사람

신중투여

■ 고령자에 대한 투여

일본 외에서 실시된 캡슐제에 의한 임상시험 성적에서는 부작용의 빈도 및 종류는 비고령자와의 사이에 차이는 보이지 않았다. 일반적으로 고령자는 생리 기능(신기능, 간기능 등)의 저하나 다양한 기초 질환을 보이는 경우가 많으므로 주의한다.

Point 환자의 상태를 관찰하면서 투여한다.

■ 임산부, 수유부에 대한 투여

- 임신 중의 투여에 관한 안전성은 확립되어 있지 않다. 동물실험(쥐)에서 태반 통과성이 보고되고 있다.

Point 임부 또는 임신 중일 가능성이 있는 부인에게 투여하는 경우에는 치료상의 유익성이 위험성을 웃돈다고 판단되는 경우에만 투여한다.

- 동물실험(쥐)에서 유즙 안으로 이행된다는 것이 보고되고 있다.

Point 수유 중인 사람에게 투여하는 경우에는 수유를 피하게 한다.

■ 소아 등에 대한 투여

- 1세 미만의 소아환자(저출생체중아, 신생아, 영아)에 대한 안전성은 확립되어 있지 않다.
- 국외에서 실시된 건조 시럽제에 의한 제 III상 치료시험에서 체중 8.1kg 미만의 유 · 소아에 대한 사용 경험은 없다.

Point 특히 1세 미만에 대해서는 치료의 타이밍을 확인하여 치료 목적 이외에는 투여하지 않는다.

병용금기

특별히 없음

병용주의

■ 외국인에 있어서의 성적

● **요산 배설 촉진제인 프로베네시드(probenecid)**

오셀타미비르는 프로베네시드와의 병용에 의해 신장 청소의 저하, $AUC_{0-\infty}$ 및 C_{max}의 약 2배의 증가를 보인다. 이것은 음이온(anion)형 수송 과정을 거쳐 신뇨세관 분비되는 오셀타미비르는 같은 경로에서 배설되는 약제와의 병용에 의해 경합적 상호작용을 일으킬 가능성을 시사하고 있다. 그러나 이 경합에 의한 약물동태의 변화의 **비율은 투여량의 조정이 필요할 만큼 임상적으로 중요하지 않다.**

또한 인플루엔자 바이러스 감염증에 수반하는 증상 완화를 위해서 병용될 가능성이 있는 약물〔항히스타민제, 마크로라이드(macrolide)계 항생물질, NSAID 등〕 및 심전도에 영향을 줄 가능성이 있는 약제(항부정맥제 등) 대부분의 약물과의 상호작용은 검토되어 있지 않다.

중대한 부작용

■ 쇼크, 아나필락시스(anaphylaxis)성 증상(빈도 불분명)

쇼크, 아나필락시스성 증상이 나타나는 경우가 있으므로 관찰을 충분히 실시하여 두드러기, 안면 · 후두부종, 호흡곤란, 혈압 저하 등이 나타났을 경우에는 투여를 중지하고 적절한 처치를 실시한다.

■ 폐렴(빈도 불분명)

폐렴의 발증이 보고되고 있으므로 이상이 나타났을 경우에는 X선 등의 검사에 의해 원인(약제성, 감염성 등)을 감별하며 적절한 처치를 실시한다.

■ 간염, 간기능장애, 황달(빈도 불분명)

AST(GOT), ALT(GPT), γ-GTP, ALP의 현저한 상승 등을 수반하는 간염, 간기능장애, 황달이 나타나는 경우가 있으므로 관찰을 충분히 실시하여 이상이 나타났을 경우에는 투여를 중지하고 적절한 처치를 실시한다.

■ 피부점막안증후군(Stevens-Johnson 증후군), 중독성 표피괴사증(Lyell 증후군)(빈도 불분명)

피부점막안증후군(Stevens-Johnson 증후군), 중독성 표피괴사증(Lyell 증후군) 등의 피부장애가 나타나는 경우가 있으므로 관찰을 충분히 실시하여 이러한 증상이 나타났을 경우에는 투여를 중지하고 적절한 처치를 실시한다.

■ 급성 신부전(빈도 불분명)

급성 신부전이 나타나는 경우가 있으므로 관찰을 충분히 실시하여 이상이 나타났을 경우에는 즉시 투여를 중지하고 적절한 처치를 실시한다.

■ 백혈구 감소, 혈소판 감소(빈도 불분명)

백혈구 감소, 혈소판 감소가 나타나는 경우가 있으므로 관찰을 충분히 실시하여 이상이 나타났을 경우에는 투여를 중지하는 등 적절한 처치를 실시한다.

■ 정신 · 신경 증상(빈도 불분명)

정신 · 신경 증상(의식장애, 이상 행동, 섬망, 환각, 망상, 경련 등)이 나타나는 경우가 있으므로 이상이 나타났을 경우에는 투여를 중지하고 관찰을 충분히 실시하여 증상에 따라 적절한 처치를 실시한다.

■ 출혈성 대장염(빈도 불분명)

출혈성 대장염이 나타나는 경우가 있으므로 혈변, 혈성 설사 등의 이상이 나타났을 경우에는 투여를 중지하고 적절한 처치를 실시한다.

간과되기 쉬운 의외의 작용

■ 약제 내성 바이러스의 출현

국외 및 일본 국내 임상시험에서의 본제에 대한 내성 바이러스 출현율은 성인 및 청소년에게는 0.34%(4/1,177예), 소아에게는 4.5%(17/374예)로 성인 · 청소년 및 소아를 합친 경우 1.4%(21/1,551예)였다. 내성 바이러스는 모두 A형 바이러스에 유래하여 B형에서는 나타나지 않았다. 내성을 획득한 바이러스는 쥐나 페럿에게 현저한 감염성의 저하가 보여 감염 부위에서의 증식, 전파력은 매우 낮다고 생각된다.

【원 인】 내성을 획득한 바이러스는 뉴라미니다아제(neuraminidase)의 아미노산 변이가 나타나고 있다.

【왜 간과되기 쉬운 것인가?】 항균제나 항바이러스제에는 약제 내성의 문제가 불가피하다. 백신을 접종하지 않고 타미플루의 예방 효과에 의지하면 내성 바이러스의 선택을 초래하여 결과적으로 치료의 난삽화와 돌발 출현(outbreak)을 초래한다는 것을 항상 의식하고 있어야 한다.

검사 수치에 대한 영향

- AST 상승
- ALT 상승
- γ-GTP 상승
- ALP의 상승

021

아미노배당체계 항균제

황산겐타마이신(gentamicin sulfate) – 겐타신(Gentacin)

유사제

토브라마이신(tobramycin), 이세파마이신(isepamicin), 아미카신(amikacin), 네틸마이신(netilmicin)

효능 · 효과

■ 적응 균종

겐타마이신 감수성의 포도상구균속(屬), 대상균, 클레브시엘라속(klebsiella屬), 엔테로박터속(enterobacter屬), 세라티아속(serratia屬), 프로테우스속(proteus屬), 모르가넬라 모르가니이(morganella morganii), 프로비덴시아속(providencia屬), 녹농균

■ 적응증

패혈증, 외상 · 화상 및 수술 창상 등의 이차 감염, 폐렴, 방광염, 신우신염, 복막염, 중이염 등

특징

대부분의 호기성 그램 음성균에 대해 강한 살균 작용(bactericidal activity)이 있고 투여 후에 혈중농도가 최소 발육 저지 농도(MIC) 이하로 저하해도 일정 시간은 항균력이 남아 있다(post antibiotic effect). 최대 혈중농도(C_{max})/MIC의 비(比)가 높을수록 강한 항균력을 발휘한다. 원내 감염증, 중증 감염증에 의한 위독한 상태(life-threatening condition)에서는 1일 1회 투여법이 가장 강한 효과를 기대할 수 있다. 단 신독성과 청력 독성이 있으므로 사용 시에는 치료 농도 모니터링(TDM)에 의한 적정화가 바람직하다. 심내막염의 초기 치료에는 β-락탐계 항균제 등 다른 제제와의 병용이 불가피하다.

조성 · 제형 · 용량

무색의 액체로 1.5mL 중에 황산겐타마이신 10mg, 40mg, 60mg을 포함한다.

사용법 · 사용량

■ 통상 성인에게는 황산겐타마이신으로서 1일 80~120mg〔역가(力價)〕을 2~3회로 분할하여 근육내 주사 또는 정맥내 점적주입한다. 소아에게는 1회 0.4~0.8mg(역가)/kg을 1일 2~3회 근육주사한다.

■ 정맥내 점적주입에 있어서는 30분~2시간에 걸쳐서 주입한다.

■ 연령, 증상에 따라 적당히 증감한다.

■ 사용법 · 사용량과 관련된 주의사항

- 본제의 사용 시에는 내성균의 발현 등을 방지하기 위해 원칙적으로 감수성을 확인하여 질병의 치료상 필요한 최소한의 기간의 투여에 그친다.
- 신장애가 있는 환자에게는 투여량을 감량하거나 투여 간격을 두고 사용한다.

사용금기

■ 본제의 성분 및 다른 아미노배당체(aminoglycoside)계 항생물질 및 바시트라신(bacitracin)에 대해 과민증의 기왕력이 있는 환자

■ 원칙금기

다음 환자에게는 투여하지 않는 것을 원칙으로 하지만 특별히 필요로 하는 경우에는 신중하게 투여한다.

- 본인 또는 그 혈족이 아미노배당체계 항생물질에 의한 난청 또는 그 밖의 난청이 있는 환자.

난청이 발현 또는 악화할 우려가 있다.

신중투여

■ 신장애가 있는 환자

높은 혈중농도가 지속하여 신장애가 악화할 우려가 있고 또한 제8뇌신경장애 등의 부작용이 강하게 나타날 우려가 있다.

Point 혈중농도를 측정하여 적당히 증감한다.

■ 간장애가 있는 환자

간장애를 악화시킬 우려가 있다.

■ 증중 근무력증 환자

신경근 차단 작용이 있다.

■ 경구 섭취가 불량한 환자 또는 비경구 영양 환자, 전신 상태가 좋지 않은 환자

비타민 K 결핍 증상이 나타나는 경우가 있으므로 관찰을 충분히 한다.

■ 고령자에 대한 투여

고령자에게는 다음과 같은 점에 유의하여 용량 및 투여 간격에 유의하는 등 환자의 상태를 관찰하면서 신중하게 투여한다.

- 본제는 주로 신장에서 배설되는데 고령자는 신기능이 저하하고 있는 경우가 많기 때문에 높은 혈중농도가 지속될 우려가 있어 제8뇌신경장애, 신장애 등의 부작용이 나타나기 쉽다.

Point 문진을 여러 차례 실시하여 이상이 있다면 청력 검사를 실시한다.

- 고령자는 비타민 K 결핍에 의한 출혈 경향이 나타나는 경우가 있다.

■ 소아 등에 대한 투여

- 근육내 주사의 경우
  저출생체중아, 신생아에 있어서의 근육내 주사의 안전성은 확립되어 있지 않다.
- 정맥내 점적주입의 경우
  저출생체중아, 신생아, 영아, 유아 또는 소아에 있어서의 정맥내 점적주입의 안전성은 확립되어 있지 않다.

Point 이러한 환자에게는 사용 경험이 적으므로 정맥내 점적주입하지 않는다.

■ 임산부, 수유부 등에 대한 투여

- 임부 또는 임신 중일 가능성이 있는 부인에게는 치료상의 유익성이 위험성을 웃돈다고 판단되는 경우에만 투여한다.

신생아에게 제8뇌신경장애가 나타날 우려가 있다. 또한 동물실험(돼지, 쥐)에서 새끼에게 외유모세포의 소실이 보였다는 보고가 있다.

병용금기

기재 없음

병용주의

■ 신장애를 일으킬 우려가 있는 혈액 대용제: 덱스트란(Dextran), 히드록시에칠전분(Hydroxyethyl Starch) 등

【원 인】 기전은 명확하지 않지만 병용에 의해 아미노배당체계 항생물질의 혈중농도 상승, 근위세뇨관 상피의 공복 변성이 발생한다는 보고가 있다.

■ 고리이뇨제: 에타크린산(ethacrynic acid), 아조세미드(azosemide), 푸로세미드(furosemide) 등

【원 인】 기전은 명확하지 않지만 병용에 의해 아미노배당체계 항생물질의 혈중농도 상승, 신장에의 축적이 일어난다는 보고가 있다.

■ 신독성 및 청기(聽器) 독성을 가진 약제: 반코마이신(vancomycin), 엔비오마이신(enviomycin), 백금함유 항악성종양제〔시스플라틴(cisplatin), 카보플라틴(carboplatin), 네다플라틴(nedaplatin)〕 등

【원 인】 이러한 약제 모두 신독성, 청기 독성이 있지만 상호작용기전은 불분명하다.

■ 마취제, 근이완제: 튜보쿠라린(tubocurarine), 브롬화판쿠로니움(pancuronium bromide), 브롬화베쿠로니움(vecuronium bromide), 톨페리손(tolperisone), A형 보툴리누스(botulinum) 독소 등

【원 인】 이러한 약제 모두 신경근 차단 작용을 가지고 있어 병용에 의해 그 작용이 증강된다.

■ 신독성을 가진 약제: 시클로스포린(cyclosporine), 암포테리신 B(amphotericin B) 등

【원 인】 두 약제 모두 신독성이 있어 상호작용의 기전은 불분명하다.

중대한 부작용

■ 본제에 의한 쇼크, 아나필락시스(anaphylaxis)성 증상의 발생을 확실하게 예지할 수 있는 방법이 없으므로 다음과 같은 조치를 취한다.

【대처법】

- 사전에 기왕력 등에 관하여 충분한 문진을 실시한다. 또한 항생물질 등에 의한 알레르기 병력은 반드시 확인한다.
- 투여 시에는 반드시 쇼크 등에 대한 구급처치를 취할 수 있는 준비를 해 둔다.
- 투여 개시부터 투여 종료 후까지 환자를 안정된 상태로 유지시키고 충분한 관찰을 실시한다. 특히 투여 개시 직후에는 주의 깊게 관찰한다.

■ 현훈(眩暈), 이명, 난청 등의 제8뇌신경장애가 나타나는 경우가 있으므로 신중하게 투여한다(0.1% 미만). 특히 신기능장애 환자, 고령자, 장기간 투여 환자 및 대량 투여 환자 등에게는 혈중농도가 높아지기 쉽다. 청력장애의 위험성이 보다 커진다.

【대처법】

- 아미노배당체계 항생물질의 청력장애는 고주파음으로 시작하여 저주파음으로 파급되므로 장애의 조기 발견을 위해 청력검사의 최고 주파수인 8KHz에서의 검사가 유용하다.

■ 급성 신부전 등의 중대한 신장애가 나타나는 경우가 있으므로 신중하게 투여한다.

- **급성 신부전**(0.1% 미만)
  급성 신부전 등의 중대한 신장애가 나타나는 경우가 있으므로 정기적으로 검사를 실시하는 등 관찰을 충분히 실시하여 이상이 나타났을 경우에는 투여를 중지하고 적절한 처치를 실시한다.

간과되기 쉬운 의외의 작용

구연산으로 항응고 처리한 혈액이 대량 수혈된 환자에게 아미노배당체계 항생물질을 투여하면 투여 경로에 관계없이 신경근 차단 증상, 호흡마비가 나타나는 경우가 있다.

【원 인】 불분명

【왜 간과되기 쉬운 것인가?】 중증 감염증에 의한 위독한 상태에서는 파종성 혈관내 응고증후군(DIC) 등으로 구연산 처리된 혈액 제제를 대량으로 투여하고 있는 경우가 있으므로 주의가 필요하다.

검사 수치에 대한 영향

- AST(GOT) 상승(0.1~5% 미만)
- ALT(GPT) 상승(0.1~5% 미만)
- BUN · 혈청 크레아티닌(creatinine) 상승(0.1~5% 미만)
- 고칼륨혈증(0.1% 미만)

022

카르바페넴계 항균제

파니페넴(panipenem) · 베타미프론(betamipron) – 카베닌(Carbenin)

유사제

티에남(Tienam), 메로펜(Meropen), 오메가신(Omegacin) 등

효능 · 효과

패혈증, 감염성 심내막염, 심재성 피부 감염증, 림프관 · 림프근염, 화상 및 수술 창상 등의 이차 감염, 항문 주위 농양, 골수염, 관절염, 인두 · 후두염, 편도선염(편도주위염, 편도주위 농양을 포함), 급성 기관지염, 폐렴, 폐농양, 농흉, 만성 호흡기병변의 이차 감염, 방광염, 신우신염, 전립선염(급성, 만성), 정소상체염(부고환염), 복막염, 복강내 농양, 담낭염, 담관염, 간농양, 바르톨린선염(bartholinitis), 자궁내감염, 자궁부속기염, 자궁방결합직염, 화농성 수막염, 안와감염, 안내염(모든 안구염을 포함), 중이염, 부비강염, 화농성 타액선염, 악골 주변의 봉소염, 악염(顎炎)

특징

카르바페넴(carbapenem)제의 하나로, 그램 음성균이 생성하는 각종 β-락타메이즈(β-lactamase)에 대해 안정성이 있고, 그램 양성 · 음성, 혐기성(嫌氣性)균을 불문하고 밸런스가 뛰어난 항균력과 용균 작용이 빨라 정상기 초기부터 강한 살균 작용을 나타낸다. 메탈로 β-락타메이즈(metallo β-lactamase)를 생성하는 *Stenotrophomonas maltophilia*에는 항균력을 나타내지 않는다. 베타미프론과의 배합에 의해 신장피질에의 흡수가 억제되어 파니페넴의 신독성이 경감화되고 있다.

조성 · 제형 · 용량

- 파니페넴: 백색~담황색의 분말 또는 덩어리
- 베타미프론: 백색의 결정 또는 결정성 분말

카베닌 링거용 0.25g 1바이알 중에 파니페넴 250mg, 베타미프론 250mg 또는 카베닌 링거용 0.5g 1바이알 중에 파니페넴500mg, 베타미프론 500mg을 함유

사용법 · 사용량

성인에게는 통상 파니페넴으로서 1일 1g(역가)을 2회로 분할하여 30분 이상에 걸쳐서 정맥내 점적주입한다. 연령 · 증상에 따라 적당히 증감하는데 중증 또는 난치성 감염증에는 1일 2g(역가)까지 증량하여 2회로 분할하여 투여하는 것이 가능하다. 단 성인 1회 1g(역가) 투여하는 경우는 60분 이상에 걸쳐서 투여한다. 소아에게는 통상 파니페넴으로서 1일 30~60mg(역가)/kg을 3회로 분할하여 30분 이상에 걸쳐서 정맥내 점적주입한다. 중증 또는 난치성 감염증에는 1일 100mg(역가)/kg까지 증량하여 3~4회로 분할하여 투여하는 것이 가능하다. 단, 투여량의 상한은 1일 2g(역가)까지로 한다.

■ 사용법 · 사용량과 관련된 주의사항

카베닌 링거용 0.25g 및 0.5g을 통상 100mL 이상의 생리식염수, 5% 포도당 주사액 등에 용해한다. 단 주사용 증류수는 용액이 등장(等張)되지 않으므로 사용하지 않는다. 원칙적으로 기인균 감수성을 확인하여 내성균 발현을 방지하기 위해 질병의 치료상 필요한 최소한의 기간에 그친다. 크레아티닌 청소(creatinine clearance)(Ccr)가 50mL/분 이하의 신기능장애가 있는 환자에게는 투여량을 반량으로 하거나 투여 간격을 늘리는 등 신중하게 투여한다.

사용금기

■ 과민증의 기왕력이 있는 환자

■ 밸프로산나트륨(sodium valproate) 투여 중인 환자

밸프로산나트륨〔데파켄(Depakene), 발레린(Valerin), 하이세레닌(Hyserenin) 등〕과의 병용에 의해 밸프로산의 혈중농도가 저하하여 간질 발작이 재발하는 경우가 있다. 본제가 간장에서 글루쿠론산(glucuronic acid) 포합대사를 항진하기 때문에 밸프로산의 혈중농도가 저하한다고 생각되고 있다.

신중투여

■ 카르바페넴(carbapenem)계, 페니실린(penicillin)계 또는 세펨(cephem)계 항생물질에 대해 과민증의 기왕력이 있는 환자

■ 본인 또는 부모, 형제에게 기관지 천식, 발진, 두드러기 등의 알레르기 증상을 일으키기 쉬운 체질을 가진 환자

Point
- 본제에 의한 쇼크, 아나필락시스(anaphylaxis)성 증상의 발생을 확실하게 예지할 수 있는 방법이 없기 때문에 사전에 기왕력에 관하여 충분히 문진을 실시한다. 또한 항생물질 등에 의한 알레르기 병력은 반드시 확인한다.
- 투여 시에는 반드시 쇼크에 대한 구급처치의 준비를 해 둔다.
- 투여 개시부터 종료 후까지 환자를 안정된 상태로 유지시켜 충분한 관찰을 실시한다. 특히 투여 개시 직후에는 주의 깊게 관찰한다.

■ 고도의 신장애가 있는 환자

경련, 의식장애 등의 중추신경장애가 일어나기 쉽다. 신장 배설형 약제이기 때문에 신기능장애가 높아짐에 따라 본제는 혈장 중에 길게 체류하여 반감기가 연장한다. 통상 본제는 혈액-뇌관문 통과성이 없다고 생각되고 있지만 고용량 투여의 동물실험에서 중추 · 체성신경계에 어떠한 영향을 줄 가능성이 시사되고 있다.

Point 저용량부터 투여를 개시하는 등 환자의 상태를 관찰하면서 신중하게 투여한다.

■ 간장애가 있는 환자

발생기전은 약물의 직접 작용에 의한 간장애와 알레르기성 기전이 생각되고 있어 투여 후에 간장애가 악화할 우려가 있다.

Point 저용량부터 투여를 개시하는 등 환자의 상태를 관찰하면서 신중하게 투여한다.

■ 경구 섭취가 불량한 환자 또는 비경구 영양 환자, 전신 상태가 좋지 않은 환자

비타민 K 결핍증이 나타나는 경우가 있다.

■ 고령자

고령자와 그 이외의 성인에게는 부작용에 차이가 보이지 않았지만 신장 배설형 약제이기 때문에 고령자에게는 본제의 혈중농도가 높게 추이하는 경향이 있다. 유사제가 고령자에게 비타민 K 결핍에 의한 출혈 경향을 초래했다는 보고가 있다.

Point 저용량부터 투여를 개시하는 등 환자의 상태를 관찰하면서 신중하게 투여한다.

■ 임산부, 수유부

임부 또는 임신 중일 가능성이 있는 부인에게는 치료상의 유익성이 위험성을 웃돈다고 판단되는 경우에만 투여한다. 임신 중의 투여에 관한 안전성은 확립되어 있지 않다. 수유 중인 부인에게 투여하는 것은 피하는 것이 바람직하지만 어쩔 수 없이 투여하는 경우에는 수유를 중지시킨다. 동물실험에서 유즙 안으로 본제의 이행이 보고되고 있다.

병용금기

■ 밸프로산나트륨

밸프로산나트륨(데파켄, 발레린, 하이세레닌 등)과의 병용으로 본제가 간장에서 글루쿠론산 포합대사 항진을 초래하여 밸프로산의 혈중농도가 저하하고 간질 발작의 치료 환자에게 재발하는 경우가 있다.

병용주의

임상 사용의 현장에서는 병용주의의 환기를 필요로 하는 것은 없다. 동물실험에서 프로베네시드(probenecid)〔베네시드(Benecid)〕, 시클로포스파미드(cyclophosphamide)〔엔독산(Endoxan)〕, 아시클로버(acyclovir)〔조비락스(Zovirax)〕, 백금 항암제, 비스테로이드성 항염증제(NSAID) 등의 병용으로 세뇨관 분비가 억제되어 유사제의 혈중농도 상승의 보고가 있지만 독성 발현의 가능성은 낮다고 추찰(推察)되고 있다.

중대한 부작용

■ 쇼크(0.01% 미만), 아나필락시스(anaphylaxis)성 증상(빈도 불분명)

약물 알레르기에 수반하는 혈관부종이 원인으로 여겨지는 두드러기나 홍조 등의 피부 증상이나 가끔씩 호흡곤란, 현기증, 의식장애 등의 증상을 수반하는 경우가 있어 혈압 저하 등의 혈액순환의 이상이 급격하게 나타나면 쇼크 증상을 일으켜 생명을 위협하는 위험한 상태에 빠지는 경우가 있다.

【대처법】 즉시 투여를 중지하고 항히스타민제나 부진피질호르몬의 투여 및 기도 확보 등의 적절한 처치를 한다.

■ 피부점막안증후군(빈도 불분명), 중독성 표피괴사증(빈도 불분명)

발생기전은 약물 알레르기성 기전이 추측되고 있고, 지연형 과민 반응 또는 일과성 III형 반응의 두 가지가 생각되고 있다. 전신권태감, 의식불명, 두중감, 근육통, 관절통, 설사 등의 감기의 전구 증상을 나타내고, 오심, 고열을 수반하여 전신의 피부, 눈, 구강 및 음부에 여러 종류의 병변이 나타난다. 피부에는 다형 삼출성 홍반(둥근형 홍반 또는 삼출성 구진)이 수지(手指), 족지(足趾), 전완(前腕), 하퇴부신측(下腿部伸側) 등에 대측성으로 발생하여 중증이 되면 수포 형성과 점막진도 생긴다. 눈에는 주로 결막염, 그 밖에 각막염, 홍채모양체염을 병발하여 후유증으로 시력장애, 실명 등의 심각한 결과를 초래하는 경우도 있다. 구강 증상은 반드시 나타나 수포・궤양을 수반하는 삼출성 홍반이 주로 나타나는 구내염을 초래한다.

【대처법】 즉시 투여를 중지하고 국소의 부신피질 스테로이드 외용제 투여 외에 전신 증상에 대해 수액요법 등을 실시함과 동시에 부진피질 스테로이드의 전신 투여 등도 필요하다.

■ 급성 신부전(0.1% 미만)

본제는 신장에서 배설되어 신장 혈류량 감소나 사구체 여과량 저하를 초래했을 때 급성 신부전 등의 중대한 신장애가 나타나는 경우가 있다.

■ 경련(0.1% 미만), 의식장애(0.01% 미만)

경련, 의식장애 등의 중추신경 증상이 나타나는 경우가 있다. 특히 신장애나 중추신경장애가 있는 환자에게는 일어나기 쉽다.

■ 위막성 대장염(0.1% 미만)

본제를 포함한 항생물질 투여에 의해 장내 상재세균총의 균형이 무너져 장관 점막에 위막(僞膜) 형성을 나타내는 위막성 대장염이나 혈변을 수반하는 중대한 대장염(초기 증상: 복통, 여러 차례 설사)이 나타나는 경우가 있다.

■ 간장애(0.1% 미만)

발생기전은 약물의 직접 작용에 의한 간장애와 알레르기성 기전이 생각되고 있고 전격 간염 등의 중대한 간장애, 황달이 나타나는 경우가 있다.

■ 무과립구증(0.01% 미만), 범혈구 감소증(0.01% 미만), 용혈성 빈혈(0.01% 미만)

무과립구증, 범혈구 감소증, 용혈성 빈혈이 일어나는 경우가 있다.

【대처법】 정기적으로 검사를 실시하는 등 관찰을 충분하게 실시하여 이상이 나타났을 경우에는 즉시 투여를 중지하고 적절한 처치를 한다.

■ 간질성 폐렴(0.01% 미만), PIE 증후군(빈도 불분명)

발생기전은 기도상피세포독성과 면역성 세포부활화의 두 가지가 생각되고 있다. 병태 발증에는 유전적 소인, 연령적 배경, 폐의 선행 병변 등의 배경인자로 수식(修飾)된다. 비교적 단기간에 발현되어 급속하게 진행하는 호흡곤란, 기침, 흉부 불쾌감 등이 특징으로 발열을 수반하는 경우도 있어 급성 염증 반응의 항진이 보인다. 유사한 화상 변화나 호흡곤란을 야기하는 다른 병태(감염증, 심부전, 암성 림프관증, 선행 치료의 영향 등)의 감별이 중요하다.

【대처법】 발열, 기침, 호흡곤란, 흉부 X선 이상이 나타났을 경우에는 즉시 투여를 중지하고 부진피질호르몬 투여 등의 적절한 처치를 실시한다. 림프구 자극시험(lymphocyte stimulation test, LST)은 양성률 등의 신뢰성은 충분하지 않지만 보조 진단으로서는 유용하다.

검사 수치에 대한 영향

- 테스 테이프(TES-Tape) 반응을 제외한 베네딕트 시약(Benedicts's reagent), 펠링 시약(Fehling's reagent), 클리니테스트(Clinitest)에 의한 요당 검사에서는 위양성(false positive)을 나타내는 경우가 있다.
- 직접 쿰스 시험(Coombs test) 양성을 나타내는 경우가 있다.
- 우로빌리노겐(urobilinogen)의 측정에서는 본제가 채뇨 후 시간의 경과와 함께 다색으로 착색하여 측정에 영향을 미칠 가능성이 있으므로 3시간 이내에 측정한다.
- ALT(GPT) 상승(3.24%)
- AST(GOT) 상승(2.97%)
- 호산구 증가(1.13%)
- ALP 상승(0.98%)
- γ-GTP 상승(0.86%)
- LDH 상승(0.82%)

023

뉴퀴놀론계 항균제

염산시프로플록사신(ciprofloxacin HCl)
– 시프록산주(Ciproxan)

유사제

주사제로는 파실(Pasil), 파즈크로스(Pazucross)
경구 뉴퀴놀론(new quinolone)으로는 박시달(Baccidal), 크라비트(Cravit), 오젝스(Ozex), 가티플로(Gatiflo), 스워드(Sword) 등이 있다.

효능 · 효과

■ 적응 균종
본제의 감수성 포도상구균속(屬), 장구균속(屬), 탄저균, 대장균, 클레브시엘라속(klebsiella屬), 엔테로박터속(enterobacter屬), 녹농균
메타실린 내성 포도상구균(methicillin-resistant staphylococcus aureus, MRSA)에 대한 유효성은 증명되어 있지 않다. MRSA에 의한 감염증이 분명한 경우는 항MRSA 작용이 강한 약제를 투여한다.

■ 적응증
패혈증, 외상 · 화상 · 수술 등의 이차 감염, 폐렴, 담낭염, 담관염, 복막염, 탄저

특징

일본 최초 주사용 뉴퀴놀론제이다. 녹농균을 포함한 그램 음성균에도 항균력을 가진다. 다른 뉴퀴놀론제의 2~4배 강한 항균력이 있어 제3세대 세펨(cephem), 카르바페넴(carbapenem) 무효예에 대해 높은 유효성이 있다. 레지오넬라속(legionella 屬)을 포함한 폐렴의 주요 기염균에 대해 뛰어난 항균력을 가지고 있어 레지오넬라 폐렴으로 진단되었던 경우는 물론 원인균이 불분명한 세균성 폐렴에서 유력한 선택지의 하나가 되는 약제이다.
경구제(시프록산정)는 흡수가 빨라 높은 생물활성을 나타낸다는 점에서, 투여할 때에는 가능한 한 경구 투여를 실시하는 것이 바람직하다고 여겨지고 있다.

조성 · 제형 · 용량

1병 또는 1백 중 시프로플록사신을 200mg(100mL) 또는 1백(bag) 중 300mg(150mL) 함유한다.

사용법 · 사용량

통상 성인에게는 1회 300mg을 1일 2회 정맥내 점적주입한다.
생리식염수, 포도당 주사액 또는 보액으로 희석하여 1시간에 걸쳐 투여한다.

사용금기

■ 본제의 성분에 대해 과민증의 기왕력이 있는 환자

■ 임부 또는 임신 중일 가능성이 있는 환자, 소아 등
단, 탄저에 한해 치료상의 유익성이 웃돈다면 투여가 가능하다. 소아의 탄서에 대해서는 미국 질병관리센터가 1회 10mg/kg 체중(성인용량을 넘지 않을 것)을 1일 2회 정맥내 점적주입하는 것을 추장(推奬)하고 있다.

신중투여

염화나트륨을 포함하고 있기 때문에 울혈성 심부전, 신부전, 신증후군(nephrotic syndrome) 등 나트륨의 섭취가 문제가 되는 환자에게는 주의를 요한다.

병용금기

■ 케토프로펜(ketoprofen) 〔카피스텐(Capisten), 메나민(Menamin), 오루디스(Orudis) 등〕
뉴퀴놀론계 항균제의 $GABA_A$ 수용체에 대한 저해 작용이 증강되어 경련이 유발되는 경우가 있다고 생각되고 있다. 간질 등의 경련성 질환 또는 이러한 기왕력이 있는 환자, 신장애가 있는 환자에게는 특히 주의한다.

■ 염산티자니딘(tizanidine HCl) 〔테르네린(Ternelin) 등〕
티자니딘이 간에서 대사를 저해하여 티자니딘의 혈중농도를 상승시킴에 따라 작용을 증강시킬 우려가 있다.

병용주의

■ 테오필린(theophylline), 아미노필린(aminophylline)
테오필린이 간에서 대사를 억제하고 청소(clearance)를 감소시켜 테오필린의 작용을 증강시킬 가능성이 있다. 간장애가 있는 환자, 고령자에게는 특히 주의를 요한다.

■ 페닐초산(phenylacetic acid)계 비스테로이드성 소염진통제〔디클로페낙(diclofenac), 암페낙(amfenac) 등〕, 프로피온산 비스테로이드성 소염진통제〔케토프로펜(ketoprofen)과의 병용금기〕〔록소프로펜(loxoprofen), 프라노프로펜(pranoprofen), 잘토프로펜(zaltoprofen) 등〕
경련을 일으킬 우려가 있다. 간질 등의 경련성 질환 또는 이러한 기왕력이 있는 환자, 신장애가 있는 환자에게는 특히 주의한다.

■ 시클로스포린(cyclosporine)
부작용(신장애 등)이 증강될 우려가 있으므로 여러 차례 신기능검사(혈청 크레아티닌, BUN 등)를 실시한다.

■ 와파린(warfarin)
와파린의 작용을 증강하여 출혈이나 프로트롬빈 시간의 연장 등이 나타나는 경우가 있다.

■ 글리벤클라미드(glibenclamide)
글리벤클라미드의 작용을 증강하여 저혈당이 나타나는 경우가 있다.

■ 메토트렉세이트(methotrexate)
메토트렉세이트의 혈중농도가 상승하여 작용이 증강하는 경우가 있다.

■ 신기능이 저하하고 있는 경우가 많은 고령자 또는 신기능장애 환자에게는 신기능에 충분히 주의가 필요하다.

Point 크레아티닌 청소를 이용하여 아래의 사용법 · 사용량을 참고로 투여한다.

크레아티닌 청소(Ccr)(mL/min)	사용법 · 사용량
31 ≦ Cc ≦ 60	1회 200mg을 12시간마다 투여
Ccr ≦ 30	1회 200mg을 24시간마다 투여

증상에 따라 필요하다고 판단된 경우에는 1회량으로서 300mg을 투여한다.

중대한 부작용

■ 과민 증상

부작용으로서 발진, 가려움증, 광선 과민증 등이 있고, 중대한 부작용으로서 쇼크, 아나필락시스(anaphylaxis)성 증상, 중독성 표피괴사증(Lyell 증후군), 피부점막안증후군(Stevens-Johnson 증후군)이 보고되고 있다. 이러한 부작용은 모두 예측이 곤란하여 안전하고 확실하게 예지할 수 있는 방법은 없기 때문에 아래와 같은 조치를 취한다.

- 사전에 기왕력 등에 관하여 충분한 문진을 실시하여 항생물질 등에 의한 알레르기 병력을 확인한다.
- 투여 시에는 쇼크 등에 대한 구급처치를 취할 수 있는 준비를 한다.
- 투여 개시부터 투여 종료 후까지 환자를 안정된 상태로 유지시켜 충분한 관찰을 실시한다. 특히 투여 개시 직후에는 주의 깊게 관찰한다.

Point 쇼크 시의 치료법

- 기도 확보, 산소 투여

  폐부종이나 인두 · 후두부종 등에 의한 호흡장애를 초래하므로 기관내 삽관이 필요하다. 호흡장애가 약하더라도 저혈압 쇼크, 의식장애가 있다면 기관내 삽관을 실시한다. 흡인(誤嚥) 질식이 많기 때문에 구강내 관찰과 이물 제거도 중요하다.
- 정맥로 확보와 수액

  혈관 투과성 항진에 의한 순환혈액량 감소, 혈액 농축에 대해 유산을 가한 링거액 등을 혈압, 맥박, CVP, Ht가 회복하여 소변량을 얻을 수 있을 때까지 급속 정맥주사한다.
- 아드레날린 투여

  긴급 시에 정맥주사한다. 경기도적(經氣道的)인 스프레이 주입도 즉효성이 있다.

■ 중추신경 증상

뉴퀴놀론계 항균제는 강약에 차이가 있지만 중추 흥분 작용이 있다. 중추신경계의 흥분성이 상승하고 있다고 생각되고 있는 간질 등의 경련성 질환 또는 이러한 기왕력이 있는 환자, 고도의 뇌동맥경화증이 있는 환자에게도 마찬가지로 일어나기 쉽다고 생각되기 때문에 신중하게 투여한다.

Point 경련의 대처법

- 기도 확보, 약제 치료〔디아제팜(diazepam), 페니토인(phenytoin), 페노바르비탈(phenobarbital)〕를 실시한다.

■ 소화기 증상

중대한 부작용으로서 시프록탄정에 의한 위막성 대장염이 보고되고 있다. 장내세균총, 특히 혐기성 세균총이 흐트러져 클로스트리듐 디피실리균(clostridium difficile)이 증식하여 생성하는 장독소(enterotoxin)에 의해 야기된다.

Point 위막성 대장염의 치료법

- 원인 항균제의 투여 중지
- 식사의 제한, 수액요법, 중심정맥 영양
- 반코마이신(vancomycin)의 경구 투여

항콜린제는 장관 운동을 억제하여 설사의 횟수를 감소시키지만 장관 내의 독소의 정체를 초래하기 때문에 투여해서는 안 된다.

■ 근육장애

횡문근 융해증이 의심되는 증상이나 임상 검사 수치에 이상이 나타났을 경우에는 투여를 중지하고 적절한 처치를 실시한다.

Point 횡문근 융해증의 대처법

- 충분한 보액에 의해 탈수의 개선과 충분한 이뇨에 노력한다.
- 필요에 따라 혈액투석을 실시한다.

■ 신기능장애

급성 신부전 발현 증례에서는 발열, 발진, 관절통 등의 알레르기 증상, 호산구 증가, 혈뇨 등이 발현하는 급성 간질성 신염의 보고 예가 많아 부신피질호르몬의 투여가 유효하다고 생각되고 있다.

■ 간기능장애

간효소의 상승이 보이는 경우가 있으므로 이상이 나타났을 경우에는 투여를 중지하고 적절한 처치를 실시한다. 또한 황달의 보고가 있으므로 충분히 관찰하면서 초기 증상(발열, 식욕부진, 구토 등)에 주의하고 정기적으로 간기능검사를 실시한다.

■ 호흡기장애

중대한 부작용으로서 간질성 폐렴의 보고가 있다.

Point 간질성 폐렴의 치료법

- 본제 및 피의제의 투여 중지
- 증상에 따라 부신피질호르몬의 투여

■ 혈액

시프록산정의 부작용으로서 무과립구증, 범혈구 감소, 혈관염, 골수 억제 등이 보고되고 있다.

Point

무과립구증의 치료법

- 초기 증상을 깨달은 시점에서 즉시 투여를 중지한다.
- 38℃ 이상의 열이 있는 경우에는 항생물질의 투여를 실시한다.
- G-CSF 등의 투여가 유용하다는 보고가 있다.

범혈구 감소의 치료법

- 초기 증상을 깨달은 시점에서 즉시 투여를 중지한다.
- 면역억제요법〔메틸프레드니솔론(methylprednisolone) 대량요법, 항림프구 글로불린요법, 시클로스포린(cyclosporine)요법〕
- 조혈 자극요법〔안드로겐(androgen)요법, 사이토카인(cytokine)요법〕

혈관염의 치료법

- 우선 원인이라고 생각되는 약제를 중지한다.
- 피부에 병변이 한정되어 있는 경우는 대증요법, 전신형의 경우는 스테로이드를 사용한다.

■ 중증 근무력증의 안정기에 중도(重度)의 연하(嚥下)장애 등 중증 근무력 증상을 악화시켰다는 보고가 있다.

검사 수치에 대한 영향

AST(GOT) 증가(7.2%), ALT(GPT) 증가(8.2%), ALP 증가(3.6%), γ-GTP 증가(4.1%), 호산구수 증가(3.7%) 등이 보고되고 있다.

024

항진균제

플루코나졸(fluconazole)

- 디푸루칸(Diflucan)

유사제

없음

효능 · 효과

진균혈증, 호흡기 진균증, 소화관 진균증, 요로 진균증, 진균 수막염

특징

- 진균세포의 막성분인 에르고스테롤(ergosterol) 생합성억제에 의한 항진균 작용이 있다. 진균의 효모형 발육상(developmental phase) 및 균사형 발육상(developmental phase) 모두의 발육을 억제한다.
- 혈청 단백과의 결합이 낮아 조직 이행이 뛰어나다.
- 부작용 발현율이 낮아 신장에 대한 안전성이 높다.
- 주로 신장에서 배설된다. 신기능 저하 환자에게는 용량 조절이 필요하다.
- 캡슐: 식사의 영향을 받지 않고 신속하게 흡수된다. 정맥주사와 동등한 효과를 기대할 수 있다.

조성 · 제형 · 용량

- 1캡슐 중 50mg, 100mg
- 1바이알 중 50mL 중 50mg, 100mg. 100 mL 중 200mg

사용법 · 사용량

■ 칸디다증(candidiasis)

1일 1회 50~100mg(경구 · 정맥주사)

■ 효모균증(cryptococcosis), 아스페르길루스증(aspergillosis)

1일 1회 50~200mg(경구 · 정맥주사)

중증 또는 난치성의 경우는 1일 400mg까지 증량 가능

사용금기

- 트리아졸람(triazolam), 시사프라이드(cisapride), 테르페나딘(terfenadine) 투여 중
- 본제에 대한 과민증의 기왕력
- 임산부 또는 임신 중일 가능성

신중투여

■ 아스테미졸(astemizole) 투여 중

■ 약물 과민증의 기왕력

■ 신장애

혈중농도가 지속 → 감량 또는 투여 간격을 두고 사용

■ 간장애

악화할 가능성

병용금기

- 트리아졸람〔할시온(Halcion) 등〕의 대사 지체에 의한 혈중농도의 상승, 작용 증강 및 작용 시간 연장의 보고(본제는 트리아졸람의 간장에서의 주된 대사효소인 시토크롬 P450을 저해한다)
- 시사프라이드〔아세나린(Acenalin) 등〕: QT연장, 심실성 부정맥(torsades de pointes를 포함) 등의 보고(본제는 시사프라이드의 간장에서의 주된 대사효소인 시토크롬 P450을 저해한다)
- 테르페나딘〔트릴루단(Triludan)〕의 혈중농도 상승의 보고(본제 400mg/일 이상과 테르페나딘과의 병용에 의해) 또한 다른 아졸(azole)계 항진균제〔이트라코나졸(itraconazole), 미코나졸(miconazole)〕와의 병용에 의해 QT연장, 심실성 부정맥(torsades de pointes를 포함) 또는 외국에서는 심정지(사망을 포함) 등의 심혈관계 부작용이 보고가 있다(본제는 테르페나딘의 간장에서의 주된 대사효소인 시토크롬 P450을 저해한다).

병용주의

■ 아스테미졸(astemizole)과의 병용에 의해 QT연장, 심실성 부정맥(torsades de pointes를 포함) 등 심혈관계 부작용의 보고가 있다.

■ 와파린(warfarin): 프로트롬빈 시간(prothrombin time) 연장 및 출혈 경향(좌상, 비출혈, 소화관 출혈, 혈뇨, 하혈 등)의 보고
본제는 와파린의 간장에서의 주된 대사효소인 시토크롬 P450을 저해한다.

■ 타크로리무스수화물(tacrolimus hydrate), 시클로스포린(cyclosporine)의 혈중농도 상승의 보고(본제는 이러한 약제의 간장에서의 주된 대사효소인 시토크롬 P450을 저해한다)가 있고 또한 병용에 의해 신장애의 보고가 있다.

■ 페니토인(phenytoin)의 혈중온도 상승의 보고
본제는 이러한 약제의 간장에서의 주된 대사효소인 시토크롬 P450을 저해한다.

■ 술포닐우레아(sulfonylurea)계 혈당 강하제〔클로르프로파마이드(chlorpropamide), 글리벤클라미드(glibenclamide), 톨부타마이드(tolbutamide) 등〕의 혈중농도 상승, 저혈당의 보고
본제는 술포닐우레아계 혈당 강하제의 간장에서의 주된 대사효소인 시토크롬 P450을 저해한다.

■ 리토나비어(ritonavir)의 AUC가 상승한다는 보고
본제는 리토나비어의 간장에서의 주된 대사효소인 시토크롬 P450을 저해하므로 병용에 의해 리토나비어의 AUC가 상승

■ 미다졸람(midazolam)의 혈중농도가 상승한다는 보고
본제는 미다졸람의 간장에서의 주된 대사효소인 시토크롬 P450을 저해한다.

■ 테오필린(theophylline)의 혈중농도가 상승한다는 보고
본제는 테오필린의 간장에서의 주된 대사효소인 시토크롬 P450을 저해한다.

■ 경구피임제: 에치닐에스트라디올(ethynylestradiol), 레보노르게스트렐(levonorgestrel)의 혈중농도가 상승한다는 보고

■ 지도부딘(zidovudine)의 혈중농도가 상승한다는 보고
본제는 지도부딘의 대사를 저해

■ 리팜피신(rifampicin): 본제의 혈중농도 저하 및 반감기가 감소한다는 보고
리팜피신은 대사요소인 시토크롬 P450을 유도하여 그 결과 본제의 간대사가 증가한다.

중대한 부작용

■ 쇼크

빈도 불분명〔아나필락시스(anaphylaxis) 반응(혈관부종, 안면부종, 가려움증 등)〕 → 중지하고 처치

■ 피부점막안증후군(Stevens- Johnson 증후군)

[정제] 빈도 불분명 · [주사제] 0.04%, 중독성 표피괴사증(Lyell 증후군): 빈도 불분명 → 중지하고 처치

■ 혈액장애

빈도 불분명(무과립구증, 범혈구 감소증, 혈소판 감소, 백혈구 감소, 빈혈 등의 중대한 혈액장애) → 정기적으로 검사를 실시하는 등 관찰을 요함

■ 간장애

빈도 불분명(황달, 간염, 담즙울체성 간염, 간괴사, 간부전 등의 간장애가 보고되고 있고 이러한 증례 중 사망 예도 보고되고 있으며 이러한 발증과 1일 투여량, 치료 기간, 환자의 성별 · 연령과의 관련성은 분명하지 않다) → 본제의 간장애는 통상 투여 중지에 의해 회복 → 중지하고 처치

검사 수치에 대한 영향

고콜레스테롤혈증, 고중성지방혈증(hypertriglyceridaemia), 고혈당을 초래하는 경우가 있다. 간장애에 수반하여 AST(GOT), ALT(GPT), ALP, LDH, 빌리루빈의 상승이 보이는 경우가 있다.

025

항결핵제

리팜피신(rifampicin)
– 리파딘(Rifadin)

유사제

리파딘(Rifadin), 리막탄(Rimactane), 압텍신(Aptecin), 세오피신(Seopisin), 리모베론(Rimoveron)

효능 · 효과

폐결핵, 그 밖의 결핵, 한센병

특징

세균의 DNA 의존성 RNA 중합효소(DNA dependent RNA polymerase)에 작용하여 RNA 합성 저해에 의해 항균 작용을 나타낸다. 동물세포의 RNA 중합효소는 저해하지 않는다.

조성 · 제형 · 용량

1 캡슐 중 150mg

사용법 · 사용량

■ 결핵

1회 450mg(역가), 1일 1회 경구 투여한다. 단, 감수성 병용제가 있는 경우는 주 2회 투여해도 좋다. 원칙적으로 조식 전 공복 시 투여로 하고 통상은 다른 항결핵제와 병용한다.

■ 한센병

1회 600mg(역가)을 1개월에 1~2회 또는 1회 450mg(역가)을 1일 1회 경구 투여한다. 원칙적으로 조식 전 공복 시 투여로 하고 다른 항한센병제와 병용한다.

사용금기

■ 담도 폐쇄증 또는 중대한 간장애가 있는 환자
간장애의 악화 가능성이 있기 때문에 정기적으로 간장애검사를 실시할 필요가 있다.

신중투여

■ 과민증의 기왕력이 있는 환자, 간헐 투여 또는 투여를 일시 중지하여 재투여하는 경우
알레르기성 부작용이 나타나기 쉽다.

■ 부신피질부전이 있는 환자
급성 부신피질기능부전을 유발하는 경우가 있다.

■ 간장애 또는 그 기왕력이 있는 환자
간장애를 악화시키는 경우가 있다.

병용금기

■ 인디나비어(indinavir)〔크릭시반(Crixivan)〕
작용 감약의 우려

■ 사퀴나비어(saquinavir)〔인비라제(Invirase)〕
작용 감약의 우려

■ 넬피나비어(nelfinavir)〔비라셉트(Viracept)〕
작용 감약의 우려

■ 앰프레나비어(amprenavir)〔프로세(Prose)〕
작용 감약의 우려

■ 델라비르딘(delavirdine)〔레스크립터(Rescriptor)〕
작용 감약의 우려
본제의 간대사효소(CYP3A4) 유도 작용에 의해 대사가 촉진되기 때문

병용주의

■ 에탐부톨(ethambutol)
에탐부톨이 시력장애를 증강시킬 우려가 있다. 시력장애에 관하여 관찰을 요한다.

■ 항결핵제〔이소니아지드(isoniazid) 등〕
중대한 간장애의 우려가 있다. 본제의 간대사효소 유도 작용에 의해 이소니아지드의 대사산물인 간독성물질의 생성이 촉진된다고 생각되고 있다.

■ 황체 · 난포(卵胞)호르몬 혼합 제제
월경주기 조절 작용을 감약시킨다. 본제의 간대사효소 유도 작용에 의해 이러한 약제의 대사가 촉진된다.

■ 쿠마린계 항응혈제, 경구 당뇨병 용제, 시클로스포린(cyclosporine), 타크로리무스(tacrolimus), 테오필린(theophylline), 디기탈리스(digitalis) 제제, 항부정맥제〔퀴니딘(quinidine), 염산멕실레틴(mexiletine HCl), 디소피라미드(disopyramide), 프로파페논(propafenone), 염산필시카이니드(pilsicainide HCl)〕, 칼슘길항제〔베라파밀(verapamil), 니페디핀(nifedipine) 등〕, 부나조신(bunazosin), β-차단제〔메토프로롤(metoprolol), 프로프라놀롤(propranolol) 등〕, 말레인산에날라프릴(enalapril maleate), 클로피브레이트(clofibrate), 부진피질스테로이드, 디아페닐설폰(diaphenylsulfone), 클로람페니콜(chloramphenicol), 독시사이클린(doxycycline), 클래리스로마이신(clarithromycin), 아졸(azole)계 항진균제〔플루코나졸(fluconazole) 등〕, 테르비나핀(terbinafine), 지도부딘(zidovudine), 리토나비어(ritonavir), 네비라핀(nevirapine), 에파비렌즈(efavirenz), 페니토인(phenytoin), 카르바마제핀(carbamazepine), 벤조디아제핀(benzodiazepine)계 약제〔디아제팜(diazepam), 미다졸람(midazolam), 트리아졸람(triazolam) 등〕, 조피클론(zopiclone), 삼환계 항울제〔노르트립틸린(nortriptyline) 등〕, 트로피세트론(tropisetron), 타목시펜(tamoxifen), 토레미펜(toremifene)
작용을 감약시킨다. 본제의 간약물대사효소 유도 작용에 의해 이러한 약제의 대사를 촉진하여 혈중농도를 저하시킨다고 생각되고 있다.

중대한 부작용

■ 쇼크 증상(초기 증상: 발열, 오한, 전율, 안면 홍조, 등)

■ 신부전

■ 용혈성 빈혈
이것은 알레르기 기전에 기인한 것이라고 생각되고 있어 특히 간헐 투여 시 또는 투여를 일시 중지하여 재투여하는 경우에 일어나기 쉽기 때문에 주의를 요한다.

■ 전격 간염 등의 중대한 간장애 → 정기적으로 간기능검사를 실시한다.

■ 위막성 대장염 등 혈변을 수반하는 중대한 대장염(증상: 복통, 여러 차례 설사 등)

■ 중독성 표피괴사증(Lyell 증후군), 편평태선형 피진, 천포창(天疱瘡) 및 유천포창 피진, 홍피증(박탈성 피부염)

검사 수치에 대한 영향

- BSP나 ICG 배설 지연이 나타나는 경우가 있다.
- 미생물학적 검사법에 의한 혈중 엽산 수치, 비타민 B_{12} 수치가 이상을 나타내는 경우가 있다.
- 소변, 대변, 타액, 땀, 가래, 눈물, 혈청이 리팜피신(rifampicin) 및 대사산물에 의해 등적색으로 착색한다.
- HIV 감염증 환자의 비결핵성 항산균증에 대해서는 리팜피신 유도체인 리파부틴(rifabutin)(일본 미승인)을 사용한다(항HIV제와의 상호작용이 적기 때문에).

항결핵제

026

염산에탐부톨(ethambutol HCl)
– 에산부톨(Esanbutol), 에부톨(Ebutol)

효능 · 효과

폐결핵 및 그 밖의 결핵

특징

항결핵 치료제의 구분에서는 First-line(b)에 스트렙토마이신(streptomycin, SM)과 함께 평가되고 있다. 주로 정균적(靜菌的)으로 작용하여 First-line(a) 약제와의 병용으로 첫 회 표준 치료에 짜 넣어져 있다. 작용기전은 핵산 합성저해에 의한 세포분열의 억제라고 생각되어 증식기에 결핵균에 대해 정균적으로 작용한다. 비결핵성 항산균증에서는 *M.avium* complex 및 *M.kansasii*의 치료에 사용된다.

조성 · 제형 · 용법

정제(125mg정, 250mg정)

사용법 · 사용량

1일 0.75~1.0g, 1 또는 2회 투여. 「결핵의료의 기준」의 재검토에서는 1일 1회 투여, 표준량 15mg/kg/일, 최대량 750mg/일로 되어 있다. 단, 처음 2개월은 20mg/kg/일, 1,000mg/일로 해도 좋다.

사용금기 · 원칙금기

■ 본제에 대해 과민증의 기왕력이 있는 환자

■ 시신경염이 있는 환자
증상이 악화될 우려가 있다.

■ 당뇨병 환자, 알코올 중독 환자

이미 시신경장애를 일으키고 있는 경우가 있다.

■ 영유아

시력검사가 불가능하기 때문에 부작용의 발견이 늦다.

신중투여

■ 신장애가 있는 환자

에탐부톨은 주로 신장 배설성이다. 크레아티닌 청소(creatinine clearance)가 저하하고 있는 환자, 투석 환자에게는 용량, 투여 간격을 제한할 필요가 있다.

병용금기 · 병용주의

다른 항결핵제와의 병용으로 간장애, 시력장애가 증강하는 경우가 있다.

중대한 부작용

■ 시력장애

시신경염에 의한 시력 저하, 시야 협착, 색각 이상이 발생하는 경우가 있으므로 정기적인 관찰이 필요하다. 이상이 나타났다면 즉시 투여를 중지한다. 발견이 늦어지기 쉬운 영유아, 백내장 환자는 투여를 피한다.

■ 중대한 간기능장애

다른 항결핵제와의 병용으로 발증하는 경우가 있다.

■ 쇼크, 아나필락시스(anaphylaxis) 증상

■ 간질성 폐렴, 호산구성 폐렴

간과되기 쉬운 의외의 작용

기타 부작용으로서 발열, 발진, 손발 저림 등이 있다.

검사 수치에 대한 영향

빈도가 불분명한 백혈구 감소, 혈소판 감소, 일과성의 AST(GOT), ALT(GPT)가 상승한다.

항결핵제

027

이소니아지드(isoniazid, INH)
- 이스코틴(Iscotin), 히드라지드(Hydrazide), 히드라(Hydra)

효능 · 효과

폐결핵 및 그 밖의 결핵

특징

2002년에 제언된 일본결핵병학회의 「결핵의료의 기준」의 재검토에 있어서 항결핵제 구분 중에서 First-line drug(a)로서 리팜피신(rifampicin, RFP), 피라진아미드(pyrazinamide, PZA)와 함께 평가되고 있다. 무엇보다 강한 항균력이 있어 균의 박멸에 필수 약제로 평가되고 있다. 부작용도 비교적 적고 또한 저렴하기 때문에 다제 병용에 의한 표준 치료의 전 기간을 통해 투여된다. 화학예방으로는 단제로 투여된다. 비결핵성 항산균 중에 *M.kansasii*에도 유효한 경우가 많다.

조성 · 제형 · 용량

- 분말, 정제(50mg정, 100mg정)
- 주사(1앰플 중에 100mg)

사용법 · 사용량

0.2~0.5g/일. 1일 1~3회 투여. 단 「결핵의료의 기준」의 재검토에서는 1일 1회 투여, 포준량 5mg/kg/일, 최대량 300mg/일로 하고 있다.

사용금기

■ 중대한 간장애가 있는 환자

간장애가 악화할 우려가 있다.

신중투여

■ 간장애 또는 기왕력이 있는 환자

INH는 대부분은 간장에서 대사(아세틸화)된다.

■ 신장애가 있는 환자

대사물은 신장에서 배설되기 때문에 혈중농도가 높아져 부작용이 나타나기 쉬워질 가능성이 있다. 비교적 안전하지만 크레아티닌 청소(creatinine clearance)가 저하하고 있는 환자, 투석 환자에게는 투여량, 간격을 고려할 필요가 있다. 투석외액으로 이행하므로 투석 후의 투여가 바람직하다.

■ 정신장애의 기왕력이 있는 환자

■ 알코올 중독 환자

■ 간질 등의 경련성 질환 또는 그 기왕력이 있는 환자

■ 약물 과민증 환자

■ 혈액장애, 출혈 경향이 있는 환자

병용금기 · 병용주의

INH는 대부분은 간장에서 아세틸화되기 때문에 간약물대사효소를 유도하여 시클로스포린(cyclosporine), 이트라코나졸(itraconazole)의 효과를 감약시킨다. 또한 대사효소를 저해함에 따라 와파린이나 페니토인(phenytoin) · 카르바마제핀(carbamazepine) 등의 항간질제의 혈중농도를 높여 작용을 증강시키는 경우가 있다. 또한 제산제(制酸劑)는 INH의 흡수를 저해한다.

중대한 부작용

■ 약제성 간염

고령자, 대주가, 리팜피신(rifampicin)과의 병용으로 빈도가 높아진다. 간장에서의 대사(아세틸화)에는 유전적인 차이가 있다고 하여 일본인은 신속 대사형이기 때문에 전격 간염인 경우는 드물다고 일컬어지고 있다.

■ 발열, 피진, 피부점막증후군 등의 과민 반응

단, 발열 및 피진은 감감작요법(減感作療法)으로 재투여가 가능한 경우가 있다.

■ SLE형 증상

관절통이나 홍반이 나타나는 경우가 있다. 항핵항체의 출현율은 상당히 높다고 일컬어지고 있다.

■ 말초신경염

그 예방과 치료에는 비타민 B_6가 유효하다.

■ 기타

빈도가 불분명한 간질성 폐렴, 신부전, 신증후군(nephrotic syndrome), 무과립구증, 경련, 시신경염 등이 있다.

간과되기 쉬운 의외의 작용

여성형 유방이나 월경 이상을 초래하는 경우가 있다.

검사 수치에 대한 영향

무증후성으로 AST(GOT), ALT(GPT)의 상승을 보이는 경우가 있다. 150IU/L 정도까지는 투여를 계속해도 자연 경감하는 경우가 많다. 150IU/L을 넘었을 경우는 투약을 중지한다.

항결핵제

028

피라진아미드(pyrazinamide) - 피라마이드(Pyramide)

효능 · 효과

■ 적응 균종

결핵균

■ 적응증

결핵

특징

1952년에 발견된 약제로, 약산성 환경하에서의 살균 효과가 재검토되어 현재에는 치료 초기 2개월에 본제를 더한 합계 네 가지 제제에 의한 초기 강화요법이 채용되어 치료 2개월째의 균 음성화율의 증가, 치료 기간의 단축(6개월)이 가능하게 되었다. 결핵 치료의 주요 약제이다.

조성 · 제형 · 용량

백색의 결정 또는 결정성 분말

사용법 · 사용량

다른 결핵 화학요법제와 병용하여 1일 1.5~2g을 1~3회로 나누어 경구 투여한다.

사용금기

■ 간기능장애가 있는 환자(활동성 간염, 간경변 등)

간기능장애에 수반하는 자각 증상이 악화할 가능성이 있다.

신중투여

■ 본인 또는 부모, 형제에게 통풍 발작(관절통)의 기왕력이 있는 환자 및 요산치가 증가하고 있는 환자

요산치의 증가, 통풍 발작이 나타나는 경우가 있다.

■ 알코올 과다섭취, 간염 바이러스 보유자

간기능장애 발현의 위험성이 높다는 것이 알려져 있다.

■ 신장애가 있는 환자 또는 신장애가 의심되는 환자

신장 배설형 약제로 신기능이 저하하고 있는 환자에게는 투여를 피하는 것이 바람직하다. 투여하는 경우는 투여량을 반량으로 하는 등의 조절이 필요하다. 또한 혈액투석을 실시하고 있는 환자는 주 3회의 투석 후에 25~30mg/kg을 투여한다.

■ 고령자

고령자는 생리기능이 저하하고 있어 신중하게 투여한다. 80세 이상의 고령자에게는 금기한다는 설이 있다.

■ 임산부, 수유 중인 부인

임산부에 대한 투여에 관하여 안전성은 확립되어 있지 않기 때문에 치료상의 유익성이 위험성을 웃돈다고 판단되는 경우에만 투여한다. 또한 수유 중인 부인에게는 투여하지 않는 것이 바람직하지만 어쩔 수 없이 투여하는 경우에는 수유를 피하게 한다.

병용주의

■ 간기능장애를 일으키기 쉬운 약제

병용에 의해 간기능장애 발현의 위험성이 증대한다.

■ 프로베네시드(probenecid) 〔요산배설촉진제: 베네시드(Benecid)〕

병용에 의해 상기 약제의 작용을 증강시킬 가능성이 있다.

■ 병용에 의해 경구 당뇨병제의 작용을 감약시킨다고 일컬어지고 있다.

중대한 부작용

■ 중대한 간기능장애

전격 간염 등의 중대한 간기능장애, 황달이 나타나는 경우가 있다.

결핵 치료 중의 약물에 의한 중대한 간기능장애 중에서 본제를 병용한 군에서는 치사율이 높다는 것이 보고되고 있다.
간기능의 악화는 치료 개시 후 2개월 이내에 많고 급격하게 악화하는 경우가 있어 투여 초기에는 2주에 1회 이상의 간기능검사를 실시하고 이후에는 매월 간기능검사를 실시해야 한다.
AST(GOT), ALT(GPT)의 증가는 일과성으로 복약을 계속할 수 있는 경우가 많지만 AST, ALT가 정상치의 3배를 넘어 빌리루빈(bilirubin) 수치의 증가 또는 식욕부진, 전신권태감 등의 자각증상을 수반하는 경우나 자각 증상이 없어도 AST, ALT가 정상치의 5배를 넘었을 경우에는 투여를 중지한다.

■ 간질성 신염
간질성 신염이 나타날 가능성이 있다.

기타 부작용

■ 통풍 발작
통풍 발작이 나타났을 경우에는 투여를 중지하고 통풍에 대한 치료를 실시한다.

■ 발열, 발진
발열, 발진은 과민 반응으로 증상이 나타났을 때는 투여를 중지한다.

■ 식욕부진, 오심, 구토

■ 두통, 근육통, 색소침착

검사 수치에 대한 영향

- 간기능장애
  투여량에 의존하여 나타나고 25mg/kg의 투여 시에 약 8%에서 나타난다고 여겨지고 있다.
- 요산치의 증가
  대다수의 증례에서 증가하고 2.5배 전후까지 증가한다는 보고도 있다.
- 호산구의 증가

029

ST합제

설파메톡사졸 · 트리메토프림 (sulfamethoxazole · trimethoprim)

– 백타(Baktar), 백트라민(Bactramin), 다이펜(Daiphen)

효능 · 효과

■ 적응 균종

● **정제, 과립제**

본제에 감수성이 있는 장구균속(屬), 대장균, 적리균(dysentery bacillus), 장티푸스균(salmonella typhi), 파라티푸스균(salmonella paratyphi), 시트로박터속(citrobacter屬), 클레브시엘라속(klebsiella屬), 엔테로박터속(enterobacter屬), 프로테우스속(proteus屬), 모르가넬라 모르가니이(morganella morganii), 프로비덴시아 레트게리(providencia rettgeri), 인플루엔자균

● **주사제**

폐포자충(Pneumocystis carinii)

■ 적응증

● **정제, 과립제**

다른 제제가 무효 또는 사용할 수 없는 경우의 아래와 같은 질환

폐렴, 만성 호흡기 병변의 이차 감염, 복잡성 방광염, 신우신염, 감염성 장염, 장티푸스, 파라티푸스

● **주사제**

폐포자충 폐렴(pneumocystis carinii pneumonia)

특징

설파메톡사졸은 미생물 체내에서의 엽산 생합성을 저해하고, 트리메토프림은 엽산의 활성화를 저해하여 항균 작용을 나타낸다. 두 약제의 병용으로 미생물 체내에서의 엽산 대사가 연속된 두 개소를 동시에 저해하여 상승적(相乘的)으로 항균 작용이 증가한다.

조성 · 제형 · 용량

■ 과립제

백색부터 약간 갈색을 띤 과립제로 1g 중에 설파메톡사졸 400mg, 트리메토프림 80mg을 함유한다.

■ 정제

백색의 정제로 1정 중에 설파메톡사졸 400mg, 트리메토프림 80mg을 함유한다.

■ 주사제

무색부터 엷은 황색 투명한 액체로 1앰플 5mL 중에 설파메톡사졸 400mg, 트리메토프림 80mg을 함유한다.

사용법 · 사용량

■ 정제 · 과립제

1일량 4정 또는 4g을 2회로 나눠 복용한다.

적응 외이지만 폐포자충 폐렴에 대해 정제(또는 과립제)를 사용하는 경우는 3~4정(또는 3~4g)을 8시간마다 내복시킨다.

■ 주사제

1앰플당 5% 포도당 주사액 125mL의 비율로 혼합하여 트리메토프림으로서 1일량 15~20mg/kg을 3회로 나누어 1~2시간에 정맥내 점적주입한다.

사용금기

■ 본제의 성분 또는 설파제에 대해 과민증의 기왕력이 있는 환자

■ 임부 또는 임신 중일 가능성이 있는 부인

임신 중에 본제를 투여하게 된 환자의 아이에게 선천 이상이 나타났다는 보고가 있다. 또한 동물실험에서도 골격 이상, 내장 이상, 외형 이상이 보이고 있다.

수유 중인 부인의 경우 모유를 통해 저출생체중아, 신생아에게 고빌리루빈혈증(bilirubinemia)을 일으키는 경우가 있어 본제 투여 중에는 수유를 피한다.

■ 저출생체중아, 신생아

본제 투여에 의해 고빌리루빈혈증(bilirubinemia)을 일으킬 가능성이 있다.

■ 포도당-6-인산(glucose-6-phosphate) 탈수효소 결핍 환자

본제 투여에 의해 용혈을 일으킬 가능성이 있다.

원칙금기

혈액장애 또는 그 기왕력이 있는 환자에게는 혈액장애를 악화시킬 가능성이 있기 때문에 원칙적으로 투여를 금기하고 있다.

또한 본인 또는 부모, 형제가 기관지 천식, 발진, 두드러기 등의 알레르기 증상을 일으키기 쉬운 체질을 가진 환자 또는 다른 약제에 대해 과민증의 기왕력이 있는 환자도 원칙적으로 투여를 금기하고 있다.

신중투여

■ 간기능장애가 있는 환자

간기능장애를 악화시킬 가능성이 있어 본제 투여 중에는 필요에 따라 간기능검사를 실시한다.

■ 신기능장애가 있는 환자

본제는 주로 신장에서 배설되지만 신기능장애를 보인 경우는 혈중농도가 높아질 가능성이 있어 아래와 같이 투여량이나 투여 간격을 조절한다.

크레아티닌 청소 60mL/min 이상에서는 통상량으로 투여한다.

크레아티닌 청소 20~59mL/min에서는 1정(또는 1g)을 12시간 간격으로 투여한다.

크레아티닌 청소 20mL/min 미만에서는 투여하지 않는 것이 바람직하지만 투여할 경우에는 1정(또는 1g)을 18시간 간격으로 투여한다.

혈액투석을 실시하고 있는 경우는 1~2정(또는 1~2g)을 투석 종료 후에 투여한다.

또한 복막투석의 경우 투석액 안으로의 배설이 거의 없기 때문에 주의를 요한다.

■ 고령자

고령자는 신기능이 저하하고 있는 경우가 있어 혈중농도가 높아질 가능성이 있기 때문에 투여량이나 투여 간격의 조절이 필요하게 되는 경우가 있다.

■ 엽산 결핍 또는 대사 이상이 있는 환자

이전에 위 적출수술을 받은 환자, 다른 엽산 대사 길항제를 투여하고 있는 환자, 분만 후 선천성 엽산 대사 이상 등에 있어서는 엽산 결핍을 악화시켜 거대적아구성 빈혈을 일으키는 경우가 있다.

병용주의

■ 메토트렉세이트(methotrexate) 〔면역억제제: 메토트렉세이트(Methotrexate), 류마트렉스(Rheumatrex)〕

■ 설파독신 · 피리메타민(sulfadoxine · pyrimethamine) 배합제〔항말라리아제: 판시다(Fansidar)〕

■ 디아페닐설폰(diaphenylsulfone)〔한센병 치료제: 렉티솔(Lectisol), 프로토젠(Protogen)〕
상기 세 가지 제제는 본제와 함께 엽산 대사 저해 작용을 가지고 있다. 따라서 본제와의 병용에 의해 거대적아구성 빈혈이나 범혈구 감소 등이 나타나는 경우가 있다.

■ 술폰아미드(sulfonamide)계 및 술포닐우레아(sulfonylurea)계 경구 당뇨병제〔유글루콘(Euglucon), 글리미크론(Glimicron) 등〕

■ 쿠마린계 항응고제(와파린)
본제가 상기 두 제제의 간장에서의 대사를 억제하여 혈장 단백으로 결합한 이러한 약제와 바꿔어 유리시키기 때문에 각각의 작용을 증강시킬 가능성이 있다(저혈당 증상, 출혈 경향).

■ 페니토인(phenytoin)〔항간질제: 아레비아틴(Aleviatin), 하이단톨(Hydantol) 등〕
본제가 이러한 약제의 간장에서의 대사를 억제하기 때문에 페니토인의 작용을 증강하는 경우가 있다.

■ 시클로스포린(cyclosporine)〔면역억제제: 산디뮨(Sandimmun), 뉴오랄(Neoral)〕
본제와 함께 신독성 작용을 가지고 있기 때문에 신기능장애가 나타나는 경우가 있다. 특히 신장 이식 후의 환자는 주의를 요한다.

■ 티아지드(thiazide)계 이뇨제〔디클로트라이드(Dichlotride), 판테몬(Pantemon) 등〕
자반을 수반하는 혈소판 감소의 발현율이 증가하는 경우가 있다.

■ 지도부딘(zidovudine)〔항HIV제: 리트로비어(Rtrovir)〕
과립구 감소 등이 나타나는 경우가 있다.

■ 라미부딘(lamivudine)〔항HIV제: 에피비어(Epivir)〕

■ 디기탈리스(digitalis) 제제〔디곡신(Digoxin), 라니라피드(Lanirapid) 등〕
본제의 성분인 트리메토프림이 상기 두 제제의 세뇨관 분비를 저하시켜 혈중농도가 증가하는 경우가 있다.

■ 삼환계 항우울제〔트립타놀(Tryptanol), 아나프라닐(Anafranil) 등〕
삼환계 항우울제의 효과가 감약하는 경우가 있다.

중대한 부작용(빈도는 정제 · 과립제에서의 데이터)

■ 혈액장애〔재생 불량성 빈혈, 용혈성 빈혈, 거대적아구성 빈혈, 메트헤모글로빈혈증(methemoglobinemia), 범혈구 감소, 무과립구증〕(0.13%)

■ 쇼크, 아나필락시스(anaphylaxis)성 증상(0.003%)

■ 피부점막안증후군(Stevens-Johnson 증후군)(0.004%), 중독성 표피괴사증(Lyell 증후군)(빈도 불분명)

■ 급성 췌장염(빈도 불분명)

■ 위막성 대장염 등의 혈변을 수반하는 중대한 대장염(0.01%)

■ 중도(重度)의 간장애(빈도 불분명)

■ 급성 신부전(빈도 불분명)

■ 무균성 수막염(빈도 불분명), 말초신경염(0.04%)

■ 간질성 폐렴(빈도 불분명), 호산구성 폐침습 증후군(빈도 불분명)

■ 저혈당 발작(0.01%)

■ 고칼륨혈증(빈도 불분명), 저나트륨혈증(빈도 불분명)
특히 폐포자충 폐렴에 대해 정제(또는 과립제)를 고용량으로 투여했을 경우 중대한 고칼륨혈증, 저나트륨혈증이 나타난다는 것이 보고되고 있다.

■ 횡문근 융해증(빈도 불분명)
상기의 중대한 부작용이 나타났을 경우는 즉시 투여를 중지하고 필요한 처치를 실시한다. 특히 쇼크, 아나필락시스성 증상의 경우는 신속한 대응이 필요하여 기도 확보, 에피네프린(epinephrine), 항히스타민제, 부신피질 스테로이드 등을 투여한다.

기타 주의점

- AIDS(후천성면역결핍증후군) 환자는 비AIDS 환자와 비교하여 부작용의 발현율이 높다고 보고되고 있다.
- 주사제에 있어서 14일 이상의 투약을 실시하는 경우 치료상의 유익성이 위험성을 웃돈다고 판단되었을 경우에만 실시한다.

검사 수치의 이상(빈도는 정제 · 과립제에서의 데이터)

- 간기능장애〔AST(GOT), ALT(GPT), ALP의 증가, 황달 등〕(0.12%)
- 혈액장애(빈혈, 백혈구 감소, 혈소판 감소 등)(0.13%)
- 신기능장애(0.03%)
- 혈당 저하(0.01%)
- 혈청 아밀라아제 증가(0.003%)

030

항HIV제

리토나비어(ritonavir) - 노르비어(Norvir)

효능 · 효과

다음 질환에 있어서의 뉴클레오티드(nucleotide)계 HIV 역전사효소저해제와의 병용요법

- 후천성면역결핍증후군(AIDS)
- 치료 전의 CD4 림프구수 500/mm^3 이하의 증후군 및 무증후군 HIV 감염증

특징

HIV-1 및 HIV-2의 프로테아제의 활성을 경합적으로 저해하여 HIV 프로테아제에 의한 gag-pol 단백질 전구체의 생성을 억제함으로써 항바이러스 작용을 나타낸다.

조성 · 제형 · 용량

■ 캡슐

백색 · 긴 타원형의 연(軟)캡슐, 1 캡슐 중 리토나비어 100mg을 포함한다.

■ 액체

등색 투명한 액제, 1mL 중 리토나비어 80mg을 포함한다.

사용법 · 사용량

성인에게는 리토나비어로서 1일 600mg(소프트 캡슐이면 6캡슐, 액체이면 7.5mL)을 1일 2회 식후에 경구 투여한다.

단, 투여 첫날은 1회 300mg을 1일 2회, 2일째, 3일째는 1회 400mg을 1일 2회, 4일째는 1회 500mg을 1일 2회, 5일째 이후는 1회 600mg을 1일 2회 식후에 경구 투여한다.

투여일	1회 투여량	1일 투여 횟수	1일 투여량
투여 첫날	300mg	2회	600mg
2일째, 3일째	400mg	2회	800mg
4일째	500mg	2회	1,000mg
5일째 이후	600mg	2회	1,200mg

■ 사용법 · 사용량과 관련된 주의사항

본제의 투여 초기에 높은 혈중농도와 부작용이 높은 빈도로 나타나는 경향이 보이고 있다. 때문에 투여 초기에 있어서의 높은 혈중농도와 부작용의 발현을 피하기 위해 저용량부터 투여를 개시한다.

상호작용

본제는 간 시토크롬 P450(CYP3A)과 강한 친화성을 나타내 다른 제제(특히 CYP3A로 대사되는 약제)의 대사를 경합적으로 저해하여 혈중농도를 상승시킬 가능성이 높다. 병용금기약은 아래와 같다.

사용금기

■ 본제의 성분에 대해 과민증의 기왕력이 있는 환자

■ 다음 약제를 투여 중인 환자(병용금기약)

약제명 등	일반명(대표적 판매명)	임상 증상 · 조치 방법	기전 · 위험인자
황산퀴니딘(quinidine sulfate)	황산퀴니딘	부정맥, 혈액장애, 경련 등 중대하고 생명에 위험을 미치는 현상이 일어날 가능성이 있기 때문에 병용하지 않는다.	본제의 시토크롬 P450에 대한 경합적 저해작용에 의해 병용한 경우 이러한 약제의 혈중농도가 대폭적으로 상승하는 것이 예측된다.
염산베프리딜(bepridil HCl)	베프리콜(Bepricor)		
초산 플레카이니드(flecainide acetate)	탬보코(Tambocor)		
염산프로파페논(propafenone HCl)	프로논(Pronon)		
염산아미오다론(amiodarone HCl)	안카론(Ancaron)		
피모자이드(pimozide)	오랩(Orap)		
피록시캄(piroxicam)	펠덴(Feldene)		
암피록시캄(ampiroxicam)	프루캄(Flucam)		
주석산 에르고타민 (ergotamine tartrate)	카펠고트(Cafergot)		
메실산 디하이드로에르고타민 (dihydroergotamine mesilate)	디하이드러고트 (Dihydergot)		
취화수소산 일레트립탄 (eletriptan hydrobromide)	렐팍스(Relpax)		
염산바데나필(vardenafil HCl)	레비트라(Levitra)		
아젤니딜핀(azelnidipine)	칼블록(Calblock)		
시사프라이드(cisapride)	일본 승인 정리 필(畢)		
리파부틴(rifabutin)	(일본 미발매)		

■ 다음 최면진정제 및 항불안제를 투여 중인 환자(병용금기약)

약제명 등	일반명(대표적 판매명)	임상 증상 · 조치 방법	기전 · 위험인자
디아제팜(diazepam) 클로라제핀산 칼륨 (clorazepate dipotassium) 에스타조람(estazoram) 플루라제팜(flurazepam), 염산플루라제팜 트리아졸람(triazolam) 미다졸람(midazolam)	세르신(Cercine) 멘돈(Mendon) 유로딘(Eurodin) 인수민(Insumin), 달메이트(Dalmete) 할시온(Halcion) 도미컴(Dormicum)	과도한 진정이나 호흡억제 등이 일어날 가능성이 있으므로 병용하지 않는다.	본제의 시토크롬 P450에 본제의 시토크롬 P450에 의해 병용한 경우 이러한 최면진통제 및 항불안제의 혈중농도가 대폭적으로 상승하는 것이 예측된다.

신중투여

■ 간기능장애가 있는 환자

본제는 주로 간장에서 대사되기 때문에 높은 혈중농도가 지속할 우려가 있다. 또한 B형간염, C형간염, 아미노전이효소(transaminase)의 상승을 합병하고 있는 환자는 간기능장애를 악화시킬 우려가 있다.

■ 혈우병 및 현저한 출혈 경향을 가진 환자

본제에 의해 치료 중인 혈우병 환자에게 돌발성 출혈성 관절증을 시작으로 하는 출혈 사상(事象)의 증가가 보고되고 있다.

병용주의

병용주의 약제는 여러 방면에 이르고 있기 때문에 유의할 필요가 있다.

다른 약제 치료 중에 새롭게 본제를 병용하는 경우 또는 본제 투여에 의한 치료 중에 새롭게 다른 약제를 병용하는 경우에는 가능한 한 약물 혈중농도를 측정하는 등 용량에 유의하여 신중하게 투여해야 한다.

부작용

일본 및 해외에서의 임상시험에서 나타난 부작용 중 빈도가 높은 것(5% 이상)은 소화기장애(오심, 설사, 구토, 복통 등), 입 주위 감각 이상, 미각 도착, 간기능이상, 식욕부진, 무력증, 이상 감각, CK(CPK) 상승, 두통 등이 있었다.

또한 혈우병 환자에 있어서 출혈 사상(事象)이 24.7%에서 보였다.

중대한 부작용

아래와 같은 증상이 나타났을 경우에는 투여 중지 등 적절한 처치를 실시한다.

■ 착란, 경련 발작(빈도 불분명)

착란, 경련 발작이 나타나는 경우가 있다.

■ 탈수(빈도 불분명)

설사나 구토를 함에 따라 탈수, 전해질 이상이 나타나는 경우가 있다.

■ 고혈당, 당뇨병(빈도 불분명)

고혈당이나 당뇨병 및 당뇨병의 악화가 나타나는 경우가 있다.

■ 간염, 간부전(빈도 불분명)

간염, 간부전이 나타나는 경우가 있다.

■ 과민증(빈도 불분명)

아나필락시스(anaphylaxis), 피부점막안증후군이 나타나는 경우가 있다.

■ 출혈 경향(빈도 불분명)

전술한 바와 같이 혈우병 환자에게 출혈 사상의 증가가 보고되고 있으므로 이와 같은 증상이 나타났을 경우에는 원질환을 고려하여 혈액 응고인자를 투여하는 등 적절한 처치를 실시한다.

복용상의 주의점

- 캡슐은 냉장고 안(2~8℃)에서 보존하는 약제로, 냉장고 밖으로 꺼내야 하는 경우이더라도 25℃ 이상이 되는 곳을 피한다. 액체는 용기의 뚜껑을 꽉 닫아 20~25℃에서 보관한다.
- 리토나비어 성분은 알코올에 녹기 쉬운 성질이 있어 본제의 1회량(600mg)에는 캡슐에서 알코올 약 1mL(맥주 약 15mL), 액체에서는 약 3.2mL(맥주 약 60mL)가 포함되어 있다. 때문에 차 운전이나 위험한 작업에는 유의할 필요가 있다.
- 본제는 쓴맛이 강해 구역질이나 불쾌감이 나타나는 경우도 자주 있다. 그 때는 복용 전에 지방분이 많은 식사나 우유 또는 코코아밀크, 초콜릿 등과 함께 복용하면 비교적 경감한다.
- 본제는 제산제(制酸劑)와의 병용에 의해 위(胃)의 pH가 상승하여 흡수가 억제되어 효과를 얻을 수 없을 수도 있다. 때문에 제산 작용이 있는 위약(胃藥)을 내복하는 경우는 본제 복용 1시간 전 또는 1시간 후에 복용한다.
- 자몽 주스에 많이 포함된 물질이 본제의 유사제인 사퀴나비르(saquinavir)의 대사효소 활성을 저해하여 혈중농도가 약 1.5배 높아진다고 보고되고 있다. 본제와 자몽 주스의 데이터는 없지만 피하는 것이 바람직하다고 생각된다.

031

항NSAID 궤양제

미소프로스톨(misoprostol)
- 싸이토텍(Cytotec)

유사제

해당 없음

효능·효과

비스테로이드성 소염진통제의 장기 투여 시에 나타나는 위궤양 및 십이지장궤양

특징

비스테로이드성 소염진통제(NSAID)는 *Helicobacter pylori* 감염과 더불어 소화성 궤양의 2대 요인이 된다. NSAID에 의한 소화성 궤양 발생률은 4~43%인데 그 중에서도 최근 항혈소판제로서 폭넓게 사용되고 있는 저용량 아스피린에 의한 소화성 궤양도 문제가 되고 있다.

싸이토텍은 NSAID 기인성 궤양에 대한 적응이 인가되어 있는 유일한 약제로 NSAID를 계속 투여하면서 위 · 십이지장궤양의 치료가 가능한 프로스타글란딘 E_1(prostaglandin-E_1) 유도체(아래 그림 참조)로, 기초, 자극 및 야간 산(酸) 분비의 억제 작용과 함께 위점막 혈류량의 증가, 중탄산이온 분비 증가 등 세포 보호 작용(cytoprotection)을 나타낸다.

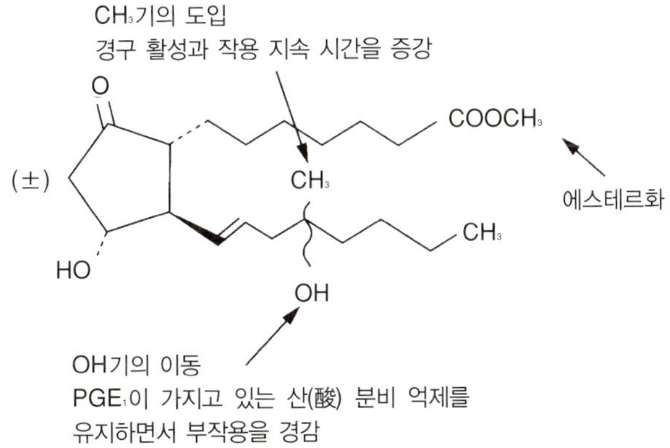

그림 미소프로스톨의 구조

Koch[1] 등이 발표한 메타분석(meta analysis)에 따르면 10건의 무작위화 비교시험을 대상으로 한 해석에 의해 NSAID 투여 환자에 대해 싸이토텍과 플라세보(placebo) 복약을 2주 이내와 4주 이상에서 그 효과를 검토한 결과 싸이토텍 군에서 위궤양의 발생이 억제되었다($P<0.05$). 또한 Cochran Library[2]에서 40건의 무작위화 비교시험을 대상으로 한 메타분석에서는 싸이토텍 400μg/일, 800μg/일, H_2 수용체 길항제 표준 용량, 2배 용량, 프로톤펌프 저해제(proton pump inhibitor)와 플라세보를 비교한 결과 NSAID의 장기 투여에 의한 위궤양의 발생 억제 효과는 싸이토텍이 가장 높았다.
또한「위궤양 진료 가이드라인」「류마티스 관절염의 진료 가이드라인(개정판)」「진단의 매뉴얼과 EBM에 의거한 치료 가이드라인」에 NSAID 궤양의 치료 및 예방제로서 추장(推奬)되고 있다.

조성 · 제형 · 용량

백색의 정제로, 1정 중에 미소프로스톨 100μg, 200μg을 함유한다.

사용법 · 사용량

통상 성인에게는 미소프로스톨 1회 200μg을 1일 4회(매 식후 및 취침 전) 경구 투여한다.
연령, 증상에 따라 적당히 증감한다.

사용금기

■ 임부 또는 임신 중일 가능성이 있는 부인

본제에는 자궁 수축 작용이 있어 임산부에게 완전 또는 불완전 유산 및 자궁 출혈이 나타났다는 보고가 있다.

■ 임신 중일 가능성이 있는 부인

임신했을 경우 유산을 일으킬 우려가 있다.

Point 따라서 다른 치료법이 없어「임신 중일 가능성이 있는 부인」에게 어쩔 수 없이 본제를 투여하는 경우에는 본제 투여 전에 반드시 임신 여부를 확인하여 환자에 대한 복용 지도를 실시한다.

■ 프로스타글란딘 제제에 대한 과민증의 기왕력이 있는 환자

신중투여

■ 뇌혈관장애나 관상동맥질환 등 혈압 저하에 의해 중대한 합병증을 일으킬 우려가 있는 환자
임상시험에서 미소프로스톨 투여에 의한 혈압 저하는 보고되어 있지 않지만 동물실험에서 미소프로스톨을 포함한 프로스타글라딘 E류에 혈압을 저하시킨다고 보도되고 있다.

■ 간장애가 있는 환자
본제의 부작용으로서 혈청 아미노전이효소(transaminase) 수치의 상승 및 알칼리성 인산분해효소(alkaline phosphatase) 수치의 상승 등이 나타나는 경우가 있어 이미 간장애가 있는 환자에게는 증상을 악화시킬 가능성이 있다.

병용금기

없음

병용주의

■ 마그네슘 함유 제산제
설사가 발현하기 쉬워진다.

Point 본제는 소장의 연동(蠕動) 운동을 항진시켜 소장으로부터 수분 · 나트륨의 흡수를 저해하여 설사를 발생시키므로 완하(緩下) 작용이 있는 마그네슘 함유 제산제와의 병용으로 설사가 발현하기 쉬워진다.

중대한 부작용

■ 쇼크, 아나필락시스(anaphylaxis)성 증상
【원 인】 불분명

간과되기 쉬운 의외의 작용

■ 설사 · 연변(軟便), 복부팽만감 등의 소화기 증상
【원 인】 본제는 소장의 연동 운동을 항진시켜 소장으로부터의 수분 · 나트륨의 흡수를 저해하여 설사 등의 소화기 증상을 발생시킨다. 또한 식사 직후에 투여했을 경우 공복 시에 비해 AUC는 변화하지 않지만 C_{max}의 저하를 나타내 설사의 출현을 최소한으로 그치게 할 수 있다.

■ 투여량에 관하여

NSAID 궤양에 대한 예방 효과는 1일 2~3회(400~600μg)로도 1일 4회(800μg)와 동등한 유효성이 보이고 있다.

검사 수치에 대한 영향

- AST(GOT) 상승(0.53%)
- ALT(GPT) 상승(0.66%)
- ALP 상승(0.55%)
- LDH 상승(0.38%)
- BUN 상승(0.36%)
- 혈청 크레아티닌(creatinine) 상승(0.15%)
- 단백뇨(0.13%)

문헌

1) Koch M. Non-steroidal anti-inflammatory drug gastropathy: Clinical results with misoprostol. Ital J Gastroenterol Hepatol. 1999; 31(Suppl 1): 54-62.
2) Rostom A, Wells G, Tugwell P, Welch V, Dube C, McGowan J. Prevention of NSAID-induced gastroduodenal ulcers. The Cochrane Library; 2002.

032

프로톤펌프 저해제(소화성 궤양 용제)

란소프라졸(lansoprazole)
– 타케프론(Takepron)

유사제

오메프라졸(Omeprazole)〔오메프랄(Omepral), 오메프라존(Omeprazon)〕, 라베프라졸나트륨(Rabeprazole Sodium)〔파리에트(Pariet)〕

효능 · 효과

위궤양, 십이지장궤양, 문합부(吻合部)궤양, 역류성 식도염, Zollinger-Ellison 증후군, 위궤양 또는 십이지장궤양에 있어서의 *Helicobacter pylori* 제균의 보조

특징

- 위궤양, 십이지장궤양, 역류성 식도염의 심와부통(心窩部痛), 속쓰림 등의 자각 증상을 신속하게 소실시켜 높은 치유율을 나타낸다. H_2 수용체 길항제와는 달리 위벽세포에 존재하는 프로톤펌프를 저해하기 때문에 밤 · 낮 모두 위산 분비를 보다 강력하게 억제한다.
- 재발을 반복하는 역류성 식도염의 유지요법으로 1일 15mg 투여로 우수한 임상 효과를 나타내지만 효과가 불충분한 경우는 1일 1회 30mg의 투여도 가능하다.
- 프로톤펌프 저해제로는 일본에서 유일한 장용성(腸溶性) 과립을 충전한 캡슐 제제 및 물 없이 복용 가능한 구강내 붕괴정이 있다.
- *H.pyrori* 제균의 병용제로 인정되어 1일 복용량 약제 3종〔아목시실린(amoxicillin), 클래리스로마이신(clarithromycin), 란소프라졸(lansoprazole)〕을 1시트에 합쳐 조합한 제제〔란삽(Lansap) 400 · 800〕가 있다.

조성 · 제형 · 용량

■ OD정제

적등색~암갈색의 반점이 있는 백색~황백색을 띤 정제로, 1정 중에 란소프라졸 15mg 및 30mg을 함유한다.

■ 캡슐 15mg
백색~약간 갈색을 띤 백색의 장용성 과립을 포함한 백색의 경(硬)캡슐제로 1캡슐 중에 란소프라졸 15mg을 함유한다.

■ 캡슐 30mg
백색~약간 갈색을 띤 백색의 장용성 과립을 포함하였으며 위쪽은 연한 귤색의 불투명, 아래쪽은 연한 황색으로 불투명한 단단한 캡슐제로, 1캡슐 중에 란소프라졸 30mg을 포함한다.

사용법 · 사용량

■ 위궤양, 십이지장궤양, 문합부궤양, Zollinger-Ellison 증후군
통상 성인에게는 란소프라졸으로서 1회 30mg을 1일 1회 경구 투여한다. 또한 통상 위궤양, 문합부궤양에서는 8주까지, 십이지장궤양에서는 6주까지의 투여로 한다.

■ 역류성 식도염
통상 성인에게는 란소프라졸으로서 1회 30mg을 1일 1회 경구 투여한다. 또한 8주까지의 투여로 한다.
또한 재발을 반복하는 역류성 식도염의 유지요법에 있어서는 1회 15mg을 1일 1회 경구 투여하지만 효과가 불충분한 경우에는 1일 1회 30mg을 경우 투여할 수 있다.

■ 위궤양 또는 십이지장궤양에서 *H.pylori* 제균 보조의 경우
통상 성인에게는 란소프라졸으로서 1회 30mg, 아목시실린으로서 1회 750mg(역가) 및 클래리스로마이신으로서 1회 200mg(역가)의 세 가지 제제를 동시에 1일 2회, 7일간 경구 투여한다.
클래리스로마이신은 필요에 따라 적당히 증량할 수 있다. 단, 1회 400mg(역가) 1일 2회를 상한으로 한다.

■ 사용법 · 사용량과 관련된 주의사항
• 역류성 식도염의 유지요법에서 1일 1회 30mg의 투여는 1일 1회 15mg 투여 중에 재발한 예 등 15mg에서는 효과가 불충분한 경우에 한한다.
• OD정제는 구강 내에서 붕괴하지만 구강 점막으로부터 흡수되는 경우는 없기 때문에 타액 또는 물로 삼킨다.

사용금기

■ 본제의 성분에 대한 과민증의 기왕력이 있는 환자

신중투여

■ 약물 과민증의 기왕력이 있는 환자

■ 간장애가 있는 환자
본제의 대사, 배설이 지연하는 경우가 있다.

■ 고령자
일반적으로 고령자는 산(酸)분비능력 및 그 밖의 생리 기능도 저하하고 있기 때문에 저용량부터 투여를 개시하는 등 신중하게 투여한다.

병용금기

■ 황산아타자나비어(atazanavir sulfate)

병용주의

■ 테오필린(theophylline)
테오필린의 혈중농도가 저하하는 경우가 있다.

■ 타크로리무스수화물(tacrolimus hydrate)
타크로리무스의 혈중농도가 상승하는 경우가 있다.

■ 디곡신(digoxin), 메틸디곡신(metildigoxin)
상기 약제의 작용을 증강할 가능성이 있다.

■ 이트라코나졸(itraconazole), 게피티니브(gefitinib)
상기 약제의 작용을 감약할 가능성이 있다.

■ 페니토인(phenytoin), 디아제팜(diazepam)
이러한 약제의 대사, 배설이 지연하는 경우가 유사제〔오메프라졸(omeprazole)〕에서 보고되고 있다.

중대한 부작용

- 아나필락시스(anaphylaxis) 반응(전신 발진, 안면부종, 호흡곤란 등) · 쇼크(0.1% 미만)
- 범혈구 감소, 무과립구증, 용혈성 빈혈(0.1% 미만), 과립구 감소, 혈소판 감소, 빈혈(0.1~0.5% 미만)

- 황달, AST(GOT), ALT(GPT)의 상승을 수반하는 중대한 간기능장애(0.1% 미만)
- 중독성 표피괴사증(Lyell 증후군), 피부점막안 증후군(Stevens-Johnson 증후군)(0.1% 미만)
- *H.pylori* 제균에 이용되는 아목시실린, 클래리스로마이신에서는 위막성 대장염 등의 혈변을 수반하는 중대한 대장염(0.1% 미만)이 나타나는 경우가 있으므로 복통, 여러 차례 설사가 나타났을 경우는 즉시 투여를 중지하는 등 적절한 처치를 실시한다.
- 간질성 폐렴(0.1% 미만)

033

H₂ 수용체 길항제

파모티딘(famotidine) - 가스터(Gaster)

유사제

시메티딘(cimetidine)〔타가메트(Tagamet)〕, 염산라니티딘(ranitidine HCl)〔잔탁(Zantac)〕, 염산록사티딘 아세테이트〔roxatidine acetate HCl)〔알타트(Altat)〕, 니자티딘(nizatidine)〔아시논(Acinon)〕, 라푸티딘〔lafutidine)〔프로테카딘(Protecadin)〕, 스토가(Stogar)〕 등

효능 · 효과

위궤양, 십이지장궤양, 문합부궤양, 상부 소화관 출혈(소화성 궤양, 급성 스트레스궤양, 출혈성 위염 등에 의함), 역류성 식도염, Zollinger-Ellison 증후군

하기 질환의 위점막 병변〔미란(erosion), 출혈, 발적, 부종)〕의 개선

급성 위염, 만성 위염의 급성 악화기

특징

일본 최초 H_2 수용체 길항제이다. 상호작용이 적고 산(酸) 분비 억제 효과가 높다. 발매 20년에 걸친 유효성과 안전성이 확립되어 있어 일본인의 산(酸) 관련질환에 대한 다수의 근거가 있다.

제품 특성

- 적당하고 지속적인 위산 분비 억제 작용을 발휘한다.
- 위점막 혈류량을 증가시킴에 따라 방어인자를 증강시킨다.
- 소화성 궤양, 역류성 식도염, 위염*에 있어서의 자각 증상(심와부통, 속쓰림 등)을 신속하게 개선하여 높은 치유율을 나타낸다.
- 제형 · 규격이 풍부하여 증례에 맞춘 투여 방법을 선택할 수 있다.
- 가스터(경구 · 주사)의 부작용 발현율은 1.79%이다(360/20,137예)(승인 시 및 시판 후 조사 성적).

*급성 위염, 만성 위염의 급성 악화기

조성 · 제형 · 용량

■ D정제

백색의 구강내 붕괴정으로, 1정 중 파모티딘을 10mg 및 20mg 함유한다.

■ 정제

백색~미황백색의 당의정(糖衣錠)으로, 1정 중 파모티딘을 10mg 및 20mg 함유한다.

■ 산제

백색의 산제로, 1g 중 파모티딘을 100mg 및 20mg 함유한다.

사용법 · 사용량

■ 위궤양, 십이지장궤양, 문합부궤양, 상부 소화관 출혈(소화성 궤양, 급성 스트레스궤양, 출혈성 위염에 의함), 역류성 식도염, Zollinger-Ellison 증후군

통상 성인에게는 파모티딘으로서 1회 20mg을 1일 2회(조식 후, 석식 후 또는 취침 전) 경구 투여한다. 또한 1회 40mg을 1일 1회(취침 전) 경구 투여하는 것도 가능하다.

연령 · 증상에 따라 적당히 증감한다. 단, 상부 소화관 출혈의 경우에는 통상 주사제로 치료를 개시하고 내복이 가능해진 후에는 경구 투여로 전환한다.

■ 하기 질환의 위점막 병변(미란, 출혈, 발적, 부종)의 개선

• 급성 위염, 만성 위염의 급성 악화기

통상 성인에게는 파모티딘으로서 1회 10mg을 1일 2회(조식 후, 석식 후 또는 취침 전) 경구 투여한다. 또한 1회 20mg을 1일 1회(취침 전) 경구 투여하는 것도 가능하다.

연령 · 증상에 따라 적당히 증감한다.

사용금기

본제의 성분에 대해 과민증의 기왕력이 있는 환자

신중투여

(1) 약물 과민증의 기왕력이 있는 환자

(2) 신장애가 있는 환자

혈중농도가 지속하므로 투여량을 감량하거나 투여 간격을 두고 사용한다.

Point 가스터는 신장을 주된 배설 경로로 하고 있어 대부분이 변화하지 않은 상태로 배설된다. 따라서 신기능장애 환자에 있어서는 혈중농도의 하강이 늦다. 신기능이 저하했던 환자에 대한 가스터 투여법은 크레아티닌 청소(creatinine clearance) 수치를 참고로 적당히 증감하여 투여한다.

(3) 심질환이 있는 환자

심혈관계의 부작용을 일으킬 우려가 있다.

(4) 간장애가 있는 환자

증상이 악화할 우려가 있다.

(5) 고령자

Point 노화와 함께 신기능이 저하하기 때문에 신장에서 변화하지 않은 상태로 배설되는 비율이 높은 약제를 고령자에게 투여하는 경우 배설이 지연되기 쉽다고 생각된다. 따라서 (2)와 같은 투여량 조절이 필요하게 된다.

병용금기

해당 없음

병용주의

■ 약제명 등

아졸(azole)계 항진균제: 이트라코나졸(itraconazole)

■ 임상 증상 · 조치 방법

상기 약제의 혈중농도가 저하한다.

■ 기전 · 위험인자

본제의 위산 분비 억제 작용이 상기 약제의 경구 흡수를 저하시킨다.

Point 이트라코나졸의 흡수는 위내 pH의 영향을 받기 때문에 산(酸)분비 억제제와 병용하면 소화관에서의 용해성이 저하하여 흡수가 저하된다는 것이 보고되고 있다. 회피 방법으로는 이트라코나졸을 중식 직후 또는 가스터를 취침 전에 투여하면 이트라코나졸의 체내 동태에 대한 영향이 작아 유효하다는 보고가 있다.

중대한 부작용

■ 쇼크, 아나필락시스(anaphylaxis)성 증상(0.1% 미만)

【대처법】 이상이 나타났을 경우에는 즉시 투여를 중지한다. 아드레날린 주사의 피하, 근육내 투여, 보액(혈관 허탈 시), 도파민, 아미노필린(aminophylline)(기도 폐쇄 시), β-자극제, 항히스타민제, 부신피질 스테로이드 투여 등을 검토한다.

■ 범혈구 감소, 무과립구증, 재생 불량성 빈혈, 용혈성 빈혈(빈도 불분명)

【초기 증상】 전신권태감, 탈력, 피하 · 점막하 출혈, 발열 등

【대처법】 초기 증상을 깨달은 시점에서 즉시 복용을 중지한다. 그 밖에 면역억제요법, 항생물질(발열이 있는 경우), G-CSF 등의 투여가 유용하다는 보고가 있다. 중증 용혈 예에서 신장애를 수반하는 경우는 합토글로빈(haptoglobin)의 투여나 혈액투석 및 수혈을 실시한다.

■ 피부점막안증후군(Stevens-Johnson 증후군), 중독성 표피괴사증(Lyell 증후군)(빈도 불분명)

【기 전】 일반적으로는 T세포 면역 반응에 관한 질환이라고 생각되어 작동(effector) T세포의 CD8 양성(Leu2/T8 양성)의 세포독성 T세포에 의해 유도되는 세포독성 반응(세포장애성 반응)이 면역 억제 기구의 마비 등에 의해 이상이 강하게 발현된 결과라고 일컬어지고 있다. 본제의 관여는 불분명하다.

【초기 증상】 발열, 두통, 관절통, 구강 점막 · 외음부 점막 · 안 점막 등에 홍반, 물집 등

【대처법】 초기 증상을 깨달은 시점에서 즉시 복용을 중지한다. 또한 보액(補液)에 의한 수분, 전해질의 공급, 항생물질 · 항균제(피부 · 점막 등의 미란부로부터의 이차 감염 방지를 위해)를 투여한다. 중증 예에서는 스테로이드를 투여한다.

■ 간기능장애, 황달(빈도 불분명)

【초기 증상】 발열, 발진, 소화기 증상, 전신권태감, 황달 등

【대처법】 초기 증상을 깨달은 시점에서 즉시 복용을 중지한다. 또한 부신피질 스테로이드, 우루소데스옥시콜린산(ursodeoxycholic acid), 페노바르비탈(phenobarbital), 타우린(taurine)〔아미노에칠설폰산(aminoethylsulfonic acid)〕, 셀렉틴(selectin)의 투여를 고려한다.

■ 횡문근 융해증(빈도 불분명)

【기 전】 약제의 근육에 대한 직접적 장애와 약제에 의해 유발된 저칼륨혈증(칼륨 결핍에 의해 근육 쇠약이 유발) 및 경련 발작 등의 원인으로 발증하는 이차적인 것이 생각되고 있지만 본제의 관여는 불분명하다.

【초기 증상】 고칼륨혈증, 미오글로빈뇨(myoglobinuria), 혈청 일탈효소의 현저한 상승, 근육통 등

【대처법】 초기 증상을 깨달은 시점에서 즉시 복용을 중지한다. 필요에 따라 수액이나 이뇨제 · 만니톨(mannitol)(소변량의 증가에 의한 신부전에 대한 이행 억제) 외에 중대한 경우는 혈액투석요법, 혈장 교환요법을 실시한다.

■ QT연장(빈도 불분명)

【기 전】 심근의 재분극 과정에 관한 Na 채널이나 K 채널을 규정하는 유전자의 변이 또는 이러한 채널을 조절하는 단백 유전자 변이에 의해 채널 기능 이상을 초래하여 재분극 과정이 연장하여 이차성 QT연장증후군이 발생한다고 일컬어지고 있지만 본제의 일반 약리시험에서 최부정맥 작용은 보이지 않아 상세한 것을 불분명하다.

【초기 증상】 심실빈맥(torsades de pointes), 심실세동 등은 현기증, 의식소실, 실신 등

【대처법】 초기 증상을 깨달은 시점에서 즉시 복용을 중지한다.

심실세동 및 심실빈맥: 전기적 제세동과 심폐소생

torsades de pointes형 심실빈맥: 황산 마그네슘의 정맥주사

심실세동 재발 방지: 리도카인이나 프로카인아미드의 정맥주사

디기탈리스 중독에 의한 난치성 심실세동: 페니토인(phenytoin)의 정맥주사

서맥성 부정맥: 일시적 조율(pacing) 및 아트로핀(atropine), 이소프로테레놀(isoproterenol)의 투여를 검토한다.

■ 의식장애, 경련(빈도 불분명)

■ 간질성 신염, 급성 신부전(빈도 불분명)

【초기 증상】 발열, 피진(皮疹), 신기능검사 수치 이상(BUN · 혈청 크레아티닌 상승 등)

【대처법】 초기 증상을 깨달은 시점에서 즉시 복용을 중지한다. 또한 스테로이드제의 투여나 혈액투석요법을 검토한다.

■ 간질성 폐렴(빈도 불분명)

【기 전】 일반적으로 활성산소에 의한 장애, 직접적인 세포장애 작용, 면역학적 기전(알레르기 반응)이 일컬어지고 있지만 본제의 관여는 불분명하다.

【초기 증상】 발열, 기침, 호흡곤란, 흉부 X선 이상 등을 수반하는 간질성 폐렴

【대처법】 초기 증상을 깨달은 시점에서 즉시 복용을 중지한다. 필요에 따라 부신피질호르몬 투여 등의 처치를 실시한다.

■ 부전 수축(asystole)(유사제)

다른 H_2 수용체 길항제로 부전 수축이 일어난다는 보고가 있다.

간과되기 쉬운 의외의 작용

■ 감염 위험성(risk)의 증가

【원　인】 산(酸) 분비억제제 투여에 의해 폐렴 위험성이 높아진다는 보고가 있다. 산(酸) 분비억제제에 의해 위내 pH가 상승하여 위내에 세균이 감염 · 증식한다는 보고가 있다.

【왜 간과되기 쉬운 것인가?】 특히 주사제가 투여되는 환자는 폐질환을 합병하고 있거나 저항력이 저하하고 있는 예도 적지 않기 때문이다. 식사가 가능해지면 내복제로 전환하는 등 필요 최소한의 사용에 그치는 것이 중요하다.

검사 수치에 대한 영향

- AST(GOT) 상승, ALT(GPT) 상승, ALP 상승(0.1~5% 미만)
- 총빌리루빈상승, LDH 상승 등(0.1% 미만)
- CK(CPK) 상승(빈도 불분명)

034

항콜린제

브롬화부틸스코폴라민(butylbromide bromide)
- 부스코판(Buscopan)

유사제

- 4급 암모늄염(ammonium salt) 합성 항콜린제
  프로반틴(Pro-Banthine), 세스덴(Sesden), 다이핀(Daipin), 발핀(Valpin), 판푸롤(Panpurol), 파드린(Padrin), 콜리오판(Coliopan), 부트로판(Butropan), 비세랄긴(Visceralgine), 에스페란(Esperan), 심메탄(Shimmetane), 스파스맥스(Spasmex)
- 3급 아미노 합성 항콜린제
  닥틸(Dactil), 닥티란(Dactiran)
- 벨라도나 알칼로이드(belladonna alkaloid)
  스코폴리아 엑스제(scopolia extract), 황산아트로핀(atropine sulfate)

효능 · 효과

■ 다음 질환에 있어서의 경련 및 운동 기능 항진

위 · 십이지장궤양, 식도 경련, 유문 경련, 위염, 장염, 장산통(腸疝痛), 경련성 변비, 기능성 설사, 담낭 · 담관염, 담석증, 담도 이상운동증(biliary dyskinesia), 담낭 절제 후의 후유증, 요로결석, 방광염, 월경곤란증

특징

위장, 담도, 방광, 자궁 등의 내장 평활근의 운동은 부교감신경 자극에 의해 항진하는데, 이 신경의 기능은 신경전달물질인 아세틸콜린에 의해 강해진다. 부교감신경절 및 절후섬유의 아세틸콜린 수용체에서의 길항 저해제(항콜린제)는 부교감신경의 자극을 약하게 하여 결과적으로 소화관 운동 억제 작용, 위액분비 억제 작용, 담낭수축 억제 작용, 방광내압 상승 억제 작용, 자궁수축 억제 작용을 통해 통증이 누그러진다.

항콜린 작용을 나타내는 약제에는 아트로핀(atropine), 스코폴라민(scopolamine) 등의 천연 알칼로이드가 있는데, 부스코판은 진경제로서 1940년대 후반에 합성 · 개발된 제4급 암모늄염 항콜린제로 일본에서도 예부터(1956년 발매) 많이 사용되게 되었다.

스코폴라민의 제4급 암모늄 유도체는 항무스카린 작용 및 신경절 차단 작용이 스코폴라민보다 강한 것에 대해 혈액뇌관문을 거의 통과하지 않기 때문에 중추신경계 작용이 약한 특징이 있다.

조성 · 제형 · 용량

백색의 당의정으로, 1정 중 브롬화부틸스코폴라민 10mg을 함유한다.

사용법 · 사용량

통상 성인에게는 1회 1~2정(브롬화부틸스코폴라민으로서 10~20mg)을 1일 3~5회 경구 투여한다. 연령, 증상에 따라 적당히 증감한다.

사용금기

■ 출혈성 대장염 환자

상관 운동을 억제하여 장관 내에서의 균 증식을 용이하게 하여 독소의 장관내 저류(貯留)를 조장할 가능성이 있으므로 장관 출혈성 대장균(O157 등)이나 적리균(dysentry bacillus) 등의 중대한 세균성 설사 환자는 증상의 악화, 치료 기간의 연장을 초래할 우려가 있다.

■ 녹내장 환자

콜린 작동성인 동공 괄약근의 수축을 억제하기 때문에 산동(散瞳)을 초래하여 전방수(anterior chamber)의 유출을 막아 홍채혈관의 확장과 투과성 증대가 더해져 안내압이 상승하여 급성 녹내장 발작이 악화하여 실명에 이를 위험이 있다.

■ 전립선 비대에 의한 배뇨장애가 있는 환자

방광벽근의 수축을 저해하여 배뇨장애를 더욱 악화(요폐 등)시킬 우려가 있다.

■ 중대한 심질환이 있는 환자

심박수를 증가시켜 심장에 과부하를 거는 경우가 있다.

Point 항콜린제는 동방결절부의 무스카린 M_2 수용체에 대한 미주신경 효과를 차단함에 따라 빈맥을 초래한다고 생각되고 있다. 또한 심방성 부정맥이나 방실분리를 일으키는 경우가 있다

■ 마비성 장폐쇄증 환자

소화관 운동을 억제하여 장폐쇄 증상을 악화시킬 우려가 있다.

■ 본제에 대해 과민증의 기왕력이 있는 환자

쇼크 증상을 일으키는 경우가 있다.

신중투여

■ 세균성 설사 환자

장관 운동을 억제하여 장관 내에서의 균 증식을 용이하게 하여 독소의 장관내 저류(貯留)를 조장할 가능성이 있으므로 치료 기간의 연장을 초래할 우려가 있다.

Point 투여하지 않는 것을 원칙으로 하지만(원칙금기) 특별히 필요한 경우에는 신중하게 투여한다.

■ 전립선 비대가 있는 환자

방광벽근의 수축을 저해하여 소변이 나오기 어렵게 하는 경우가 있다.

■ 울혈성 심부전이 있는 환자

심박수를 증가시켜 증상을 악화시킬 우려가 있다.

■ 부정맥이 있는 환자

심박수를 증가시켜 증상을 악화시킬 우려가 있다.

■ 궤양성 대장염 환자

소화관 운동을 억제하기 때문에 중독성 거대결장을 일으킬 우려가 있다.

■ 갑상선기능항진증 환자

심박수를 증가시켜 증상을 악화시킬 우려가 있다.

■ 고온 환경에 있는 환자

땀샘의 신경섬유는 콜린 작용성으로, 항콜린제에 의해 땀샘 분비가 억제되기 때문에 체온조절을 저해할 우려가 있다.

■ 임부 또는 임신 중일 가능성이 있는 부인

치료상의 유익성이 위험성을 웃돈다고 판단된 경우에만 투여한다.

Point 임신 중의 투여에 관한 안전성은 확립되어 있지 않다. 본제의 모체 투여에 의해 태아의 심박수 저하가 보고되고 있다. 한편 본제는 4급 암모늄염으로 태반을 거의 통과하지 않기 때문에 기형 발생의 위험도가 높은 임신 초기의 투여에 관해서는 비교적 안전하다고 생각되고 있다. 마찬가지로 지용성이 낮은 점에서 수유 중인 부인의 유즙 안으로의 분비는 거의 없다고 생각되고 있다.

병용금기

특별히 없음

병용주의

■ 삼환계 항우울제〔아나프라닐(Anafranil), 아목산(Amoxan), 토프라닐(Tofranil) 등〕, 페노티아진(phenothiazine)계 항정신병제〔PZC, 베게타민(Vegetamin), 메러릴(Melleril) 등〕, 항히스타민제〔페렉(Pelex), 포라라민(Polaramine) 등〕

삼환계 항우울제, 페노티아진계 항정신병제, 항히스타민제는 항콜린 작용이 있기 때문에 병용에 의해 구갈, 이완성 변비, 배뇨장애, 눈의 조절장애 등이 증강하는 경우가 있다. 심한 경우는 마비성 장폐쇄증이 일어나는 경우도 있다.

Point 항콜린 작용과 항히스타민 작용을 가진 향정신병제와의 병용에 있어서는 높은 발열, 혼수, 중독성 정신장애 등의 합병증에 주의가 필요하다.

■ 디곡신

항콜린제가 소화관 운동을 억제하기 때문에 디곡신의 소화관 체류 시간이 연장하여 흡수율의 증대, 혈중농도의 상승이 발생하여 디곡신 중독 증상(부정맥, 구역질, 현기증 등)이 일어나는 경우가 있다.

Point 병용 시에는 디곡신의 혈중농도를 모니터하여 중독 증상에 주의한다.

■ β-차단제

항콜린제가 소화관 운동을 억제하기 때문에 β-차단제의 소화관 체류 시간이 연장하여 흡수율의 증대가 발생하고 β-차단제의 작용이 증강하는 경우가 있다.

Point 병용 시에는 β-차단제의 효과(혈압 등)의 변화에 주의하여 β-차단제의 투여량을 조절할 필요가 있다. 또한 항콜린제는 β-차단제가 야기하는 서맥을 감약시키는 작용도 있어 아트로핀(Atropine)은 서맥을 억제하는 목적으로 이용된다.

■ 소변의 알칼리화제(칼슘 또는 마그네슘을 포함한 제산제, 탄산탈수효소 저해제, 구연산, 탄산수소나트륨)

소변의 알칼리화에 의해 항콜린제의 요중 배설이 지연하기 때문에 항콜린제의 작용이 증강하는 경우가 있다.

■ 마약성 진통제

마약성 진통제의 부작용인 변비, 배뇨장애가 더욱 증강하여 마비성 장폐쇄증이나 요폐를 일으키는 경우가 있다.

■ 도파민길항제〔프림페란(Primperan), 나우제린(Nauzelin) 등〕
항콜린제가 소화관 운동을 억제하기 때문에 도파민 길항제의 소화관 운동 항진 작용과 길항하여 서로 소화관에 있어서의 작용을 감약시킬 우려가 있다.

중대한 부작용

• 항콜린 작용에 의한 땀샘분비억제에 의해 발한이 억제되어 열사병이나 열중증을 일으킬 우려가 있다. 고온의 장소에서의 작업, 격한 운동, 여름 더위에 주의한다.

• 드물게는 쇼크, 아나필락시스(anaphylaxis)성 증상을 일으키는 경우도 있다. 약물과 특이적으로 반응하는 IgE항체에 의한 즉시형(I형) 알레르기라고 생각되고 있다.

Point 과민증의 기왕력에 주의함과 동시에 투여 후의 관찰을 충분히 실시한다. 오심 · 구토, 오한, 피부의 창백함, 홍조, 두드러기, 부종, 혈관부종, 호흡곤란, 혈압 저하 등이 나타났을 경우에는 투여를 중지하고 쇼크에 대한 적절한 처치를 실시한다.

간과되기 쉬운 의외의 작용

- 항콜린제는 땀이나 타액, 위액 등의 선(腺)분비에 영향을 미쳐 분비를 저하시킨다.
- 동공이 산대하여 모양체근 마비에 의한 눈의 조절장애(사물이 눈부시게 보이거나 가까운 사물이 뿌옇게 보임) 등을 일으키는 경우가 있으므로 본제 투여 중인 환자에게는 자동차 운전 등의 위험을 수반하는 기계 조작에 종사시키지 않도록 주의한다.
- 일반적으로 고령자는 전립선 비대를 수반하고 있는 경우가 많기 때문에 신중하게 투여한다. 또한 고령자는 변비, 구갈을 일으키기 쉬운 경향이 있으므로 주의가 필요하다.

검사 수치에 대한 영향

특별히 일정한 경향을 나타내는 변동의 보고는 없다.

035

지사제

염산로페라미드(loperamide HCl) – 로페민(Lopemin)

유사제

브롬화메펜졸레이트(mepenzolate Bromide), 인산코데인(codeine phosphate), 타닌산알부민(albumin tannate), 락토민(lactomin), 천연 규산알루미늄(natural aluminum silicate) 등

효능 · 효과

설사

특징

본제는 오피오이드 수용체에 작용하여 연동 운동 억제 및 장관 점막에서의 수분 · 전해질의 흡수 촉진이나 항진한 수분 · 전해질의 분비 억제에 기인한 강한 지사 작용을 나타낸다. 임상적으로는 각종 원인에 기인한 급성 및 만성 설사에 대해 뛰어난 지사 효과가 확인되어 설사에 폭넓게 사용할 수 있는 지사제로서 유용성이 높다는 것이 인정되고 있다.

조성 · 제형 · 용량

■ 로페민 캡슐

백색 불투명 경(硬)캡슐제로, 1캡슐 중 염산로페라미드 1mg 함유

■ 로페민 세립

백색의 세립제로, 1g 중 염산로페라미드 1mg 함유

사용법 · 사용량

염산로페라미드로서 통상 성인에게 1일 1~2mg을 1~2회 분할 경구 투여한다. 증상에 따라 적당히 증감한다.

■ 사용법 · 사용량과 관련된 주의사항

해당 없음

사용금기

■ 금기(다음 환자에게는 투여하지 않는다)

● **출혈성 대장염 환자**

장관 출혈성 대장균(O157 등)이나 적리균(dysentery bacillus) 등의 중대한 세균성 설사 환자는 제균(除菌)을 늦추기 때문에 증상의 악화, 치료 기간의 연장을 초래할 우려가 있다.

● **항생물질의 투여에 수반하는 위막성 대장염 환자**

제균을 늦추기 때문에 증상의 악화, 치료 기간의 연장을 초래할 우려가 있다.

● **미숙아, 신생아 및 6개월 미만의 영아**

외국에서 과량 투여에 의해 호흡억제, 전신성 마비, 혼수 등의 중대한 부작용의 보고가 있다.

● **본제의 성분에 대해 과민증의 기왕력이 있는 환자**

■ 원칙금기(다음 환자에게는 투여하지 않는 것을 원칙으로 하지만 특별히 필요로 하는 경우에는 신중하게 투여한다)

● **세균성 설사 환자**

치료기간의 연장을 초래할 우려가 있다.

● **궤양성 대장염 환자**

중독성 거대결장을 일으킬 우려가 있다.

● **6개월 이상 2세 미만의 영유아**

소아 등에 대한 안전성은 확립되어 있지 않기 때문에 투여하지 않는 것이 바람직하다. 외국에서 영유아(특히 2세 미만)에게 과량 투여했을 경우 중추신경계장애, 호흡 억제, 장관 괴사에 이르는 마비성 장폐쇄증을 일으켰다는 보고가 있다.

Point 급성 설사는 유해물질을 체외로 배설하는 생체방어 작용의 일면도 있다. 본제의 지사 효과는 강력한 연동 운동 억제 작용에 기인한 것에 비추어 위막성 대장염에는 금기한다는 점, 세균성 설사에도 원칙적으로 이용하지 않는다는 점을 잘 이해해 둘 필요가 있다.

신중투여

■ 중대한 간장애가 있는 환자

본제의 대사 및 배설이 지연될 우려가 있다.

로페라미드와 같은 담즙 배설형 약제를 중대한 간장애가 있는 환자에게 투여하면 배설이 지연되어 예기치 못한 부작용을 초래할 위험성이 있다.

병용금기

해당 없음

병용주의

약제명	임상 증상 · 조치 방법	기전 · 위험인자
규산 알루미늄 타닌산 알부민	본제의 효과가 감약할 우려가 있으므로 투여 간격을 두는 등 주의한다.	이러한 약제에 의해 본제가 흡착된다는 것이 생각된다.
리토나비어(ritonavir) 퀴니딘(quinidine)	본제의 혈중농도가 상승하는 경우가 있다.	기전 불분명

중대한 부작용

■ 장폐쇄증(0.1% 미만), 거대결장(빈도 불분명)

소화기 증상(「기타 부작용-소화기」 참조)과 함께 장폐쇄증, 거대결장이 나타나는 경우가 있으므로 이와 같은 경우에는 투여를 중지한다.

■ 쇼크(빈도 불분명), 아나필락시스(anaphylaxis)성 증상(0.1% 미만)

쇼크, 아나필락시스성 증상이 나타나는 경우가 있으므로 관찰을 충분히 실시하여 이상이 나타났을 경우에는 투여를 중지하고 적절한 처치를 실시한다.

■ 피부점막안증후군(Stevens-Johnson 증후군), 중독성 표피괴사증(Lyell 증후군)(빈도 불분명)

피부점막안증후군(Stevens-Johnson 증후군), 중독성 표피괴사증(Lyell 증후군)이 나타나는 경우가 있으므로 관찰을 충분히 실시하여 이상이 나타났을 경우에는 투여를 중지하고 적절한 처치를 실시한다.

■ 기타 부작용

분류	0.1~5% 미만	0.1% 미만	빈도 불분명[주1)]
과민증[주2)]	발진	두드러기, 가려움증	혈관부종
중추신경계			두통, 경면 경향, 진정, 근육긴장 저하, 산동
간장		AST(GOT), ALT(GPT), γ-GTP의 상승	
소화기	복부 팽만	복부 불쾌감, 오심, 복통, 구토, 식욕부진	소화불량, 구내 불쾌감, 미각의 변조

분류	0.1~5% 미만	0.1% 미만	빈도 불분명[주1)]
비뇨기			요폐
기타		구갈, 졸음, 현기증, 발한, 권태감	피로, 체온 저하, 발열

주1) 로페민 소아용 세립 0.05% 또는 국외에서 보고된 부작용
주2) 이와 같은 증상이 나타났을 경우에는 투여를 중지한다.

검사 수치에 대한 영향

해당 없음

036

유산균 제제

락토민(lactomin) 제제
– 비오페르민(Biofermin)

유사제

락 B(Lac-B), 비오쓰리(Bio-three) 등

효능 · 효과

장내 세균의 이상에 의한 설사, 변비, 복부팽만감 등 여러 증상의 개선

특징

- 유산균을 주체로 한 생균 제제로 외래 세균이나 내복 항생물질에 의해 이상을 초래한 장내 세균총을 정상화함에 따라 설사, 변비, 복부팽만감 등의 여러 증상을 개선시킨다.
- 유산균과의 상승 효과를 기대하여 당화균, 낙산균을 배합한 제제도 있다.
- 당화균: 편성호기성균(obligate aerobe)의 일종으로 아포(spore)를 형성하고 소장, 대장 상부에서 증식한다. 그 대사산물에 의해 유산균, 비피더스균의 증식을 촉진한다〔프리바이오틱스(prebiotics) 효과)〕.
- 유산균: 통성혐기성균(facultative anaerobes)의 일종으로, 소장 하부, 대장에서 증식한다. 유산을 생성함에 따라 장내 pH를 산성으로 기울여 유해균의 증식을 억제한다.
- 낙산균: 편성혐기성균(obligate anaerobes)의 일종으로, 대장 하부에서 증식한다. 낙산, 초산이라는 단쇄지방산을 생성하여 장내 pH를 산성으로 기울인다. 이것이 유산균의 유산과 상승 효과를 이루어 유해균의 발육을 억제한다. 이러한 단쇄지방산은 장의 연동 운동을 촉진하기 때문에 변비의 해소에도 효과를 발휘한다.

조성 · 제형 · 용량

락토민 5~10mg을 1g의 분말 또는 1정에 함유한다.
그 밖에 당화균, 낙산균을 적량 배합한 것이 있다.

사용법 · 사용량

제제로서 3~9g을 3회로 분할 투여한다. 연령, 증상에 따라 적당히 증감한다.

사용상의 주의사항

생균 제제이므로 기밀용기에 넣어 온도가 낮은 장소에 보관한다.
「비오페르민 R」은 다제(多劑) 내성 유산균 제제로 항생물질과 동시 투여 시에만 인가되고 있다.

사용금기

우유에 대해 알레르기가 있는 환자는 아나필락시스(anaphylaxis) 증상이 보이는 경우가 있다.

병용금기 · 복약 지도

아미노필린(aminophylline), 이소니아지드(isoniazid)와의 배합에 의해 착색하는 경우가 있다.
낫토균은 당화균의 일종이지만 락토민 제제에 포함된 당화균에는 비타민 K 생성능력을 거의 볼 수 없기 때문에 와파린과의 병용금기는 없다.

037

대장 자극성 하제

피코황산나트륨(sodium picosulfate)
– 락소베론(Laxoberon)

유사제

- 대장 자극성 하제
  센나(Sennae), 어저스트 A(Adjust-A), 요델 S(Yodel-S), 알로젠(Alosenn), 프르세니드(Pursennid), 센노사이드(Sennoside), 대황(大黃), 세틸로(Cetilo), 알로에(Aloe)
- 대장 검사용 하제
  니플렉(Niflec), 마크롤 P(Magcorol-P)

효능 · 효과

각종 변비, 수술 후 배변 보조, 조영제〔황산 바륨(barium sulfate)〕 투여 후의 배변 촉진, 대장 검사(X선 · 내시경) 전 처치에 있어서의 장관 내용물의 배설(액제)

특징

본제는 대표적인 대장 자극성 하제로 본제의 성분 피코황산나트륨은 위, 소장에서 흡수 · 작용하지 않고 대장에서 처음으로 장내 세균총 유래의 효소 아릴셀파타제(arylsulfatase)에 의해 가수분해되어 활성형 디페놀(diphenol)체가 된다. 디페놀체는 대장 연동 운동의 항진 작용 및 대장의 수분 흡수 저해 작용에 의해 사하(瀉下) 작용을 나타낸다. 효과의 발현은 7~12시간 후에 나타난다. 장 운동이 저하하고 있는 이완성 변비에 적합하다. 자극성 하제로는 내성을 일으키는 경우가 적다. 정제 외에 액체나 건조 시럽도 있어 약 용량의 폭이 넓다는 점에서 용량 조절이 쉬워 유 · 소아나 고령자를 포함하여 각과에서 폭넓게 사용되고 있다. 또한 환자의 증상에 따른 복용량의 조절이 가능하기 때문에 과량 복용을 방지하여 자연적인 배변습관의 회복을 기대할 수 있다. 장 수술이나 대장 검사에 대비하여 사전에 장관 내용물을 배설하는 목적으로도 사용된다.

조성 · 제형 · 용량

액제는 무색~엷은 황색의 맑은 약간 점성이 있는 액체로, 냄새는 없고 맛은 달다. 1mL 중 피코황산나트륨 7.5mg을 함유한다.

정제는 백색, 원형의 필름코팅 정제로, 냄새 및 맛은 없다. 1정 중에 피코황산나트륨 2.5mg을 함유한다.

사용법 · 사용량

■ 변비, 수술 후 배변 보조

통상 성인에 대해 액제는 1일 1회 10~15방울(0.67~1.0mL), 정제는 1일 1회 2~3정을 경구 투여한다.

■ 조영제(황산바륨) 투여 후의 배변 촉진

통상 성인에 대해 액제는 6~15방울(0.40~1.0mL), 정제는 1일 1회 2~3정을 경구 투여한다.

■ 대장 검사(X선 검사 · 내시경) 전 처치

통상 성인에 대해 검사 예정 시간 10~15시간 전에 20mL를 경구 투여한다.

■ 사용법 · 사용량과 관련된 주의사항

연령, 증상에 따라 적당히 증감한다.

사용금기

■ 급성 복증이 의심되는 환자

충수염, 복막염, 장출혈 등의 급성 복증이 의심되는 환자에 대해서는 장관 연동 운동의 항진에 의해 증상이 악화할 우려가 있다.

■ 본제의 성분에 대해 과민증의 기왕력이 있는 환자

■ 대장 검사 전 처치에 이용하는 경우 장관에 폐쇄이 있는 환자 또는 의심되는 환자

장관 연동 운동의 항진에 의해 장관 폐쇄에 의한 증상이 악화하여 장관 천공에 이를 우려가 있다.

신중투여

■ 대장 검사 전 처치에 이용하는 경우 장관 협착 및 중증 변비 환자

장관 연동 운동의 항진에 의해 장관내압의 항진을 초래하여 장관에 협착이 있는 환자는 장폐쇄을 일으켜 장관 천공에 이를 우려가 있다.

Point 환자의 일상 배변 상황을 확인하여 본제 투여일 또는 투여 전에 보통 정도의 배변이 있있는지를 확인하고 투여한다. 물변이 여러 차례로 나오므로 탈수 증상을 예방하기 위해, 또한 하제의 효과를 높이기 위해 물을 충분히 섭취하게 한다. 본제 투여 후에 복통 등의 이상이 나타났을 경우에는 복부의 진찰이나 화상 검사(복부 단순 X선, CT 등)를 실시하여 적절한 처치를 한다.

■ 대장 검사 전 처치에 이용하는 경우 장관 게실이 있는 환자
장관 연동 운동의 항진에 의해 병태가 악화할 우려가 있다.

■ 고령자
일반적으로 고령자는 생리 기능이 저하하고 있기 때문에 감량하는 등의 주의가 필요하다.

■ 임부
임부 또는 임신 중일 가능성이 있는 부인에게는 치료상의 유익성이 위험성을 웃돈다고 판단된 경우에만 투여한다.

Point 대장 자극성 하제 중에는 본제가 임신 중에 투여되는 경우가 비교적 많다. 단, 임신 중의 투여에 관한 안전성은 확립되어 있지 않다. 수유부의 유즙 안으로 이행하지 않는다.

병용금기

특별히 없음

병용주의

본제는 다른 하제와의 병용은 괜찮다고 생각되지만 작용이 중복된다는 것을 생각해보면 주의가 필요하다.

중대한 부작용

■ 장폐색, 장관 천공(빈도 불분명)
본제를 대장 검사 전 처치에 이용했을 경우 장관에 협착이 있는 환자에게 장폐색을 일으켜 장관 천공에 이를 우려가 있으므로 관찰을 충분히 실시하여 복통 등의 이상이 나타났을 경우에는 적절한 처치를 한다.

■ 허혈성 대장염(빈도 불분명)
본제는 장관 연동 운동의 항진에 의해 장관내압의 상승을 초래하여 허혈성 대장염이 나타나는 경우가 있으므로 관찰을 충분히 실시하여 이상이 나타났을 경우에는 적절한 처치를 한다.

Point 장관의 협착이나 변비 등에 의해 장관 내에 내용물이 저류(貯留)되어 있는 경우에는 주의하여 투여한다.

간과되기 쉬운 의외의 작용

- 본제의 작용에 의해 복통, 오심, 구토, 복명(腹鳴), 복부팽만감, 설사 등의 복부 불쾌감을 일으키는 경우가 있다. 본 부작용이 나타났을 경우에는 투여를 중지하는 등 적절한 처치를 한다.

Point 「설사」에 관해서는 하제의 약리 작용에 의해 일반적으로 발생하는 증상이라는 점에서 부작용이라고는 할 수 없는 경우가 많지만 안전성 평가 시의 대상 예 중 0.05~0.12%에서는 부작용으로서 인정되고 있다.

- 연용(連用)하면 약에 대한 내성이 생겨 효과가 약해져 약에 의지하려는 경향이 있으므로 장기 연용은 피한다.
- 두드러기, 발진 등의 알레르기 증상이 나타나는 경우가 있다. 나타났을 때는 복용을 중지하고 알레르기 증상에 대한 치료를 실시한다.
- 하제의 연용에 의한 탈수, 저칼륨혈증의 출현에 주의한다.
- 대장 자극성 하제는 골반내 충혈을 초래하는 경우가 있어 치질 환자, 골반내 장기의 염증, 월경, 임신 시의 투여에는 주의가 필요하다.
- 대장 검사 전 처치를 본제를 이용하여 자택에서 실시하는 경우는 부작용이 나타났을 경우에 대응이 곤란한 경우가 있으므로 혼자서 복용하는 것은 피하도록 지도한다.

검사 수치에 대한 영향

- AST(GOT) 상승(0.05%)
- ALT(GPT) 상승(0.05%)
- 혈청 빌리루빈(bilirubin) 상승(0.16%)
- ALP 상승(0.05%)

038

대장 자극성하제

센노사이드(sennoside) - 프르세니드(Pursennid)

유사제

센노사이드(sennoside) 등

효능 · 효과

변비

개발의 경위

센나(Sennae)는 예로부터 완하제로서 알려진 생약이었는데, 1941년 Stoll A 등(Sandoz Pharma사, 스위스)에 의해 주성분 센노사이드 A · B가 분리 추출되었다. 프르세니드는 센노사이드 A · B를 주성분으로 하는 완하제이다. 프르세니드는 대장 점막하의 아우엘바하장근 신경총(Auerbach plexus)을 자극하여 연동을 항진하여 배변을 촉진한다. 때문에 특히 기능성 및 속발성 원인에 의한 각종 이완성 변비에 이용된다.

특징

프르세니드는 센나잎의 유효성분을 주로 함유하고 있기 때문에 효과가 뛰어나 불순물 등에 의한 불쾌한 증상이 없다. 또한 복용 후 8~10시간에 대장의 연동 운동을 왕성하게 하여 변통을 초래하기 때문에 취침 시에 복용하면 기상 후에 효과를 얻을 수 있다. 또한 영양물의 흡수를 방해하지 않아 상습성 변비의 치료에 적합하다.

조성 · 제형 · 용량

담갈색~갈색의 알갱이 또는 분말로, 1정 중에 프르세니드를 센노사이드 A · B로서 12mg 함유하고 있다.

사용법 · 사용량

■ 상용량 · 용법

센노사이드 A · B로서 통상 성인 1일 1회 12~24mg(1~2정)을 취침 전에 경구 투여한다. 고도 변비에는 1회 48mg(4정)까지 증량할 수 있다. 연령, 증상에 따라 적당히 증감한다.

■ 고령자

일반적으로 고령자는 생리 기능이 저하하고 있기 때문에 신중하게 투여한다.

■ 신장애 환자

상용량(usual dosage)

사용금기

- 급성 복증이 의심되는 환자
- 경련성 변비 환자
- 중증 경결변이 있는 환자

신중투여

■ 복부 수술 후 환자

장관 연동 운동 항진 작용에 의해 복통 등이 나타나므로 소화관 수술 후에는 특히 주의한다.

■ 고령자에 대한 투여

일반적으로 고령자는 생리 기능이 저하되어 있기 때문에 신중하게 투여한다.

■ 임부에 대한 투여

- 임신 중의 투여에 관한 안전성이 확립되어 있지 않기 때문에 임부 또는 임신 중일 가능성이 있는 부인에게는 치료상의 유익성이 위험성을 웃돈다고 판단되는 경우에만 투여한다.
- 자궁수축을 유발하여 유 · 조산의 위험성이 있으므로 임부 또는 임신 중일 가능성이 있는 부인에게는 대량 투여를 피한다.

부작용

총 585예 중 부작용이 보고된 것은 109예(18.6%)로 주로 부작용은 복통(15.6%), 복명(1.2%), 오심 · 구토(1.0%)였다.

사용상의 주의사항

■ 중요한 기본적 주의사항

연용에 의한 내성의 증대 등으로 인해 효과가 감약하여 약제에 의지하는 경향이 나타나므로 장기 연용을 피한다.

■ 기타 주의사항

본제의 투여에 의해 소변이 황갈색 또는 적색을 띠는 경우가 있다.

과량 투여 시의 증상과 처치

프르세니드에 의한 중독의 보고는 없다. 과량에 의한 증상으로서 복통, 설사가 나타난다. 경련성 복통에는 진경제를 이용한다.

039

하제

구연산마그네슘(magnesium citrate) - 마크롤(Magcorol)

유사제

센노사이드(sennoside) 등

효능 · 효과

대장 검사(X선, 내시경) 전 처치에 있어서의 장관 내용물의 배설
복부 외과 수술 시에 있어서의 전 처치용 하제

개발의 경위

마크롤은 구연산마그네슘을 유효성분으로 하는 고장성(高張性) 염류하제이다. 액제이기 때문에 그대로 투여할 수 있어 환자에게 고통을 주지 않고 장 내용물을 배설하여 우수한 세정 효과를 얻을 수 있도록 대장 검사[주장(注腸) X선, 내시경] 및 복부 외과 수술 시에 있어서의 전 처치용 하제로서 개발되었다.

특징

마크롤은 장 내용물을 수분화시켜 장 점막이 자연에 가까운 상태로 양호한 장관내 세정 효과를 얻을 수 있다. 또한 장내에 여분의 수분을 남기지 않고 주장(注腸) X선 검사에 사용되는 바륨(barium) 조영제의 부착에 영향을 미치지 않는다. 그리고 검사 전일의 식사, 접촉성 하제와 조합시킨 전 처치의 시스템화에 의해 간단하고 확실하게 환자에게 고통을 주지 않는 표준화된 전 처치가 이루어진다.

조성 · 제형 · 용량

무색~엷은 황색의 투명한 액체로, 1병(250mL) 중 구연산 마그네슘 34g을 함유한다.

사용법 · 사용량

■ 주장(注腸) X선 검사 전 처치, 복부 외과 수술 시에 있어서의 전 처치의 경우

• 고장액(高張液) 투여

구연산마그네슘으로서 1회 27~34g(본품 200~250mL)을 검사 예정 시간 10~15시간 전에 경구 투여한다. 연령, 증상에 따라 적당히 증감한다.

■ 대장 내시경 검사 전 처치의 경우

• 고장액(高張液) 투여

구연산마그네슘으로서 1회 27~34g(본품 200~250mL)을 검사 예정 시간 10~15시간 전에 경구 투여한다. 연령, 증상에 따라 적당히 증감한다.

• 등장액(等張液) 투여

구연산마그네슘으로서 68g(본품 500mL)을 물에 용해하여 전체량 약 1,800mL로 한다. 통상 성인 1회 1,800mL를 검사 예정 시간 4시간 이상 전에 200mL씩 약 1시간에 걸쳐 경구 투여한다. 연령, 증상에 따라 적당히 증감하지만 2,400mL를 넘는 투여를 실시하지 않는다.

사용금기

■ 소화관에 폐쇄이 있는 환자 또는 의심이 가는 환자 및 중증 경결변이 있는 환자

장관 내용물의 증대나 연동 운동 항진에 의해 장관내압의 상승을 초래하여 장관 점막의 허혈성 변화나 장폐쇄, 장관 천공을 일으킬 우려가 있다.

■ 급성 복증이 의심되는 환자

장관 내용물의 증대나 연동 운동 항진에 의해 증상을 악화시킬 우려가 있다.

■ 신장애가 있는 환자

흡수된 마그네슘의 배설이 지연되어 혈중 마그네슘 농도가 상승할 우려가 있다. 또한 다량의 수분 섭취는 신기능에 부하가 되어 증상을 악화시킬 우려가 있다.

■ 중독성 거대결장증 환자

천공을 일으켜 복막염, 장관 출혈을 일으킬 우려가 있다.

신중투여

■ 심기능장애가 있는 환자

혈중 마그네슘 농노가 상승하여 심기능을 억제시킬 우려가 있다.

■ 고마그네슘혈증(hypermagnesemia) 환자
혈중 마그네슘 농도의 상승에 의해 증상을 악화시킬 우려가 있다.

■ 위장 절제의 기왕력이 있는 환자
덤핑증후군(dumping syndrome)이 나타나는 경우가 있으므로 한입씩 시간을 들여 복용시키고 복용 중의 현기증, 휘청거림 등이 나타났을 경우에는 즉시 복용을 중시시킨다.

■ 복부 외과 수술의 기왕력이 있는 환자
수술 후의 유착이 있는 경우 장관 내용물의 증대나 연동 운동의 항진에 의해 장폐쇄이나 장관 천공을 일으킬 우려가 있다.

■ 장관 협착 및 고도 변비 환자
장관 내용물의 증대나 연동 운동의 항진에 의해 장폐쇄이나 장관 천공을 일으킬 우려가 있다.

■ 장관 게실이 있는 환자
장관 천공을 일으켰다는 보고가 있다.

■ 고령자
장관 천공, 장폐쇄을 일으킨 경우는 보다 중대한 병의 전귀(轉歸)를 더듬어 보는 경우가 있다. 등장액을 투여하는 경우에는 시간을 들여 투여하고 투여 중에는 관찰을 충분히 실시한다. 복통 등의 이상이 나타났을 경우에는 투여를 중지하고 복부의 진찰이나 화상 검사(단순 X선, 초음파, CT 등)를 실시하여 적절한 처치를 한다. 또한 고령자는 생리 기능(신기능 등)이 저하하고 있는 경우가 많아 혈청 중 마그네슘 농도의 상승 등의 전해질 이상이 일어나기 쉬우므로 감량하는 등 주의한다. 그리고 현기증, 휘청거림, 혈압 저하 등의 이상이 나타났을 경우에는 투여를 중지하고 적절한 처치를 실시한다.

병용주의

■ 테트라사이클린계 항생물질(tetracycline antibiotics)
테트라사이클린계 항생물질의 효과가 감약할 우려가 있다.
동시에 복용하지 않게 한다.

■ 뉴퀴놀론(new quinolone)계 항균제
뉴퀴놀론계 항균제의 효과가 감약할 우려가 있다.
동시에 복용하지 않게 한다.

■ 산성 약물(살리실산 등)

산성 약물의 효과가 감약할 우려가 았다.

■ 염기성 약물〔메타암페타민(methamphetamine) 등〕

염기성 약물의 효과가 증강할 우려가 있다.

중대한 부작용

장관 천공, 장폐쇄, 허혈성 장염, 고마그네슘혈증(hypermagnesemia)(빈도 불분명)을 일으키는 경우가 있다.

040

당류 하제

D-소르비톨(D-sorbitol)

효능 · 효과

- 소화관 X선 조영의 신속화
- 소화관 X선 조영 시의 변비 방지
- 경구적 영양 보급

특징 · 작용

- 글리코겐(glycogen) 생성 작용
  인슐린에 의존하지 않고 생체 내에서 이용되어 간질환 시의 간 글리코겐의 생성량은 다른 당질보다도 많다.
- 항케톤(antiketogenic) 작용
- 완하 작용

조성 · 제형 · 용량

■ 분말: 원말(原末) 97% 이상

■ 액체: 65%, 75%

사용법 · 사용량

■ 소화관 X선 조영의 신속화 및 소화관 X선 조영 시의 변비 방지에 사용하는 경우
X선 조영제에 첨가하여 경구 투여한다. 첨가량은 X선 조영제 중의 황산바륨 100g에 대해 10~20g으로 한다.

■ 경구 영양 보급에 사용하는 경우
필요량을 분말 또는 수용액으로 복용

중대한 부작용

■ 장천공, 장궤양, 장괴사

폴리스티렌 술폰산나트륨(sodium polystyrene sulfonate)의 소르비톨(sorbitol) 현탁액을 경구 투여하여 소장의 천공, 장점막괴사, 대장궤양, 결장괴사 등을 일으켰다는 증례가 보고되고 있다.

【예방법】

1. 장폐쇄이 의심될 때에는 투여를 피한다.
2. 격심한 복통 또는 설사, 구토 등이 나타났을 경우에는 본제의 투여를 중지하고 적절한 처치를 한다.

그 밖에 주의해야 할 부작용

■ 결장 협착

폴리스티렌 술폰산나트륨의 소르비톨 현탁액을 경구 투여하여 결장 협착, 결장 궤양 등을 일으켰다는 증례가 보고되고 있다.

■ 그 밖의 소화기계에 대한 부작용

대량 투여에 의해 복통, 설사, 복부 팽만, 방귀 등의 증상이 나타나는 경우가 있다.

【예방법】 대량 투여를 피하는 것이 중요하다.

041

인터페론 제제

인터페론(interferon)

유사제

스미페론(Sumiferon), 인트론 A(Intron-A), 에드바페론(Advaferon), 페그인트론(Pegintron), 페가시스(Pegasys), OIF, 페론(Feron) 등

효능 · 효과: C형 만성 간염의 경우

■ 페그인트론의 적응

리바비린(ribavirin)과 병용한다. 상세한 것은 별항 참조

■ 인트론 A(리바비린 병용을 포함), 에드바페론, 페가시스의 적응

C형 만성 간염에 있어서의 바이러스혈증(viremia)의 개선

■ 스미페론, 인트론 A의 적응

C형 만성 간염에 있어서의 바이러스혈증의 개선(혈중 HCV-RNA량이 높은 경우를 제외)

(증상에 따라서는 간경변의 진전 억제, 발암 억제를 위해 소량, 장기적으로 사용된다.)

특징

- 천연형 인터페론 제제와 유전자 변형형 인터페론 제제가 있는데, 제제간에 큰 차이는 없다.
- 인터페론을 폴리에틸렌 글리콜(polyethylene glycol)로 수식한 PEG 제제가 합성되어 주 1회 투여가 가능하게 되었다.
- 스미페론, 인트론 A, 에드바페론, OIF는 자가 주사가 인가되었다.
- 간경변에 대한 적응이 페론에서 나타나 향후 다른 제제에서도 인가될 예정이다.
- 페가시스와 리바비린 병용이 인정될 예정이다.

조성 · 제형 · 용량

■ 액제

- 스미페론: 300만 국제단위(IU), 600만IU, 900만IU

- 에드바페론: 900만IU, 1,200만IU, 1,800만IU
- 페가시스: 90μg, 180μg

■ 동결건조품

- 인트론 A: 300만IU, 600만IU, 1,000만IU
- 페그인트론: 50μg, 100μg, 150μg

사용법 · 사용량: C형 만성 간염의 경우

어떤 제제도 사용에 있어서는 HCV-RNA가 양성이라는 것을 확인한 후에 실시한다.

■ 스미페론

통상 성인에게는 300만~900만IU를 연일 또는 주 3회 피하 또는 근육 내에 투여한다.

■ 인트론 A

600만~1,000만IU를 주 6일 또는 주 3회 근육 내에 투여한다.

■ 페그인트론

리바비린과 병용한다. 1.5μg/kg을 주 1회 피하 투여한다. 별항 참조

■ 페가시스

180μg을 주 1회, 피하에 투여한다.

■ 에드바페론

1일 1회 1,200만~1,800만IU를 연일 또는 주 3회 피하 투여한다.

사용금기

■ 인터페론 제제에 대해 과민증의 기왕력이 있는 환자

■ 백신 등 생물학적 제제에 대해 과민증의 기왕력이 있는 환자

■ 소시호탕(小柴胡湯)을 투여 중인 환자

■ 자가면역성 간염 환자

간염이 중증화하는 경우가 있다.

신중투여

■ 알레르기 소인이 있는 환자(공통)

■ 심질환 또는 그 기왕력이 있는 환자
심근증, 심부전, 협심증, 부정맥 등이 악화하는 경우가 있다(공통).

■ 중대한 간장애 또는 신장애가 있는 환자
황달이나 현저한 아미노전이효소(transaminase) 상승을 보이는 경우가 있다. 또한 급성 신부전을 야기하는 경우가 있다(공통).

■ 고혈압을 가진 환자
뇌출혈이 보고되고 있다(공통).

■ 고도의 백혈구 감소 또는 혈소판 감소가 있는 환자
감염증 또는 출혈 경향을 초래하는 경우가 있다(공통).

■ 중추 · 정신신경장애 또는 그 기왕력이 있는 환자
악화하는 경우가 있다(공통).

■ 당뇨병 또는 그 기왕력, 가족력이 있는 환자, 내당능력장애가 있는 환자
당뇨병이 악화 또는 발증하기 쉽다(공통).

■ 자가면역질환 또는 그 소인이 있는 환자
악화 또는 발증하는 경우가 있다(공통).

■ 천식 또는 그 기왕력이 있는 환자
악화 또는 재발하는 경우가 있다(공통).

■ 투여 개시 전의 헤모글로빈, 호중구수 또는 혈소판수가 감소한 환자 및 여성(페그인트론) 별항 참조

■ 갑상선 기능 이상 또는 그 기왕력이 있는 환자(인트론 A, 페그인트론)

■ 경련 발작이 있는 환자(페그인트론, 페가시스)

■ 골수 기능 억제가 있는 환자
투여 후기(40주 이후)에도 갑자기 혈소판 감소증을 발현하는 경우가 있다(페가시스).

Point 본제의 투여 개시 후 1주간은 혈액학적 검사를 주 2회 이상, 이후에는 각 투여 직전에 검사를 실시한다. 투여 종료 후에도 검사 수치가 회복할 때까지 정기적으로 검사를 실시한다.

■ 체중 50kg 미만의 환자

헤모글로빈 감소나 혈소판 감소 등의 부작용이 나타나기 쉬우므로 관찰을 충분히 실시한다(페가시스).

■ 고령자(페가시스)

병용금기

■ 소시호탕(小柴胡湯)

간질성 폐렴의 발현 예에는 소시호탕과의 병용 예에서 많이 보고되고 있으므로 병용하지 않는다.

병용주의

■ 테오필린(theophylline), 안티피린(antipyrine)

테오필린, 안티피린의 혈중농도를 높인다고 보고되고 있다.

간 시토크롬 P450(CYP1A2)의 활성을 억제하여 간장에서의 대사를 억제한다고 생각되고 있다.

Point 테오필린, 안티피린의 혈장 중 농도를 측정하여 용량을 조절한다.

■ 와파린

와파린의 혈중농도를 높이는 경우가 있다.

Point 혈중농도를 측정하여 용량을 조절한다.

중대한 부작용

■ 간질성 폐렴

【원 인】 약제의 항원항체 반응이 원인이라고 생각되고 있다. 소시호탕과의 병용 예에서 많이 보고되고 있기 때문에 병용금기로 되어 있다.

【대처법】 발열, 기침, 호흡곤란, 흉부 X선 이상 등이 나타났을 경우에는 투여를 중지하고 부신피질호르몬의 투여 등을 실시한다. 또한 기침, 호흡곤란 등이 나타났을 경우에는 즉시 연락하도록 환자에게 주의를 준다.

■ 우울증, 자살기도

【원 인】 상세한 것은 불분명

【대처법】 환자의 정신 상태에 충분히 주의하고 불안, 불면, 초조 등이 나타났을 경우에는 투여를 계속할 것인지에 대한 가부에 관하여 신중하게 검토한다. 정신신경 증상 발현의 가능성에 관하여 환자 및 가족에게 충분히 이해시킨다. SSRI〔루복스(Luvox)〕 등의 항우울제가 유용한 경우가 있다.

■ 당뇨병〔인슐린 의존형(IDDM) 및 인슐린 비의존형(NIDDM)〕

【원 인】 인슐린 생성세포인 췌장 β세포에 대한 장기(臟器) 특이적인 자가면역 반응으로 면역계의 세포 장애성 T세포는 β세포에 존재하는 정상적인 64KD 단백을 외계 항원으로 인식하여 β세포를 공격하기 때문에 인슐린 생성능력은 점차 저하한다고 생각되고 있다.

【대처법】 당뇨병 환자는 혼수에 이르는 경우가 있으므로 정기적으로 검사〔혈당치, 요당, 헤모글로빈 A_{1C}(HbA_{1C}), 안저 검사 등〕를 실시한다.

■ 자가면역현상에 의한다고 생각되는 증상 · 징후〔갑상선 기능 이상, 용혈성 빈혈, 궤양성 대장염, 류마티스 관절염, 인슐린 의존형 당뇨병(IDDM), SLE, 중증 근무력증, 다발성 근염의 악화 또는 발증 등〕

【대처법】 자가면역질환의 환자 또는 그 소인이 있는 환자에게는 정기적으로 검사를 하는 등 관찰을 충분히 실시하고 신중하게 투여한다. 이상이 나타났을 경우에는 투여를 중지한다. 자가면역성 간염의 환자에게는 투여하지 않는다.

■ 중대한 간장애

【원 인】 약물 자체 또는 중간대사물이 간세포에 작용하여 간장애를 야기한다고 생각되고 있다.

【대처법】 황달이나 현저한 아미노전이효소(transaminase)의 상승을 수반하는 간장애가 나타났을 경우에는 투여를 중지한다.

■ 급성 신부전, 신증후군(nephrotic syndrome) 등의 중대한 신장애

【원 인】 신장 근위세뇨관의 세포에 집적하여 항원항체 복합물이 형성되고 이것이 신사구체에 침착하여 신장염을 야기한다. 원발성 질환과 마찬가지로 신증후군을 나타내는 경우가 있다.

■ 용혈성 요독증후군

【대처법】 정기적으로 혈액 검사(혈소판수, 적혈구수 등) 및 신장 간기능검사(혈청 크레아티닌 등)를 실시하는 등 관찰을 충분히 실시하여 이상이 나타났을 경우에는 투여를 중지하고 적절한 처치를 실시한다.

■ 범혈구 감소, 무과립구증, 백혈구 감소(2,000/mm^3 미만), 혈소판 감소(50,000/mm^3 미만), 빈혈, 적혈구계 무형성증(pure red cell aplasia, PRCA)

【대처법】 현저한 경우에는 투여를 중지하고 적절한 처치를 실시한다.

■ 심부전, 협심증, 심근경색, 완전방실차단, 심실빈맥, 심근증

【대처법】 이러한 질환 등의 심근장애가 나타났을 경우에는 투여를 중지하고 적절한 처치를 실시한다.

■ 뇌출혈, 뇌경색

【대처법】 이상이 나타났을 경우에는 투여를 중지하고 CT, MRI 등을 검토한다.

■ 망막증

【대처법】 망막 출혈이나 당뇨병 망막증의 악화에 주의하고 정기적으로 안저 검사를 실시하는 등 관찰을 충분히 하여 이상이 나타났을 경우에는 투여를 중지하는 등 적절한 처치를 실시한다. 또한 시력 저하, 시야 중의 암점(暗点)이 나타났을 경우에는 신속하게 의사의 진찰을 받도록 환자를 지도한다.

■ 난청

【대처법】 이상이 나타났을 경우에는 투여를 계속할 것인지에 대한 가부에 관하여 검토한다. 증상이 심한 경우 및 감량해도 소실하지 않는 경우에는 투여를 중지하고 적절한 처치를 실시한다.

■ 피부궤양, 피부괴사

【대처법】 이상이 나타났을 경우에는 적절한 처치를 실시한다. 또한 근육내 · 피하에 투여할 때는 동일부위에 단기간에 반복하여 주사하지 않는다.

검사 수치에 대한 영향(빈도는 약제에 따라 다르다)

- 빈혈
- 백혈구 감소, 과립구 감소, 무과립구증
- 혈소판 감소
- AST(GOT) 상승
- ALT(GPT) 상승

인터페론 제제

페그인터페론α-2b(peginterferon-α-2b) - 페그인트론(PegIntron)

유사제

인트론 A(Intron-A), 에드바페론(Advaferon), 페가시스(Pegasys), 스미페론(Sumiferon), OIF, 페론(Feron)

효능 · 효과

C형 만성 간염에 있어서의 바이러스혈증(viremia)의 개선

- 혈중 HCV-RNA양이 증가(RT-PCR법으로 10^5IU/mL 이상 또는 b-DNA법으로 1Meg/mL 이상)
- 전회 인터페론 제제 단독요법으로 무효 또는 재발

특징

- 페그인터페론/리바비린(ribavirin) 병용요법은 C형 만성 간염에 대한 국제적인 표준적 치료법이다.
- 유전자형(genotype) 1형 고바이러스량 증례에 대해 48주간 투여에서 약 60%로 뛰어난 바이러스 음성화율을 얻을 수 있고 또한 그 밖의 증례에 대해서는 24주간 투여에서 약 90%의 바이러스 음성화율을 나타낸다〔유전자형 1형 고바이러스량 증례에 대한 종래의 치료 효과는 인터페론 단독 24주간 치료(인트론 A)에서 1.5%로, 인트론 A/레베톨(Rebetol) 병용요법 24주간 치료에서 18.0%의 치료성적이었다〕.
- 페그인트론은 주 1회의 통원으로 치료 가능하여 투여 직전의 혈액학적 검사가 필수가 아니다.
- 처음으로 체중 별로 용량 조절이 가능하게 되어 보다 높은 바이러스학적 효과와 부작용 경감이 가능하게 된 인터페론 제제이다.

조성 · 제형 · 용량

백색의 분말 또는 덩어리이며, 필요 시 용해하여 이용하는 주사제로 1바이알 중에 페그인터페론 α-2b 74㎍, 148㎍, 222㎍을 함유한다.

Point 첨부한 「주사용수」 0.7mL에 용해하여 0.5mL를 뺐을 때 바이알 표시의 50㎍, 100㎍, 150㎍을 함유한다. 또한 1바이알당 최대 투여량은 0.5mL이다.

사용법 · 사용량

리바비린(상품명: 레베톨)과 병용하여 통상 성인에게는 1회 1.5㎍/kg을 주 1회 피하 투여한다. 투여 시 환자의 상태를 고려하여 감량, 중지 등의 적절한 처치를 실시한다. 투여 기간은 임상 효과〔HCV-RNA, ALT(GPT)〕 및 부작용의 정도를 고려하면서 신중하게 결정한다. 또한 본제 또는 레베톨의 감량, 또는 중지 기준에 따른다. 투여 개시 시의 투여 기간, 투여량에 관해서는 아래의 표를 참고로 환자 체중에 따라 필요량을 사용한다.

Point 페그인트론은 반드시 레베톨과 병용한다. 레베톨의 항도 참조

■ 통상 투여 기간

인터페론		바이러스형 혈청군(serogroup)〔유전자형〕		인터페론		바이러스형 혈청군(serogroup)〔유전자형〕	
첫 회 치료		I (1a, 1b)	II (2a, 2b)	재치료		I (1a, 1b)	II (2a, 2b)
바이러스양	고	48주간	24주간	바이러스양	고	48주간	24주간
	저	보험 적용 외			저	24주간	24주간

※ 고바이러스량이란 혈중 HCV-RNA양이 RT-PCR법으로 10^5IU/mL 이상 또는 b-DNA법으로 1Meq/mL 이상을 말한다.

■ 통상 투여량

체중(kg)	투여량(㎍)	사용 바이알	액량(mL)
35~45	60	100㎍/0.5mL용	0.3
46~60	80		0.4
61~75	100		0.5
76~90	120	150㎍/0.5mL용	0.4
91~120	150		0.5

■ 레베톨 통상 투여량

환자의 체중	레베톨의 투여량		
	1일 투여량	조식 후	석식 후
60kg 이하	600mg	200mg	400mg
60kg 초과 80kg 이하	800mg	400mg	400mg
80kg 초과	1,000mg	400mg	600mg

Point 치료 개시 시에는 헤모글로빈 12g/dL 이상, 백혈구수 4,000/mm^3 이상 또는 호중구수 1,500/mm^3 이상, 혈소판수가 100,000/mm^3 이상이 바람직하다. 투여 중에 헤모글로빈 농도 · 백혈구수 · 호중구수 또는 혈소판수의 저하가 보였을 경우에는 아래의 표를 참고로 본제 또는 레베톨의 양을 변경한다. 또한 투여 개시 전의 헤모글로빈 농도가 14g/dL 미만, 호중구수 2,000/mm^3 미만 또는 혈소판수 120,000/mm^3 미만의 환자, 고령자 및 여성은 감량을 요하는 빈도가 높아지는 경향이 나타나므로 신중 투여하고 투여 개시로부터 2주간은 원칙적으로 입원하는 것으로 한다.

■ 헤모글로빈 농도에 의한 감량 · 중지 기준

● 심질환 또는 그 기왕력이 없는 환자

헤모글로빈 농도	리바비린	본제
10g/dL 미만	감량 600mg/일 ⇒ 400mg/일 800mg/일 ⇒ 600mg/일 1,000mg/일 ⇒ 600mg/일	용량 변경 없음
8.5g/dL 미만	중지	중지

● 심질환 또는 그 기왕력이 있는 환자

헤모글로빈 농도	리바비린	본제
10g/dL 미만	감량 600mg/일 ⇒ 400mg/일 800mg/일 ⇒ 600mg/일 1,000mg/일 ⇒ 600mg/일	용량 변경 없음
투여 중 투여 전 치에 비해 2g/dL 이상의 저하가 4주간 지속		
8.5g/dL 미만	중지	중지
감량 후 4주간 경과해도 12g/dL 미만		

■ 백혈구수 · 호중구수 · 혈소판수에 의한 감량 · 중지 기준

검사 항목	수치	리바비린	본제
백혈구수	1,500/mm^3 미만	용량 변경 없음	반으로 감량
호중구수	750/mm^3 미만		
혈소판수	80,000/mm^3 미만		
백혈구수	1,000/mm^3 미만	중지	중지
호중구수	500/mm^3 미만		
혈소판수	50,000/mm^3 미만		

경고

본제의 투여에 의해 간질성 폐렴이 자살기도로 나타나는 경우가 있으므로 충분히 유의하여 환자에 대해 부작용 발현의 가능성에 관하여 충분히 설명한다.

사용금기

■ 본제 또는 다른 인터페론 제제에 대해 과민증의 기왕력이 있는 환자

■ 백신 등 생물학적 제제에 대해 과민증의 기왕력이 있는 환자

■ 소시호탕(小柴胡湯)을 투여 중인 환자

■ 자가면역성 간염 환자
자가면역성 간염이 악화하는 경우가 있다.

신중투여

■ 중추 · 정신신경장애 또는 그 기왕력이 있는 환자
중추 · 정신신경 증상이 악화 또는 재발하는 경우가 있다.

■ 고도의 백혈구 감소, 호중구 감소 또는 혈소판 감소가 있는 환자
백혈구 감소, 호중구 감소 또는 혈소판 감소가 더욱 악화는 경우가 있어 감염증 또는 출혈 경향을 초래하기 쉽다.

■ 심질환 또는 그 기왕력이 있는 환자
심질환이 악화하는 경우가 있다.

■ 중대한 간장애가 있는 환자
간장애가 악화할 우려가 있다.

■ 만성 신부전 또는 크레아티닌 청소(creatinine clearance)가 50mL/분(分) 이하의 신기능장애가 있는 환자
본제의 혈중농도가 상승하는 경우가 있다.

■ 자가면역질환의 환자 또는 그 소인이 있는 환자
질환이 악화 또는 나타나는 경우가 있다.

■ 갑상선기능이상 또는 그 기왕력이 있는 환자
갑상선기능이상이 악화하는 경우가 있다.

■ 알레르기 소인이 있는 환자

■ 고혈압 환자
뇌혈관장애가 일어날 우려가 있다.

■ 당뇨병 또는 그 기왕력, 가족력이 있는 환자, 내당능력장애가 있는 환자
당뇨병이 악화 또는 발증할 우려가 있다.

■ 고령자

■ 경련 발작이 있는 환자
다른 인터페론 제제로 증상이 악화한다고 보고되고 있다.

병용주의

■ 톨부타미드(tolbutamide)
본제의 병용으로 톨부타미드의 대사가 약 28% 항진했다는 보고가 있다.

■ 덱스트로메토르판(dextromethorphan)
본제의 병용으로 덱스트로메토르판의 대사가 약 67% 항진했다는 보고가 있다.

■ 테오필린(theophylline), 안티피린(antipyrine), 와파린
다른 인터페론 제제와의 병용으로 상기 약제의 혈중농도가 높아진다고 보고되고 있으므로 주의한다.

■ 지도부딘(zidovudine)

다른 인터페론 제제와의 병용으로 골수기능 억제 작용이 증강되어 백혈구 감소 등의 혈구 감소가 악화하는 경우가 있다.

■ 면역억제요법

다른 인터페론 제제와의 병용으로 이식 환자(신장 · 골수 이식 등)에 있어서의 면역억제요법의 효과가 약해지는 경우가 있다.

중대한 부작용

- 간질성 폐렴(1% 미만), 폐섬유증, 폐부종(빈도 불분명)
- 우울증(10% 이상), 자살기도(1% 미만)
- 빈혈*〔적혈구 감소(250만/mm³ 미만)(1~5% 미만), 헤모글로빈 감소(8g/dL 미만)(1% 미만), 헤모글로빈 감소(8 이상 9.5g/dL 미만)(10% 이상), 헤모글로빈 감소(9.5 이상 11g/dL 미만)(10% 이상)〕
- 무과립구증(빈도 불분명), 백혈구 감소(2,000/mm³ 미만)(10% 이상), 과립구 감소(1,000/mm³ 미만)(60.8%)
- 혈소판 감소(50,000/mm³ 미만)(1% 미만)
- 재생 불량성 빈혈, 범혈구 감소(빈도 불분명)
- 의식장애, 실신(1~5% 미만), 경련, 섬망, 착란, 환각, 망상, 혼미, 공격적 행동, 통합실조증(정신분열병)형 증상, 치매형 증상(특히 고령자), 흥분(빈도 불분명), 지남력장애(disorientation), 조증상태, 난청(1% 미만)
- 자가면역현상(빈도 불분명)
- 당뇨병(1% 미만)
- 중대한 간장애(1% 미만)
- 급성 신부전 등의 중대한 신장애(빈도 불분명)
- 쇼크(빈도 불분명)
- 심근증, 심부전, 심근경색, 협심증(빈도 불분명)
- 부정맥(1% 미만)
- 소화관 출혈(하혈, 혈변 등)(1~5% 미만), 소화성 궤양(빈도 불분명), 소장 궤양, 허혈성 대장염(1% 미만)
- 호흡곤란(10% 이상), 객담 증가(5~10 이상)
- 뇌출혈(1% 미만)
- 뇌경색(빈도 불분명)

- 패혈증(1% 미만)
- 망막증(1~5% 미만)
- 피부점막안증후군(Stevens-Johnson 증후군), 중독성 표피괴사증(Lyell 증후군)(빈도 불분명)
- 횡문근 융해증(빈도 불분명)

* 빈혈은 주로 용혈성 빈혈

최근의 지견

아미노전이효소(transaminase)가 기준치 내(소위 「간기능 정상 예」)이더라도 간조직학적으로 진전이 보이는 증례가 국내외에서 보고되고 있다.[1, 2] 이와 같은 「간기능 정상 예」에 대해 페그인터페론/리바비린 병용요법은 「간기능 이상 예」와 동등한 치료 효과를 얻을 수 있다고 보고되고 있다.[3] 또한 난치성인 1형 고바이러스량 증례에 대해 치료 개시 초기부터 바이러스의 감소가 늦는 증례(투여 중에 처음으로 바이러스 음성이 된 시기가 투여 개시부터 12~24주의 환자)에 대해서는 통상 투여 기간인 48시간을 넘어 연장 투여를 함에 따라 바이러스 재발률이 저하한다는 것이 시사되고 있다.[4]

문헌

1) Pradat P. et al. Hepatology. 2002; 36: 973-7.
2) Okanoue T. et al. J Hepatol. 2005; 43: 599-605.
3) Zeuzem S. et al. Gastroenterology. 2004; 127: 1724-32.
4) Buti M. et al. Hepatology. 2003; 37: 1226-7.

043

항간염바이러스제

리바비린(ribavirin)

– 레베톨(Rebetol)

유사제

일본에서 승인된 유사제는 없다. 해외에서는 로슈(Roche)사가 리바비린의 정제(Copegus)를 발매하고 있어 일본에서도 가까운 시일 내에 승인될 전망이다. 또한 리바비린의 전구약물(prodrug)인 비라미딘(viramidine)은 용혈성 빈혈의 부작용이 적지만 현시점에서는 사용할 수 없다.

효능 · 효과

IFNα-2b 또는 PegIFNα-2b와의 병용에 의한 다음의 C형 만성 간염에 있어서의 바이러스혈증(viremia)의 개선

- 혈중 HCV-RNA량이 높은 환자
- IFN 단독요법으로 무효 또는 재발한 환자

특징

리바비린은 1972년 Witkowski 등에 의해 합성된 푸린 뉴클레오시드 아날로그(purine nucleoside analog)로, RNA 및 DNA 바이러스에 대한 폭넓은 항바이러스 활성을 갖는다. 리바비린 단제(單劑)로는 C형 만성 간염에 대한 항바이러스 작용은 약하지만 리바비린과 IFNα와의 병용 투여에 의해 바이러스 배설 효과 및 ALT(GPT) 개선 효과의 지속성이 뛰어난 것이 발견되었다. 그 후 PegIFN과의 병용에 의해 한층 더 효과가 나타나 현시점에서의 C형 만성 간염에 대한 표준적 치료제가 되고 있다. C형 간염 바이러스에 대해 IFN과의 병용 효과를 얻을 수 있는 메커니즘에 관해서는 바이러스의 핵산 합성 과정을 억제함에 따른 직접적인 항바이러스 작용 외에 RNA 바이러스에 대한 돌연변이(mutation)를 일으켜 바이러스의 유전체(genome)를 불안정하게 하는 작용이나 Th1/Th2 밸런스를 Th1 우위로 함에 따라 세포성 면역을 높이는 작용 등이 추정되고 있다.

조성 · 제형 · 용량

■ 조성

리바비린으로서 200mg. 첨가물로서 유당, 스테아린산 마그네슘(magnesium stearate), 그 밖에 두 성분을 함유

■ 제형

백색 · 불투명 1호 경(硬)캡슐제

사용법 · 사용량

IFNα-2b 또는 PegIFNα-2b와 병용한다(다른 IFN 제제와의 병용은 현시점에서는 일본에서 승인되어 있지 않다).

통상 성인에게는 리바비린으로서 1일 600~1,000mg을 1일 2회로 나누어 연일 조 · 석식 후 경구 투여한다(아래 표 참조).

환자의 체중	리바비린의 투여량		
	1일 투여량	조식 후	석식 후
60kg 이하	600mg	200mg	400mg
60kg 초과 80kg 이하	800mg	400mg	400mg
80kg 초과	1,000mg	400mg	600mg

혈청군(serogroup) 1〔유전자형(genotype)I(1a) 또는 II(1b)〕에서 혈중 HCV RNA량이 높은 환자에 있어서의 통상의 투여 기간은 48주간이다. 임상시험의 결과에 의해 투여 중지 예에서는 유효성이 저하하고 있기 때문에 감량 · 휴약 등의 처치에 의해 가능한 한 48주간 투여하는 것이 바람직하다. 또한 24주간 이상의 투여로 효과가 보이지 않을 경우 투여의 중지를 고려한다. 그 밖의 환자의 통상 투여 기간은 24주간이다.

임신 가능성이 있는 여성 환자 및 파트너가 임신 가능성이 있는 남성 환자는 투여 중 및 투여 종료 후 6개월간은 신뢰할 수 있는 피임법을 이용하여 임신을 피하는 것이 중요하다. 투여 직전의 임신 검사 결과가 음성이라는 것을 확인 후에 투여를 개시하고 치료 중에도 임신 검사를 매월 1회 실시한다. 또한 정액 안으로의 본제의 이행을 부정할 수 없다는 점에서 파트너가 임신 중인 남성 환자에게는 그 위험성을 환자에게 충분히 이해시켜 투여 중 및 투여 종료 후 6개월간은 본제가 자궁 내로 이행하지 않도록 콘돔을 사용하도록 지도할 필요가 있다.

사용금기

임부, 수유부, 본제 · 뉴클레오시드 아날로그(nucleoside analog) 과민증, 조절이 곤란한 심질환(심근경색, 심부전, 부정맥 등), 이상 헤모글로빈증〔지중해빈혈(thalassemia), 겸상 적혈구성 빈혈(sickle-cell anemia) 등〕, 신기능장애(크레아티닌 청소 50mL/분 이하), 중도(重度)의 정신병 상태, 중대한 간기능장애, 자가면역성 간염

신중투여

■투여 개시 전의 헤모글로빈 농도가 14g/dL 미만, 호중구수가 IFNα-2b(유전자 변형) 병용 시에는 2,500/mm^3 미만, PegIFNα-2b(유전자 변형) 병용 시에는 2,000/mm^3 미만 또는 혈소판수 120,000/mm^3 미만의 환자 및 여성
감량을 요하는 빈도가 높아지는 경향이 보이고 있다.

■심질환 또는 그 기왕력이 있는 환자
빈혈에 의해 심기능의 이상, 관상동맥 질환이 악화 또는 재발할 가능성이 있다.

■통풍 또는 그 기왕력이 있는 환자
혈청 요산 농도의 상승이 보고되고 있다.

■알레르기 소인이 있는 환자

■고도의 백혈구 감소 또는 혈소판 감소가 있는 환자
백혈구 감소 또는 혈소판 감소가 더욱 악화되어 감염증 또는 출혈 경향을 초래하기 쉽다.

■중추 · 정신신경장애 또는 그 기왕력이 있는 환자
중추 · 정신신경 증상이 악화 또는 재발하는 경우가 있다.

■자가면역질환 환자 또는 그 소인이 있는 환자
질환이 악화 또는 나타나는 경우가 있다.

■경도 또는 중등도의 신기능장애가 있는 환자
본제의 혈중농도가 상승하여 중대한 부작용이 발생하는 경우가 있다.

■고혈압 환자
뇌출혈을 포함한 뇌혈관장애가 발생했다는 보고가 있다.

■당뇨병 또는 그 기왕력, 가족력이 있는 환자, 내당능력장애가 있는 환자
당뇨병이 악화 또는 발증하기 쉽다.

■ 고령자

병용금기

IFN의 병용금기에 준한다.

병용주의

뉴클레오시드 아날로그(nucleoside analog)〔디다노신(didanosine), 황산아바카비어(abacavir sulfate) 등: 유산증(lactic acidosis)을 증강시킬 가능성 있음〕, 지도부딘(zidovudine)〔지도부딘의 인산화를 저해하여 작용을 감약한다〕
IFN 제제 병용 시에는 그 밖에 소시호탕(小柴胡湯), 테오필린(theophylline), 안티피린(antipyrine), 와파린, 지도부딘, 톨부타미드(tolbutamide), 덱스트로메토르판(dextromethorphan)과의 상호작용이 보고되고 있기 때문에 주의를 요한다.

중대한 부작용(IFN α-2b 병용 시)

빈혈(적혈구 감소), 헤모글로빈 감소. 무과립구증, 백혈구 감소, 과립구 감소. 혈소판 감소. 재생불량성 빈혈, 범혈구 감소. 우울증, 자살기도. 의식장애, 경련, 지남력장애(disorientation), 섬망, 착란, 조증상태, 통합실조증(정신분열병) 상태, 실신, 치매성 증상, 흥분, 환각, 난청, 망상, 혼미, 공격적 행동. 중대한 간장애. 쇼크. 소화관 출혈, 소화성 궤양, 허혈성 대장염, 호흡곤란, 객담 증가. 뇌출혈, 뇌경색. 방광암, 대장암. 간질성 폐렴, 폐섬유증, 폐부종. 당뇨병. 중대한 신장애. 심근증, 심부전, 심근경색, 협심증, 부정맥, 패혈증. 망막증. 자가면역 현상. 피부점막안증후군, 중독성 표피괴사증. 횡문근 융해증. 리바비린에 특유의 부작용으로서 용혈성 빈혈이 있다. 헤모글로빈치는 투여 개시 후 1주 무렵부터 서서히 저하하기 시작하여 4~8주간 전후에 낮아지므로 투여 개시 초기에는 정기적인 모니터링을 요한다. 통상 투여 개시 후 8주간은 매주, 그 후에도 2~4주마다 혈액 데이터를 확인하여 헤모글로빈치의 추이에 의해 적당히 감량한다(아래 표 참조).

■ 심질환 또는 그 기왕력이 없는 환자

헤모글로빈 농도	리바비린	INFα-2b 또는 PegIFNα-2b
10g/dL 미만	감량 600mg/일 ⇒ 400mg/일 800mg/일 ⇒ 600mg/일 1,000mg/일 ⇒ 600mg/일	용량 변경 없음
8.5g/dL 미만	중지	중지

■ 심질환 또는 그 기왕력이 있는 환자

헤모글로빈 농도	리바비린	INFα-2b 또는 PegIFNα-2b
10g/dL 미만	감량 600mg/일 ⇒ 400mg/일 800mg/일 ⇒ 600mg/일 1,000mg/일 ⇒ 600mg/일	용량 변경 없음
투여 중 투여 전 수치에 비해 2g/dL 이상의 저하가 4주간 지속		
8.5g/dL 미만	중지	중지
감량 후 4주간 경과해도 12g/dL 미만		

그 밖에 IFN 단독요법과 비교하여 리바비린 병용요법으로 발현 빈도가 상승했던 부작용으로서 발진, 탈모, 가려움증, 빌리루빈혈증(bilirubinemia), 고요산혈증 등이 보고되고 있다.

검사 수치에 대한 영향

적혈구 감소, 헤모글로빈치 저하, 백혈구 감소, 혈소판 감소, 빌리루빈치 상승, 고요산혈증 등

B형 간염 핵산 제제

044

라미부딘(lamivudine)
- 제픽스(Zefix)

유사제

아데포비어(adefovir)〔헵세라(Hepsera)〕, 엔테카비어(entecavir)〔바라크루드(Baraclude)〕

효능 · 효과

■ 단독 투여의 경우

• B형 만성 간염

B형 간염 바이러스의 증식을 수반하는 간기능의 이상이 보인 B형 만성 간염에 있어서의 바이러스 메이커(virus maker), 간기능 및 간조직형상의 개선

• B형 간경변

B형 간염 바이러스의 증식을 수반하는 간기능의 이상이 보인 B형 간경변에 있어서의 바이러스 메이커의 개선

■ 아데포비어와 병용한 경우

본제 투여 중에 B형 간염 바이러스의 지속적인 재증식을 수반하는 간기능의 이상이 확인된 B형 만성 간염 및 B형 간경변에 있어서의 바이러스 메이커 및 간기능의 개선

Point

- 자연 경과로 혈청전환(seroconversion)을 일으켜 자연 치유할 가능성이 낮아지는 35세 이상이나 35세 미만에서도 간조직병변이 진행된 환자(F3/A3 등)는 라미부딘 투여의 대상이 된다.
- 투여 개시 시의 HBV-DNA량이 적은(10^7copies/mL 이하) 것이 HBV-DNA량이 많은 경우보다도 YMDD 변이 바이러스 출현율이 낮아 ALT(GPT) 수치가 정상 범위 상한의 2배 이상으로 높을수록, 또한 투여 계속 기간이 길어질수록 HBe 혈청전환율이 높아진다.
- 간 이식 시의 예방적 투여, 급성 간염, 전격 간염은 보험 적용 외이지만 유효하다는 보고가 산견(散見)되고 있어 전격화가 예상되는 급성 간염이나 전격 간염 및 만성 간염의 급성 악화 예에 대해 치료할 때에는 조기에 투여 개시하는 것이 바람직하다.
- 화학요법 시행 시의 HBV 보균자에 대한 예방 투여는 보험 적용 외이지만 전격화의 예방에 유용하여 조기에 투여 개시하는 것이 바람직하다.

특징

- HBe 항원의 유무에 상관없이 바이러스 메이커(HBV DNA), 간기능(ALT), 간조직형상(HAI 스코어)을 개선하는 1일 1회 1정의 경구제이다.
- 라미부딘은 세포 내에서 인산화되어 활성체의 라미부딘-5'-삼인산(lamivudine-5'-triphosphate)으로 변환된다. HBV의 DNA 복제 시 라미부딘-5'-삼인산은 DNA 중합효소(DNA polymerase)에 의한 DNA쇄에 대한 디옥시구아노신-5'-삼인산(deoxyguanosine-5'-Triphosphate, dCTP)의 흡수를 경합적으로 저해한다. 또한 라미부딘-5'-삼인산은 DNA 중합효소의 기질로서 바이러스 DNA쇄로 흡수되지만 라미부딘-5'-삼인산은 다음의 뉴클레오시드(nucleotide)와의 결합에 필요한 3'위의 OH기가 없기 때문에 DNA쇄 신장(伸長)이 정지한다〔연쇄종료법(chain termination method)〕.
  이상과 같은 점으로부터 라미부딘의 항HBV 작용기전은 바이러스의 DNA 중합효소에 대한 경합적 길항 작용과 DNA 신장(伸長) 정지 작용의 두 가지가 생각되고 있다.
- 국내외의 임상시험에서는 HBV-DNA량을 감소시켜 간기능(ALT)치를 개선시키고 장기 투여에 의해 간의 괴사 · 염증 반응이나 섬유화 등 간조직형상을 개선시킨다고 보고되고 있다.[1] 또한 아시아에서 실시된 이중맹검법에서는 간경변 환자에게서 병기의 진전 억제 및 간세포암 발생 억제가 나타났다는 보고가 있다.[2]
- 라미부딘을 장기적으로(6개월 이상) 사용했을 때에 라미부딘에 대한 감수성이 저하한 변이 바이러스(YMDD 변이 바이러스)가 나타난다는 증례가 보고되고 있다. 이 변이 바이러스의 증식은 라미부딘에 의해 억제되지 않기 때문에 복용 중에 HBV-DNA량이 증가한다. 순응도(compliance)에 문제가 없음에도 불구하고 HBV-DNA량이 증가한 경우는 이 변이 바이러스의 출현이 상정된다. YMDD 변이 바이러스의 출현에 의해 일부 증례에서는 간염이 재발(ALT 치가 상승)하는 경우가 있기 때문에 정기적인 검사와 충분한 관찰이 중요하다. 일반적으로는 간기능 악화의 수주일 전에 HBV-DNA량이 증가하게 된다. 또한 HBV-DNA량이 증가해도 간기능이 악화하지 않은 예도 있다.
  일본에서 라미부딘을 투여했던 286증례에 있어서의 YMDD 변이 바이러스 출현율은 26.8%(HBe 항원 양성 예 32%, HBe 항원 음성 예 14%)로, 변이 바이러스 출현 예의 약 60%의 증례에서 간염의 재발이 보였다는 보고가 있다.[3]
  또한 장기 투여 시험에서는 5년간에 44%의 증례에 변이 바이러스의 출현이 보고되고 있다.[3]

Point YMDD 변이 바이러스 출현 시의 대응

- 간기능이 정상일 때의 증례 → 라미부딘의 계속적인 투여
  라미부딘의 투여를 중지하면 지금까지 증식이 억제되어 있던 야생주(株)가 재증식하여 간염의 재발(간기능 악화)을 초래할 우려가 있다. 따라서 야생주의 증식 억제를 유지하기 위해서

라도 라미부딘의 투여를 계속하는 것이 중요하다. 엔테카비어(entecavir)로 변경하는 것도 유용하다.

- 간기능의 악화가 확인된 증례 → 엔테카비어(1mg/일)로 변경
  또는 라미부딘 + 아데포비어
  또는 라미부딘 + 인터페론
  또는 라미부딘 + 간기능개선제(SNMC 등)

아데포비어 병용 개시의 기준은 HBV-DNA량의 재증가 또는 ALT치의 이상이 보인 시점

- 라미부딘의 투여를 중지했을 경우 약제에 의해 증식이 억제되어 있던 HBV가 재증식하여 간염이 재발하는 경우가 있다. 간조직형상의 개선이나 병태의 진전 억제를 위해서도 가능한 한 길게 HBV-DNA량을 낮게 억제하고 또한 간기능수치를 정상치로 유지하는 것이 중요하지만 개선이 보여 투약을 종료한 경우나 환자의 희망에 의해 투약을 중지하는 경우에는 투여 종료 후에도 신중하게 경과 관찰을 하고 간염의 재발 시에는 적절한 대처가 필요하다. → 「경고」 참조

Point 라미부딘의 투여를 종료하는 경우의 기준

HBe 항원 양성 예 → HBe 항체에 대한 혈청전환(seroconversion)이 지속(6개월 정도)

HBe 항원 음성 예(Pre-core 변이 바이러스 등) → ALT의 정상화를 수반하는 HBV-DNA의 지속 양성화*(6개월 이상)

*TMA법 또는 그 이상의 검출 감도를 가진 검사법에서 음성을 나타낸다.

- 라미부딘 투여 중지 후의 간염 재발(간기능 악화) 시에는 라미부딘(또는 라미부딘과 아데포비어)의 재투여 또는 IFN 또는 강력 네오미노화겐(stronger neo-minophagen, SNMC) 등의 기존 치료법으로 대처한다.

조성 · 제형 · 용량

연한 갈색의 필름코팅 정제로, 1정 중에 라미부딘 100mg을 함유한다.

사용법 · 사용량

■ 단독 투여의 경우

성인에게는 라미부딘으로서 1일 1회 경구 투여한다.

■ 아데포비어와 병용하는 경우

성인에게는 라미부딘으로서 1회 100mg을 1일 1회, 아데포비어로서 1회 10mg을 1일 1회, 각각 경구 투여한다.

■ 사용법 · 사용량과 관련된 주의사항

- 본제는 투여를 종료할 때까지 장시간을 요하는 약제로, 투여 중지에 의해 간기능의 악화 또는 간염의 중증화를 일으키는 경우가 있다.
- HIV에 중복 감염되어 있는 환자에게 투여하는 경우에는 항HIV제인 에피비어(Epivir)정, 콤비비어(Combivir)정, 엡지콤(Epzicom)정을 HIV 감염증에 대한 사용법 · 사용량에 의해 투여한다.
- 신기능저하 환자는 혈중농도 반감기가 연장하여 혈중농도가 증대하므로 신기능의 저하에 따라 다음과 같은 방법에 의해 투여량, 투여 간격의 조절이 필요하다.

표: 환자의 신기능에 대응하는 사용법 · 사용량의 기준(외국인 데이터)

	크레아티닌 청소(mL/min)				
	50 이상	30~49	15~29	5~14	5 미만
추장(推奬) 용량	100mg을 1일 1회	첫 회 100mg, 그 후 50mg을 1일 1회	첫 회 100mg, 그 후 25mg을 1일 1회	첫 회 35mg, 그 후 15mg을 1일 1회	첫 회 35mg, 그 후 10mg을 1일 1회

경고

본제의 투여 종료 후 바이러스 재증식에 수반하여 간기능의 악화 또는 간염의 중증화가 나타나는 경우가 있다. 때문에 본제의 투여를 종료하는 경우에는 투여 종료 후 적어도 4개월간은 원칙적으로 2주마다 환자의 임상 증상과 임상 검사 수치(HBV-DNA, ALT 및 필요에 따라 총빌리루빈)를 관찰하고 그 후에도 관찰을 계속한다.

특히 면역 반응이 강한 환자〔황달의 기왕력이 있는 환자, 중도(重度)의 급성 악화의 기왕력이 있는 환자 등〕 또는 비대상성 간질환 환자(조직학적으로 진전하여 간 예비능력이 적은 환자를 포함)는 투여 종료 후에 간염이 중증화하는 경우가 있어 투여 종료 후의 경과 관찰에 의해 신중하게 실시할 필요가 있다. 이와 같은 환자는 본제의 투여 종료가 곤란해져 장기에 걸친 치료를 하게 되는 경우가 있다.

사용금기

■ 본제의 성분에 대해 과민증의 기왕력이 있는 환자

신중투여

■ 신기능장애가 있는 환자

높은 혈중농도가 지속할 우려가 있다.

> **Point** 본제는 주로 신장에서 요중으로 배설되어 신기능에 장애가 있는 환자는 본제의 배설이 지연되어 혈중농도가 상승할 우려가 있기 때문에 환자의 신기능(크레아티닌 청소)에 따라 사용법 · 사용량을 조절한다.

■ 비대상성 간경변 환자

일본에서의 사용 경험은 없다.

> **Point** B형 간경변의 효능 · 효과의 추가 승인을 위해 실시한 임상시험은 대상성 간경변 환자만을 대상으로 실시했기 때문에 비대상성 간경변 환자에 있어서의 유효성 및 안전성은 충분히 확인되어 있지 않다. 비대상성 간경변 환자는 간 예비능력이 낮아 본제 투여 후의 간염 악화 또는 YMDD 변이 바이러스에 의한 간염 악화에 의해 중도(重度)로 치사적인 대상부전을 초래할 우려가 있기 때문에 이와 같은 환자에 대해서는 본제 투여 중 및 본제 투여 후의 경과 관찰을 충분히 실시한다.

병용주의

■ 설파메톡사졸 · 트리메토프림(sulfamethoxazole · trimethoprim, ST) 합제

본제의 혈중농도가 상승한다. 본제는 신장세뇨관 분비를 통해 배설되므로 이 경로를 공유하는 약제와 경합하기 위해 사용한다. 위험인자: 신기능장애

부작용

■ 임상시험 성적

- B형 만성 간염을 대상으로 한 본제 단독 투여에 있어서의 승인 시까지의 조사 증례 393예 중 주된 부작용은 두통 67예(17.0%), 권태감 24예(6.1%)였다.
- B형 간경변을 대상으로 한 본제 단독 투여에 있어서의 승인 시까지의 조사 증례에서 본제 76주 투여군 15예 중 7예(46.7%)에 임상 검사 수치 이상을 포함한 부작용이 보고되었는데, 그 내역은 YMDD 변이 바이러스 출현 6예(40.0%), ALT(GPT) 증가, AST(GOT) 증가 각 3예(20.0%), γ-GPT 증가, 혈중 아밀라아제 증가 각 1예(6.7%)였다. 또한 본제 52주 투여군(플라세보를 24주간 투여 후 본제를 52주 투여) 20예 중 4예(20.0%)에 임상 검사 수치 이상을 포함한 부작용이 보고되었는데, 그 내역은 YMDD 변이 바이러스 출현 2예(10.0%), 경면(傾眠),

ALT 증가, AST 증가, 당뇨병 각 1예(5.0%)였다.

- B형 만성 간염 및 B형 간경변을 대상으로 한 아데포비어와의 병용에 있어서의 승인 시까지의 조사 증례 36예 중 1예(2.8%)에 임상 검사 수치 이상을 포함한 부작용으로 β-N-아세틸-D-글루코사민다아제(β-N-acetyl-D-glucosaminidase) 증가가 보고되었다.
아데포비어 병용에 의해 본제에 의한 부작용의 발현 경향에 변화는 보이지 않았다.

■ 시판 후 조사

- 사용 성적 조사 1,227예 중 48예(3.9%)에 임상 검사 수치 이상을 포함한 부작용이 보고되었다. 그 주된 것은 AST 증가, ALT 증가 등을 포함한 간기능장애 또는 간기능 악화 33예(2.7%)였다. 이러한 33예 중 YMDD 변이 바이러스에 기인한 간기능 악화는 25예(2.0%)로, 본제 투여 종료 후의 간기능 악화는 2예(0.16%)였다(제8회 안전성 정기보고 시).

중대한 부작용

■ 혈소판 감소(1.2%*1)가 나타나는 경우가 있으므로 관찰을 충분히 실시하여 이상이 나타난 경우에는 적절한 처치를 한다.

■ HIV 감염증에 대한 에피비어(Epivir)정, 콤비비어(Combivir)정, 엡지콤(Epzicom)정(1정 중에 라미부딘 150mg 또는 300mg을 함유)의 단독 투여 또는 다른 항HIV제와의 병용에 의해 다음과 같은 부작용이 보고되고 있다.
① 중대한 혈액장애: 적혈구계 무형성증(pure red cell aplasia, PRCA), 범혈구 감소, 빈혈, 백혈구 감소, 호중구 감소, 혈소판 감소 ② 췌장염 ③ 유산증(lactic acidosis) 및 지방 침착에 의한 중도의 간종대(지방간) ④ 횡문근 융해증 ⑤ 정신신경계: 신경병증(neuropathy), 착란, 경련 ⑥ 심부전

*1 중대하지 않은 증례를 포함한다.

기타 부작용

	1~5% 미만	1% 미만	빈도 불분명*2
정신신경계	두통		
소화기계		복통, 설사, 구역질	구토
근골격계	CK(CPK) 상승	근육통, 근경련	
기타	권태감	감기 증상	

*2 자발 보고 또는 해외에서만 인정되고 있는 부작용에 관해서는 빈도 불분명으로 하였다.

본제의 투여 종료에 의해 간기능의 악화 또는 간염의 증증화가 보이는 경우가 있어 B형 만성 간염 환자를 대상으로 한 일본내 임상시험에서의 투여 종료 후 8주간 또는 6개월간의 관찰 기간 중의 주된 유해소견으로 간기능검사 수치 이상(ALT 상승, AST 상승 등)이 보고되고 있다.

최근의 화제

라미부딘을 중심으로 한 항바이러스요법이 간염의 진행을 저지하여 간부전을 어느 정도 예방할 수 있게 되었다는 연구 보고[4~8]나 라미부딘이 간암 발생을 억제한다는 데이터[2]가 해외에서 발표되고 있다. 일본에서도 이 보고를 받아 간암 발생 억제에 대한 후향연구(retrospective study)[9]가 실시되어 라미부딘 치료의 유용성이 밝혀지게 되었다.

문헌

1) 谷川久一. 肝胆膵. 2000; 40: 171-90.
2) Liaw YF, et al. N Engl J Med. 2004; 351: 1521-31.
3) Kumada H. Intervirology. 2003; 46: 377.
4) Janssen HLA, et al. Lancet. 2005; 365: 123-9.
5) Lau GKK, et al. N Engl J Med. 2005; 352: 2682-95.
6) Marcelline P, et al. N Engl J Med. 2004; 351: 1206-17.
7) Hadziyannis SJ, et al. N Engl J Med. 2005; 352: 2673-81.
8) Papatheodordis GV, et al. Hepatology. 2005; 42: 121-9.
9) Matsumoto A, et al. Hepatol Res. 2005; 32: 173-84.

간기능개선제

045

글리시리진(glycyrrhizin) 제제
– 강력 네오미노화겐 C(Stronger neo-minophagen-C), 글리사이론(Glycyron) 등

유사제

글리시리진은 감초의 성분으로, 소시호탕(小柴胡湯) 등의 감초를 함유하는 한방제제에 유사 작용이 있다. 다른 간기능개선제로는 우루소데스옥시콜린산(ursodeoxycholic acid)〔우르소(Urso)〕, 아미노에틸술폰산(aminoethylsulfonic acid)〔타우린(Taurine)〕, 프로토포르피린(Protoporphyrin)〔프롤몬(Prolmon)〕, 폴리엔포스파티딜콜린(polyenephosphatidylcholine)〔EPL〕이나 간 가수분해물〔프로헤파롬(Prohcparum), 아데라빈 9호(Adelavin 9) 등〕이 있다.

효능 · 효과

- 만성 간질환에 있어서의 간기능 이상의 개선
- 소아 스트로풀루스(strophulus infantum), 습진, 피부염, 두드러기, 피부 가려움증, 구내염, 플릭텐(phlycten), 약진(藥疹) · 중독진(中毒疹)

특징

강력 네오미노화겐 C(SNMC)는 간기능 개선 작용에 약하지만 IFN 유기(誘起) 작용, NK 활성 증강 작용 등이 있어 B형 및 C형 만성 간염에서 간염의 진정화를 목적으로 투여된다. SNMC는 주성분인 글리시리진 이외에 상당량의 글리신(glycine)과 L-시스테인(L-cysteine)을 함유하고 있는데, 이러한 아미노산에도 염증 억제, 면역 조절 작용이 있다는 것이 알려져 있다. 그 밖에 두드러기, 중독진 등의 피부 질환에 대해서도 사용된다. 경구 제제의 글리사이론도 같은 목적으로 사용되는데 주사제와 비교하여 효과가 약하다.

조성 · 제형 · 용량

■ 강력 네오미노화겐 C

- 조성(20mL 중): 글리시리진산 단일암모늄(monoammonium glycyrrhizinate) 53mg(글리

시리진산으로서 40mg), L-시스테인 염산염(L-cysteine HCl) 20mg, 글리신 400mg

- 제형 · 용량: 주사제 5mL, 20mL, 주사제 실린지 20mL, P 주사제 20mL

■ 글리사이론 정제

- 조성(1정 중): 글리시리진산 단일암모늄 35mg(글리시리진산으로서 25mg), DL-메티오닌 (DL-methionine) 25mg, 글리신 25mg

사용법 · 사용량

만성 간질환에 대해서는 1일 1회 40~60mL, 정맥주사 또는 정맥내 점적주입, 1일 100mL를 한도로 한다.

일반적으로는 40mL/일 주 3회~연일 투여부터 개시하지만 효과가 불충분한 경우에는 적당히 100mL/일(日)까지 증량 가능하다. AST(GOT) · ALT(GPT) 수치의 개선을 얻을 수 있다면 감량하여 투여 중지를 시도한다.

사용금기

- 본제 과민증, 알도스테론증(aldosteronism), 근병증(myopathy), 저칼륨혈증
- 혈청 암모늄치 상승 경향에 있는 말기 간경변증(글리사이론)

병용주의

- 감초를 포함한 한방 제제와의 병용 시에는 고혈압, 저칼륨혈증 등의 가성 알도스테론증 (pseudohyper aldosteronism)이 발생하기 쉽다.
- 고리이뇨제 · 티아지드계 이뇨제의 병용으로 저칼륨혈증이 발생하기 쉽다.

중대한 부작용

- 가성 알도스테론증
- 쇼크, 아나필락시스(anaphylaxis) 쇼크, 아나필락시스성 증상(SNMC)
- 횡문근 융해증(글리사이론)

검사 수치에 대한 영향

- 혈청 칼륨 수치 저하

046

배담제(排膽劑)

염산파파베린(papaverine HCl)

효능 · 효과

- 다음 질환에 수반하는 내장 평활근의 경련 증상
  위염, 담도(담낭, 담관)계 질환
- 급성 동맥폐쇄, 말초순환장애, 관상순환장애에 있어서의 혈관 확장과 증상의 개선(주사제에만 적응): 급성 폐색전

특징 · 작용

- 각종 평활근에 대해 직접적으로 이완 작용을 나타낸다.
- 내장 평활근을 이완시키는데, 특히 경련성으로 수축하고 있는 경우에 진경 작용이 현저하다.
- 혈관 평활근의 긴장을 제거하여 혈액량의 증가를 초래한다.
- 중추신경에 대해서는 작용은 매우 약하다.

조성 · 제형 · 용량

■ 조성

염산파파베린을 건조한 것은 정량 시 염산파파베린($C_{20}H_{21}NO_4$ · HCl) 98.5% 이상을 포함한다.

■ 제형

백색의 결정 또는 결정성 분말

- 분말: 원말(原末)(98.5% 이상)
- 산제: 10% 분말 제제
- 주사제: 40mg/1mL/1앰플

사용법 · 사용량

■ 내복
통상 성인 1일 염산파파베린으로서 200mg을 3~4회로 분할 경구 투여한다. 연령, 증상에 따라 적당히 증감한다.

■ 주사제
- 1회 30~50mg, 1일 100~200mg을 피하주사 또는 근육주사
- 급성 동맥색전: 1회 50mg 동맥주사
- 급성 폐색전: 1회 50mg 정맥주사

사용금기

■ 본제에 대해 과민증의 기왕력이 있는 환자

■ 주사제: 방실차단 환자
완전방실차단으로 이행할 우려가 있다.

신중투여

■ 녹내장 환자
안압 상승 작용에 의해 녹내장을 악화시킬 우려가 있다.

사용상의 주의사항

■ 고령자에 대한 투여
일반적으로 고령자는 생리 기능이 저하하고 있기 때문에 감량하는 등 주의가 필요하다.

■ 임산부 · 수유부에 대한 투여
임신 중의 투여에 관한 안전성은 확립되어 있지 않다.

■ 소아 등에 대한 투여
소아 등에 대한 안전성은 확립되어 있지 않다.

병용주의

■ 레보도파(levodopa)

레보도파의 작용이 감약하여 파킨슨병의 증상을 악화시키는 경우가 있다.

중대한 부작용

■ 호흡 억제

주사제에 의해 정맥주사의 투여를 실시할 때는 호흡 억제가 나타나는 경우가 있으므로 관찰을 충분히 실시하여 이상이 나타났을 경우에는 투여 중지하는 등 적절한 처치를 한다.

Point 급속한 정맥 주사의 투여에 의한 호흡 억제를 피하기 위해 정맥주사 투여할 경우는 가능한 한 천천히 투여하는 것이 중요하다.

기타 부작용

■ 간장: 알레르기성 간장애

이와 같은 증상이 나타났을 경우에는 즉시 투여 중지한다.

■ 과민증: 발진 등

이와 같은 증상이 나타났을 경우에는 즉시 투여 중지한다.

■ 순환기: 심계항진, 혈압 상승 등

■ 정신신경계: 현기증, 졸음, 두통 등

■ 소화기: 변비, 구갈, 식욕부진, 심와부통 등

■ 기타: 안면 홍조, 발한

간과되기 쉬운 의외의 작용(투여 시 주의점)

■ 주사제

이옥사글린산(ioxaglic acid)(X선 조영제)과 혼합하면 침전을 일으킬 가능성이 있다.

【대처법】 병용할 경우에는 따로따로 사용하거나 카테터 안을 생리식염수로 세정하는 등 직접 혼합하지 않도록 한다.

047

담즙산 이담제

우루소데스옥시콜린산(ursodeoxycholic acid) - 우르소(Urso)

상품명

우르소(Urso), 우르소산(Ursosan), 우비론(Ubiron), 우르사믹(Ursamic), 우르데스톤(Urdeston), 우르텍스(Urtex), 우르데나신(Urdenacin), 고쿠미신(Gokumisin), 시키콜(Shikichol), 브라우에(Buraue), 랩터(Reptor)

효능 · 효과

■ 담도(담낭 · 담관)계 질환 및 담즙울체를 수반하는 간질환의 이담
만성 간질환에 있어서의 간기능 개선
외각(外殼) 석회화를 보이지 않는 콜레스테롤계 담석의 용해
원발성 담즙성 간경변에 있어서의 간기능 개선

■ 고중성지방(triglyceride, TG)혈증

■ 다음 질환에 있어서의 소화불량
소장 절제 후유증, 염증성 소장질환

특징

우루소데스옥시콜린산은 동물성 생약인 웅담(곰쓸개)의 약효 주성분으로서 곰의 담즙 중에서 분리 동정된 담즙산으로, 1952년 콜린산(cholic acid, CA)으로부터 화학적으로 합성되게 되었다. 우르소산 정제 50mg, 우르소 100은 1961년 및 1978년에 승인되었다. 또한 1994년에 원발성 담즙성 간경변의 효능이 추가되어 희소질병용 의약품으로 지정받았다.

조성 · 제형 · 용량

백색의 정제로 맛은 쓰고 냄새는 없다.
실온에서 보존한다.

사용법 · 사용량

■ 담도(담관 · 담낭)계 질환 및 담즙울체를 수반하는 간질환, 만성 간질환에 있어서의 간기능 개선, 소장 절제 후유증, 염증성 소장질환

우루소데스옥시콜린산으로서 통상 50mg을 1일 3회 경구 투여

■ 외각 석회화를 보이지 않는 콜레스테롤계 담석의 용해

우루소데스옥시콜린산으로서 통상 성인 1일 600mg을 3회 분할 투여

■ 원발성 담즙성 간경변에 있어서의 간기능 개선

우루소데스옥시콜린산으로서 600~900mg을 3회 분할 투여

사용금기

■ 완전 담도폐쇄이 있는 환자

이담 작용이 있기 때문에 증상이 악화할 가능성이 있다.

■ 전격 간염 환자

증상이 악화할 우려가 있다.

신중투여

■ 중대한 췌장질환이 있는 환자

원질환이 악화할 우려가 있다. 동물실험에서는 췌액 분비 촉진, 중탄산 농도의 증가 작용, 아밀라아제의 효소 활성 상승을 보이고 있다.

■ 소화성 궤양이 있는 환자

점막 자극 작용이 있기 때문에 증상이 악화할 우려가 있다.

■ 담관에 결석이 있는 환자

이담 작용이 있기 때문에 담즙울체를 야기할 가능성이 있다.

병용주의

■ 술포닐우레아(sulfonylurea)계 경구 당뇨병제: 혈당강하작용을 증강

우루소데스옥시콜린산이 혈청 알부민(albumin)과 톨부타미드(tolbutamide)와의 결합을 저해

■ 콜레스티라민(cholestyramine): 우루소데스옥시콜린산의 작용이 감약할 우려가 있다.

우루소데스옥시콜린산과 결합하여 흡수를 지체 또는 감약시킨다.

■ 클로피브레이트(clofibrate) : 우루소데스옥시콜린산의 작용이 감약할 우려가 있다.
클로피브레이트가 담즙 안으로의 콜레스테롤 분비를 촉진하여 콜레스테롤 결석의 형성 촉진에 작용한다.

■ 제산제〔수산화 알루미늄 겔(aluminium hydroxide gel)〕: 우루소데스옥시콜린산의 작용이 감약할 우려가 있다.
알루미늄을 함유하는 제산제에 의해 우루소데스옥시콜린산이 흡착되어 흡수가 저해된다.

부작용

■ 소화기
설사(1~5% 미만), 오심 · 식욕부진 · 속쓰림(0.1~1%), 구토 · 복통 · 위부(胃部) 불쾌(0.1% 미만)

■ 과민증
가려움증 · 발진(0.1~1% 미만), 두드러기(0.1% 미만)

■ 전신권태감
현기증(0.1~1% 미만)

중대한 부작용

■ 간질성 폐렴
투여를 중지하고 부신피질호르몬의 투여 등 적절한 처치를 실시한다.

간과되기 쉬운 의외의 작용

간염 바이러스가 감염된 간세포를 인식하여 공격하는 세포 장애성 T세포(CTL)를 감소시켜 간세포로부터의 HLA(MHC)의 발현을 억제할 가능성이 시사되고 있다.

검사 수치에 대한 영향

총 · 직접형 빌리루빈(bilirubin), ALP, γ-GTP, AST(GOT), ALT(GPT) 등의 간기능검사의 개선은 600mg 투여로 80% 전후에서 나타났다는 보고가 있다. 한편 AST · ALT · ALP 상승(0.1~1% 미만), 빌리루빈 · γ-GTP 상승(0.1% 미만), 백혈구 감소(0.1~1% 미만) 등의 검사 데이터의 악화가 보고되고 있다.

048

소화관 운동기능 개선제

구연산모사프리드(mosapride citrate) - 가스모틴(Gasmotin)

유사제

메토클로프라미드(metoclopramide)〔프림페란(Primperan)〕, 돔페리돈(domperidone)〔나우제린(Nauzelin)〕, 말레인산트리메부틴(trimebutine maleate)〔세레키논(Cerekinon)〕, 염산이토프리드(itopride HCl)〔가나톤(Ganaton)〕 등

효능 · 효과

만성 위염에 따른 소화기 증상(속쓰림, 오심 · 구토)

Point 종래 만성 위염이라고 여겨진 것 중에서 최근 12개월 중 반드시 연속성은 아니지만 적어도 12주 이상의 기간에 걸쳐 ① 지속성 또는 반복성의 상복부 불편감(상복부 중앙의 통증, 불쾌감) ② 상부 소화관내시경 검사 등에 의해 증상의 원인을 설명할 수 있는 기질적(器質的) 질환이 동정(identification)되지 않고 ③ 상복부 불편감은 배변에 의해 개선하거나 배변 빈도나 변 상태의 변화를 수반하거나 하는 경우가 없는〔과민성 대장증후군(irritable bowel syndrome, IBS)이 아님〕 예는 기능성 소화불량증(functional dyspepsia, FD)으로 정의되어 QOL이 저하하는 점에서 임상적 의의는 크다. FD는 균일한 질환이 아닌 다양한 병태를 포괄한 개념이라고 생각되고 있다. 그 병태로는 위 배설능력의 저하나 위벽의 신전(적응성 이완)장애 등이 지적되고 있다. FD 예에 구연산 모사프리드 제제와 테프레논(teprenone) 제제를 이용한 대규모 무작위화 임상비교시험에서는 위의 더부룩함(위부 불쾌감)이나 위통에 대해 구연산 모사프리드의 유용성이 인식되어 FD에 대한 치료 효과가 기대된다.

특징

주작용은 세로토닌 5-HT_4 수용체 작용제(agonist)로, 아세틸콜린 유리의 증대를 통한 소화관 운동 촉진 작용 및 위 배출 촉진 작용을 나타낸다. 또한 근위 위장에 있어서의 적응성 이완 반응(저장능력)을 높인다. 주대사물에 5-HT_3 길항 작용이 있어 내장 지각 개선 작용도 있다.
중추신경계 및 내분비계 부작용 발현의 원인이 되는 도파민 D_2 수용체 차단 작용을 나타내지 않는다. 또한 식전 · 식후 투여가 가능하다.

조성 · 제형 · 용량

■ 가스모틴정

백색의 분할선이 있는 필름코팅정으로, 1정 중에 구연산 모사프리드를 구연산 모사프리드 무수물(無水物)로서 2.5mg, 5mg을 함유한다.

■ 가스모틴산

1g 중 구연산 모사프리드를 구연산 모사프리드 무수물로서 10mg 함유한다. 백색의 산제로 맛은 달다.

사용법 · 사용량

통상 성인에게는 구연산 모사프리드 무수물로서 1일 15mg을 3회로 나누어 식전 또는 식후에 경구 투여한다.

사용금기

해당 없음

신중투여

해당 없음

병용금기

해당 없음

병용주의

■ 항콜린 작용을 가진 약제〔황산아트로핀(atropine sulfate), 브롬화부틸스코폴라민(scopolamine butylbromide) 등〕

본제의 소화관 운동의 촉진 작용은 콜린 작동성 신경의 부활에 의해 발현하기 때문에 항콜린제의 병용에 의해 억제된다.

Point 항콜린제를 복용하는 경우는 복용 간격을 두는 것이 바람직하다.

중대한 부작용

■ 전격 간염, 간기능장애, 황달(모두 0.1% 미만)

【원　인】 불분명

【대처법】 약제성의 간장애는 투여 중의 권태감, 식욕부진, 오심 · 구토, 황달〔피부의 황변, 눈의 흰자위 황염(黃染)〕, 소변의 농색화, 발열, 발진, 가려움증 등의 초기 증상 및 AST(GOT), ALT(GPT), γ-GTP, ALP, 빌리루빈의 상승 등의 간기능검사 수치 이상에 주의하여 이러한 이상이 나타났을 경우에는 즉시 투여를 중지하고 신속하게 적절한 처치를 한다.

간과되기 쉬운 의외의 작용

세로토닌 5-HT_4 수용체는 사람에게 위장 이외에도 장에 존재하는 경우가 인식되고 있어 IBS의 변비나 기능성 변비에 대한 개선 효과가 보고되고 있다.

또한 선택적 세로토닌 재흡수억제제(selective serotonin reuptake inhibitor, SSRI) 등의 약제성 소화기 증상에 대한 유효성도 보고되고 있다.

검사 수치에 대한 영향

- 호산구 증가(1.1%)
- 중성지방의 상승(1.0%)
- AST, ALT, ALP 및 γ-GTP의 상승(각 0.4%)

소화기 기능 이상 치료제

049 염산메토클로프라미드(metoclopramide HCl) - 프림페란(Prinperan)

유사제

나우제린(Nauzelin), 가나톤(Ganaton), 가스모틴(Gasmotin)

효능 · 효과

- 다음의 경우에 있어서의 소화기 기능 이상(오심 · 구토 · 식욕부진 · 복부팽만감)
  위염, 위 · 십이지장궤양, 담낭 · 담도질환, 신장염, 요독증, 영유아 구토, 약제(항암제 · 항생물질 · 항결핵제 · 마취제) 투여 시, 위내 · 기관내 삽관 시, 방사선 조사 시, 개복술 시, X선 검사 시의 바륨(barium) 통과 촉진

특징

도파민 D_2 수용체 차단 작용, 5-HT_3 수용체 차단 작용, 5-HT_4 수용체 자극 작용이 있어 위장 배출의 촉진 작용 및 중추성, 말초성 구토에 제토 작용을 나타낸다.

조성 · 제형 · 용량

백색의 정제로, 1정 중에 염산메토클로프라미드 5mg을 함유한다.

사용법 · 사용량

■ 사용법 · 사용량

메토클로프라미드로서 통상 성인 1일 7.67~23.04mg(염산메토클로프라미드로서 10~30mg, 2~6정)을 2~3회로 분할하여 식전에 경구 투여한다. 연령, 증상에 따라 적당히 증감한다.

■ 사용법 · 사용량과 관련된 주의사항

소아는 추체외로 증상이 나타나기 쉽기 때문에 과량 투여하지 않도록 주의한다.

사용금기

■ 본제의 성분에 대해 과민증의 기왕력이 있는 환자

■ 갈색세포종이 의심되는 환자

직접적으로 갈색세포종에 작용하여 카테콜아민(catecholamine)의 방출을 촉진하기 때문에 급격한 승압 발작을 일으킬 우려가 있다.

■ 소화관에 출혈, 천공 또는 기질적 폐쇄이 있는 환자

소화관 운동의 항진 작용이 있기 때문에 증상을 악화할 우려가 있다.

신중투여

■ 소아

추체외로 증상이 나타나기 쉽다.

Point 과량 투여하지 않도록 투여량, 투여 간격에 주의힌다. 특히 탈수 상태, 발열 시 등에는 주의한다.

■ 고령자

주로 신장에서 배출되는데 고령자는 신기능이 저하하고 있는 경우가 많아 높은 혈중농도가 지속할 우려가 있어 부작용(추체외로 증상 등)이 발현하기 쉽다.

Point 투여량, 투여 간격에 유의하는 등 환자의 상태를 관찰하면서 신중하게 투여한다.

■ 신장애가 있는 환자

주로 신장에서 배출되기 때문에 높은 혈중농도가 지속할 우려가 있어 부작용(추체외로 증상 등)이 발현하기 쉽다.

Point 투여량, 투여 간격에 유의하는 등 환자의 상태를 관찰하면서 신중하게 투여한다.

■ 탈수 · 영양 불량 상태 등을 수반하여 신체가 피폐해진 환자

악성증후군(malignant syndrome)이 일어나기 쉽다.

병용금기

없음

병용주의

■ 페노티아진(phenothiazine)계 약제〔프로클로르페라진(prochlorperazine), 클로르프로마진(chlorpromazine), 티에틸페라진(thiethylperazine) 등〕, 부티로페논(butyrophenone)계 약제〔할로페리돌(haloperidol) 등〕, 라우월피아 알칼로이드(rauwolfia alkaloid) 약제〔레세르핀(reserpine) 등〕, 벤즈아미드(benzamide)계 약제〔설피리드(sulpiride), 티아프리드(tiapride) 등〕
이 약제 모두 도파민 수용체 차단 작용을 가지고 있기 때문에 병용에 의해 작용이 강하게 나타나는 경우가 있어 내분비 기능 이상〔프로락틴(prolactin)치 상승, 무월경, 유즙 분비, 여성형 유방 등〕, 추체외로 증상이 발현하기 쉬워진다.

■ 디기탈리스(digitalis)제〔디곡신(digoxin), 디기톡신(digitoxin) 등〕
본제의 제토 작용에 의해 디기탈리스제 포화 시의 지표가 되는 오심 · 구토, 식욕부진 증상을 나타나기 어렵게 할 우려가 있다.

■ 카르바마제핀(carbamazepine)
카르바마제핀의 중독 증상(졸음, 오심 · 구토, 현훈 등)이 나타나는 경우가 있다. 본제의 의한 위 배출 촉진에 의해 카르바마제핀이 흡수가 항진하여 혈중농도가 상승하는 것이 생각되고 있지만 상세한 것은 불분명하다.

■ 항콜린제〔황산 아트로핀(atropine sulfate), 브롬화 부틸스코폴라민(scopolamine butylbromide) 등〕
본제에는 소화관 운동 촉진 작용(도파민 D_2 수용체 차단 작용에 기인한 부교감신경 자극 작용)이, 항콜린제에는 소화관 연동의 억제 작용(말초성 부교감신경 억제 작용)이 있어 약리학적으로는 길항한다고 생각된다. 하지만 임상적으로 문제가 되었던 보고는 없어 병용을 피할 필요는 없다고 생각된다.

중대한 부작용

■ 쇼크, 아나필락시스(anaphylaxis)성 증상(호흡곤란, 후두부종, 두드러기 등)
【원 인】 약제 알레르기에 의한 것이라고 생각되고 있다.
【대처법】 즉시 투여를 중지하고 항히스타민이나 부신피질호르몬의 투여 및 기도 확보 등의 적절한 처치를 실시한다.

■ 악성증후군(malignant syndrome)
무동함구증(akinetic mutism), 심한 근육 경직, 연하(嚥下) 곤란, 빈맥, 혈압의 변동, 발한 등이 나타나고 또한 발열이 보인다.

【원 인】 도파민 수용체 차단 가설, GABA 결핍 가설, 도파민 · 노르아드레날린(noradrenalin) 불균형 가설, 도파민 · 세로토닌 불균형 가설, 골격근 이상 가설 등 많은 가설이 있지만 분명하지 않다.

【대처법】 투여를 중지하고 신체 냉각, 수분 공급 등의 전신 관리와 함께 적절한 처치를 실시한다. 본 증상이 발증했을 때에는 백혈구의 증가나 혈청 CK(CPK)의 상승이 나타나는 경우가 많다. 또한 미오글로빈뇨(myoglobinuria)를 수반하는 신기능의 저하가 나타나는 경우가 있다.

■ 의식장애

【원 인】 기전 불분명

【대처법】 이와 같은 증상이 나타났을 경우에는 투여를 중지하고 적절한 처치를 실시한다.

■ 경련

【원 인】 기전 불분명

【대처법】 이와 같은 증상이 나타났을 경우에는 투여를 중지하고 적절한 처치를 실시한다.

■ 지발성 운동장애(tardive dyskinesia)

【원 인】 도파민 수용체 차단제의 장기 투여가 원인이다. 입 주변이나 전신의 불수의 운동이 나타나 약제 투여 중지 후에도 지속되는 경우가 있다.

【대처법】 관찰을 충분히 실시하여 이상이 나타났을 경우에는 적절한 처치를 실시한다.

간과되기 쉬운 의외의 작용

■ 불안, 흥분 등의 정신 증상

【원 인】 추체외로 증상의 출현 때문에 불안이나 흥분이 나타나는 경우가 있다. 혈액 뇌관문을 통과하기 때문에 상용량으로 나타나는 경우도 있다.

【왜 간과되기 쉬운가?】 본제는 소화관용제인 점에서 정신 증상의 부작용이 의심되는 경우가 적기 때문이라고 생각된다.

검사 수치에 대한 영향

- 프로락틴(prolactin)치 상승(빈도 불분명)

050

고리이뇨제

푸로세미드(furosemide)
- 라식스(Lasix), 유텐신(Eutensin)

유사제

없음

효능·효과

고혈압(본태성, 신성 등), 악성 고혈압, 심성 부종(울혈성 심부전), 신성 부종, 월경 전 긴장증, 말초혈관장애에 의한 부종, 요로결석 배출 촉진

특징

이뇨 작용은 강하지만 강압 효과는 약하고 지속도 짧다. 약용량의 폭이 넓다. 이뇨 작용이 양(量) 의존성이다. 혈관 확장 작용이 있다. 당대사 · 신기능에 악영향을 미치지 않는다. 칼륨의 배설은 티아지드계 이뇨제보다 적다.

조성 · 제형 · 용량

라식스정은 백색의 정제로, 1정 중에 푸로세미드 20mg 또는 40mg을 함유한다. 라식스세립은 4%의 푸로세미드를 함유하는 백색의 산제이다. 유텐신은 푸로세미드 40mg의 서방 캡슐이다.

사용법 · 사용량

통상 성인에게는 푸로세미드로서 1일 1회 40~80mg(세립으로는 1~2g)을 연일 또는 격일 경구 투여한다. 연령, 증상에 따라 적당히 증감한다. 신기능부전 등의 경우에는 더욱 대량으로 이용하는 경우도 있다. 단, 악성 고혈압에 이용하는 경우에는 통상 다른 강압제와 병용한다.

사용금기

■ 무뇨(無尿) 환자

본제의 효과를 기대할 수 없다.

■ 간성(肝性) 혼수 환자

저칼륨혈증에 의한 알칼리증(alkalosis)의 악화에 의해 간성 혼수가 악화하는 경우가 있다.

■ 체액 중의 나트륨 · 칼륨이 분명히 감소하고 있는 환자

전해질 실조를 일으킬 우려가 있다.

■ 술폰아미드(sulfonamide) 유도체에 대해 과민증의 기왕력이 있는 환자

신중투여

■ 진행하는 간경변증이 있는 환자

간성 혼수를 유발하는 경우가 있다.

■ 중대한 관동맥경화증 또는 뇌동맥경화증이 있는 환자

급격한 이뇨가 나타났을 경우에는 급속한 혈장량 감소나 혈액 농축을 초래하여 혈전 색전증을 유발할 우려가 있다.

■ 중대한 신장애가 있는 환자

배설 지연에 의해 혈중농도가 상승한다.

■ 간질환 · 간기능장애가 있는 환자

간성 혼수를 유발하는 경우가 있다.

■ 본인 또는 부모나 형제에게 통풍, 당뇨병이 있는 환자

통풍 발작을 일으킬 우려나 당뇨병을 악화시킬 우려가 있다.

■ 설사나 구토가 있는 환자

전해질 실조를 일으킬 우려가 있다.

■ 수술 전 환자

승압 아민(pressor amine)에 대한 혈관벽의 반응성을 저하시키는 경우가 있다. 튜보쿠라린(tubocurarine) 등의 마비 작용을 증강하는 경우가 있다.

■ 디기탈리스(digitalis)제, 부신피질호르몬, ACTH 또는 글리시리진(glycyrrhizin) 제제의 투여를 받고 있는 환자

■ 감염(減鹽)요법 시의 환자 · 고령자 · 소아 등

Point 본제는 이뇨 작용이 강해 효과가 급속하게 나타나는 경우가 있으므로 전해질 실조나 탈수에 충분히 주의하여 소량부터 투여를 개시하고 서서히 증량하는 것이 중요하다. 연용하는 경우에는 특히 전해질 실조에 주의하여 정기적으로 검사를 실시한다. 강압 작용에 의한 현기증, 휘청거림이 나타나는 경우가 있으므로 고소(高所) 작업이나 자동차 운전 등의 위험을 수반하는 조작을 할 때에는 주의할 필요가 있다. 야간의 휴식이 특히 필요한 환자에게는 야간의 배뇨를 피하기 위해 주간에 투여하는 것이 바람직하다.

병용주의

■ 노르에피네프린(norepinephrine), 에피네프린(epinephrine)

승압 아민에 대한 혈관벽의 반응성을 저하시키는 경우가 있다.

Point 수술 전의 환자에게 사용하는 경우에는 본제의 일시 휴약 등의 처치를 실시한다.

■ 염화튜보쿠라린(tubocurarine chloride)

마비 작용을 증강하는 경우가 있다.

Point 수술 전의 환자에게 사용하는 경우에는 본제의 일시 휴약 등의 처치를 실시한다.

■ 그 밖의 강압제

강압 작용을 증강하는 경우가 있다.

Point 작용기전이 다른 강압제와의 병용 시에는 용량의 조절에 주의한다.

■ ACE 저해제, AII 수용체길항제

본제 투여 중에 ACE 저해제 또는 AII 수용체길항제를 처음으로 투여 또는 증량했을 경우에 고도의 혈압 저하나 신부전을 포함한 신기능의 악화를 일으키는 경우가 있다.

Point 본제 투여 중에는 레닌 활성이 상승하고 있기 때문에 ACE 저해제 또는 AII 수용체 길항제를 투여 또는 증량하는 경우에는 급격한 강압에 주의한다. 경우에 따라서는 본제의 일시 휴약 또는 감량 등을 고려한다.

■ 아미노배당체(aminoglycoside)계 · 세팔로스포린(cephalosporin)계 항생물질

아미노배당체계 항생물질에 의한 제8뇌신경장애(청력장애)를 증강시킬 우려가 있다. 또한 아미노배당체계나 세팔로스포린계 항생물질의 신독성을 증강할 우려가 있다.

Point 가능한 한 병용을 피한다.

■ 디기탈리스제

디기탈리스의 심장에 대한 작용을 증강할 우려가 있다.

Point 본제의 의한 혈청 칼륨 수치의 저하에 의해 다량의 디기탈리스가 심근 Na^+-ATPase에 결합하여 심근 수축력 증강과 부정맥을 일으키는 경우가 있기 때문에 혈청 칼륨 수치 및 혈중 디기탈리스 농도에 주의한다.

■ 부신피질호르몬, ACTH, 글리시리진(glycyrrhizin) 제제, 감초 함유 제제

지나친 칼륨 방출에 의해 저칼륨혈증이 발현할 우려가 있다.

Point 모두 칼륨 배설 작용이 있기 때문에 혈청 칼륨 수치에 주의한다.

■ 술포닐우레아(sulfonylurea), 인슐린

당뇨병제의 작용을 현저하게 감약시킬 우려가 있다.

Point 세포내외의 칼륨 상실이 인슐린 분비의 억제나 말초에 있어서의 인슐린 감수성의 저하를 초래하기 때문에 혈청 칼륨 수치에 주의한다.

■ 리튬(lithium)

리튬 독성을 증강할 우려가 있다.

Point 신장에서의 리튬의 재흡수를 촉진하여 리튬의 혈청농도가 상승하기 때문에 혈중 리튬 농도에 주의한다.

■ 살리실산(salicylic acid) 유도체〔살리실산나트륨(sodium salicylate), 아스피린〕

살리실산 유도체 독성이 발현할 우려가 있다.

Point 신장의 배설부위에 있어서의 두 약제의 경합이 발생하여 살리실산 유도체의 배설이 지연되어 살리실산 중독이 일어날 우려가 있기 때문에 병용 시에는 주의한다.

■ 비스테로이드성 항염증제(NSAID)

본제의 이뇨 작용을 감약할 우려가 있다.

Point 비스테로이드성 항염증제는 신장에서의 프로스타글란딘(prostaglandin) 합성을 저해하여 수분 · 염류의 저류(貯留)를 일으킨다. 병용 시에는 수분 · 전해질과 신기능에 주의한다.

■ 요산 배설 촉진제

요산 배설 촉진제의 요산 배설 작용을 감약할 우려가 있다.

Point 본제의 요산 재흡수를 촉진하는 작용이 있기 때문에 요중 요산 배설량이나 혈청 요산치에 주의하여 두 약제의 용량을 조절한다. 요산 생성 억제제로의 변경을 고려한다.

■ 카르바마제핀(carbamazepine)

증후성 저나트륨혈증이 발현할 우려가 있다.

Point 나트륨 배설 작용이 증강되기 때문에 저나트륨혈증이 발생할 우려가 있어 혈청 전해질에 주의한다.

■ 그 밖의 강심제〔염산콜포르신(colforsin HCl), 다프로페이트(dapropate)〕

심실성 기외수축 등의 부정맥의 발현을 조장시킬 우려가 있다.

Point 전해질 실조는 항상 부정맥의 발현을 조장할 우려가 있기 때문에 혈청 전해질에 주의한다.

■ 시클로스포린(cyclosporine)

통풍성 관절염을 일으킬 우려가 있다.

Point 본제에 의해 일어나게 되는 고요산혈증과 시클로스포린에 의한 요산염 배설 저해에 의해 두 약제의 부작용이 현저화하여 악화하기 때문에 혈청 요산치에 주의한다.

중대한 부작용

■ 쇼크, 아나필락시스(anaphylaxis)성 증상

【원　인】 명확한 기전은 불분명하지만 술폰아미드(sulfonamide)는 대사에 의해 아세틸화와 산화가 이루어져 이 대사물이 단백질과 결합하여 합텐(hapten)으로서 유해 반응을 일으킨다. 푸로세미드는 술폰아미드와 유사한 구조를 가지고 있기 때문에 같은 알레르기 반응을 일으킨다고 생각되고 있다.

■ 재성 불량성 빈혈

【원　인】 명확한 기전은 불분명하지만 술폰아미드는 면역 반응에 의한 혈액 질환을 일으킨다고 알려져 있다. 푸로세미드는 술폰아미드와 유사한 구조를 가지고 있기 때문에 같은 혈액학적 영향을 미칠 가능성이 있다.

■ 수포성 유천포창(bullous pemphigoid)

【원　인】 다음과 같은 설이 있다. 푸로세미드 및 그 대사물은 안트라닐산(anthranilic acid) 골격을 가지고 있다. 안트랄린(anthralin) 외용에 의한 약제 유발성 수포성 유천포창의 보고가 인정되고 있기 때문에 이 안트라닐산 골격을 가진 푸로세미드 또는 그 대사물이 안트랄린과 같은 화학 반응을 일으켜 피부의 기저막부에 작용하여 수포성 유천포창의 항원의 일부를 발현 또는 노출시키는 것에 의한다. 푸로세미드가 면역계에 직접 작용하여 기저막 자가항체를 생성하는 B 림프구군을 자극한다.

■ 난청, 청각장애

【원 인】 내이 나선기(spiral organ)의 외유모세포 주위의 코르티림프(cortilymph)는 외림프(perilymph)와 마찬가지로 고나트륨 농도이기 때문에 능동 수송에 의해 세포 내의 칼륨을 유지하고 있다. 외유모세포의 막(膜) 능동 수송에 관계된 ATPase가 푸로세미드로장애를 받으면 나트륨과 수분의 세포내 유입이 일어나 세포체의 팽화를 초래한다.

【대처법】 어떠한 부작용이 나타나더라도 투여를 중지하고 적절한 처치를 실시한다.

간과되기 쉬운 의외의 작용

■ ACE 저해제, AII 수용체 길항제

고도의 강압

【원 인】 본제 투여 중에는 레닌 활성이 상승하고 있기 때문에 ACE 저해제 또는 AII 수용체 길항제가 예상 외의 강압을 초래하는 경우가 있다.

【왜 간과되기 쉬운가?】 본제는 고혈압 치료제로서도 보험 적용을 받고 있지만 강압 작용은 경도로, 단시간형 이뇨제로서 폭넓게 이용되고 있다.

검사 수치에 대한 영향

빈혈, 백혈구 감소, 혈소판 감소, 호산구 증가, 용혈성 빈혈, 저나트륨혈증, 저칼륨혈증, 대사성 알칼리증(alkalosis), 고요산혈증, 고혈당, 고중성지방혈증(hypertriglyceridaemia), 고콜레스테롤혈증, 혈청 아밀라아제 상승, 빌리루빈 상승, ALT(GPT) 상승, AST(GOT) 상승, ALP 상승, BUN 상승, 혈청 크레아티닌(creatinine) 상승(빈도 불분명)

051

K 보존성 이뇨제

스피로놀락톤(spironolactone)
- 알닥톤 A(Aldactone-A)

유사제

트리테렌(Triteren), 에플레레논(Eplerenone)〔일본 미발매〕, 〔솔닥톤(Soldactone): 주사제〕

효능 · 효과

고혈압(본태성, 신성 등), 심성 부종(울혈성 심부전), 신성 부종, 간성 부종, 특발성 부종, 악성 종양에 수반하는 부종 및 복수, 영양실조성 부종, 원발성 알도스테론증(aldosteronism)의 진단 및 증상의 개선

특징

- 주로 원위 세뇨관에서 알도스테론과 경합적으로 길항하여 나트륨의 재흡수와 칼륨의 배설을 억제한다.
- 완서(緩徐)하고 안정된 이뇨 · 강압 효과를 나타낸다.
- 칼륨 상실을 초래하지 않는다. 또한 마그네슘을 유지했다는 임상 보고가 있다.
- 당 · 요산 대사에 영향을 미치지 않는다고 보고되고 있다.

조성 · 제형 · 용량

스피로놀락톤정 25, 50mg은 1정 중에 스피로놀락톤을 25, 50mg 함유하고 있다. 세립 1g 중에는 스피로놀락톤 100mg을 함유하고 있다.

사용법 · 사용량

스피로놀락톤으로서 통상 성인 1일 50~100mg을 분할 경구 투여한다. 연령, 증상에 따라 적당히 증감한다. 단「원발성 알도스테론증의 진단 및 증상의 개선」외에는 다른 제제와 병용하는 경우가 많다.

사용금기

- 무뇨(無尿) 또는 급성 신부전 환자
- 고칼륨혈증 환자
- 애디슨병(addison' s disease) 환자
- 타크로리무스(tacrolimus) 또는 마이토테인(mitotane)을 투여 중인 환자
- 본제에 대해 과민증의 기왕력이 있는 환자

신중투여

■ 심질환이 있는 고령자, 중대한 관동맥경화증 또는 뇌동맥경화증이 있는 환자

Point 급격한 이뇨가 나타났을 경우 급속한 혈장량 감소, 혈액 농축을 초래하여 혈전색전증을 유발시킬 우려가 있다.

■ 중대한 신장애가 있는 환자

Point 고칼륨혈증이 승강할 우려가 있다.

■ 감염(減鹽)요법 시

Point 수분 · 전해질이 결핍하여 탈수 증상이나 저나트륨혈증 등이 나타나기 쉬워진다.

■ 고령자

Point 고령자는 신기능 또는 간기능이 저하하고 있는 경우가 많기 때문에 고칼륨혈증이 나타나기 쉽다.

■ 간장애가 있는 환자

Point 본제는 간대사되기 때문에 간장애 시에는 혈중농도 상승에 의해 고칼륨혈증이 발현할 우려가 있다.

■ 수유부

Point 모유 안으로 이행하는 경우가 있다.

■ 영아

Point 영아는 전해질 균형이 깨지기 쉽다.

병용금기

■ 타크로리무스〔프로그랍(Prograf)〕

병용에 의해 부가 · 상승 작용에 의해 혈청 칼륨 수치가 상승하여 고칼륨혈증을 발현하기 쉽다.

■ 마이토테인〔오페프림(Opeprim)〕

마이토테인의 약효를 본제가 저해할 가능성이 있다.

병용주의

■ 강압제(ACE 저해제, 칼슘길항제, β-차단제, 이뇨강압제 등)

본제와의 부가 · 상승 작용으로 강압 작용이 증강하는 경우가 있다.

■ 레닌 · 안지오텐신(renin angiotensin) 저해제(ACE 저해제, 안지오텐신 II 수용체 길항제)

신장애 환자나 고령자는 안지오텐신 II 생성 억제를 통해 알도스테론(aldosterone)의 분비 저하를 초래하여 소변 안으로의 칼륨 배설을 상승적으로 감소시키기 때문에 고칼륨혈증을 증강시킨다.

■ 칼륨 제제〔염화 칼륨, 글루콘산 칼륨(potassium gluconate), 아스파라긴산 칼륨(potassium aspartate) 등〕

■ 노르에피네프린(norepinephrine)

Point 기전은 불분명하지만 본제가 노르에피네프린의 혈관 반응성을 저하시킨다는 보고가 있다.

■ 유산나트륨(sodium lactate)

Point 본제에 의한 고칼륨산증(acidosis)이 존재하면 유산나트륨의 알칼리화 작용을 감약하는 경우가 있다.

■ 염화 암모늄(ammonium chloride), 콜레스티라민(cholestyramin)

Point 본제와의 상호 · 상승 작용에 의해 대사성 산증(metabolic acidosis)을 초래하는 경우가 있다.

■ 디곡신(digoxin), 메틸디곡신(metildigoxin)

Point 본제가 이러한 약제의 배설을 저하시키기 때문에 혈중농도가 상승하는 경우가 있다.

■ 디기톡신(digitoxin)

본제의 간효소 유도에 의해 디기톡신의 혈중농도 반감기가 단축한다고 생각되는 보고가 있다. 또한 반대로 디기톡신의 혈중 반감기를 연장했다는 보고도 있다.

중대한 부작용

- 전해질 이상(고칼륨혈증, 저나트륨혈증, 대사성 산증 등)
- 급성 신부전
- 여성형 유방 · 유방 종괴, 유방통

간과되기 쉬운 의외의 작용

■ 요단백 감소 효과

최근 안지오텐신 II와 마찬가지로 알도스테론에도 폭넓은 생물활성이 보고되고 있다. 그 중에서 당뇨병 신증 환자에게 ACE 저해제에 본제를 투여하면 요단백 감소 효과를 얻을 수 있다는 보고도 있어 향후 임상 응용이 기대된다.

검사 수치에 대한 영향

- 고칼륨혈증(4.8%)
- 저나트륨혈증(1.3%)
- 저클로라이드(Cl)혈증(0.3%)
- BUN의 상승(1.9%)

052

ACE 저해제

염산이미다프릴(imidapril HCl) - 타나트릴(Tanatril)

유사제

시바쎈(Cibacen), 에이스콜(Acecol), 인히베이스(Inhibace), 프레란(Preran), 아데컷(Adecut), 레니베이스(Renivace), 롱게스(Longes) 등

효능 · 효과

본태성 고혈압, 신장 실질성 고혈압, 1형 당뇨병에 수반하는 당뇨병 신증

특징

전구약물(prodrug)형의 ACE 저해제로, 지속적인 강압 효과를 나타낸다. 또한 다른 ACE 저해제와 비교하여 마른기침의 발현 빈도가 낮다고 여겨지고 있다. 「1형 당뇨병에 수반하는 당뇨병 신증」에 대해 2001년부터 보험 적용되었다.

조성 · 제형 · 용량

백색의 정제로, 1정 중에 염산이미다프릴 2.5mg, 5mg 및 10mg을 함유한다.

사용법 · 사용량

■고혈압, 신장 실질성 고혈압

통상 성인에게는 염산이미다프릴로서 5~10mg을 1일 1회 경구 투여한다. 연령, 증상에 따라 적당히 증감한다. 단 중증 고혈압, 신장애를 수반하는 고혈압 또는 신장 실질성 고혈압 환자는 2.5mg부터 투여를 개시하는 것이 바람직하다.

■1형 당뇨병에 수반하는 당뇨병 신증

통상 성인에게는 염산이미다프릴로서 5mg을 1일 1회 경구 투여한다. 단 중대한 신장애를 수반하는 환자는 2.5mg부터 투여를 개시하는 것이 바람직하다.

■ 사용법 · 사용량과 관련된 주의사항

크레아티닌 청소(creatinine clearance)(Ccr)가 30mL/분 이하 또는 혈청 크레아티닌(s-Cr)이 3mg/dL 이상의 중대한 신기능장애가 있는 환자는 투여량을 반으로 하거나 투여 간격을 연장하는 등 신중하게 투여한다.

사용금기

■ 과민증의 기왕력이 있는 환자

■ 혈관부종의 기왕력이 있는 환자(ACE 저해제에 의한 혈관부종, 유전성 혈관부종, 후천성 혈관부종, 특발성 혈관부종 등)

호흡곤란을 수반하는 혈관부종을 나타내는 경우가 있다.

■ 임부 또는 임신 중일 가능성이 있는 환자

임신 중기 및 말기에 ACE 저해제를 투여한 고혈압 환자에게 양수과소증, 태아 · 신생아의 사망, 신생아의 저혈압, 신부전, 고칼륨혈증, 두개의 형성부전 및 양수과소증에 의한 것이라고 추측되는 사지의 구축(拘縮), 두개 안면 변형 등이 나타났다는 보고가 있다.

신중투여

■ 양측성 신동맥 협착이 있는 환자 또는 한 쪽 신장에 신동맥 협착이 있는 환자

신장 혈류량의 감소나 사구체 여과압의 저하에 의해 급속하게 신기능을 악화시킬 우려가 있다.

■ 고칼륨혈증 환자

고칼륨혈증을 악화시킬 우려가 있다.

Point 신기능장애, 조절이 불량한 당뇨병 등에 의해 혈청 칼륨 수치가 높아지기 쉬운 환자는 고칼륨혈증이 발현할 우려가 있으므로 혈청 칼륨 수치에 주의한다.

■ 신기능장애가 있는 환자

배설 지연에 의한 과도한 혈압 저하 및 신기능을 악화시킬 우려가 있다.

Point 1형 당뇨병에 따른 당뇨병 신증의 경우 투여 초기(1개월 이내)에 급속하게 신기능의 악화나 고칼륨혈증이 나타날 우려가 있으므로 투여 초기에는 혈청크레아티닌(s-Cr)치 및 혈청 칼륨 수치를 측정하여 급속한 신기능의 악화나 혈청 칼륨 수치의 상승이 나타났을 경우에는 감량 또는 투여 중지 등의 적절한 처치를 실시한다.

■ 뇌혈관장애가 있는 환자

과도한 강압이 뇌혈류부전을 야기하여 병태를 악화시키는 경우가 있다.

■ 고령자

본제는 주로 신장에서 배설되는데 일반적으로 고령자는 신기능이 저하하고 있는 경우가 많기 때문에 높은 혈중농도가 지속할 우려가 있어 부작용이 발현 또는 작용이 증강하기 쉽다고 생각되고 있다.

Point 저용량부터 투여를 개시하는 등 환자의 상태를 관찰하면서 신중하게 투여한다.

병용금기

■ 덱스트란 황산셀룰로오스(dextran sulfate cellulose)를 이용한 흡착기에 의한 성분채집술(apheresis)의 시행〔LDL 흡착 칼럼(LDL adsorption column): Liposorber〕

음성으로 전하한 덱스트란 황산셀룰로오스에 의해 혈중 키닌(kinin)계의 생성이 항진하여 본제에 의해 브래디키닌(bradykinin)의 대사가 방해되어 브래디키닌이 축적한다고 생각되며 이것에 의해 쇼크를 일으키는 경우가 있다.

■ 아크릴로니트릴 메탈린 술폰산나트륨(sodium acrylonitrile methallyl sulfonate)막을 이용한 투석(AN69)

다가(多價) 이온체인 AN69에 의해 혈중 키닌계의 생성이 항진하여 본제의 의해 브래디키닌의 대사를 방해하여 브래디키닌이 축적한다고 생각되어 이것에 의해 아나필락시스(anaphylaxis)성 증상을 발현하는 경우가 있다.

병용주의

■ 칼륨 보존성 이뇨제〔스피로놀락톤(spironolactone), 트리암테렌(triamterene) 등〕, 칼륨 보급제(염화 칼륨 등)

안지오텐신 II 생성을 억제하여 알도스테론(aldosterone)의 분비를 저하시키기 때문에 소변으로의 칼륨 배설을 감소시킨다고 생각되고 있어 이것에 의해 혈청 칼륨 수치가 상승하는 경우가 있다.

Point 병용하는 경우는 혈청 칼륨 수치에 주의한다. 특히 신기능장애가 있는 경우에는 주의를 요한다.

■ 강압 이뇨제〔트리클로르메티아지드(trichlormethiazide), 히드로클로로티아지드(hydrochlorothiazide) 등〕

이뇨제의 투여는 레닌 활성을 상승시키고 있는데, 본제의 투여에 의해 급격한 혈압 저하를 일으킨다고 생각되어 이것에 의해 강압 작용이 증강할 우려가 있다.

Point 소량부터 투여하는 등 신중하게 투여한다.

■ 리튬 제제〔탄산리튬(lithium carbonate)〕

신장 세뇨관에 있어서의 리튬의 재흡수를 촉진한다고 생각되어 이것에 의해 리튬 중독(졸음, 진전, 착란 등)을 일으키는 경우가 있다.

Point 정기적으로 리튬의 혈중농도를 측정하여 이상이 있으면 감량 또는 투여를 중지한다.

■ 비스테로이드성 항염증제(NSAID)

NSAID가 프로스타글란딘(prostaglandin)의 합성을 저해하기 때문에 본제의 강압 작용을 감약시킨다고 생각되어 이것에 의해 강압 작용이 감약하는 경우가 있다.

Point 정기적으로 혈압을 측정하여 두 제제의 용량을 조절한다.

■ 칼리디노게나제(kallidinogenase) 제제〔칼리크레인(Kallikrein), 카나쿠린(Carnaculin) 등〕

본제의 키닌 분해 억제 작용과 칼리디노게나제 제제의 키닌 생성 작용에 의해 혈관 평활근의 이완이 증강한다고 생각되어 병용에 의해 혈압 저하가 일어날 가능성이 있다.

Point 정기적으로 혈압을 측정하여 두 제제의 용량을 조절한다.

■ 다른 강압 작용을 가진 약제(강압제, 질산제 등)

서로 강압(降壓) 작용을 증강시킨다고 생각되며 강압 작용이 증강하는 경우가 있다.

Point 정기적으로 혈압을 측정하여 두 제제의 용량을 조절한다.

중대한 부작용

■ 호흡곤란을 수반하는 안면, 혀, 성문(聲門), 후두의 부종을 증상으로 하는 혈관부종

【원　인】 알레르기에 따른 혈관부종이나 유전성 혈관부종 등

【대처법】 즉시 투여를 중지하고 항히스타민제나 부신피질호르몬의 투여 및 기도 확보 등의 적절한 처치를 실시한다.

■ 급성 신부전 또는 신기능장애의 악화(0.1% 미만)

【원　인】 주로 신장에서 배설되는 것이나 신장 혈류량의 감소나 사구체 여과량의 저하가 관여하고 있다고 생각되지만 상세한 것은 불분명하다.

■ 중대한 고칼륨혈증(0.1% 미만)

【원　인】 안지오텐신 II 생성을 억제하여 알도스테론의 분비를 저하시키기 때문에 요중으로의 칼륨 배설을 감소시킨다고 생각되고 있다.

■ 홍피증(박탈성 피부염), 피부점막안증후군(Stevens-Johnson 증후군), 천포창(pemphigus) 증상 등의 피부 증상

【원 인】 약제 알레르기에 의한 것이라고 생각되고 있다.

간과되기 쉬운 의외의 작용

■ 저혈당

【원 인】 인슐린 또는 경구 혈당 강하제의 투여 중에 ACE 저해제를 투여함에 따라 저혈당을 일으키기 쉽다는 보고가 있어 세포 내로의 칼륨의 흡수가 증가하기 때문이라고 생각되고 있지만 상세한 것은 불분명하다.

【왜 간과되기 쉬운가?】 1형 당뇨병에서는 혈당의 일내 변동이 심해 저혈당을 일으키는 경우도 적지 않기 때문이다. 1형 당뇨병에 수반하는 당뇨병 신증에 대해서 본제를 투여하고 있는 경우는 본제와의 인과관계를 의심하는 것도 중요하다.

검사 수치에 대한 영향

- ALT(GPT) 상승(2.03%)
- s-Cr 상승(0.83%)
- AST(GOT) 상승(1.76%)
- 고칼륨혈증(0.1% 미만)

053

안지오텐신 II 수용체 길항제(ARB)

발사르탄(valsartan)
- 디오반(Diovan)

유사제

뉴로탄(Nu-Lotan), 브로프레스(Blopress), 미카르디스(Micardis), 올메텍(Olmetec)

효능 · 효과

고혈압

특징

AT1 수용체에의 선택성은 AT2 수용체에 대해 약 3,000배로 선택성이 높다. 1일 1회 투여에 의해 24시간 안정된 혈압 조절이 가능하다. 용량 의존적인 강압 효과가 보여 20, 40, 80, 160mg으로 풍부한 제형이 갖추어져 있어 순응도(compliance)가 좋다.

조성 · 제형 · 용량

디오반정 20, 40, 80, 160mg은 1정 중에 각각 발사르탄으로서 20, 40, 80, 160mg을 함유한다(필름코팅정이다).

사용법 · 사용량

통상 성인에게는 발사르탄으로서 40~80mg을 1일 1회 경구 투여한다. 연령, 증상에 따라 적당히 증감하는데 1일 160mg까지 증량할 수 있다.

사용금기

■ 본제의 성분에 대해 과민증의 기왕력이 있는 환자

■ 임부 또는 임신 중일 가능성이 있는 환자

본제를 포함한 안지오텐신 II 수용체 길항제 및 ACE 저해제를 임신 중기부터 말기에 투여했던 환자에게 태아 사망, 양수과소증, 태아 · 신생아의 저혈압, 신부전, 고칼륨혈증, 두개의 형성부전, 양수과다증에 의한다고 추측되는 사지의 구축(拘縮), 뇌, 두개 안면의 기형, 폐의 발육부전 등이 나타났다는 보고가 있다.

신중투여

■ 양측성 신동맥 협착이 있는 환자 또는 한 쪽 신장에 신동맥 협착이 있는 환자

이와 같은 환자는 안지오텐신 II에 의해 사구체 여과압이 유지되고 있다. 레닌안지오텐신계를 억제한 약제를 투여하면 수출세동맥이 확장하여 사구체 내압이 저하한다. 또한 신동맥 협착이 있는 환자는 사구체 여과압이 저하해도 신동맥이 협착하고 있다는 점에서 신장 혈류량이 증가하지 않고 더욱 신기능을 악화시킬 우려가 있다. 이상의 이유로부터 본제 투여에 의해 급속하게 신기능을 악화시키는 경우가 있다.

■ 고칼륨혈증 환자

본제가 알도스테론 분비를 억제하여 혈청 칼륨 수치를 상승시킬 가능성이 생각되기 때문에 고칼륨혈증을 악화시킬 우려가 있다.

Point 신기능장애, 조절이 불량한 당뇨병 등 혈청 칼륨 수치가 높아지기 쉬운 환자는 고칼륨혈증이 나타날 우려가 있으므로 혈청 칼륨 수치에 주의한다.

■ 신기능장애가 있는 환자

본제는 주로 담즙 안으로 배설되기 때문에 신기능 저하에 의한 본제의 체내 동태에 대한 영향은 적지 않다고 생각된다. 그렇지만 과도한 강압에 의해 신장 혈류량이 감소하여 더욱 신기능을 악화시킬 우려가 있다.

Point 1형 당뇨병을 수반하는 당뇨병 신증의 경우 투여 초기(1개월 이내)에 급속하게 신기능의 악화나 고칼륨혈증이 나타날 우려가 있으므로 투여 초기에는 혈청 크레아티닌 수치 및 혈청 칼륨 수치를 측정하여 급속한 신기능의 악화나 혈청 칼륨 수치의 상승이 보였을 경우에는 감량 또는 투여 중지 등의 적절한 처치를 실시한다.

■ 뇌혈관장애가 있는 환자

과도한 강압이 뇌혈류부전을 야기하여 병태를 악화시키는 경우가 있다.

■ 고령자

일반적으로 고령자는 신기능이 저하하고 있는 경우가 많기 때문에 과도한 강압에 의해 신장 혈류가 감소하여 더욱 신기능을 저하시킬 가능성이 있다.

Point 저용량부터 투여를 개시하는 등 환자의 상태를 관찰하면서 신중하게 투여한다.

■ 간장애가 있는 환자, 특히 담즙성 간경변 및 담즙울체가 있는 환자

본제는 주로 담즙 안으로 배설되기 때문에 이러한 환자는 혈중 약물농도가 현저하게 상승할 우려가 있으므로 용량을 감량하는 등 신중하게 투여한다. 외국에서 경도부터 중등도의 간장애 환자에게 발사르탄의 혈장 중 농도가 건강한 성인과 비교하여 약 2배 상승한다고 보고되고 있다.

병용금기

없음

병용주의

■ 칼륨 보존성 이뇨제〔스피로놀락톤(spironolactone), 트리암테렌(triamterene) 등〕, 칼륨 보급제(염화 칼륨 등)

안지오텐신 II 생성을 억제하여 알도스테론의 분비를 저하시키기 때문에 요중으로의 칼륨 배설을 감소시켜 칼륨 저류(貯留) 작용이 증강하여 이것에 의해 혈청 칼륨 수치가 상승하는 경우가 있다.

Point 병용하는 경우는 혈청 칼륨 수치에 주의한다. 특히 신기능장애가 있는 경우에는 주의를 요한다.

중대한 부작용

■ 혈관부종(빈도 불분명)

【원 인】 본제에 특이적인 기전의 유무는 불분명하지만 일반적으로 약제성의 혈관부종은 약제에 대한 과민 반응으로, 히스타민, 혈소판 활성인자 및 브래디키닌(bradykinin) 등이 관여하고 있다고 생각되고 있다.

【대처법】 즉시 투여를 중지하고 기도를 확보하면서 부신피질호르몬, 항히스타민제, 에피네프린(epinephrine)의 투여를 실시한다. 대증요법으로 충분히 반응하지 않는 경우도 있으므로 윤상갑상막 절개술(cricothyrotomy)이나 기관 절개술 등을 즉시 실시하도록 준비해 두는 것이 필요하다.

■ 간염(빈도 불분명)

【원 인】「신중투여」 부분 참조

■ 신부전(빈도 불분명)

【원 인】「신중투여」 부분 참조

■ 고칼륨혈증(0.1% 미만)

【원 인】 신중투여 항 참조

■ 쇼크, 실신, 의식소실(빈도 불분명)

【원 인】 실신 · 의식소실은 혈압 저하에 따른 뇌혈류 감소에 의한다고 생각되고 있다.

■ 혈소판 감소(0.1% 미만)

■ 간질성 폐렴(빈도 불분명)

【원 인】 발증기전은 불분명하다. 일반적으로는 ① 직접적으로 세포장애를 일으키는 세포독성(cytotoxic) ② 단독 또는 단백과 결합하여 항원이 되어 면역학적 기전에 의해 장애를 일으키는 비세포독성(non-cytotoxic) 등이 생각되고 있다.

【대처법】 원인 약제의 중지가 기본이다. 호흡 관리나 프레드니솔론(prednisolone) 0.5~1mg/kg/일(日)의 투여를 개시하여 증상 개선 후에 점감하는 방법이 일반적으로, 중증 예에는 스테로이드 펄스요법이 실시된다.

간과되기 쉬운 의외의 작용

■ 저혈당

【원 인】 당뇨병을 치료 중인 환자에게 나타나기 쉽다. 세포 내로의 칼륨 흡수가 증가하기 때문이라고 생각되고 있지만 상세한 것은 불분명하다.

【왜 간과되기 쉬운가?】 혈당 치료제 그 자체의 영향과의 구별이 어렵기 때문이다.

검사 수치에 대한 영향

- ALT(GPT) 상승(0.63%)
- 혈청 크레아티닌(creatinine) 상승(0.45%)
- AST(GOT) 상승(0.51%)
- 고칼륨혈증(0.07%)

폴리스티렌설폰산칼슘 (calcium polystyrene sulfonate) – 카리메트(Kalimate)

유사제

카이액살레이트(Kayexalate)

효능 · 효과

급성 신부전 및 만성 신부전에 따른 고칼륨혈증

특징

칼슘형 양이온 교환수지이다. 장관내, 특히 결장 부근에서 본제의 Ca^{2+}와 장관 내의 K^{+}를 교환하여 소화 · 흡수되지 않고 폴리스티렌설폰산 수지 그대로 K^{+}와 함께 대변으로 배설된다. 1일 15~30g의 투여로 혈청 칼륨 수치가 약 1mEq/L 저하한다고 일컬어진다. 신부전에서 공통으로 보이는 저칼슘혈증도 함께 보정할 수 있다는 이점을 가지고 있다. 작용 발현 시간은 약 1시간으로 되어 있다.

또한 카리메트 건조 시럽은 시험관 내에서 폴리스틸렌 술폰산 칼슘 1g당 평균적으로 64.2mg(1.64mEq)의 칼륨과 교환한다.

조성 · 제형 · 용량

폴리스티렌 술폰산 칼슘은 미황백색~담황색의 분말로 냄새나 맛은 없고 원말(原末)은 칼슘을 7~9% 함유하고 있다. 물, 에탄올에는 거의 녹지 않는다. 제형에는 분말, 산제, 건조 시럽, 젤리형이 있고 산제에는 96.7%, 건조 시럽에는 92.6%, 젤리 1개(25g)에는 5g의 폴리스틸렌 술폰산 칼슘이 함유되어 있다.

사용법 · 사용량

연령, 증상에 따라 적당히 증감한다.

■ 경구

통상 성인에게는 분말 · 산제 · 건조 시럽을 폴리스티렌설폰산칼슘으로서 1일 15~30g을 2~3회로 나누어 그 1회량을 물 30~50mL에 현탁하여 복용한다. 젤리의 경우에는 1일 75~150g(폴리스티렌설폰산칼슘으로서 15~30g)을 2~3회 나누어 그대로 복용한다.

Point 아가메이트젤리(Argamate Jelly)는 산제 복용 시의 까칠까칠한 느낌을 억제한 첫 젤리제로, 1개당 포함된 수분은 산제 복용 시에 필요로 하는 수분량에 비해 적다는 이점이 있다.

Point 부작용으로서 변비를 일으키기 쉬우므로 매일 배변을 보도록 한다. 변비를 예방하는 목적으로 침투압 하제의 작용이 있는 소르비톨(sorbitol) 용액과 복용하거나 하제를 병용한다. 폴리스티렌설폰산칼슘의 소르비톨 현탁액을 경구 투여하여 결장 협착이나 결장 궤양 등을 일으킨 증례가 보고되고 있으므로 주의를 요한다.

■ 주장(注腸)

통상 성인에게는 분말을 1회 30g, 물 또는 2% 메틸셀룰로오스(methylcellulose) 용액 100mL에 현탁하여 주장한다. 체온 정도로 가온한 현탁액을 주장하여 30분에서 1시간 장관 내에 방치한다. 액이 새면 베개로 둔부(臀部)를 올려 주거나 잠시 동안 슬흉위(knee chest position)를 취하게 한다. 물 또는 2% 메틸셀룰로오스 용액 대신 5% 포도당 용액을 사용해도 좋다.

Point 외국에서 폴리스티렌설폰산형 양이온 교환수지의 소르비톨 현탁액을 주장하여 결장 괴사를 일으켰다는 증례가 보고되고 있으므로 주장 시에는 소르비톨 용액을 사용하지 않는다.

사용금기

■ 장폐쇄증이 있는 환자

장관 천공을 일으킬 우려가 있다.

신중투여

■ 부갑상선기능항진증 환자 및 다발성 골수종 환자

이온 교환에 의해 혈중 칼슘 농도가 상승할 우려가 있다.

■ 고령자

일반적으로 고령자는 생리기능이 저하하고 있기 때문에 투여량을 줄이는 등의 주의를 요한다.

Point 과량 투여를 방지하기 위해 규칙적으로 혈청 칼륨 수치 및 혈청 칼슘 수치를 측정하면서 투여한다. 또한 이상이 나타났을 경우에는 감량 또는 휴약 등의 적절한 처치를 실시한다.

병용금기

특별히 없음

병용주의

■ 디기탈리스제

혈청 칼륨 수치의 저하에 의해 디기탈리스 중독 작용이 증강되는 경우가 있다.

■ 알루미늄, 마그네슘 또는 칼슘을 함유하는 제산제 또는 완하제(건조 수산화알루미늄 겔, 수산화마그네슘, 침강 탄산칼슘 등)

비선택적으로 양이온으로 교환할 가능성이 있기 때문에 본제의 효과가 감약할 가능성이 있다. 또한 장관 내에 분비된 중탄산염의 중화를 방해함에 따라 전신성 알칼리증(alkalosis) 등의 증상이 나타났다는 보고가 있어 주의를 요한다.

Point 알루미늄, 마그네슘 함유 제제나 침강 탄산 칼슘 등의 칼슘 함유 제제, 탄산수소나트륨 등의 양이온(cation) 제제와 병용하는 경우에는 비선택적으로 양이온이 교환되어 효과가 감약할 가능성이 있기 때문에 카리메트의 복용 시간을 식간으로 한다.

Point 변비를 일으키기 쉬운 약(일부의 진해제, 항우울제, 항파킨슨제 등)과의 병용에 주의한다.

중대한 부작용

■ 결장 천공(빈도 불분명)

결장 천공이 나타나는 경우가 있으므로 관찰을 충분히 실시하여 변비나 복통 등이 나타났을 경우에는 중지하고 적절한 처치를 실시한다. 고도의 변비가 있는 환자에 대한 투여는 피한다. 변비에 수반하여 결장 천공을 일으키는 경우가 있으므로 투여할 때에는 소르비톨액을 경구 투여하는 등 변비 방지에 힘쓴다. 또한 변비를 일으키기 쉬운 약제의 병용에 주의한다.

간과되기 쉬운 의외의 작용

특별히 없음

검사 수치에 대한 영향

- 저칼륨혈증(0.1~5% 미만)

055

칼륨 제제

염화칼륨(potassium chloride)

유사제

L-아스파라긴산칼륨(potassium L-aspartate), 글루콘산칼륨(potassium gluconate), 인산수소이칼륨(dipotassium phosphate), L-아스파라긴산칼륨 · 마그네슘

효능 · 효과

다음 질환 또는 상태에 있어서의 칼륨 보급

강압 이뇨제, 부신피질 스테로이드호르몬, 강심배당체, 인슐린, 항생물질 등의 연용 시, 저칼륨혈증형 주기성 사지마비, 중증 구토, 설사, 칼륨 섭취 부족 및 수술 후, 저염소성 알칼리증(alkalosis)

특징

염화칼륨은 분자량이 74.55로, 1mEq는 75mg에 상당한다. 칼륨 이온의 성인 체내 총량은 약 3,000mEq로 체내 최다 이온이다. 칼륨 이온은 주로 세포 내에서 세포침투압 유지에 유용하여 세포외액 중의 나트륨 이온과 길항적으로 작용한다. 저칼륨성 알칼리증은 동시에 저클로라이드(Cl)혈증을 수반하는 경우가 많아 염소를 칼륨과 동시 보급하면 신속하게 저칼륨혈증을 시정할 수 있다. 단, 대사성 알칼리증의 경우 저칼륨혈증의 치료는 염기성염에 의해 실시되는 것이 바람직하다.

조성 · 제형 · 용량

원말(原末)은 99.0% 이상의 염화칼륨(KCl)을 함유한다. 염화칼륨은 무색 또는 백색의 결정으로 냄새는 없고 맛은 짜다. 물에 녹기 쉽고 수용액은 중성이다. 장용정은 1정 중에 250mg, 서방정은 1정 중에 600mg, 엘릭시르(elixir)는 10%의 염화칼륨을 함유한다. 주사액은 1앰플(20mL) 중에 1몰(mol)(7.5%) 또는 2몰(15%)의 염화칼륨을 함유한다.

사용법 · 사용량

■ 내복

염화 칼륨으로서 통상 성인 1일 2~10g을 수일로 분할하여 다량의 물과 함께 경구 투여한다. 연령, 증상에 따라 적당히 증감한다. 서방정은 통상 성인에게는 1회 2정(염화 칼륨으로서 1,200mg)을 1일 2회 식후 경구 투여한다. 엘릭시르제는 묽게 하지 않고 그대로 투여하면 위장장애를 일으킬 우려가 있으므로 다량의 물(10~20배량의 물)로 묽게 하여 사용한다.

● **복약지도**

정제는 씹어 으깨지 말고 다량의 물과 함께 복용한다. 본제의 고스트 타블렛(ghost tablet ; 유효성분 방출 후의 정제 껍질)이 변으로 배설되는 경우가 있다. 또한 복용 후 정제가 X선으로 조영되는 경우가 있다.

■ 주사

1회 0.75~3g(칼륨으로서 10~40mEq)을 연령이나 증상에 따라 적당히 증감한다. 소아에게는 칼륨 결핍의 원인 및 정도 또는 임상상의 반응에 따라 조절되는데, 통상 연령 · 체중에 따라 1회 60~380mg(칼륨으로서 0.8~5mEq)을 투여한다. 염화 칼륨 주사액〔균일한 희석 상태의 확인을 위해 인산리보플라빈나트륨(riboflavin sodium phosphate)을 배합하여 황색의 액으로 하고 있다〕을 주사용수, 5% 포도당 주사액, 생리식염수 또는 다른 적당한 희석액으로 희석한다.

Point 반드시 칼륨으로서 40mEq/L 이하의 농도로 묽게 사용한다. 고칼륨혈증을 일으키는 경우가 있으므로 투여 속도는 칼륨으로서 20mEq/시간을 넘지 않도록 한다. 또한 성인 1일 7.5g(칼륨으로서 100mEq)을 넘지 않는 양으로 한다.

Point 장기 투여하는 경우에는 혈중 또는 요중 칼륨 수치, 신기능, 심전도 등을 정기적으로 검사하는 것이 바람직하다.

사용금기

■ 중대한 신기능장애(전날 소변의 양이 500mL 이하 또는 투여 직전의 배뇨가 1시간당 20mL 이하)가 있는 환자, 부신기능장애〔애디슨병(Addison's disease)〕가 있는 환자, 고칼륨혈증 환자

고칼륨혈증이 악화한다.

■ 소화관의 통과장애가 있는 환자

- 식도 협착이 있는 환자(심비대, 식도암, 흉부 대동맥류, 역류성 식도염, 심장 수술 등에 의한 식도 압박)

• 소화관 협착 또는 소화관 운동 기능부전이 있는 환자
  소화관의 폐쇄, 궤양 또는 천공이 나타나는 경우가 있다.

■ 고칼륨혈성 주기성 사지마비 환자
발작과 고칼륨혈증이 유발된다.

■ 본제의 성분에 대해 과민증의 기왕력이 있는 환자

신중투여

■ 신기능 저하 또는 신기능장애가 있는 환자, 급성 탈수증, 광범위한 조직 손상(화상, 외상 등)이 있는 환자, 고칼륨혈증이 나타나기 쉬운 질환(저레닌성 저알도스테론혈증 등)이 있는 환자
고칼륨혈증이 나타나기 쉽다.

■ 심질환이 있는 환자
과잉 투여했을 경우 증상을 악화시키는 경우가 있다.

병용금기

특별히 없음

병용주의

■ 칼륨 보존성 이뇨제〔스피로놀락톤(spironolactone), 트리암테렌(triamterene) 등〕, 안지오텐신 전환효소 억제제〔염산베나제프릴(benazepril HCl), 캡토프릴(captopril) 등〕, 안지오텐신 수용체 길항제〔발사르탄(valsartan), 로자탄칼륨(losartan potassium), 칸데사르탄 실렉세틸(candesartan cilexetil), 텔미사르탄(telmisartan) 등〕, 비스테로이드성 항염증제〔인도메타신(indomethacin) 등〕
고칼륨혈증이 나타나는 경우가 있다.

Point 병용이 필요한 경우는 혈중 칼륨 수치를 모니터하는 것이 바람직하다.

■ 항콜린 작동제
소화관 운동의 억제에 의해 본제의 소화관 점막 자극이 나타나기 쉽다. 증상이 나타났을 경우에는 본제의 감량 또는 칼륨 액제의 사용을 고려한다.

중대한 부작용

■ 소화기

드물게(0.1% 미만) 소장의 폐쇄, 궤양 또는 천공이 나타나는 경우가 있으므로 관찰을 충분히 실시하여 복통, 구역질, 소화관 출혈 등의 증상이 나타났을 경우에는 투여를 중지한다.

■ 순환기(빈도 불분명)

일시적으로 대량을 투여하면 심장 전도장애가 나타나는 경우가 있다.

Point 고칼륨혈증이 발증했을 경우에는 투여를 중지하고 다음 중 적절한 처치를 실시한다.
① 칼륨을 포함한 음식물이나 약제를 제한 또는 배설시킨다. 칼륨 보존성 이뇨제의 투여가 실시되고 있는 경우에는 그 투여를 중지한다 ② 칼슘제의 투여 ③ 포도당 · 인슐린요법 ④ 고장(高張) 나트륨액의 투여 ⑤ 탄산수소나트륨의 투여 ⑥ 이온 교환수지의 투여 ⑦ 투석요법

간과되기 쉬운 의외의 작용

특별히 없음

검사 수치에 대한 영향

과량 투여에 의해 고칼륨혈증이 나타난다.

056

보정용 수액 제제

염화나트륨(sodium chloride)

유사제

콘클라이트나트륨(Conclyte-Na), 염화나트륨 주(注) 10% 실린지, 살트닌(Saltnin) 주(注) 10%, 염화나트륨 주(注) 1M 실린지, 염화나트륨 분말 등

효능 · 효과

식염(食鹽) 상실 시의 보급, 전해질 보액의 전해질 보정이나 피부 · 창상부위 · 점막 등의 세정, 가글제 · 분무흡입제로서 기관지 점막의 세정이나 객담 배설의 촉진

특징

염화나트륨은 무색 또는 백색의 결정 또는 분말로, 무취이며 물에 녹기 쉽다.

조성 · 제형 · 용량

분말은 순도 99.5% 이상, 주사액에는 10% 주사액, 1몰 주사액, 2.5몰 주사액이 있다.

사용법 · 사용량

■ 염화나트륨으로서 1일 1~2g을 그대로 물에 녹여 경구 투여한다.

■ 10% 주사액

전해질 보급의 목적으로 수액 제제에 필요량을 첨가한다.

■ 1몰, 2.5몰 kit

전해질 보액의 전해질 보정으로서 체내 수분, 전해질의 부족에 따라 전해질 보액에 첨가하여 사용한다.

■ 외용제로서 가글제, 분무흡입제로 이용한다. 등장액으로서 피부 · 창상부위, 점막의 세정에 이용한다.

사용금기

특별히 없음

신중투여

■ 신장 · 순환기계에 장애가 있는 환자

■ 신기능장애가 있는 환자

■ 고령자

Point
- 심장 · 순환기계에 장애가 있는 환자에게 염화 나트륨을 지나치게 부하하면 심장에 부담을 주어 증상이 악화하는 경우가 있다.
- 신기능장애가 있는 환자에서도 마찬가지로 증상이 악화하는 경우가 있다.
- 고령자는 일반적으로 생리 기능이 저하하고 있기 때문에 주의가 필요하다.
- 주사제로서 사용하는 경우는 희석하여 사용한다.
- 한냉기에는 체온 정도로 데워서 사용한다.
- 개봉 후에는 바로 사용하고 남은 액은 사용하지 않는다.
- 직사광선을 피하고 실온에서 보존한다.

중대한 부작용

■ 오심 · 구토 등의 소화기 증상, 고나트륨혈증, 울혈성 심부전, 부종 등

Point 전해질이나 환자의 상태 · 소견에 주의하면서 사용한다.

검사 수치에 대한 영향

- 사용 성적 조사 등의 부작용 발현 빈도가 명확해지는 조사를 실시하고 있지 않기 때문에 불분명하다.

057

제산제(制酸劑)

건조수산화알루미늄겔 (dried aluminium hydroxide gel) - 알루미겔(Alumigel)

유사제

알루미겔, 건조수산화알루미늄겔, 순생(純生) 알루미겔 분말, 타카타겔(Takatagel), 건조·겔 등

효능·효과

위·십이지장궤양, 위염, 상부 소화관 기능 이상(위하수나 위산 과다 등), 요중 인산 배설 증가에 따른 요로결석의 발생 예방

특징

건조수산화알루미늄겔은 백색의 분말로 무미무취이다.

조성·제형·용량

원말(原末)은 수산화알루미늄으로서 50% 이상, 세립은 수산화알루미늄으로서 47% 이상이다.

사용법·사용량

1일 1~3g을 수회로 나누어 내복한다.

사용금기

■ 만성 신부전으로 투석요법을 받고 있는 환자

장기 투여에 의해 알루미늄 뇌증, 알루미늄 골증이 나타나는 경우가 있다.

신중투여

- 알루미늄은 소화관 내에서 인산과 결합하여 그 흡수를 저하하므로 인산염 결핍 환자에게는 신중하게 투여해야 한다.
- 신기능장애가 있는 환자는 장기간의 투여에 의해 알루미늄 뇌증, 알루미늄 골증이 나타나는 경우가 있어 정기적으로 혈중 알루미늄, 인산, 칼슘, 알칼리성 인산분해효소(alkaline phosphatase) 등의 측정을 실시한다.

병용주의

■ 구연산 제제

혈중 알루미늄 농도가 상승하는 경우가 있으므로 동시에 복용시키지 않는다.

■ 혈청 칼륨 억제 이온 교환수지

혈청 칼륨 억제 이온 교환수지의 작용이 감약하는 경우가 있다.

■ 테트라사이클린(tetracycline)계 · 뉴퀴놀론(new quinolone)계 항생물질

동시에 복용함에 따라 병용 약제의 흡수 지연 또는 저해를 나타내는 경우가 있기 때문에 복용 시간을 늦춘다.

■ 이소니아지드(isoniazid)

동시에 복용함에 따라 병용 약제의 흡수 지연 또는 저해를 나타내는 경우가 있기 때문에 복용 시간을 늦춘다.

■ 디기탈리스 제제

동시에 복용함에 따라 병용 약제의 흡수 지연 또는 저해를 나타내는 경우가 있기 때문에 복용 시간을 늦춘다.

■ 페니토인(phenytoin)

동시에 복용함에 따라 병용 약제의 흡수 지연 또는 저해를 나타내는 경우가 있기 때문에 복용 시간을 늦춘다.

■ 페노티아진 유도체(phenothiazine derivative)

동시에 복용함에 따라 병용 약제의 흡수 지연 또는 저해를 나타내는 경우가 있기 때문에 복용 시간을 늦춘다.

■ β-차단제

동시에 복용함에 따라 병용 약제의 흡수 지연 또는 저해를 나타내는 경우가 있기 때문에 복용 시

간을 늦춘다.

■ 비스테로이드계 소염진통제
동시에 복용함에 따라 병용 약제의 흡수 지연 또는 저해를 나타내는 경우가 있기 때문에 복용 시간을 늦춘다.

■ 갑상선호르몬제
동시에 복용함에 따라 병용 약제의 흡수 지연 또는 저해를 나타내는 경우가 있기 때문에 복용 시간을 늦춘다.

■ 우루소데스옥시콜린산(ursodeoxycholic acid)이나 케노데스옥시콜린산(chenodesoxycholic acid) 등의 담즙산 제제
동시에 복용함에 따라 병용 약제의 흡수 지연 또는 저해를 나타내는 경우가 있기 때문에 복용 시간을 늦춘다.

■ 마이코페놀레이트 모페틸(mycophenolate mofetil)
병용에 의해 마이코페놀레이트 모페틸의 작용이 감약한다.

■ 퀴니딘(quinidine)
퀴니딘의 배설이 지연된다.

Point 건조수산화알루미늄겔 이외의 다른 약제로 대용할 수 있는 경우는 사용하지 않는다.

부작용

- 소화기 증상으로서 변비, 오심, 구토 등이 발생하는 경우가 있다. 휴약하거나 완하제를 병용한다.
- 장기 투여에 따라 알루미늄 뇌증, 알루미늄 골증을 나타내는 경우가 있다.
- 고령자는 일반적으로 생리기능이 저하하고 있기 때문에 신기능장애가 존재하고 있을 가능성도 있어 주의를 요한다.

검사 수치에 대한 영향

사용 성적 조사 등의 부작용 발현 빈도가 명확해지는 조사를 실시하고 있지 않기 때문에 불분명하다.

칼슘 제제

058

염화칼슘(calcium chloride)
– 염화칼슘, 콘크라이트칼슘(Conclyte-Ca)

유사제

글루콘산칼슘(calcium gluconate), 유산칼슘(calcium lactate), 인산수소칼슘(dibasic calcium phosphate), L-아스파라긴산칼슘(calcium L-aspartate), 침강탄산칼슘이 있다. 골다공증의 보험 적용은 인산수소칼슘과 L-아스파라긴산칼슘이지만, 흡수율이 좋은 유산칼슘이 이용되는 경우도 많다. 글구콘산칼슘의 주사액은 고칼륨증에 의한 중대한 부정맥을 나타내는 경우에 정맥주사되는 경우가 있다. 침강탄산칼슘의 보험 적용은 십이지장궤양, 위염, 상부 소화관 기능 이상이지만 임상적으로는 신부전에 따른 고인산혈증의 치료에도 이용되고 있다.

효능 · 효과

보험 적용 질환은 제형에 따라 다르다. 분말제는 저칼슘혈증에 기인하는 테타니(tetany) 및 그 관련 증상의 개선에 효과가 있다. 주사액은 상기 외에 납 중독, 마그네슘 중독, 임산부의 골연화증에 효과가 있다.

특징

성인 남성에게는 체내에 약 1kg의 칼슘이 존재하고 그 99%는 뼈로 수산화인회석(hydroxyapatite)을 형성하고 있다. 골대사의 면에서 일본인의 칼슘 소요량은 1일 800mg 이상으로 되어 있는데 현대인의 식생활에서는 칼슘 섭취량이 부족하여 칼슘 제제의 내복이 이루어지고 있는 경우도 많다. 한편 생리활성물질로서 칼슘의 작용은 체액 중의 이온화 칼슘의 상태로 발휘되어 신경이나 근육의 흥분에 관여하고 있다. 염화칼슘은 다른 유사제와 마찬가지로 저칼슘혈증(저이온화칼슘혈증)에 의해 일어나는 테타니(tetany)의 개선이나 임산부의 골연화증에 이용되는 경우가 많다.

조성 · 제형 · 용량

분말제는 원말(原末)이다. 주사액은 2%의 농도로, 1앰플 또는 1실린지(20mL)당 400mg의 염화칼슘을 포함하고 있다.

사용법 · 사용량

분말제는 1회 1~2g을 약 5% 수용액으로 조정하여 1일 3회(적당히 증감) 내복한다. 주사제의 경우는 0.4~1g(7.2~18mEq)의 염화칼슘을 2%액(0.36mEq/mL)으로 하고 1일 1회, 완서하게(칼슘으로서 0.68~1.36mEq/분) 정맥주사한다(적당히 증감). 단 임산부의 골연화증에 이용하는 경우에는 경구 투여가 불가능한 경우에 한한다. 보정용 주사액은 체내의 수분, 전해질의 부족에 따라 전해질 보액에 첨가하여 이용한다.
고령자는 신기능이 저하하고 있는 경우가 많아 고칼슘혈증이 나타나기 쉬우므로 용량에 유의한다. 미숙아, 신생아, 영아, 유아 또는 소아에 대한 안전성은 확립되어 있지 않다.

병용금기 · 복약지도

- 강심배당체〔메틸디곡신(metildigoxin), 디곡신(digoxin) 디기톡신(digitoxin) 등〕와의 병용은 작용을 증강하는 경우가 있어 서맥 · 심실성 기외수축 · 방실차단 등의 중독 증상을 유발할 우려가 있다.
- 테트라사이클린(tetracycline)계 항생물질〔미노사이클린(minocycline) · 독시사이클린(doxycycline) · 테트라사이클린(tetracycline) 등〕, 뉴퀴놀론(new quinolone)계 항생물질〔시프로플록사신(ciprofloxacin) · 노르플록사신(norfloxacin) · 토수플록사신(tosufloxacin)〕, 인산에스트라머스틴나트륨(estramustine phosphate sodium)〔에스트라시트(Estracyt) · 비아세틸(Biasetyl) · 프로에스타(Proesta)〕, 에티드론산디나트륨(disodium etidronate)과의 병용에서는 칼슘과 킬레이트(chelate)를 형성하여 약제의 흡수를 저해할 가능성이 있어 병용이 필요한 경우는 투여 간격을 두도록 한다.
- 활성형 비타민 D 제제를 병용하고 있는 경우에는 장관의 칼슘 흡수가 증가하기 때문에 고칼슘혈증을 초래하는 경우가 있다.

중대한 부작용

염화 칼슘의 부작용 발현 빈도에 관해서는 충분한 조사가 이루어지지 않고 있다. 고칼슘혈증 · 결석증(빈도 불분명), 산증(acidosis)(빈도 불분명), 식욕부진 · 변비 등(빈도 불분명), 주사액이 혈관 외로 새는 것에 의한 조직의 염증 · 괴사(빈도 불분명) 등이 있다.

간과되기 쉬운 의외의 작용

- 급속한 정맥내 주사에 의해 동계 · 서맥 · 혈압 변동 · 열감 · 홍조 · 발작 등이 나타나는 경우가 있다.
- 고마그네슘혈증(hypermagnesemia)은 신기능이 정상이라면 자연적으로 경감하지만, 신기능 저하 시에는 지체되어 심전도계에 영향이 나타난다. 혈액투석이 불가능한 경우에는 마그네슘에 대해 길항 작용이 있는 칼슘 제제를 완서하게 정맥내 주사한다.

검사 수치에 대한 영향

장기 투여에 의해 혈중 및 요중 마그네슘이 증가하게 되는 경우가 있다. 산증(acidosis)을 초래하는 경우가 있다(빈도 불분명).

제산제

059

탄산수소나트륨(sodium bicarbonate)

– 중조(重曹), 탄산수소나트륨, 메이론(Meylon) 등

유사제

탄산수소나트륨 고미질(苦味質)제〔당약 · 탄산수소나트륨 산제(swertia and sodium bicarbonate powder), 건위산(健胃散), 비아산(Biasan), 벨산(Bellsan) 등〕는 건위소화제로서 이용된다. 구연산칼륨 · 구연산나트륨배합제〔우라릿-U(Uralyt-U), 우라릿(Uralyt)〕는 통풍이나 고요산혈증의 치료 시에 소변의 산성화를 목적으로 이용된다.

효능 · 효과

보험적용질환은 제형에 따라 다르다. 분말제 · 정제는 위 · 십이지장궤양, 위염, 상부 소화관 기능 이상, 산증(acidosis)의 개선, 요산 배설의 촉진과 통풍 발작의 예방으로 되어 있고, 분말제의 가글 · 흡입 시에만 상기도염의 보조요법이 있다. 주사액은 pH의 상승에 의해 요중 배설이 촉진되는 약물중독, 산증(acidosis), 동요병 · Meniere 증후군 · 그 밖의 내이장애에 따른 오심 · 구토 및 현기증, 급성 두드러기로 되어 있다.

특징

예로부터 속칭으로 「중조(重曹)」 · 「중탄산소다」라고도 하며 가정에서는 조리나 세척제 등으로 사용되고 있다. 의약품으로서는 산증(acidosis)을 초래하는 질환(세뇨관성 산증 · 쇼크 등의 말초순환부전)이나 현기증 등의 치료에 필요 불가결한 약제이다.

이전에는 위산 과다에 대해 제산제로서 사용되었지만 위산이 중화되었을 때에 발생하는 이산화탄소의 기포가 위점막을 자극하여 더욱 위액의 분비를 촉진하는 「반동 현상(rebound phenomenon)」이 일어난다는 것이 밝혀져 현재 소화기 질환의 제산에는 H_2-blocker나 프로톤펌프 저해제(proton pump inhibitor)가 이용되고 있다.

조성 · 제형 · 용량

분말제는 99% 함유, 정제는 1정 중 500mg, 주사액의 농도는 1.26%, 7%, 8.4%이다.

사용법 · 사용량

분말제 · 정제는 1일 1.5~5g, 적시 증감하여 수회로 나누어 복용한다. 주사액은 1일 12~60mg(1~5g 상당). 산증의 보정에 이용하는 경우에는 투여량을 계산{체중×0.2×(24−혈중 HCO_3^-)}한 후에 적시 증감한다.

병용금기 · 복용지도

- 탄산수소나트륨($NaHCO_3$)은 칼슘 이온과 결합하면 침전을 발생시킨다. 염화칼슘($CaCl_2$)과 배합된 경우에는 $NaHCO_3 + CaCl_2 = CaCO_3 + NaCl + HCl$이 되어 $CaCO_3$은 침전한다. 이와 같은 현상은 칼슘을 포함하는 고칼로리 수액에 탄산수소나트륨을 혼합했을 때에도 일어나기 때문에 탄산수소나트륨과 칼슘염 함유 제제와의 혼합 투여는 피해야 한다. 또한 탄산수소나트륨은 알칼리성이라는 점에서 베라파밀(verapamil)〔바소란(Vasolan)〕, 염산도파민〔이노반(Inovan) · 카타본(Catabon) · 카코딘(Kakodin) 등〕, 염산도부타민(dobutamine HCl)〔도부트렉(Dobutrex) 등〕 등과 같은 수액로로 투여하면 석출되기 때문에 수액 라인도 별도로 한다.
- 만델산헥사민(hexamine mandelate)〔우로나민(Uronamin) 장용제〕은 탄산수소 나트륨의 투여에 의한 요pH의 상승 작용에 의해 효과가 감약한다.
- 탄산수소나트륨을 산증의 개선을 목적으로 투여하는 경우에는 만연하게 투여하지 말고 혈액가스 분석에 의한 pH의 모니터를 실시하여 pH 7.2 이상이라면 투여를 중지한다.

중대한 부작용

- 탄산수소나트륨의 부작용의 발현 빈도에 관해서는 충분한 조사가 이루어지지 않고 있다.
- 산제 · 정제는 탄산수소 나트륨 1g당 12mEq, 주사액은 8.4%의 탄산수소 나트륨의 20mL당 20mEq의 나트륨이 포함되어 있다. 따라서 플러스(+)의 나트륨 균형이 체액의 저류(貯留)를 초래함에 따라 고나트륨혈증 · 부종 · 고혈압 · 임신 고혈압증후군(임신 중독증) 등이 발생하는 경우가 있다. 특히 신기능이나 심기능이 저하하고 있는 경우에는 신중한 투여가 필요하다.

간과되기 쉬운 의외의 작용

- 저칼슘혈증이 있는 경우에는 탄산수소나트륨의 투여에 의해 이온화 칼슘이 저하하는 경우가 있어 테타니(tetany) · 입술의 마비감 · 지각 이상 · 부정맥 등을 유발하는 경우가 있다.
- 대량의 우유 섭취 · 칼슘 제제의 병용 중이나 탄산수소나트륨의 투여에 의해 대사성 알칼리증이 일어나면 세뇨관에서의 칼슘의 재흡수 항진에 의한 고칼슘혈증을 초래하는 경우가 있다.

검사 수치에 대한 영향

전술한 바와 같이 혈액 산성도의 상승, 이온화 칼슘의 감소 등이 일어나는 경우가 있다.

요산 배설 촉진제

060

벤즈브로마론(benzbromarone) - 유리놈(Urinorm)

유사제

요산 강하제로서 자이로릭(Zyloric), 베네시드(Benecid), 파라미딘(Paramidin) 등

효능 · 효과

통풍, 고요산혈증을 수반하는 고혈압

특징

신장 세뇨관에 있어서의 요산의 재흡수를 특이적으로 억제하여 요산의 요중으로의 배설을 촉진함에 따라 고요산혈증을 개선하는 약제로 1일 1회 투여로 혈청 요산치를 조절할 수 있다.

조성 · 제형 · 용량

백색의 정제로 1정 중에 벤즈브로마론 25mg 및 50mg을 함유한다.

사용법 · 사용량

■ 통풍

통상 성인에게는 벤즈브로마론으로서 1일 1회 25~50mg을 경구 투여하고 그 다음 유지량으로서 50~150mg을 1일 1~3회 경구 투여한다.

■ 고요산혈증을 수반하는 고혈압

통상 성인에게는 벤즈브로마론으로서 50~150mg을 1일 1~3회 경구 투여한다.

사용금기

■ 간장애가 있는 환자

간장애를 악화시키는 경우가 있다.

■ 신장결석을 수반하는 환자, 고도의 신기능장애가 있는 환자
요중 요산 배설량의 증대에 따라 이러한 증상을 악화시킬 우려가 있다. 또한 효과를 기대할 수 없는 경우가 있다.

■ 임산부 또는 임신 중일 가능성이 있는 환자
동물실험에서 최기형 작용이 보고되고 있다. 또한 수유 중에는 투여하지 않는 것이 바람직하지만 어쩔 수 없이 투여하는 경우는 수유를 피하도록 한다.

■ 본제의 성분에 대해 과민증의 기왕력이 있는 환자

신중투여

특별히 없음

병용금기

특별히 없음

병용주의

■ 쿠마린(coumarin)계 항응고제(와파린)
벤즈브로마론은 간대사효소(CYP2C9)를 저해하기 때문에 이것에 의해 대사된 와파린의 혈중농도를 상승시켜 항응고 작용을 증강하는 경우가 있다.
→ 프로트롬빈 시간(PT-INR)을 측정하여 투여량을 변경한다. 또한 출혈 증상에 주의한다.

■ 항결핵제〔피라진아미드(pyrazinamide)〕
피라진아미드가 신장 세뇨관에 있어서의 요산 분비를 억제하여 혈청 요산치를 상승시키기 때문에 벤즈브로마론의 효과가 감약하는 경우가 있다.

■ 살리실산(salicylic acid) 제제(아스피린)
살리실산 제제는 요산의 배설을 억제하기 때문에 벤즈브로마론의 효과가 감약하는 경우가 있다.

중대한 부작용

■ 간기능장애(전격 간염을 포함)(빈도 불분명)
투여 개시 6개월 이내에 발현하여 사망 등의 중대한 전귀(轉歸)에 이르는 예도 보고되고 있다.

→ 투여 개시 후 6개월간은 반드시 정기적으로 간기능검사를 실시하여 환자에게도 간기능장애의 가능성을 충분히 설명할 필요가 있다. 또한 검사 수치뿐만 아니라 식욕부진, 오심, 구토, 설사, 소변의 진해짐 등의 증상에도 주의를 기울일 필요가 있다.

■ 위부(胃部) 불쾌, 위장장애 등 소화기 증상(0.1% 이상)

■ 가려움증, 발진, 두드러기(0.1% 이상) 등의 피부 증상

기본적인 사용방법

- 고요산혈증 중 요산 배설 저하형 또는 알로푸리놀(allopurinol)을 사용이 불가능한 예에 효과가 있다.
- 소량부터 개시하여 서서히 증량하고 3~6개월에 걸쳐 유지량을 결정한다.
- 급성 통풍 발작 중에는 투여를 개시하지 않는다.
- 투여 중에 통풍 발작이 일어나면 나을 때까지 용량을 변경하지 않는다.
- 요로 관리를 한다(신성뇨에서는 요로결석의 합병률이 높기 때문에 소변 pH 6~7을 유지하도록 요알칼리화제를 사용한다).
- 약리 작용을 생각하면 크레아티닌 청소 30mL/min에서는 효과가 감약한다.

검사 수치에 대한 영향

- AST(GOT) 상승(0.26%)
- ALT(GPT) 상승(0.16%)
- ALP 상승(0.09%)

요산 생성 억제제

061

알로푸리놀(allopurinol)
- 자이로릭(Zyloric)

제네릭 의약품

알로시톨(Alositol), 살로벨(Salobel), 리볼(Riball) 등

효능 · 효과

아래의 경우에 있어서의 고요산혈증의 시정
통풍, 고요산혈증을 수반하는 고혈압

특징

크산틴 산화효소(xanthine oxidase) 저해제로, 하이포크산틴(hypoxanthine) 및 크산틴(xanthine)과 길항함에 따라 요산의 생합성을 억제하여 혈중 및 요중 요산치를 저하시킨다.

조성 · 제형 · 용량

백색~미황백색의 정제로, 1정 중에 알로푸리놀 50mg 및 100mg을 함유한다.

사용법 · 사용량

■ 1일 200~300mg, 2~3회 나누어 식후 복용(증감)

■ 사용법 · 사용량과 관련된 주의사항
신기능장애가 있는 환자는 투여량의 조절이 필요하여 크레아티닌 청소(Ccr)가 30~50mL/분에서는 100mg/일, 30mL/분 이하의 환자에서는 50mg/일을 기준으로 감량한다.

사용금기

본제의 성분에 대해 과민증의 기왕력이 있는 환자

신중투여

■ 간질환 또는 그 기왕력이 있는 환자
간장애가 발현 또는 악화할 가능성이 있기 때문에 정기적인 간기능검사를 실시한다.

■ 신기능장애가 있는 환자
활성 대사산물인 옥시푸리놀(oxypurinol)은 신장 배설성이기 때문에 높은 혈중농도가 지속하므로 감량 등을 고려한다.

■ 고령자
본제의 주대사물은 주로 신장에서 배설되지만 고령자는 신기능이 저하하고 있기 때문에 높은 혈중농도가 지속할 우려가 있으므로 용량에 주의하여 신중하게 투여한다.

■ 6-메르캅토푸린(6-mercaptopurine) 또는 아자치오프린(azathioprine)을 투여 중인 환자
아자치오프린의 대사효소인 크산틴 산화효소를 저해한 결과 6-메르캅토푸린의 혈중농도가 상승한다.

Point 골수 억제 등의 부작용을 증감시키므로 두 제제의 용량을 1/3~1/4로 감량한다.

■ 펜토스타틴(pentostatin)을 투여 중인 환자
중증 과민 반응(과민성 혈관염)이 발현했다는 보고가 있다.

병용주의

■ 쿠마린(coumarin)계 항응고제(와파린칼륨)
본제에 의한 간대사효소 활성의 저하 작용에 의해 쿠마린계 항응고제의 대사를 저해하기 때문에 그 반감기가 연장한다.

Point 응고능력의 변동에 주의하여 투여량의 감량 또는 투여 간격의 연장을 고려한다.

■ 크산틴(xanthine) 제제〔테오필린(theophylline) 등〕
테오필린의 대사효소인 크산틴 산화효소를 저해하기 때문에 그 혈중농도가 상승하므로 투여량에 주의한다.

■ 시클로스포린(cyclosporine)
간대사를 저해하기 때문에 시클로스포린의 혈중농도가 상승한다.

Point 신기능 저하가 발현하는 경우도 있으므로 투여량에 주의한다.

■ 캅토프릴(captopril)

과민 증상(Stevens-Johnson 증후군, 관절통 등)이 발현했다는 보고가 있다.

Point 특히 신장애가 있는 환자에게는 주의한다.

■ 히드로클로로치아짓(hydrochlorothiazide)

중증 과민 반응(오한, 전신성 피진 등)이 발현했다는 보고가 있다.

중대한 부작용

■ 피부 박탈, 발열, 림프절증, 관절통, 간장애, 신기능 이상, 호산구 증가

【원 인】 피부점막안증후군(Stevens-Johnson 증후군), 중독성 표피괴사증(Lyell 증후군), 박탈성 피부염의 중대한 발진 또는 과민성 혈관염

【대처법】 즉시 투여를 중지하고 재투여를 하지 않는다. 스테로이드의 투여 등 적절한 처치를 실시한다.

■ 쇼크, 아나필락시스(anaphylaxis)성 증상

■ 재생 불량성 빈혈, 범혈구 감소, 무과립구증, 혈소판 감소

■ 전격 간염 등의 중대한 간기능장애, 황달

■ 신부전, 신부전의 악화, 간질성 신염을 포함한 신장애

■ 발열, 기침, 호흡곤란 등의 호흡기 증상

【원 인】 간질성 폐렴

【대처법】 신속하게 흉부 X선 등의 검사를 시행하여 이상이 나타났을 경우에는 투여를 중지하고 적절한 처치를 실시한다.

■ 근육통, 탈력감, CK(CPK) 상승, 혈압 및 요중 미오글로빈(myoglobin) 상승

【원 인】 횡문근 융해증

간과되기 쉬운 의외의 작용

■ 통풍 발작

【원 인】 투여 초기에 요산의 이동에 의해 통풍 발작의 일시적인 증강을 보이는 경우가 있다.

【왜 간과되기 쉬운가?】 치료 개시 초기에는 체액 중의 요산 대사 동태로 변동을 일으키기 때문에 관절 주위의 결합조직 내에서 통풍 발작을 일으키는 유인이 될 수 있다. 혈중 요산치를 측정하면서 투여하고 치료 초기에는 소량 투여가 바람직하다.

검사 수치에 대한 영향

- ALT(GPT) 상승(빈도 불분명)
- 혈청 크레아티닌(creatinine) 상승(빈도 불분명)
- AST(GOT) 상승(빈도 불분명)
- CK 상승(빈도 불분명)

062

면역억제제

아자치오프린(azathioprine, AZP)
– 아자닌(Azanin), 이뮤란(Imuran)

효능 · 효과

하기의 장기이식에 있어서의 거부 반응의 억제
신장이식, 간이식, 심장이식, 폐이식
(주의) 부신피질 스테로이드나 다른 면역억제제와의 병용으로 이용한다.

특징

6-메르캅토푸린(6-mercaptopurine)의 이미다졸(imidazole) 유도체로 체내에서 티오이노신(thioinosine)과 길항하여 푸린 뉴클레오시드(purine nucleoside)의 생합성을 저해함에 따라 면역 억제 작용을 발현한다.

조성 · 제형 · 용량

담황색의 정제로, 1정 중에 아자치오프린 50mg을 함유한다.

사용법 · 사용량

통상 성인 및 소아에게 아래의 양을 1일량으로 경구 투여한다.

■ 신장이식
통상 성인 및 소아에게 초기량으로서 1일당 아자치오프린 2~3mg/kg을 투여한다. 유지량으로서 1일당 아자치오프린 0.5~1mg/kg을 투여한다.

■ 간, 심장 및 폐이식
통상 성인 및 소아에게 초기량으로서 1일당 아자치오프린 2~3mg/kg을 투여한다. 유지량으로서 1일당 아자치오프린 1~2mg/kg을 투여한다.

■ 사용법 · 사용량과 관련된 주의사항
투여량 및 유효량은 환자에 따라 다르기 때문에 최적의 치료 효과를 얻기 위해 용량의 주의 깊은 증감이 필요하다. 간기능장애 또는 신부전이 있는 환자에게는 투여량을 통상 투여량의 하한(下限)으로 하는 것이 바람직하다. 임상 검사 수치(혈액검사, 간기능, 신기능검사 등)를 신중하게 관찰하여 이상을 나타낸 경우 더욱 감량을 고려한다.

사용금기

■ 본제의 성분에 대해 과민증의 기왕력이 있는 환자

■ 백혈구수 3,000/mm^3 이하의 환자
백혈구수가 더욱 감소하는 경우가 있다.

■ 임산부 또는 임신 중일 가능성이 있는 부인
림프구에 염색체 이상을 가진 아이가 출생했다는 보고가 있다. 또한 동물실험(토끼, 쥐)에서 최기형성 작용이 보고되고 있다. 수유부에게 투여하는 경우에는 수유를 중지시킨다.

신중투여

■ 골수 기능 억제가 있는 환자
골수 기능을 더욱 억제할 가능성이 있다.

■ 감염증을 합병하고 있는 환자
면역능력을 저하시켜 감염증을 악화할 우려가 있다.

■ 출혈성 소인이 있는 환자
골수 기능을 억제하여 출혈 경향을 증강시킬 우려가 있다.

병용금기

■ 생백신〔건조 약독화 홍역 생백신, 건조 약독화 풍진 생백신, 경구 폴리오 생백신(oral polio vaccine), 건조 BCG 등〕
면역 억제 하에서 생백신을 접종하면 발증할 우려가 있다.

병용주의

■ 알로푸리놀(allopurinol)

골수 억제 등의 부작용을 증강한다. 알로푸리놀이 본제의 대사효소인 크산틴 산화효소(xanthine oxidase)를 저해하여 그 결과 6-메르캅토푸린(6-mercaptopurine)의 혈중농도가 상승한다.

Point 병용하는 경우에는 본제를 통상 투여량의 1/3~1/4로 감량한다.

■ 와파린

본제의 항응고 작용이 감약하는 경우가 있으므로 병용하는 경우에는 응고능력의 변동에 충분히 주의하면서 투여한다. 와파린의 대사를 촉진시킨다는 것이 생각되고 있다.

Point 정기적으로 INR을 측정하여 와파린의 투여량을 조절한다.

■ 불활성 백신(B형 간염 백신, 인플루엔자 백신 등)

불활성 백신의 작용을 감약시킨다는 보고가 있다. 면역 억제 작용에 의해 백신에 대한 면역을 얻을 수 없는 경우가 있다.

■ 세포장애 또는 골수 억제 작용이 있는 약제〔캡토프릴(captopril), 페니실라민(penicillamine) 등〕

골수 억제가 일어날 우려가 있다.

Point 정기적으로 혈액 검사를 하여 감량 · 휴약 등의 처치를 실시한다.

■ 아미노살리실산(aminosalicylate) 유도체〔메살라진(mesalazine), 살라조설파피리딘(salazosulfapyridine) 등〕

골수 억제가 일어날 우려가 있다. 아미노살리실산 유도체가 본제의 대사효소인 티오푸린 메틸트랜스페라제(thiopurine methyltransferase)를 저해한다는 보고가 있다.

Point 정기적으로 혈액 검사를 하여 감량 · 휴약 등의 처치를 실시한다.

중대한 부작용

■ 혈액장애: 재생 불량성 빈혈, 범혈구 감소, 빈혈, 거대적아구성 빈혈, 적혈구 형성부전, 무과립구증, 혈소판 감소, 출혈

【원　인】 골수 억제 작용에 의한다.

【대처법】 여러 차례 혈액 검사를 하여 이상이 나타났을 경우에는 감량 · 휴약 등의 처치를 실시한다.

■ 쇼크형 증상(오한, 전율, 혈압 강하 등)

【원　인】 알레르기 반응을 수반하는 전신 증상

【대처법】 즉시 투여를 중지하고 항히스타민제나 부신피질호르몬의 투여, 승압제의 투여 등의 적절한 처치를 실시한다.

■ 감염증

【원　인】 면역 억제에 의해 감염되기 쉬운 상태이다.

【대처법】 유효 최저량의 면역 억제를 유지하도록 주의한다.

■ 간기능장애, 황달

【대처법】 여러 차례 간기능검사를 하여 이상이 나타났을 경우에는 감량 · 휴약 등의 적절한 처치를 실시한다.

■ 악성 신생물(림프종, 피부암, 육종, 자궁경부암, 급성 골수성 백혈병, 골수 이형성증후군 등)

【대처법】 유효 최저량의 면역 억제를 유지하도록 주의한다. 비호지킨 림프종(non-Hodgkin' s lymphoma) 및 카포시 육종(Kaposi' s sarcoma)은 면역억제제의 감량 또는 투여 중지에 의해 퇴행(퇴축)한다는 보고가 있다.

■ 간질성 폐렴〔발열, 기침, 호흡곤란, 염발음(crepitation), 흉부 X선 이상, 동맥혈 산소분압 저하 등을 수반〕

【대처법】 투여를 중지하고 부신피질호르몬 투여 등의 적절한 처치를 실시한다.

간과되기 쉬운 의외의 작용

■ 피부암

【원　인】 장파(長波)의 자외선과 상승적으로 작용하여 염색체 이상을 일으킨다는 보고가 있다.

【대처법】 면역억제제에 의한 치료를 받은 환자는 피부암이 발증할 가능성이 높기 때문에 UV 차단 소재의 의류를 착용하거나 선글라스를 사용하여 일광의 직접 조사를 피한다.

검사 수치에 대한 영향

첨부문서상에서 임상 검사 수치에 관한 기재는 없다.

과량투여

본제의 장기 과량 투여에 의한 골수 억제 결과 감염증, 인두의 궤양 형성, 내출혈 및 출혈이 발현한다. 또한 본제 7.5g을 복용한 후 오심, 구토, 설사를 일으켜 경도의 백혈구 감소 및 경도의 간 기능장애가 발현하여 회복한 증례가 보고되고 있다. 과량 투여에 대한 치료는 위 세정 · 대증요법 등의 적절한 처치를 실시한다. 그 다음 여러 차례의 검사를 실시하는 등 환자의 상태를 주의 깊게 관찰하여 이상이 나타났을 경우에는 적절한 처치를 실시한다. 또한 본제는 혈액투석에 의해 일부 제거 가능하지만(8시간의 혈액투석에 의해 약 43% 제거된 것이 보고되고 있다) 과량 투여에 대한 혈액투석의 유용성은 불분명하다.

흡착제

063

탄소(carbon)
– 크레메진(Kremezin)

유사제

없음

효능 · 효과

(진행성) 만성 신부전

특징

- 크레메진은 고순도의 다공질 탄소로 이루어진 구형(球形) 미세입자의 경구 흡착제로, 소화관에서 분비되거나 또는 장관 내에서 생성되는 요독증 독소(uremic toxins)를 흡착하여 변과 함께 배설하는 약제이다.
- 보존기 만성 신부전에 대해 적극적인 치료를 실시하기 위한 세계 첫 약제로서 1991년에 캡슐이, 2000년에 세립이 발매되었다.
- 그 특성은 다음과 같다.
  ① 투석 도입까지의 기간 연장이 보이고 있다.
  ② 요독증 독소 등의 악성인자를 흡착하여 소화효소는 거의 흡착되지 않는다.
  ③ 만성 신부전 시의 식욕부진, 구취, 가려움증 등의 요독증 증상의 개선이 보이고 있다.
  ④ 생체 내로는 흡수되지 않고 소화관을 통과하여 처음의 형체 그대로 배설된다.

조성 · 제형 · 용량

■ 크레메진 캡슐 200

1캡슐 중에 크레메진 원체(原體) 200mg을 함유

■ 크레메진 세립

1포 중에 크레메진 원체(原體) 2g을 함유

사용법 · 사용량

성인에게 1일 6g을 3회로 분할하여 경구 투여한다.

사용금기

■ 소화관에 통과장애가 있는 환자

본제는 구형(球形) 미세입자 탄소로 복용 후 소화관을 통과하여 변과 함께 배설되기 때문에 소화관에 통과장애가 있는 환자는 배설에 지장을 초래하는 경우도 생각할 수 있다.

신중투여

■ 소화관 궤양, 식도 정맥류가 있는 환자

본제는 고체 그대로 소화관을 통화하므로 소화관 궤양이나 식도 정맥류를 자극할 우려가 있다.

■ 변비를 일으키기 쉬운 환자

변비를 악화시킬 우려가 있고 또한 기초 질환에 간장애가 있는 환자는 혈중 암모니아치의 상승이 나타나는 경우가 있다.
(동물실험에서 크레메진의 대량 투여에 의해 장 연동 운동이 억제되었다는 보고가 있다. 따라서 원래부터 장 연동 운동이 약한 환자가 크레메진을 내복하면 변비가 유발될 가능성이 있다고 생각되고 있다.)

병용금기

- 원칙적으로 병용금기 약제는 존재하지 않지만 크레메진이 흡착제라는 것을 고려하여 본제와의 동시 복용을 피해 30분에서 1시간의 간격을 두는 것이 바람직하다.
- 고칼륨혈증 치료제인 양이온 교환수지제〔카리메트(Kalimate) · 카이액살레이트(Kayexalate)〕에도 변비의 부작용이 있어 병용에는 주의가 필요하다.

병용주의

■ 현재까지 사람에게 크레메진 투여에 의해 흡착되는 것이 문헌상에서 보고되고 있는 다음과 같은 약제가 있다.

- 페노바르비탈(phenobarbital), 페니토인(phenytoin)
  크레메진에 의해 페노바르비탈 및 페니토인의 혈중농도의 저하가 보였다(환자).

- 시클로스포린(cyclosporine)
  크레메진을 시클로스포린과 동시적으로 복용하면 시클로스포린의 혈중농도는 경도지만 저하하는 경향이 보였다(환자).
- 아스피린
  크레메진을 동시 투여하면 아스피린 단독 또는 크레메진을 아스피린의 1시간 후에 투여했을 때와 비교하여 C_{max}와 AUC가 유의하게 낮아졌다(건강한 사람).

■ 한편 사람에게 니페디핀(nifedipine) 서방제제와 크레메진 병용은 그 병용의 타이밍에 관계없이 니페디핀 서방제제의 약효가 거의 영향을 주지 않는다고 나타나 있다.

중대한 부작용

- 주된 부작용은 변비, 식욕부진, 오심, 구토, 복부 팽만감, 복통, 설사, 위중감 등의 소화기 증상이 대부분이다.
- 약간의 가려움증, 피진(皮疹)이 보인다.

간과되기 쉬운 의외의 작용

사용상의 주의사항에 기재가 없는 부작용으로는 비틀거림, 안구 충혈, 이명, 연하(嚥下)장애, 구순염, 위고창, 월경불순, 구취, 두통, 소변량 감소, 야간 빈뇨가 나타나고 있다.

검사 수치에 대한 영향

- 만성 신부전 증례는 원래 체액의 양적 · 질적 항상성을 유지할 수 없기 때문에 이상 수치를 나타내는 임상 검사 항목이 많지만, 이중맹검법에서 얻어진 임상 검사 수치 추이에서도 임상적 의미를 지적해야 할 변화는 보이지 않았다.
- AST(GOT) 상승(0.08%), ALT(GPT) 상승(0.11%), ALP 상승(0.08%), 백혈구 감소(0.04%), 혈소판 감소(0.04%)

사용개시 타이밍

- 만성 사구체 신염이나 신경화증은 혈청 크레아티닌 수치가 2mg/dL 이상이 된 시점부터 사용개시한다.
- 당뇨병 신증은 혈청 크레아티닌 수치가 1.5mg/dL로 단백뇨 1+가 지속하는 시기(3B기)부터 사용을 개시한다.

064

레보도파 함유 제제

레보도파(levodopa)·카르비도파(carbidopa) 합제/레보도파·벤세라지드(benserazide) 합제/레보도파 단제

유사제

• 레보도파/레보도파 탈탄산효소 저해제 합제
 메네시트(Menesit), 네오도파스톤(Neodopaston), EC-도팔(EC-Doparl), 네오도파솔(Neo-Dopasol), 마도파(Madopar) 등.
• 레보도파 단제
 도파스톤(Dopaston), 도파솔(Dopasol), 도팔(Doparl)

효능·효과

파킨슨병, 파킨슨증후군

특징

레보도파가 말초에서 도파민으로 대사되는 것을 막기 위한 레보도파 탈탄산효소 저해제와 레보도파와의 합제가 일반적으로 사용된다. 합제는 소화기 증상의 발현이 레보도파 단제보다도 적다. 레보도파 탈탄산효소 저해제에는 카르비도파와 염산벤세라지드가 있다. 레보도파/카르비도파 합제에는 메네시트, 네오도파스톤, 레보도파/염산벤세라지드 합제에는 EC-도팔, 네오도파솔, 마도파가 있다.

조성·제형·용량

■ 레보도파/카르비도파 합제
100mg정은 레보도파 100mg, 카르비도파 10mg을, 250mg정은 레보도파 250mg, 카르비도파 25mg을 함유한다. 메네시트는 연한 청색의 타원형 정제이며, 네오도파스톤정은 연한 홍색의 타원형 정제이다.

■ 레보도파/염산벤세라지드 합제는 레보도파 100mg, 벤세라지드 25mg을 함유한다. 모두 담적색 · 정제이다.

■ 레보도파 단제
도파솔, 도팔은 1정에 레보도파 200mg을 함유하고 모두 황등색 필름코팅정이다. 도파스톤은 1캡슐에 250mg의 레보도파를 함유, 도파스톤은 산제, 주사액도 있어 주사액은 10mL에 레보도파 25mg을 함유한다.

사용법 · 사용량

레보도파/레보도파 탈탄산효소 저해제 합제의 경우는 통상 성인에 대해 레보도파량으로서 1회 50~100mg, 1일 150~300mg 경구 투여부터 시작한다. 1주마다 효과가 불충분하다면 1회량의 레보도파량을 50mg씩 증량하여 최적 투여량을 정해 유지량으로 한다. 표준 유지량은 레보도파량으로서 1회 100~250mg, 1일 3회부터 시작하여 효과 시간이 짧아진 경우에는 횟수를 늘린다. 증상에 따라 적당히 증감하는데 레보도파량으로서 1일 1,500mg을 넘지 않도록 한다.

사용금기

■ 폐색우각(閉塞隅角) 녹내장 환자
안압 상승을 일으켜 녹내장이 악화할 우려가 있다.

■ 본제의 성분에 대해 과민증이 있는 환자

■ 비선택적 모노아민 산화효소(monoamine oxidase) 저해제를 투여 중인 환자

신중투여

■ 간 또는 신장애가 있는 환자

■ 위궤양, 십이지장궤양이 있는 환자 또는 그 기왕력이 있는 환자
증상이 악화할 우려가 있다.

■ 당뇨병 환자
혈당치의 상승을 유발하여 인슐린 필요량을 증대시킨다는 보고가 있다.

■ 중대한 심 · 폐질환, 기관지 천식 또는 내분비계 질환이 있는 환자
증상이 악화할 우려가 있다.

병용금기

■ 비선택적 모노아민 산화효소 저해제

비선택적 모노아민 산화효소 저해제에 의해 카테콜아민(catecholamine)의 대사가 저해되어 농도가 상승한다. 혈압 상승 등을 일으킬 우려가 있다.

비선택적 모노아민 산화효소 저해제의 투여를 받은 환자에게 본제를 투여할 경우는 적어도 2주간의 간격을 두는 것이 바람직하다.

병용주의

■ 레세르핀(reserpine) 제제

뇌내 도파민이 감소한다. 본제의 작용이 감약될 가능성이 있다.

■ 혈압강하제

메틸도파(methyldopa), 근육차단제 등

본제와 혈압 강하제의 병용에 의해 부가적 혈압 저하가 일어날 가능성이 있다.

혈압 저하 작용이 증강되는 경우가 있다.

■ 항정신병제

페노티아진(phenothiazine)계 약제〔클로르프로마진(Chlorpromazine), 티오리다진(Thioridazine) 등〕, 부티로페논(butyrophenone)계 약제〔할로페리돌(haloperidol) 등〕, 그 밖〔페로스피론(perospirone) 등〕에는 도파민 수용체를 차단하므로 파킨슨 증상을 악화시킨다.

■ 염산파파베린(papaverine HCl)

본제의 작용이 감약할 우려가 있다.

■ 철분제

킬레이트(chelate)를 형성하여 본제의 흡수가 감소한다는 보고가 있다.

본제의 작용이 감약할 우려가 있다.

■ 이소니아지드(isoniazid)

본제의 작용이 감약할 우려가 있다.

중대한 부작용

■ 악성증후군(malignant syndrome)(빈도 불분명)

급격한 감량 또는 투여 중지에 의해 고열, 의식장애, 고도의 근육경직, 불수의 운동, 쇼크 상태 등의 증상이 나타나는 경우가 있다.

【대처법】 신체 냉각, 수액에 의한 수분 공급, 도파민 작용제 특히 팔로델(Parlodel)의 투여 또는 경구 섭취가 곤란한 경우에는 레보도파의 정맥내 점적주입을 실시한다. 또한 단트리움(Dantrium) 1~2mg/kg을 6시간마다 정맥내 점적주입한다.

Point 악성증후군을 피하기 위해 레보도파 함유 제제의 급격한 감량 또는 중지는 피한다. 수술 등으로 경구 섭취가 불가능한 경우에는 도파스톤 주사액을 이용한다. 이 경우에는 레보도파/레보도파 탈탄산효소 저해제의 합제 100mg에 대해 도파스톤 75mg의 기준으로 생리식염수 또는 포도당 주사액 등에 희석하여 1회당 2~3시간 점적주입한다.

■ 환각 · 망상 · 정신착란(1.98%)

【대처법】 이와 같은 정신 증상이 나타났을 경우에는 다른 복수의 파킨슨병 치료제를 복용하고 있는 경우가 많기 때문에 우선 레보도파 함유 제제 이외의 파킨슨병제부터 감량 · 중지한다. 그래도 정신 증상이 강한 경우에는 레보도파 함유 제제를 감량한다. 감량에 따라 파킨슨 증상이 악화하는 경우는 레보도파 함유 제제는 감량하지 말고 쎄로켈(Seroquel) 등의 비정형적 항정신병제를 투여한다.

■ 위궤양 · 십이지장궤양의 악화(0.1% 미만)

■ 용혈성 빈혈(빈도 불분명)

중대한 혈액장애가 나타나는 경우가 있으므로 정기적으로 검사를 실시하는 등 관찰을 충분히 실시한다.

■ 악성 흑색종(빈도 불분명)

■ 돌발적 수면(빈도 불분명)

전조가 없는 돌발적 수면이 나타나는 경우가 있으므로 일상생활에 지장을 초래할 경우에는 감량, 휴약 또는 투여 중지 등의 적절한 처치를 실시한다.

장기 투여에 의한 문제 증상

장기적으로 복용함에 따라 레보도파의 효과 시간이 짧아지는 wearing off나 효과가 지나쳐 운동장애(dyskinesia)라고 불리는 불수의 운동 또한 환시(幻視)가 나타나는 경우가 자주 있다. 비교적 젊은 환자는 wearing off나 운동장애가 발생하기 쉬우므로 도파민 함유 제제 이외의 도파민 작용제 등의 파킨슨병 치료제부터 개시하고 도파민의 투여 시기를 늦춘다.

검사 수치에 대한 영향

니트로프루시드나트륨(sodium nitroprusside)의 소변 시험 검사지에 의한 소변 검사에서는 케톤체(ketone body) 반응이 거짓 양성(false positive)이 되는 경우가 있다.

065

도파민 유리 촉진제

염산아만타딘(amantadine HCl)
– 시메트렐(Symmetrel)

유사제

(후발품만)

효능 · 효과

뇌경색 후유증에 수반하는 의욕 · 자발성 저하의 개선, 파킨슨증후군, A형 인플루엔자 바이러스 감염증

특징

파킨슨병제의 효과로서는 비교적 약하다. 대사되지 않고 미변화체로서 요중으로 배설되므로 신기능이 저하하면 혈중농도와 관련된 소화기계나 중추신경계의 부작용을 일으키기 쉽다.

조성 · 제형 · 용량

백색의 필름코드정으로 1정 중에 염산아만타딘 50mg, 100mg을 함유한다. 세립도 있다.

사용법 · 사용량

■ 뇌경색 후유증

통상 성인에게는 염산아만타딘으로서 1일 100~150mg을 2~3회로 나누어 경구 투여한다. 증상, 연령에 따라 적당히 증감한다.

■ 파킨슨증후군

통상 성인에게는 염산아만타딘으로서 초기량 1일 100mg을 1~2회로 나누어 경구 투여한다. 1주일 후에 유지량으로서 1일 200mg을 2회로 나누어 경구 투여한다. 증상, 연령에 따라 적당히 증감할 수 있지만 1일 300mg 3회로 나누어 경구 투여까지로 한다.

■ A형 인플루엔자 바이러스 감염증의 경우
통상 성인에게는 염산아만타딘으로서 1일 100mg을 1~2회로 나누어 경구 투여한다. 증상, 연령에 따라 적당히 증감한다. 단, 고령자 및 신장애가 있는 환자는 투여량의 상한을 1일 100mg으로 해야 한다.

사용금기

- 임산부 또는 임신 중일 가능성이 있는 부인 및 수유부
- 본제의 성분에 대해 과민증의 기왕력이 있는 환자

신중투여

■ 신장애가 있는 환자
신장애가 있는 환자는 축적에 의한 부작용을 피하기 위해 용량의 조절에 충분히 주의해야 한다.

Point 신기능이 저하하고 있는 경우는 투여 간격을 두고 1회 투여량도 적게 한다.

■ 투석 환자
혈액투석에 의해 소량만 제거되므로 축적에 의한 부작용을 피하기 위해 적은 용량을 투여한다.

■ 심혈관질환(울혈성 심질환 등) 또는 말초성 부종이 있는 환자
하지(下肢)부종이 발현하는 경우가 있어 심혈관 질환이나 부종을 악화시킬 우려가 있다.

■ 간장애가 있는 환자
부작용으로서 간장애가 보고되고 있기 때문에 간기능검사 수치에 주의한다.

■ 저혈압을 나타내는 환자
현기증이나 기립성 현기증 등이 나타나기 쉽다.

■ 정신질환이 있는 환자
환각, 망각, 착란, 악몽 등의 정신 증상이 악화할 우려가 있다.

Point 환각은 '작은 벌레가 보이는' 환시가 많다. 이 경우에는 투여를 중지한다.

■ 고령자
고령자는 신기능이 저하하고 있는 경우가 많기 때문이다. 또한 고령자 중에는 저용량으로도 부작용을 초래하는 경우가 있다.

Point 고령자는 저용량부터 투여한다.

병용주의

■ 중추흥분제〔메타암페타민(methamphetamine) 등〕, 식욕억제제〔마진돌(mazindol)〕
환각, 수면장애 등의 부작용이 증강되는 경우가 있으므로 용량에 주의한다.

■ 티아지드계 이뇨제
본제의 작용이 증강된다는 보고가 있으므로 용량에 주의한다.
본제의 신장 배설이 저하하여 혈중농도의 상승을 일으키기 때문이다.

중대한 부작용

■ 의식장애(혼수를 포함), 정신 증상(환각, 망상, 섬망, 착란 등), 경련(빈도 불분명)
혈청의 고농도의 아만타딘(1.0~5.0μg/mL)은 상기와 같은 중추신경계의 부작용을 일으킨다.
【대처법】 감량 또는 투여를 중지한다. 아만타딘은 대사하지 않고 신장에서 배출되므로 신기능의 저하에 주의한다.

■ 악성증후군(malignant syndrome)(빈도 불분명)
【원인 · 증상】 급격한 감량 또는 중지에 의해 고열, 의식장애, 고도의 근육강직, 불수의 운동, 쇼크 증상, 혈청 CK(CPK) 상승이 보인다.
이와 같은 경우에는 재투여 후 점감하여 신체 냉각, 수액에 의한 수분 공급, 팔로델(Parlodel), 단트리움(Dantrium)의 투여를 실시한다.

■ 피부점막안증후군(Stevens-Johnson 증후군), 중독성 표피괴사증(Lyell 증후군)(빈도 불분명)

■ 시력 저하를 수반하는 미만성(彌漫性) 표재성 각막염, 각막 상피부종 증상(빈도 불분명)

■ 심부전(빈도 불분명)

■ 간기능장애(빈도 불분명)

■ 신장애(빈도 불분명)

간과되기 쉬운 의외의 작용

■ 부작용으로서의 간대성 근경련(myoclonus)
신장 배설의 저하에 의해 혈중농도가 높아져 중추신경계의 부작용으로서 사지, 체간에 불수의 운동의 간대성 근경련이 나타나는 경우가 있다.

【왜 간과되기 쉬운가?】 파킨슨증후군에 사용되는 경우가 많으므로 원질환과 관련된 증상과 착각하는 경우가 있다. 또한 고령자에게 처방되는 경우가 많아 고령자는 이와 같은 부작용이 발생하기 쉽다.

■ 운동장애(dyskinesia)에 대한 효과

파킨슨병에서 레보도파 제제에 의해 운동장애(dyskinesia)라는 불수의 운동이 유발되는 경우가 있는데 이 운동장애에 대한 효과가 보이고 있다. 이 경우에는 300mg/일(日) 사용된다. 기전은 NMDA 수용체의 저해가 추정되고 있지만 확실하지는 않다.

삼환계 항울제

066

염산아미트립틸린(amitriptyline HCl) – 트립타놀(Tryptanol)

유사제

토프라닐(Tofranil), 아나프라닐(Anafranil), 서몬틸(Surmontil), 노리트렌(Noritren), 앰플릿(Amplit), 아목산(Amoxan), 프로치아덴(Prothiaden)

효능·효과

정신과 영역의 우울증, 우울상태, 당뇨병성 신경장애, 삼차신경통, 편두통 등의 만성 통증, 야뇨증, 과식증, 공황 발작(급성 불안 발작), 강박신경증, 기면증(narcolepsy)

특징

제1세대의 삼환계 항우울제로, 두통이나 만성 통증에도 효과를 볼 수 있다. 작용은 강하지만 그만큼 부작용이 문제가 된다. 또한 작용 발현이 늦다고 여겨지고 있다.

조성·제형·용량

용량에 따라 두 가지 색의 정제가 있고, 1정 중에 염산아미트립틸린 10mg(청색) 및 25mg(황색)을 함유한다. 주사제 50mg/5mL가 있다.

사용법·사용량

■ 우울 상태

통상 성인에게는 염산아미트립틸린으로서 1일 30~75mg을 초기 용량으로 하고, 150mg까지 점증한다. 드물게 300mg까지 증량하는 경우도 있다. 연령, 증상에 따라 적당히 감량한다.

■ 야뇨증

1일 10~30mg을 취침 전에 복용한다.

■ 사용법 · 사용량과 관련된 주의사항

갑작스런 감량 · 중지: 본제의 복용량을 급격하게 감량하거나 중지하면 구역질, 두통, 권태감, 자극을 받기 쉽고 정서불안, 수면장애 등의 이탈 증상이 나타나는 경우가 있다. 중지하는 경우는 점감한다.

사용금기

■ 과민증의 기왕력이 있는 환자

■ 녹내장 환자

복용에 의해 녹내장이 악화할 우려가 있다.

■ 심근경색의 회복 초기 환자

순환기계에 영향을 미칠 가능성이 있기 때문에 심근경색이 악화할 우려가 있다.

■ 전립선질환 등으로 요폐가 있는 환자

항콜린 작용이 있기 때문에 증상이 악화할 우려가 있다.

■ 임산부 또는 임신 중일 가능성이 있는 부인 및 소아에 대한 투여

삼환계 항우울제에는 동물실험에서 최기형 작용이 보고되고 있으므로 효용의 유익성이 위험성을 웃돈다고 판단한 경우에만 투여를 검토한다. 소아에 대해서는 본 약제에 의한 치료 경험이 적으므로 투여하지 않는 것이 바람직하다.

신중투여

■ 고령자에 대한 투여

항콜린 작용이 있기 때문에 배뇨곤란, 구갈 등이 나타나기 쉬우므로 증상을 관찰하면서 신중하게 투여한다.

Point 저용량부터 투여를 개시하는 등 환자의 상태를 관찰하면서 신중하게 투여한다.

■ 배뇨장애가 있는 환자

항콜린 작용이 있기 때문에 배뇨장애를 악화시킬 우려가 있다.

Point 상기에 언급한 바와 같이 항콜린 작용이 있기 때문에 배뇨장애를 수반하는 경우가 많은 고령자에게는 증상을 관찰하면서 신중하게 투여하는 것이 바람직하다.

■ 안압이 높은 환자
상기와 마찬가지로 안압이 높아질 우려가 있다.

■ 심부전, 심근경색, 협심증, 부정맥이 있는 환자
순환기계에 영향을 미칠 가능성이 있다.

■ 갑상선기능항진증 환자
순환기계에 영향을 미칠 가능성이 있다.

■ 간질 또는 경련 발작의 기왕력이 있는 환자
경련을 유발할 우려가 있다.

■ 조울병
우울증에서 갑자기 조증상태가 되거나 자살기도를 할 가능성이 있다.

Point 자살기도를 할 가능성이 있는 환자에게는 처방 시에 과량 복용을 피하기 위해 1회분의 처방 일수를 최소한으로 하는 것이 중요하다.

■ 뇌의 기질적 질환이 통합실조증(정신분열병)인 환자
정신 증상이 악화할 가능성이 있다.

■ 본 약제는 졸음, 집중력 · 주의력의 저하가 나타나는 경우가 있으므로 자동차 운전 등 위험한 기계 조작에 종사하지 않도록 하는 것이 중요하다.

병용금기

■ 모노아민 산화효소(monoamine oxidase) 저해제〔셀레길린(selegiline)〕 투여 중 또는 중지하고 2주일 이내의 환자
모노아민 산화효소 저해제는 본제의 대사를 저해하기 때문에 발한, 불온, 전신 경련, 혼수 등의 중대한 부작용이 나타날 가능성이 있다.

■ 티오리다진(thioridazine)을 복용 중인 환자
CYP2D6에 의해 두 약제는 대사되기 때문에 병용은 경합적인 대사 저해를 나타내 본제 또는 티오리다진의 혈중농도가 상승하는 것이 예상된다. 때문에 QT연장, 부정맥 등을 일으키는 경우가 있다.

병용주의

■ 알코올

본제의 작용이 증강될 가능성이 있다.

■ 항콜린 작동제〔말초 작용 부스코판(Buscopan), 중추성 작용 아테인(Artane) 등〕

본제는 항콜린 작용이 있으므로 병용에 의해 그 작용이 증강될 가능성이 있다.

■ 콜린 작동성 약제〔염산필로카르핀(pilocarpine HCl), 베사코린(Besacolin), 아쿠티나민(Akutinamin) 등〕

본제는 항콜린 작용이 있어 상기 약제에 의해 효과가 감약한다.

■ 아드레날린(adrenaline) 작동제〔보스민(Bosmin), 에피퀵(Epiquick), 노르아드레날린(noradrenaline) 등〕

본 약제는 교감신경 말초로의 아드레날린, 노르아드레날린의 흡수를 억제하여 수용체의 아드레날린 작동성을 증강시키는 경우가 있다.

■ 칼륨 제제

소화관 연동 운동이 억제되기 때문에 칼륨 제제의 소화관 점막의 자극 증상이 나타나기 쉽다.

■ 와파린

간에서 와파린의 대사가 늦어지기 때문에 항응고 작용이 증강한다.

Point 와파린의 효과를 정기적으로 PT(INR)를 측정하면서 모니터한다.

■ 강압제〔염산구아니딘(guanidine HCl)〕

구아니딘의 흡수를 억제하기 때문에 강압제의 작용을 감약시킨다.

Point 정기적으로 혈압을 측정하여 두 제제의 용량을 조정한다.

■ CYP3A4 유도 작용이 있는 약제 등〔페니토인(phenytoin), 카르바마제핀(carbamazepine) 등〕

본 약제의 혈중농도가 저하할 우려가 있기 때문에 효과가 감약한다.

중대한 부작용

■ 악성증후군(malignant syndrome)

【원 인】 원인으로는 도파민 · 세로토닌계의 불균형(도파민계의 상대적 저하) 또는 아세틸콜린 · GABA계의 불균형이 원인이 된다. 칼슘 유리 기구에 문제가 있다는 설도 있지만 확립되어 있지 않다.

【대처법】 원인이 되는 약제를 신속하게 중지한다. 해열제나 항생물질에는 반응하지 않는 경우가 많다. 신체 냉각, 수분 공급 등의 전신 관리를 실시하고 약물로는 도파민 자극제인 메실산 브로모크립틴(bromocriptin mesilate)〔상품명: 팔로델(Parlodel)〕의 투여나 근소포체로부터의 칼슘 유리 저해 작용을 가진 단트롤렌나트륨(dantrolene sodium)〔상품명: 단트리움(Dantrium)〕을 투여한다. CK(CPK)의 상승에 주의한다. CK가 상승하면 본 증상을 의심한다.

■ 세로토닌증후군

【원　인】 뇌내의 세로토닌이 너무 높아 일어나는 현상이다. 주된 증상에는 불안, 초조, 섬망, 흥분, 발한, 빈맥, 진전, 간대성 근경련(myoclonus), 반사 항진, 설사 등이 있다.

【대처법】 이러한 증상이 나타났을 경우에는 투여를 중지하고 수분 공급 등의 전신 관리와 함께 적절한 처치를 실시한다. 본제와 셀레길린(selegiline) 병용 시에 나타나는 경우가 있어 두 제제의 병용은 금기로 하고 있다.

■ 심근경색

【원　인】 순환기계에 영향을 미치는 것이 예상되지만 상세한 것은 불분명하다.

【대처법】 증상이 나타났을 경우에는 즉시 투여를 중지하고 적절한 처치를 실시한다.

■ 마비성 장폐쇄증

【원　인】 항콜린 작용에 의한 장관 마비(의욕부진, 오심・구토, 현저한 변비, 복부 팽만 또는 이완 및 장 내용물의 울체 등의 증상)를 초래한다.

【대처법】 장관 마비가 나타났을 경우에는 투여를 중지한다. 또한 오심・구토는 본제의 제토 작용에 의해 불현성화(不顯性化)하는 경우도 있으므로 주의한다.

■ 항이뇨호르몬 부적합분비증후군(SIADH)

【원　인】 불분명

【대처법】 투여를 중지하고 수분 섭취의 제한 등의 적절한 처치를 실시한다.

■ 약제성 파킨슨증(parkinsonism)

【원　인】 상대적으로 도파민의 저하를 초래한다.

【대처법】 약제를 중지한다.

■ 무과립구증

【원　인】 약제에 의한 골수 억제가 원인이다.

【대처법】 약제를 중지한다. 정기적으로 혈액검사를 한다.

검사 수치에 대한 영향

AST(GOT), ALT(GPT)의 상승, 빈도는 불분명하다.

067

뇌혈전증 급성기 및 지주막하 출혈 치료제

오자그렐나트륨(ozagrel sodium) - 카타크롯(Cataclot), 키산본(Xanbon)

유사제

항혈전 치료제로서 알가트로반(argatroban) [노바스탄(Novastan), 슬론논(Slonnon)]

효능 · 효과

뇌혈관장애의 급성기 [관통지(perforating branch)의 열공성 뇌경색(lacunal infarction)], 지주막하 출혈(subarachnoid hemorrhage) 후의 혈관 연축 후 및 이에 수반하는 뇌허혈 증상의 개선

특징

트롬복산 A_2(thromboxane-A_2, TXA_2)의 생합성에 관여하는 트롬복산 합성효소를 선택적으로 저해하여 혈소판으로 아라키돈산(arachidonic acid) 및 콜라겐에 의한 응집을 억제한다. 한편 같은 대사계에 들어가는 프로스타시클린(prostacyclin)의 생성을 촉진하여 두 제제의 밸런스를 개선시킴으로써 혈소판 응집을 억제한다. 또한 뇌의 미소순환장애나 에너지 대사장애를 개선하여 지주막하 출혈 후의 혈관 연축을 수반하는 뇌허혈 상태의 개선, 열공성 뇌경색 급성기의 운동장애를 개선한다. 트롬복산 합성효소의 선택적 저해에 의해 효율적으로 혈소판 응집 능력을 억제할 수 있다.

조성 · 제형 · 용량

주사제(바이알)로, 1바이알 20mg과 40mg이 있다. 당액(糖液) 또는 전해질액에 용해하여 이용한다.

사용법 · 사용량

■ 지주막하 출혈

통상 성인에게 오자그렐나트륨으로서 1일량 80mg을 당액 또는 전해질액에 용해하여 24시간에 걸쳐 정맥내 지속 투여한다. 지주막하 출혈 조기부터 투여 개시하여 2주간 지속하는 것이 바람직하다.

■ 열공성 뇌경색

통상 성인에게 오자그렐나트륨으로서 1회량 80mg을 당액 또는 전해질액에 용해하여 2시간에 걸쳐 아침, 저녁의 1일 2회 정맥내 투여(1일량으로서 160mg)한다. 약 2주간 지속하는 것이 바람직하다.

■ 사용법 · 사용량과 관련된 주의사항

본제에 의해 출혈성 경색, 뇌출혈을 조장하는 경우가 있으므로 임상 증상이나 두부(頭部) CT 등으로 경과 관찰하여 출혈이 보였을 경우에는 즉시 중지하고 적절한 처치를 실시한다.

【조제 시】 칼슘을 포함한 수액으로 용해하면 백탁하므로 칼슘을 포함한 수액(링거액 등)과의 혼합 주사는 피한다.

사용금기

■ 과민증의 기왕력이 있는 환자

■ 출혈이 있는 환자

뇌출혈, 경막외 출혈, 출혈성 경색

■ 뇌색전증 환자

뇌색전증 환자는 출혈성 경색을 합병하기 쉽다.

신중투여

■ 고령자에 대한 투여

단, 열공성 뇌경색의 호발은 고령자에게 나타나기 쉬우므로 주의가 필요하다.

Point 뇌경색의 타입으로서 열공성 뇌경색이므로 뇌경색의 진단 분류가 중요하다.

■ 출혈이 있는 환자

출혈을 조장할 가능성이 있다.

Point 출혈의 유무를 확인해야 한다.

■ 뇌색전증의 우려가 있는 환자: 심방세동, 심근경색, 심장 판막 질환, 감염성 심내막염 및 순시완성형(瞬時完成型)의 신경 증상을 나타내는 환자

뇌색전증의 환자는 출혈성 뇌경색이 발현하기 쉽다.

Point 열공성 뇌경색에 효과가 있으므로 임상 진단과 화상적 진단으로 효과가 있는지 판단한다.

■ 중대한 의식장애를 수반하는 대경색 환자
대경색 환자는 출혈성 뇌경색이 나타나기 쉽다.

Point 열공성 뇌경색에 효과가 있다.

■ 임부, 소아
임신한 경우 유익성이 위험성을 웃돈다고 판단했을 때 투여를 검토한다. 소아에 대해서는 안전성은 확립되어 있지 않다.

병용금기

현재 병용금기는 없음

병용주의

항혈소판제〔티클로피딘(ticlopidine), 아스피린〕, 혈전 용해제〔우로키나아제(urokinase)〕, 항응고제(헤파린, 와파린)는 본제와 병용하면 작용이 증강되는 경우가 있으므로 투여량을 감량하는 등 관찰을 충분히 실시할 필요가 있다. 이러한 약제는 혈소판 응집 억제 작용이나 항응고 작용이 있어 병용함으로써 출혈을 일으킬 우려가 있다.

중대한 부작용

■ 출혈
【원 인】 TXA_2의 선택적 저해에 의하기 때문에 출혈이 빈도적으로도 높은 부작용이 된다.
【대처법】 관찰을 충분히 실시하여 출혈이 나타났을 경우는 원인 약제를 신속하게 중지한다.

■ 아나필락시스(anaphylaxis) 쇼크
【원 인】 약제에 대한 알레르기 반응이 원인이 된다.
【대처법】 혈압 강하, 호흡곤란, 후두 부종, 냉감(冷感) 등이 나타났을 경우에는 투여를 중지한다.

■ 간기능장애
【원 인】 약제에 의한 간기능장애
【대처법】 증상이 나타났을 경우에는 즉시 투여를 중지하고 적절한 처치를 실시한다.

■ 혈소판 감소, 과립구 감소, 백혈구 감소
【원 인】 약제에 의한 골수 억제
【대처법】 혈소판 감소가 빈도적으로는 다른 과립구 감소, 백혈구 감소보다 빈도는 높다. 과립구

감소, 백혈구 감소 시에는 발열 등을 보이는 경우가 많으므로 이와 같은 증상이 나타났을 경우에는 투여를 중지한다.

■ 신기능장애

【원 인】 약제에 의한 신기능장애

【대처법】 투여를 중지하고 적절한 처치를 한다. 신기능장애 시에는 혈소판이 감소하고 있는 경우가 많다.

검사 수치에 대한 영향

AST(GOT), ALT(GPT), BUN, LDH, ALP가 상승하고, 그 빈도는 0.1~3% 정도이다. 빌리루빈(bilirubin), 크레아티닌(creatinine)이 상승하고, 그 빈도는 0.1% 미만이다.

068

섬유소 용해 효소제

우로키나아제(urokinase)

– 우로나제(Uronase)

제품 · 동종동효약

- 우로나제 6만, 우로키나아제 6만-Wf
- 우로나제 12만, 우로키나아제 12만-Wf,
  우로나제 24만, 우로키나아제 24만-Wf

효능 · 효과

■ 우로나제 6만

다음 혈전 · 폐쇄성 질환의 치료

- 뇌혈전증(발증 후 5일 이내에 컴퓨터 단층 촬영에서 출혈이 보이지 않은 경우)
- 말초 동 · 정맥 폐쇄증(발증 후 10일 이내)

■ 우로나제 12만, 24만

급성 심근경색에 있어서의 관상동맥혈전의 용해(발증 후 6시간 이내)

특징

- 우로나제는 매우 높은 순도를 가진 제제이다.
- 뇌혈전증: 이중맹검비교시험에 의한 유용 이상의 유용률은 36.7%(62/169)로, 플라세보(placebo) 투여군의 21.0%(38/181)에 비해 우수했다.
- 말초 동 · 정맥 폐쇄증: 비교 대조시험에서 헤파린에 비해 유효성, 안전성이 우수했다.

조성 · 제형 · 용량

1바이알 중에 일본 약국방 우로키나아제를 60,000단위 함유하는 백색의 주사용 동결 건조 제제이다.

사용법 · 사용량

■ 우로나제 6만

본제를 10mL의 일본약국방(日本藥局方) 생리식염수에 필요 시 용해하여 정맥 내에 주사한다. 또한 일본약국방 생리식염수 또는 일본약국방 포도당 주사액에 섞어 정맥내 점적주입하는 것이 바람직하다.

● **뇌혈전증**

1일 1회 60,000단위를 약 7일간 투여한다.

● **말초 동 · 정맥 폐쇄증**

초기 1일량 60,000~240,000단위, 이후는 점감하여 약 7일간 투여한다.

■ 우로나제 12만

본제 1바이알을 20mL의 일본 약국방 생리식염수 또는 일본 약국방 포도당 주사액에 용해(6,000단위/mL)하여 통상 우로키나아제로서 480,000~960,000단위를 24,000단위/4mL/분(分)으로 관상동맥 내에 주입한다. 증상에 따라 적당히 증감한다.

■ 우로나제 24만

통상 우로키나아제로서 960,000단위(4바이알)를 일본 약국방 생리식염수 또는 일본 약국방 포도당 주사액 50~200mL에 용해하여 약 30분간 정맥 내에 투여한다.

경고

중대한 출혈성 뇌경색의 발현이 보고되고 있다. 출혈성 뇌경색을 일으키기 쉬운 뇌색전 환자에게 투여하지 않도록 뇌혈전 환자라는 것을 충분히 확인해야 한다.

Point 본제의 효능 · 효과는 뇌혈전증으로, 재소통에 의한 출혈성 뇌경색을 일으키기 쉽다고 여겨지는 뇌색전과의 감별을 충분히 실시하여 뇌혈전증 환자에게만 투여한다.

사용금기

■ 지혈 처치가 곤란한 환자(두개내 출혈, 객혈, 후복막 출혈 등)

출혈이 조장되는 경우가 있다.

■ 중대한 의식장애를 수반하는 환자

뇌내 출혈을 발증하고 있을 가능성이 높다.

Point **뇌내 출혈이 의심되는 경우에는 즉시 투여를 중지한다.**

뇌내 출혈의 유무에 관해서는 CT 등으로 확인한다. 어쩔 수 없는 이유에 의해 CT 등이 불가능한 경우에는 척수액 검사와 임상 증상의 관찰에 의해 출혈 부위가 없다고 판단 가능한 경우에만 투여한다.

■ 두개내 또는 척수 수술 또한 손상을 입은 환자(2개월 이내)

출혈을 야기하여 지혈이 곤란해질 우려가 있다.

■ 동맥류가 있는 환자

출혈을 야기하여 지혈이 곤란해질 우려가 있다.

■ 뇌색전 또는 의심이 가는 환자

출혈성 뇌경색을 일으킬 우려가 있다.

Point 본제의 효능 · 효과는 뇌혈전증이다.

뇌색전은 재소통에 의해 출혈성 뇌경색을 일으키기 쉬우므로 발증 상황, 임상 증상 외에 CT 등에 의한 관찰을 충분히 실시하여 뇌색전의 우려가 있는 경우 및 출혈의 위험성이 있는 경우에는 투여하지 않는다. → 「원칙금기」 참조

원칙금기

■ 심방세동이 있는 환자〔그 중 특히 승모판 협착증(mitral stenosis) 환자〕, 감염성 심내막염 환자, 진구성 심근경색 환자, 인공판막 사용 환자

이러한 환자는 뇌색전일 가능성이 높다. 또한 뇌색전을 야기할 우려가 있다.

■ 순시완성형(瞬時完成型) 신경 증상을 나타내는 환자

뇌색전일 가능성이 높다.

신중투여

■ 출혈이 있는 환자

수술 등 외과적 처치 시(간 · 신장 생검 등을 포함), 당뇨병성 출혈성 망막증 등의 출혈성 안질환, 소화관 출혈, 요로 출혈, 유 · 조산, 분만 직후, 월경기간 중 등

본제의 섬유소 용해 작용에 의해 출혈을 조장하여 지혈이 곤란해질 우려가 있으므로 주의한다.

■ 출혈의 가능성이 있는 환자

소화관 궤양, 소화관의 게실염, 대장염, 중증 고혈압, 활동성 결핵, 두개내 출혈의 기왕력 등

본제의 섬유소 용해 작용에 의해 출혈을 야기할 우려가 있으므로 주의한다.

■ 치료가 곤란한 응고능력 저하 상태 환자

응고인자 결핍증, 혈소판 감소 등

본제의 섬유소 용해 작용에 의해 출혈을 야기할 우려가 있으므로 주의한다.

■ 혈액 응고 저지 작용이 있는 약제, 혈소판 응고 억제 작용이 있는 약제 또는 다른 혈전 용해제를 투여하고 있는 환자

병용에 의해 부가적으로 출혈 경향이 증대한다고 생각된다.

Point 미리 출혈의 유무를 충분히 확인함과 동시에 혈액 응고능력(출혈 시간, 프로트롬빈 시간 등) 등의 혈액 검사, 임상 증상의 관찰을 여러 차례 실시한다.

■ 중대한 간장애, 신장애가 있는 환자

대사, 배설 능력의 저하에 의해 본제의 작용이 증강하는 경우가 있다.

■ 고령자

■ 본제 또는 조직 배양 우로키나아제에 대해 과민증의 기왕력이 있는 환자

■ 젤라틴(gelatin) 함유 제제 또는 젤라틴 함유 식품에 대해 과민증의 기왕력이 있는 환자

Point 본제는 부형제(賦形劑)로서 정제(精製) 젤라틴을 함유하고 있다. 젤라틴 함유 제제의 투여에 의해 쇼크, 아나필락시스(anaphylaxis)성 증상(두드러기, 호흡곤란, 구순부종, 인두부종 등)이 나타난다는 보고가 있으므로 문진을 충분히 실시하고 투여 후에는 관찰을 충분히 실시한다.

병용주의

■ 혈액 응고 저지 작용을 가진 약제〔헤파린, 와파린, 알가트로반(argatroban) 등〕, 혈소판 응집 억제 작용을 가진 약제〔아스피린, 디피리다몰(dipyridamole), 염산티클로피딘(ticlopidine HCl) 등〕, 혈전 용해제〔t-PA 제제, 나사르프라제(nasaruplase) 등〕

병용에 의해 부가적으로 출혈 경향이 증대한다고 생각되어 출혈의 위험성이 증대한다.

Point 혈액 응고능력(출혈 시간, 프로트롬빈 시간 등) 등의 혈액 검사, 임상 증상의 관찰을 여러 차례 실시한다.

■ 아프로티닌(aprotinin) 제제

우로키나아제의 섬유소 용해 작용을 감약할 우려가 있다.

아프로티닌은 플라스미노겐 활성(plasminogen activator)이나 플라스민(plasmin) 활성을 억제한다.

중대한 부작용

■ 출혈성 뇌경색(0.1~5% 미만), 뇌출혈(0.1% 미만), 소화관 출혈(0.1% 미만) 등의 중대한 출혈이 나타나는 경우가 있으므로 관찰을 충분히 실시한다. 이와 같은 증상이 나타났을 경우에는 투여를 중지하고 적절한 처치를 실시한다. 또한 t-PA 제제에서 출혈의 증대에 따라 출혈성 쇼크에 이르는 경우가 보고되고 있으므로 주의한다.

【원 인】

- 출혈성 뇌경색: 혈전용해에 의한 재개통에 의해 폐쇄부에서 말초 측의 취약화한 혈관 파탄이 일어나 출혈한다.
- 뇌출혈, 소화관 출혈 등의 중대한 출혈: 본제의 섬유소 용해 작용에 의한다.

■ 쇼크(빈도 불분명)를 일으키는 경우가 있으므로 관찰을 충분히 실시하여 혈압 저하, 호흡곤란, 가슴쓰림, 맥박의 이상, 발한 등이 나타났을 경우에는 투여를 중지하고 적절한 처치를 실시한다.

【원 인】 아나필락시스(anaphylaxis) 반응에 의한 것이라고 생각된다.

간과되기 쉬운 의외의 작용

■ 우로나제 12만, 24만

● **부정맥, 심파열**

- 급성 심근경색에서의 관상동맥혈전 용해 목적으로 사용했을 경우 혈류 재개에 의한 부정맥이 나타나는 경우가 있다.
- 급성 심근경색에서의 관상동맥혈전 용해 목적으로 사용했을 경우 투여 개시 시에 심파열을 일으키는 경우가 있다.

검사 수치에 대한 영향

AST(GOT) 상승(0.01%), ALT(GPT) 상승(0.01%) 등

069

선택적 MAO-B 저해제

염산셀레길린(selegiline HCl) - FP

유사제

없음

효능 · 효과

파킨슨병〔과거의 레보도파(levodopa) 함유 제제 치료에 있어서 충분한 효과를 얻을 수 없었던 경우: Yahr 중증도 스테이지 I~IV〕에 대한 레보도파 함유 제제와의 병용요법

특징

일본 최초의 불가역적인 선택적 MAO-B 저해에 의한 파킨슨병 치료제로, 도파민을 대사하는 MAO-B의 저해 작용 및 신경 종말에의 도파민 재흡수 저해 작용에 의해 뇌내의 도파민 기능을 증강 · 지속시킨다. 일본에서는 1998년 12월에 발매되어 현재 80개국 이상에서 널리 사용되고 있다.

조성 · 제형 · 용량

백색의 정제로, 1정 중에 염산셀레길린 2.5mg을 함유한다.

사용법 · 사용량

레보도파 함유 제제와 병용한다. 통상 성인에게 염산셀레길린으로서 1일 1회 2.5mg을 조식 후 복용하는 것부터 시작하여 2주마다 1일량으로서 2.5mg씩 증량하여 최적 투여량을 정해 유지량으로 한다(표준 유지량 1일 7.5mg). 1일량은 염산셀레길린으로서 5.0mg 이상의 경우는 조식 및 중식 후에 나누어 복용한다. 단, 7.5mg의 경우는 조식 후 5.0mg 및 중식 후 2.5mg을 복용한다. 연령, 증상에 따라 적당히 증감하는데 1일 10mg을 넘지 않도록 한다.

사용금기

■ 과민증의 기왕력이 있는 환자

■ 통합실조증(정신분열병) 또는 그 기왕력이 있는 환자
정신 증상이 악화한다는 보고가 있다.

■ 각성제, 코카인 등의 중추 흥분제 의존 또는 그 기왕력이 있는 환자

신중투여

■ 중대한 간장애가 있는 환자
본제의 대사가 억제되어 독성이 대폭으로 증강될 가능성이 있다.

■ 중대한 신장애가 있는 환자
본제의 대사물이 축적되어 그 대사물에 의한 중추 작용이 나타날 가능성이 있다.

■ 고용량의 레보도파 투여를 받고 있는 환자
부작용 발현율이 높다.

> **Point** 레보도파 함유 제제와의 병용에 의해 레보도파의 부작용이 증강되는 경우가 있으므로 소량부터 개시하고 관찰을 충분히 실시하여 신중하게 유지량까지 증량한다. 유지량 투여 후 레보도파 본제와의 병용 효과라고 생각되는 불수의 운동, 환각, 망상 등이 나타났을 경우에는 레보도파의 감량을 실시하여 증상이 경감하지 않을 경우에는 본제의 감량 · 휴약 등 적절한 처치를 실시한다.

■ 고령자
기립성 저혈압이 나타나기 쉽다.

> **Point** 증량에 있어서 혈압의 모니터링을 실시하는 등 환자의 상태를 관찰하면서 신중하게 투여한다. 또한 75세 이상의 고령자에 대한 안전성은 확립되어 있지 않다(사용 경험이 적다).

■ 심 · 뇌순환기계에 장애가 있는 환자
레보도파 단독군과 염산셀레길린 투여 후에 레보도파를 병용 투여한 군을 비교한 영국에서의 시험에서 레보도파 단독군에 비해 염산셀레길린 투여 후에 레보도파를 병용 투여한 군에서는 심 · 뇌순환기계의장애에 의한 사망이 많았다고 보고되었지만 그 후의 추적 조사나 계획 연구(cohort study), 영국 이외의 5개 시험의 메타분석(meta-analysis)의 결과에서는 유의성 있는 차이는 없었다고 보고되고 있다.

병용금기

■ 염산페티딘(pethidine HCl)
기전은 불분명하지만 고도의 흥분, 정신착란 등의 발현이 보고되고 있다.

■ 비선택적 모노아민 산화효소(monoamine oxidase) 저해제
상세한 것은 불분명하지만 상가(相加) 작용에 의한다고 생각되는 고도의 기립성 저혈압의 발현이 보고되고 있다.

■ 삼환계 항우울제〔염산아미트리프탈린(amitriptyline HCl) 등〕
상세한 것은 불분명하지만 상가 · 상승 작용에 의한다고 생각되는 고혈압, 실신, 부전 수축(asystole), 발한, 간질, 동작 · 정신장애의 변화 및 근육강직이라는 부작용이 보고되었고 사망 예의 보고도 있다.

Point 본제에서 다른 제제로 전환할 경우에는 적어도 14일간의 간격을 둔다.

■ 선택적 세로토닌 재흡수 억제제〔플루복사민말레이트(fluvoxamine maleate), 염산파록세틴 수화물(paroxetine HCl hydrate)〕
두 약제의 작용이 증강되어 뇌내 모노아민 농도가 높아질 가능성이 있다.

Point 본제에서 다른 제제로 전환할 경우에는 적어도 14일간의 간격을 둔다. 또한 본제로 전환할 경우에는 플루복사민말레이트은 7일간, 염산파록세틴 수화물은 14일간의 간격을 둔다.

■ 세로토닌 · 노르아드레날린 재흡수 저해제〔염산밀나시프란(milnacipran HCl)〕
두 약제의 작용이 증강되어 뇌내 모노아민 총량이 증가할 가능성이 있다.

Point 본제에서 다른 제제로 전환할 경우에는 적어도 14일간의 간격을 둔다. 또한 본제로 전환할 경우에는 염산밀나시프란은 2~3일간의 간격을 둔다.

병용주의

■ 간장의 시토크롬 P450 2D6 및 3A4의 저해 작용을 가진 제제〔시메티딘(cimetidine), 황산퀴니딘(quinidine sulfate), 염산프로파페논(propafenone HCl), 할로페리돌(haloperidol), 에리스로마이신(erythromycin), 조사마이신(josamycin), 클래리스로마이신(clarithromycin), 이트라코나졸(itraconazole), 플루코나졸(fluconazole), 미코나졸(miconazole), 클로트리마졸(clotrimazole), 에티닐 에스트라디올(ethinyl estradiol), 염산베라파밀(verapamil HCl), 염산딜티아젬(diltiazem HCl) 등〕
본제는 간장의 시토크롬 P450 2D6 및 3A4에 의해 대사되기 때문에 이것을 저해하는 약제와의 병용에 의해 혈중농도가 상승하여 본제의 작용 · 독성이 대폭으로 증강될 가능성이 있다.

Point 이러한 약제와 병용하는 경우는 혈중농도가 상승하여 MAO-B의 선택성이 소실할 가능성이 있으므로 모노아민 함유량이 많은 음식물(치즈, 간, 청어, 효모, 잠두콩, 바나나, 맥주, 와인 등)과의 병용에는 주의한다.

■ 레세르핀(reserpine) 유도체(레세르핀 등)

뇌내 도파민의 감소에 의해 본제의 작용이 감약할 가능성이 있다.

■ 페노티아진(phenothiazine)계 약제〔프로클로르페라진(prochlorperazine), 클로르프로마진(chlorpromazine) 페라진(perazine) 등〕, 부티로페논(butyrophenone)계 약제〔브롬페리돌(bromperidol) 등, 설피리드(sulpiride), 메토클로프라미드(metoclopramide)〕

뇌내 도파민 수용체의 차단에 의해 본제의 작용이 감약될 가능성이 있다.

■ 염산트라조돈(trazodone HCl)

상호작용은 밝혀지지 않았지만 세로토닌 재흡수 저해 작용이 있기 때문에 뇌내 세로토닌 농도가 높아진다고 생각된다.

Point 염산트라조돈의 중지 직후 또는 병용하는 경우에는 본제의 투여량을 서서히 증감하는 등 신중하게 투여를 개시한다.

■ 교감신경 흥분제〔염산에페드린(ephedrine HCl), 염산메틸에페드린(methylephedrine hydrochloride), 염산페닐프로판올아민(phenylpropanolamine hydrochloride) 함유 의약품〕

본제의 MAO-B 선택성이 저하한 경우 교감신경 자극 작용이 증강된다고 생각되어 혈압 상승, 빈맥 등의 발현이 보고되고 있다.

중대한 부작용

■ 환각(5% 이상), 망상 · 착란 · 섬망(0.1~5% 미만)

【대처법】 감량, 휴약 또는 투여를 중지하는 등 적절한 처치를 실시한다.

■ 협심증(빈도 불분명)

【대처법】 심전도를 모니터하는 등 특히 주의한다.

유사제에서의 중대한 부작용

■ 악성증후군(malignant syndrome)

【원 인】 유사제〔레보도파, 염산아만타딘, 드록시도파(droxidopa), 메실산브로모크립틴

(bromocriptin mesilate), 메실산페르골리드(pergolide mesilate) 등]로 급격한 감량 또는 중지에 의해 고열, 의식장애, 고도의 근육경직, 불수의 운동, 쇼크 증상 등이 나타났다는 보고가 있다.
【대처법】 재투여 후 점감하여 신체 냉각, 수분 공급 등의 적절한 처치를 실시한다.

검사 수치에 대한 영향

- CK(CPK) 상승(4.8%)
- AST(GOT) 상승(0.2%)
- LDH 상승(4.7%)
- ALT(GPT) 상승(0.2%)
- ALP 상승(2.9%)

취급상의 주의사항

- 개봉 후에는 직사광선 및 고온다습을 피해 보존한다.
- 본제는 각성제 원료로 지정되어 있으므로 본제의 교부를 받은 환자(또는 간호하는 사람)는 제3자에게 본제를 건네는 것을 금지하고 있다.

Point 본제의 취급(관리나 양수 · 양도 등)에 관해서는 각성제 단속법에 의거하여 실시한다.

승인 조건

- 본제의 유효성, 안전성을 환자에게 충분히 설명하고 사전동의(informed consent)를 얻기 위해 의사에게 요청한다.

Point 문서를 이용하여 환자(또는 환자를 대신할 적당한 사람)에게 충분히 설명하고 동의를 얻는다.

- 향후 재심사기간 종료까지는 일본에서 사용되는 증례에 관해서는 가능한 한 모든 투여 증례를 시판 후 조사의 대상으로 하여 본제의 장기 투여에 의한 유효성, 안전성, 계속 투여 가능성, 예후에 관한 데이터 수집을 실시하여 재심사의 자료로서 제출한다.

Point 재심사기간의 만료일은 2004년 7월 2일이었다.

임상 사용상의 경험으로 첨부서 등에 비해 부작용이 별로 없는 약제라는 인상이 있다.

070

벤조디아제핀계 수면제

트리아졸람(triazolam)
- 할시온(Halcion)

유사제

아사시온(Asasion), 아스코마나(Ascomarna), 캄리톤(Camriton), 트리알람(Trialam), 네스겐(Nesgen), 할락(Halrack), 파루레온(Paruleon), 민자인(Minzain) 등

효능 · 효과

불면증, 마취 전 투약

특징

단시간 작용형 벤조디아제핀계 수면제의 대표적인 것으로, 0.5mg 내복 시의 반감기가 2.9시간으로 매우 짧다.

조성 · 제형 · 용량

청색, 타원형의 정제로, 1정 중에 트리아졸람 0.125mg 및 0.25mg을 함유한다.

사용법 · 사용량

■ 불면증

1회 0.25mg, 고도의 불면에는 0.5mg을 취침 전에 경구 투여한다(증감). 고령자에게는 1회 0.125~0.25mg까지로 한다.

■ 마취 전 투약

수술 전날 밤 1회 0.25~0.5mg을 취침 전에 경구 투여한다.

경고

복용 후에 몽롱한 상태가 나타나는 경우가 있다. 또한 입면까지의 또는 중도 각성 시의 일어난 일을 기억하지 못하는 경우가 있으므로(일과성 전향성 건망) 주의한다.

Point 본제 복용 후의 몽롱한 상태에 이상 행동(식사나 일을 했던 것을 기억하지 못하는 등)이 보인다면 즉시 본제의 투여를 중지하고 중간 또는 장시간 작용형 수면제로 전환한다. 또한 이와 같은 이유에서 약효가 떨어지기 전에 활동을 개시할 가능성이 있는 경우에는〔야근 중에 가면(假眠), 간호, 영아의 육아 중 등〕 본제를 복용시키지 않는다.

사용금기

■ 본제 과민증

■ 급성 협우각 녹내장
안압을 상승시킨다.

■ 이트라코나졸(itraconazole), 플루코나졸(fluconazole), 미코나졸(miconazole)이라는 항진균제를 복용 중인 환자
대사가 본제와 같은 CYP3A4로, 본제의 혈중농도가 상승하여 작용 증강 및 작용 시간이 연장하기 때문이다.

■ HIV 프로테아제(protease) 저해제, 에파비렌즈(efavirenz)을 복용 중인 환자
위와 같음

원칙금기

■ 폐성심, 폐기종, 기관지 천식 및 뇌혈관장애의 급성기 등으로 고도로 호흡 기능이 저하한 환자
호흡 억제에 의해 이산화탄소 혼수(CO_2 narcosis)를 일으키기 쉽다.

신중투여

■ 심장, 간장이나 신장에 장애가 있는 환자

■ 뇌기질성 장애가 있는 환자나 고령자는 운동 실조 등의 부작용이 나타나기 쉽다.

Point 0.125mg의 저용량부터 신중 투여하고 증량은 충분히 관찰하면서 실시한다.

병용금기

사용금기 참조

병용주의

■ 알코올, 페노티아진(phenothiazine)계 중추신경 억제제, 바르비투르산(barbiturate)계 유도체 중추신경 억제 작용(졸음, 휘청거림, 현기증 등)이 증강된다.

Point 알코올의 과량 섭취와 본제를 포함한 벤조디아제핀계의 병용으로 사망한 예가 있다. 따라서 알코올 의존증 환자의 불면에 대해서는 단주(斷酒)가 불가능한 경우 신중하게 투여할 필요가 있다.

■ 미코나졸(miconazole), 에리스로마이신(erythromycin), 클래리스로마이신(clarithromycin), 인산올레안도마이신(oleandomycin phosphate), 조사마이신(josamycin), 시메티딘(cimetidine), 딜티아젬(diltiazem)

내사가 본제와 같은 CYP3A4로, 본제의 혈중농도가 상승하여 작용 증강 및 작용 시간이 연장하기 때문이다.

■ 리팜피신(rifampicin)

본제의 대사가 촉진되어 본제의 작용이 저하한다.

■ 모노아민 산화효소(monoamine oxidase) 저해제

다한(多汗), 기립성 저혈압 등의 부작용이 나타날 우려가 있다.

중대한 부작용

■ 약물 의존(빈도 불분명)

대량 연용에 의해 약물 의존을 일으키는 경우가 있으므로 용량을 넘지 않도록 신중하게 투여한다.

Point 약물 의존이나 위법적인 매매의 우려가 있기 때문에 과량 투여의 요구나 처방 일수보다 빨리 병원을 찾는 경우가 여려 차례 있는 경우에는 신중한 관찰이 필요하다.

■ 금단(이탈) 증상(빈도 불분명)

대량 투여 또는 연용 중의 급격한 감량 및 중단은 경련 발작, 섬망, 진전, 불면, 불안, 환각망상 등의 이탈 증상이 나타나는 경우가 있으므로 중지하는 경우에는 서서히 감량하는 등 주의가 필요하다.

■ 정신 증상(빈도 불분명)
자극 흥분, 착란, 공격성, 환각망상, 초조성 우울증(agitated depressio) 등의 정신 증상이 나타나는 경우가 있으므로 충분히 관찰하여 이상이 나타나면 즉시 중지한다.

■ 호흡 억제(빈도 불분명)
호흡 억제가 나타나는 경우가 있으므로 호흡 기능이 저하하고 있는 환자에게는 특히 주의가 필요하다.

■ 일과성 전향성 건망 및 몽롱한 상태(0.12 및 0.05%)
「경고」를 참조

과량 복약(자살기도 포함)에 의한 주의사항과 대처

【증 상】 과량 투여로 경면(傾眠), 착란, 협조운동장애, 불명료한 언어를 나타내고 혼수에 이르는 경우가 있다. 또한 호흡 억제, 무호흡, 경련 발작이 나타나는 경우가 있다. 다른 벤조디아제핀계 약제 및 알코올을 과량으로 병용한 환자에서 사망 예가 보고되고 있다.
【처 치】 바이탈사인의 감시 아래 위 세정, 수액, 기도 확보 등 적절한 처치를 실시한다. 과량 투여가 명백하거나 강하게 의심되는 경우에는 벤조디아제핀 수용체 길항제인 플루마제닐(flumazenil)〔아넥세이트(Anexate)〕을 주의하면서 투여한다(장기간 벤조디아제핀계 약제를 투여하고 있는 간질 환자는 발작을 유발하는 경우가 있다).

071

벤조디아제핀계 항불안제

디아제팜(diazepam)
– 세르신(Cercine)

유사제

호리존(Horizon), 소나콘(Sonacon), 세레나민(Serenamin) 등

효능 · 효과

■ 내복
- 신경증에 있어서의 불안 · 긴장 · 억울
- 우울증에 있어서의 불안 · 긴장
- 심신증(소화기질환, 순환기질환, 자율신경실조증, 갱년기장애, 요통, 경견완증후군)에 있어서의 신체 증후 및 불안 · 긴장 · 억울
- 뇌척수질환에 따른 근육 경련 · 통증 및 근육긴장의 경감
- 마취 전 투약

■ 주사제
- 신경증에 있어서의 불안 · 긴장 · 억울
- 마취 전, 마취 도입 시, 마취 중, 수술 후의 불안 · 흥분 · 억울의 경감
- 알코올 의존증의 금단(이탈) 증상
- 간질 지속 상태에 있어서의 경련의 억제

■ 좌약
- 소아에 있어서의 열성 경련 및 간질의 경련 발작

특징

대표적인 벤조디아제핀계 항불안제로, 다양한 정신 질환 및 수술 전 투약 등에 이용된다.

조성 · 제형 · 용량

백색(2mg), 황색(5mg)의 원형으로, 각각 1정 중에 디아제팜 2mg, 5mg을 포함한다.

사용법 · 사용량

- 내복은 1회 2~5mg, 1일 2~4회(증감), 외래 환자는 1일 15mg 이내로 한다. 소아 1일 4~12세 2~10mg, 3세 이하 1~5mg을 1~3회로 나누어 복용한다. 근육 경련 환자는 1회 2~10mg, 1일 3~4회(증감), 마취 전 투여의 경우는 1회 5~10mg을 취침 전 또는 수술 전(증감)
- 주사는 질환의 종류, 정도, 체중 등을 고려하여 첫 회 10mg을 가능한 한 완서하게 정맥주사(되도록 굵은 정맥을 선택하여 2분 이상의 시간을 들여) 또는 근육주사한다. 이후에는 필요에 따라 3~4시간마다 주사한다.

【주　의】 저출생체중아, 신생아, 영아, 유아, 소아에게는 근육주사하지 않는다.

- 좌약은 소아용 제제로, 소아 1회 0.4~0.5mg/kg, 1일 1~2회, 직장 내에 삽입(증감)한다. 1일 1mg/kg을 넘지 않도록 한다. 열성 경련에 이용하는 경우에는 발열 시의 간헐 투약으로 하고 37.5℃의 발열을 기준으로 직장내 삽입한다(단, 저출생체중아, 신생아에 대해서는 안전성이 확립되어 있지 않으므로 투여하지 않는다).

사용 및 병용금기

■ 급성 협우각 녹내장이 있는 환자

항콜린 작용에 의한 안압 상승

■ 중증 근무력증

근이완 작용에 의한 악화

■ 주사제는 쇼크, 혼수 및 바이탈사인이 좋지 않은 급성 알코올 중독 환자는 빈맥 · 서맥, 혈압저하, 순환성 쇼크가 나타나는 경우가 있어 금기한다.

Point 주사제는 내복제보다 순환 및 호흡기계의 부작용이 나타나기 쉬우므로 주의가 필요하다(급속한 혈중농도의 상승에 의함).

■ 리토나비어(ritonavir)(HIV 프로테아제 저해제)를 투여 중인 환자는 과도한 진정(鎭靜)이나 호흡 억제가 일어날 가능성이 있다.

시토크롬 P450의 경합 저해에 의한 본제의 대폭적인 혈중농도 상승이 나타난다.

신중투여

■ 심장애(증상 악화), 간 · 신장애(배설의 지연)가 있는 환자

■ 뇌기질장애가 있는 환자, 영아 및 소아, 쇠약한 환자(작용이 강하게 나타난다)

■ 중등도 및 중대한 호흡부전이 있는 환자(증상 악화)

■ 고령자(운동 실조의 부작용이 나타나기 쉬우므로 소량부터 개시한다)

Point 고령자에게 벤조디아제핀계 약제를 투여할 때에는 전도(轉倒)에 충분히 주의하고 보다 근이완 작용이 적은 약제를 투여하는 등 궁리가 필요하다.

■ 임산부

임부에 대한 투여는 치료상의 유익성이 위험성을 웃돈다고 판단되는 경우에만 투여한다. 임신 중에 투여한 환자 중에서 기형 등의 장애아를 출산한 예가 대조군과 비교하여 많다는 보고가 있다. 또한 신생아에게 포유 곤란, 근육 긴장 저하, 기면(嗜眠), 황달의 증강 등 증상을 일으키는 경우가 있다. 분만 시에 정맥주사했던 예에서 sleeping baby가 보고되고 있다. 수유부에게 어쩔 수 없이 투여하는 경우에는 수유를 피하게 한다.

중요한 기본적 주의사항

졸음, 주의력 · 집중력 · 반사 운동능력 등의 저하가 일어나는 경우가 있으므로 투여 중의 환자에게는 자동차 운전 등 위험을 수반하는 기계 조작에는 종사하지 않도록 주의한다.

병용금기

금기 항목 참조

병용주의

■ 중추신경억제제〔페노티아진(phenothiazine)계, 바르비투르산(barbiturate)계 유도체, 모노아민 산화효소저해제〕 및 알코올

서로 중추신경을 억제하기 때문에 졸음 · 주의력 · 집중력 · 반사 운동능력 등의 저하가 증강하는 경우가 있다.

■ 시메티딘(cimetidine), 오메프라졸(omeprazole)

본제의 청소가 시메티딘과의 병용으로 27~51% 감소, 오메프라졸과의 병용으로 27~55% 감소하여 졸음 · 주의력 · 집중력 · 반사운동능력 등의 저하가 증강하는 경우가 있다.

■ 염산마프로틸린(maprotiline HCl)

서로 중추신경을 억제하기 때문에 졸음 · 주의력 · 집중력 · 반사 운동능력 등의 저하가 증강하는 경우가 있다. 또한 병용 중에 본제를 급격하게 감량 또는 중지하면 경련 발작이 일어날 가능성이 있다(본제의 항경련 작용에 의해 억제되어 있던 염산마프로틸린의 경련 유발 작용이 나타나기 때문).

■ 단트롤렌나트륨(dantrolene sodium)

서로 근이완 작용을 가지고 있어 근이완 작용이 증강할 가능성이 있다.

중대한 부작용

- 대량 연용에 의해 약물 의존을 일으키는 경우가 있으므로 관찰을 충분히 실시하여 용량을 넘지 않도록 주의한다.

Point 약물 의존 경향이 있어 불안이 심한 환자는 특히 효과 발현이 빠른 주사제의 투여는 의존 형성을 조장하기 때문에 신중하게 실시할 필요가 있다.

- 대량 투여 또는 연용 중에 있어서의 투여량의 급격한 감소 또는 중지에 의해 경련 발작, 섬망, 진전, 불면 · 불안, 환각망상 등의 금단 증상이 나타나는 경우가 있으므로 서서히 감량하는 것이 필요하다.
- 통합 실조증의 흥분 상태에 투여하면 탈억제에 의해 오히려 자극 흥분, 착란 등이 나타나는 경우가 있으므로 관찰을 충분히 실시하여 적절한 처치를 한다.
- 만성 호흡기 질환 환자에게 투여할 때에는 호흡 억제가 나타나는 경우가 있으므로 관찰을 충분히 실시하여 이상이 나타났을 경우에는 중지하고 적절한 처치를 한다.

Point 주사제는 설근침하(舌根沈下)에 의한 상기도 폐쇄, 호흡 억제 또는 순환성 쇼크가 일어나기 쉬우므로 특히 주의가 필요하다.

기타 부작용

■ 0.1~5%

졸음, 휘청거림, 현훈(眩暈), 보행 실조, 두통, 실금, 언어장애, 빈맥, 혈압 저하, 오심, 구토, 식욕부진, 변비, 구갈, 권태감, 탈력감(脫力感), 부종

■0.1% 미만

무시(霧視: 뿌옇게 보이는 증상), 복시, 다행감(多幸感), 황달, 과립구 감소, 백혈구 감소

과량 복약에 의한 주의사항과 대처

과량 복용으로 경면(傾眠), 착란, 협조 운동장애, 불명료한 언어를 나타내고 혼수에 이르는 경우가 있다. 과량 투여가 명백하거나 강하게 의심되는 경우에는 벤조디아제핀 수용체 길항제인 플루마제닐(flumazenil)〔아넥세이트(Anexate)〕을 주의하면서 투여한다(장기간 벤조디아제핀계 약제를 투여하고 있는 간질 환자는 발작을 유발하는 경우가 있다).

072

분지 지방산계 항간질제

밸프로산나트륨(sodium valproate)

– 데파켄(Depakene), 발레린(Valerin), 하이셀레닌(Hyserenin)

유사제

화학 구조, 약리작용은 다르지만, 효능 · 효과나 용법이 유사한 것으로 카르바마제핀(carbamazepine)을 들 수 있다.

효능 · 효과

각종 간질(소발작 · 초점 발작 · 정신 운동 발작 및 혼합 발작), 간질에 따른 성격행동장애(불쾌 · 화내기 쉬움 등), 조증 및 조울병의 조증상태

Point 간질 발작에 대한 약제 선택에 있어서는 발작형의 국제분류를 고려할 필요가 있다. 밸프로산나트륨은 전반성 발작〔특히 결신(欠神) 발작, 간대성 근경련(myoclonus) 발작, 강직 간대성 발작, 탈력(脫力) 발작〕은 제1선택제의 하나가 된다. 또한 부분 발작에 있어서도 제2선택제 중에 포함된다. 그리고 Lennox-Gastaut 증후군)에 있어서도 주로 본제가 이용된다.

Point 기분 안정제(mood stabilizer): 밸프로산나트륨은 일반적으로 기분 안정제에 포함된다. 기분 안정제의 정의는 정해지지 않았지만 엄밀하게 말하면 ① 조증 급성기의 치료 효과 ② 우울증 급성기의 치료 효과 ③ 조증상태 발생의 예방 효과 ④ 우울 상태 발생의 예방 효과의 네 가지 조건을 충족시키는 약제이다. 단, 현재 완전히 이 조건을 충족시키는 약제는 존재하지 않는다. 밸프로산나트륨은 이 중 조증의 급성기 치료에 관해서는 치료 효과가 증명되어 있지만 그 예방 효과에 관해서는 명확하지 않다. 우울상태에 관한 급성기 치료 효과, 예방 효과는 전혀 인정되지 않았다. 또한 본제에 있어서는 양극 II형, 경계성 인격장애 환자에 있어서는 공격성, 대인 과민의 개선 효과가 보고되고 있다.

특징

분지 지방산계 약제로, GABA 아미노전이효소(transaminase)의 저해에 의해 뇌내의 GABA 농도를 상승시켜 신경세포의 이상 흥분을 억제한다. 한편 도파민 농도를 상승시켜 세로토닌 대사를 촉진시킴에 따라 뇌내 억제계를 부활한다. 본제의 반감기는 8~15시간이다.

조성 · 제형 · 용량

데파켄에는 세립, 정제, 시럽이 존재한다. 세립은 등색으로 20% 내지 40%의 밸프로산나트륨을 포함하고 있다. 정제는 등색으로 100mg, 200mg정이 존재한다. 시럽은 적색으로 투명하고 파인애플향, 단맛이 있는 액체이다. 1mL 중에 밸프로산나트륨 50mg을 함유하고 있다. 또한 발레린은 40% 세립과 100mg, 200mg의 정제, 5% 시럽이, 하이셀레닌은 20%, 40% 세립과 100mg, 200mg의 정제가 있다. 서방제는 데파켄 R이 존재하는데 이것은 100~200mg의 백색 정제이다.

사용법 · 사용량

성인에게는 통상 밸프로산나트륨으로서 1일 400~1,200mg, 소아의 경우는 1일 10~20mg/kg을 투여한다. 투여 횟수는 보통제는 2~3회, 서방제는 1~2회이다. 투여는 혈중농도를 확인하면서 실시한다. 밸프로산나트륨의 유효 혈중농도는 50~100μg/mL이다.

■ 사용법 · 사용량과 관련된 주의사항

밸프로산나트륨은 중독 농도역에서 발작이 악화하여 간대성 근경련(myoclonus) 발작, 비경련성 중첩 발작이 일어나는 경우가 있다. 따라서 혈중농도의 측정은 필수이다. 또한 고령자나 간질환 환자, 신질환 환자는 대사 능력의 저하나 저단백혈증(hypoproteinemia)이라는 생리적 요소, 병태 생리도 가미하여 투여량을 검토할 필요가 있다.

사용금기

■ 중대한 간장애가 있는 환자

간장애가 강하게 나타나 치명적일 수 있다.

■ 임산부 또는 임신 중일 가능성이 있는 부인

최기형성 등이 존재한다. 중대한 부작용의 항 참조

Point 임부 및 임신 중일 가능성이 있는 간질이 있는 부인에게는 치료상의 유익성이 위험성을 웃돈다고 판단되었을 경우에만 투여한다. 이때는 가능한 한 단독 투여로 하고 가능하면 1일 1,000mg 이하의 투여가 바람직하다. 태아의 척수액 중의 밸프로산나트륨의 농도는 모체의 2배에 달하기 때문에 1일 1회 투여하는 경우 태아에게 예상 외로 높은 농도에 달하는 경우가 있다. 한편 임신 중에는 대사가 촉진되어 모체 내의 혈중농도가 저하하는 경우가 있다. 어쨌든 여러 차례 혈중농도를 측정할 필요가 있다. 양극성 장애로 밸프로산을 사용하고 있는 경우에는 임신 전에 다른 기분 안정제로 바꿀 것을 추장(推奬)한다.

신중투여

■ 수유부

본제는 모유 중으로 이행하는 경우가 있다. 따라서 수유부에게 투여하는 경우에는 수유를 피하게 한다.

병용금기

■ 카르바페넴(carbapenem)계 항생물질〔파니페넴(panipenem) · 베타미프론(betamipron), 메로페넴(meropenem), 이미페넴(imipenem) · 실라스타틴(cilastatin) 등〕

밸프로산나트륨의 혈중농노가 저하하여 간질 발작이 재발하는 경우가 있다.

병용주의

■ 다른 항간질제

● **페니토인(phenytoin)**

밸프로산나트륨의 혈중농도를 저하시켜 그 작용이 감약한다. 밸프로산나트륨이 페니토인의 혈중농도를 저하시켜 페리토인의 작용이 감약할 우려가 있다.

● **페노바르비탈(phenobarbital)**

밸프로산나트륨의 혈중농도를 저하시켜 그 작용이 감약한다. 밸프로산나트륨이 페노바르비탈의 혈중농도를 상승시켜 페노바르비탈의 작용이 증강할 우려가 있다.

● **카르바마제핀(carbamazepine)**

밸프로산나트륨의 혈중농도를 저하시켜 그 작용이 감약하는 경우가 있다.

● **벤조디아제핀(benzodiazepine)계 약제〔디아제팜(diazepam) 등〕, 클로바잠(clobazam)**

밸프로산나트륨의 혈중농도를 상승시켜 그 작용이 증강하는 경우가 있다.

● **프리미돈(primidone), 조니사마이드(zonisamide), 에토석시미드(ethosuximide)**

밸프로산나트륨이 이러한 약제의 혈중농도를 상승시켜 이러한 작용이 증강하는 경우가 있다.

■ 기타 약제

● **와파린**

와파린의 작용이 증강하는 경우가 있다.

● **에리스로마이신(erythromycin) · 시메티딘(cimetidine)**

밸프로산나트륨의 작용이 증강하는 경우가 있다.

중대한 부작용

■ 전격 간염 등의 중대한 간장애

【원 인】 본제의 주된 대사 장소가 간장이라는 것에 의한다.

【대처법】 즉시 투여를 중지한다. 단, 투약 중지에 의한 간질 발작의 악화에 대비하여 다른 항간질제의 사용을 고려할 필요가 있다.

Point 본제에 있어서 간장애는 비교적 많이 나타나는 부작용이다. 증상이 그다지 중대하지 않고 대사가 없을 때에는 부작용을 최소한으로 억제하면서 본제를 계속하여 투여해야 하는 경우도 있다.

■ 의식장애

【원 인】 본제가 고암모니아혈증을 초래하는 것에 의한다.

【대처법】 고암모니아혈증이 확인되었다면 즉시 투여를 중지한다. 단, 투약 중지에 의한 간질 발작의 악화에 대비하여 다른 항간질제의 사용을 고려할 필요가 있다. 또한 본제를 사용할 경우에는 혈중 암모니아 농도의 측정을 반드시 실시한다.

Point 항간질제 전반의 부작용으로 보이는 것 중 하나이고 또한 본제의 부작용 중에서는 가장 빈도가 높은 것에 들어간다. 즉 항간질제 전반의 부작용은 이 밖에 신경 증상(졸음, 휘청거림, 운동 실조, 복시), 피부 증상〔약진(藥疹), 구내염, 피부점막안증후군〕, 혈액장애(백혈구 감소, 재생 불량성 빈혈), 정신 증상〔초조함, 행동 지둔(遲鈍), 몽롱한 상태, 자발성의 저하〕 등이 있다.

■ 태아에 대한 영향

본제는 최기형제로서 알려져 있다. 임신 초기 3개월의 사용에 의해 신경관장애가 5~9%에서 나타나고, 특히 임신 후 17~30일의 사용이 이것에 관계하고 있다. 또한 심실 중격 결손 등의 심장 기형이나 다지증(多指症), 구개열 등의 외형 기형, 그 밖의 기형의 보고도 있다.

【원 인】 동물실험에서 본제는 엽산 대사를 저해하여 그것에 의해 신생아의 선천성 기형에 관여할 가능성이 있다.

【대처법】 신경관장애에 대해서는 임신 기간에 엽산을 보충함으로써 위험률이 저하한다고 알려져 있다.

■ 기타 중대한 부작용

용혈성 빈혈, 범혈구 감소, 중대한 과립구 감소, 간질성 신염, Fanconi' s 증후군, 피부점막안증후군(Stevens-Johnson 증후군), 중독성 표피괴사증(Lyell 증후군), 뇌의 위축(萎縮), 치매성 증상, 파킨슨 증상을 들 수 있다.

간과되기 쉬운 의외의 작용

■ 간질 발작

본제 사용 중에 간질 발작이 유발되거나 악화하거나 하는 경우가 있다.

【원 인】 밸프로산 나트륨은 중독 농도역에서 발작이 악화하여 간대성 근경련(myoclonus) 발작, 비경련성 중첩 발작이 발생한다. 또한 조절이 곤란한 간질의 경우 다제(多劑) 병용이 되고 있는 경우가 적지 않다. 본제는 다른 항간질제의 혈중농도를 낮추는 경우가 있다. 「병용주의」 참조

【왜 간과되기 쉬운가?】 임상적으로는 복잡한 처방이 원인이 되고 있는 경우가 적지 않다. 본제뿐만 아니라 다른 항간질제의 혈중농도에도 항상 신경을 쓸 필요가 있다.

073

벤조디아제핀계 항간질제

클로나제팜(clonazepam) – 리보트릴(Rivotril)

유사제

디아제팜(diazepam)

효능 · 효과

소형 발작〔간대성 근경련(myoclonus) 발작, 탄력 발작(atonic seizures), 영아 연축(infantile spasm)〕, 정신 운동 발작, 자율신경 발작

Point 전반성 발작 중 간대싱 근경련 발작, 탄력 발작은 밸프로산나트륨과 나란히 제1선택제의 하나이다. 또한 부분 발작, 전반성 발작 중 비정형 결신 발작, 강직 간대 발작에 있어서는 제2선택제 안에 포함된다.

Point 클로나제팜은 조증의 급성기 치료에 관하여 어느 정도의 치료 효과가 증명되고 있어 기분 안정제의 하나로 꼽히고 있다. 단, 조증의 예방, 우울 증상의 급성기 치료, 예방에 관한 효과는 현재 증명되어 있지 않아 엄밀한 의미에서의 기분 안정제에서는 제외된다.

특징

벤조디아제핀계 약제이다. 억제성의 GABA 뉴런 시냅스 후막에 존재하는 벤조디아제핀 수용체에 작용제로서 높은 친화성으로 결합하고 GABA 친화성을 증대시켜 GABA 뉴런 작용을 특이적으로 증강시킨다. 클로나제팜의 반감기는 19~42시간이다.

조성 · 제형 · 용량

리보트릴에는 세립과 정제가 존재한다. 세립은 백색으로 0.1~0.5%의 클로나제팜을 포함하고 있다. 정제는 백색으로 0.5mg, 1mg, 2mg정이 존재한다.

사용법 · 사용량

첫 회의 양은 성인 · 소아에 있어서 1일 0.5~1mg, 영 · 유아에 있어서 1일 0.025mg/kg, 투여 횟수는 1일 3회이다. 이후 증상에 따라 적정 효과를 얻을 때까지 서서히 증량하고 유지량은 성인 · 소아에 있어서 1일 2~6mg, 영아 · 유아에 있어서 1일 0.1mg/kg으로 한다. 투여 횟수는 역시 1일 3회 정도로 한다. 투여 중에는 혈중농도를 확인한다. 클로나제팜의 유효 혈중농도는 0.03~0.08μg/mL이다.

■ 사용법 · 사용량과 관련된 주의사항

소아는 항간질제의 청소가 높아 성인보다도 많은 투여량(체중당)을 요한다. 고령자나 간질환 환자, 신질환 환자는 대사능력의 저하나 저단백혈증이라는 생리적 요소에, 병태 생리를 가미하여 투여량을 검토할 필요가 있다. 또한 본제는 투여 초기에 졸음, 휘청거림 등의 증상이 나타나는 경우가 있으므로 소량부터 개시한다.

사용금기

■ 본제의 성분에 대해 과민증의 기왕력이 있는 환자

■ 급성 협우각 녹내장 환자

안압을 상승시킬 우려가 있다.

■ 중증 근무력증 환자

중증 근무력증 증상을 악화시킬 우려가 있다.

신중투여

■ 심장애가 있는 환자

같은 벤조디아제핀계 약제인 디아제팜으로 순환기에 대한 영향이 나타났다는 보고가 있다.

■ 간장애 또는 신장애가 있는 환자

■ 뇌에 기질적 장애가 있는 환자

본제의 작용이 강하게 나타나기 쉽다.

■ 호흡기능이 저하하고 있는 환자

호흡기 증상이 악화할 우려가 있다.

■ 고령자나 쇠약한 환자

운동 실조 등의 부작용이 나타나기 쉽다.

병용금기

특별한 기재 없음

병용주의

■ 페노바르비탈(phenobarbital), 프리미돈(primidone), 카르바마제핀(carbamazepine)
클로나제팜의 혈중농도를 저하시켜 클로나제팜의 작용이 감약한다.

■ 프리미돈(primidone)
클로나제팜의 혈중농도를 저하시켜 클로나제팜의 작용이 감약한다. 클로나제팜이 프리미돈의 혈중농도를 상승시켜 프리미돈의 작용이 증강한다.

■ 페니토인(phenytoin)
클로나제팜의 혈중농도를 상승시키거나 저하시킨다. 또한 클로나제팜이 페니토인의 혈중농도를 상승시키거나 저하시킨다.

■ 밸프로산나트륨(sodium valproate)
결신 발작 중첩이 나타났다는 보고가 있다.

■ 바르비투르산(barbiturate) 유도체 · 페노티아진(phenothiazine) 유도체 등
중추신경 억제 작용이 증강되는 경우가 있다.

■ 모노아민 산화효소(monoamine oxidase) 억제제
클로르디아제폭시드(chlordiazepoxide)로 무도병이 발현했다는 보고가 있다.

중대한 부작용

■ 의존성
【원 인】 다른 벤조디아제핀계 약제와 같이 대량 또는 장기 연용에 의해 내성이 생길 우려가 있다.
【대처법】 사용 목적, 사용량을 항상 환자와 확인하여 잘못된 복용이 이루지지 않도록 관리한다.

Point 급격한 감량 또는 중지에 의해 경련 발작, 섬망, 진전, 불면, 불안, 환각, 망상 등의 이탈증상이 나타나는 경우가 있다.

■ 호흡 억제, 수면 중의 다호흡 발작
【원 인】 벤조디아제핀계 약제가 가진 중추신경계의 억제 작용에 의한다.
【대처법】 보액(補液) 등에 의한 체외에의 배설을 촉진한다.

■ 자극 흥분, 착란 등

【원 인】 상세한 기전은 불분명하지만 정신장애를 합병하고 있는 환자에게 투여하면 자극 흥분, 착란 등이 나타나는 경우가 있다.

【대처법】 상술한 바와 같은 장애를 가진 환자에 대한 투여를 피한다.

■ 과량 투여에 의한 여러 증상

과량 투여에 의해 경면(傾眠), 착란, 혼수, 반사 저하, 호흡 억제, 혈압 저하 등이 발생한다.

【대처법】 자살기도 등에 의한 과량 투여의 경우는 호흡, 혈압, 맥박수를 감시하면서 위 세정을 실시한다. 플루마제닐(flumazenil)은 간질 환자의 경우에 간질 발작을 악화시킬 위험이 있다.

Point 기타 부작용으로 정신신경계에서는 졸음과 휘청거림이 가장 많고 운동 실조 등도 보인다. 혈액계에서는 혈소판 감소와 호산구 증가가 가장 많다. 그 밖에 천명, 복시, 타액 증다, 식욕부진, 오심, 구토, 요실금, 발진, ALT(GPT) · AST(GOT)의 상승, 탈력, 권태감이 나타난다.

Point 클로나제팜에 관한 최기형성의 명확한 보고는 없지만 벤조디아제핀계 화합물〔디아제팜(diazepam), 클로르디아제폭시드(chlordiazepoxide) 등〕의 투여를 받았던 환자 중에서 기형아 등의 장애아를 출산했다는 예가 대조군에 비해 많다는 역학조사가 있다. 임신 중의 환자에게는 치료상의 유익성(모체의 간질 발작을 막아 태아를 저산소 상태로부터 지킨다)이 위험성을 웃돈다고 판단된 경우에만 투여한다.

Point 신생아에 대한 영향으로 무호흡, 기면(嗜眠), 근긴장의 저하를 일으킨다고 알려져 있다. 또한 분만 전에 연용한 경우 신생아에게 금단 작용이 나타나는 경우가 있다. 수유부에게 투여하면 모유 중으로 이행하거나 황달을 증강시킨다.

간과되기 쉬운 의외의 작용

■ 간질 발작

클로나제팜 사용 중에 간질 발작이 유발되거나 악화하는 경우가 있다.

【원 인】 조절이 곤란한 간질의 경우 다제(多劑) 병용이 되고 있는 경우가 적지 않다. 클로나제팜은 다른 항간질제의 혈중농도를 낮추는 경우가 있어(「병용주의」 참조) 그러한 약제에 의해 조절되고 있던 간질 발작이 재발하는 경우가 있다.

【왜 간과되기 쉬운가?】 임상적으로는 복잡한 처방이 원인이 되고 있는 경우가 적지 않다. 본제뿐만 아니라 다른 항간질제의 혈중농도에도 항상 신경을 쓸 필요가 있다. 또한 정기적인 뇌파 체크를 실시하는 것도 필요하다.

074

비정형 항정신병제

리스페리돈(risperidone)
– 리스페달(Risperdal)

유사제

푸마르산쿠에티아핀(quetiapine fumarate)〔쎄로켈(Seroquel)〕, 올란자핀(olanzapine)〔자이프렉사(Zyprexa)〕, 염산페로스피론perospirone HCl〔룰란(Lullan)〕

효능 · 효과

정신분열증

특징

일본에서 최초로 발매된 비정형 항정신병제이다.
종래의 정형 항정신병제와 비교하여 추체외로계의 부작용의 발현 빈도가 낮아 약제성 파킨슨증후군의 출현이 적다.

조성 · 제형 · 용량

백색의 정제로, 1정에 리스페리돈 1mg, 2mg 및 3mg을 함유한다.

사용법 · 사용량

성인은 리스페리돈으로서 1회 1mg, 1일 2회부터 개시하여 서서히 증량한다. 유지량은 통상 1일 2~6mg을 원칙으로 하고 1일 2회로 나누어 경구 투여한다. 단, 1일량 12mg을 넘지 않아야 한다.

사용금기

■ 혼수상태의 환자
혼수상태를 악화시킬 우려가 있다.

■ 바르비투르산(barbiturate)계 유도체의 중추신경 억제제의 강한 영향을 받고 있는 환자
중추신경 억제 작용이 증강될 가능성이 있다.

■ 에피네프린(epinephrine)을 투여 중인 환자

■ 과민증 환자

신중투여

■ 심 · 혈관계 질환, 저혈압 또는 이러한 증상이 의심되는 환자
Point 일과성의 혈압 저하가 나타나는 경우가 있다.

■ 파킨슨병이 있는 환자
Point 추체외로 증상이 악화할 우려가 있다.

■ 간질 등 경련 발작성 질환 또는 이러한 기왕력이 있는 환자
Point 경련 역치(閾値)를 저하시킬 우려가 있다.

■ 자살기도의 기왕력 및 자살 염려가 있는 환자
Point 증상을 악화시킬 우려가 있다.

■ 간장애가 있는 환자

■ 신기능장애가 있는 환자
Point 반감기의 연장 및 AUC가 증대하는 경우가 있다.

■ 소아

■ 고령자

■ 탈수 · 영양 불량 상태 등을 수반하는 신체적 피폐가 있는 환자
Point 악성증후군이 일어나기 쉽다.

병용금기

■ 에피네프린(epinephrine)
Point 에피네프린의 작용을 역전시켜 혈압 저하를 일으키는 경우가 있다.

병용주의

■ 중추신경 억제제〔바르비투르산(barbiturate)계 유도체 등〕

Point 상호작용적으로 효과를 증강시킨다.

■ 도파민 작동제

Point 상호작용적으로 효과를 감약시킨다.

■ 강압제

Point 강압 작용이 증강하는 경우가 있다.

■ 알코올

Point 상호작용적으로 효과를 증강시킨다.

■ 카르바마제핀(carbamazepine)

Point 본제 및 활성 대사물질의 혈중농도가 저하하는 경우가 있다.

중대한 부작용

■ 악성증후군

무동함구증(akinetic mutism), 근육강직, 발한 · 빈맥 등의 전신 증상 외에 검사상에는 혈청 중의 CK(CPK)의 고도한 상승이 보이면 본 질환을 의심해야 한다. 미오글로빈뇨(myoglobinuria)가 나타나고 혈중 프로락틴(prolactin)의 상승이 보인다면 거의 확실하다고 생각된다.

【출현 빈도】 0.1% 미만

【대처법】 투여를 중지하고 보액(補液)이나 신체 냉각을 실시하고 필요에 따라 단트롤렌(dantrolene)을 투여한다.

■ 지발성 운동장애(tardive dyskinesia)

【출현 빈도】 0.1~0.5% 미만

【대처법】 투여를 감량, 중지 또는 다른 제제로 변경

■ 마비성 장폐쇄증

【출현 빈도】 불분명

【대처법】 투여를 중지하고 전신 관리를 실시한다.

■ 항이뇨호르몬 부적합분비증후군(SIADH)

【출현 빈도】 불분명

【대처법】 투여를 중지하고 상태에 따라 전신 관리를 실시한다.

■ 간기능장애 · 황달

【출현 빈도】 불분명

【대처법】 투여를 중지하고 적절한 처치를 실시한다.

■ 횡문근 융해증

근육통 · 탈력감 · CK 상승 · 혈중 및 요중 미오글로빈(myoglobin) 상승을 나타낸다면 이 질환을 의심한다.

【출현 빈도】 0.1% 미만

【대처법】 투여를 중지하고 적절한 처치를 실시한다.

횡문근 융해에 의한 급성 신부전의 발증에 주의한다.

■ 부정맥

【출현 빈도】 0.1% 미만

【대처법】 투여를 중지하고 적절한 처치를 실시한다.

■ 뇌혈관장애

【출현 빈도】 0.1% 미만

【대처법】 투여를 중지하고 적절한 처치를 실시한다.

간과되기 쉬운 의외의 작용

■ 내당(耐糖)능력 이상

【왜 간과되기 쉬운가?】 본제뿐만 아니라 비정형 항정신병제에 공통으로 일어나기 쉬운 부작용으로 혈당치 상승, 내당능력 이상을 일으키는 경우가 있다. 이 기전에 관해서는 불분명한 점도 많다. 특히 당뇨병 합병증 환자에게는 신중한 투여가 필요하고 투여 후에는 1개월에 한 번 정도의 채혈은 필수이다.

검사 수치에 대한 영향

- AST(GOT) 상승(5% 미만)
- ALT(GPT) 상승(5% 미만)
- γ-GTP의 상승(5% 미만)
- CK 상승(0.1% 미만)

075

선택적 세로토닌 재흡수 억제제

플루복사민말레이트(fluvoxamine maleate)
– 루복스(Luvox), 데프로멜(Depromel)

유사제

염산파록세틴수화물(paroxetine HCl hydrate) [팍실(Paxil)]

효능 · 효과

우울증, 우울상태, 강박성 장애, 사회불안장애

특징

일본에서 최초로 발매된 선택적 세로토닌 재흡수 억제제(selective serotonin reuptake inhibitor, SSRI)이다.

종래의 삼환계 항우울제와 비교하여 항콜린계의 부작용 발현 빈도가 낮고 고령자의 우울증이나 신체 합병증을 가진 환자에게도 사용하기 쉽다.

2005년에는 「사회불안장애」에 대한 효능이 추가되었다.

조성 · 제형 · 용량

백색의 정제로, 1정에 플루복사민말레이트 25mg 및 50mg을 함유한다.

사용법 · 사용량

■ 우울증 · 우울상태

통상 성인에게는 1일 50mg, 2회로 나누어 투여하고 적당히 증감, 1일 150mg까지 투여 가능하다.

■ 강박성 장애

위와 같다.

■ 사회불안장애

위와 같다.

■ 효능 · 효과에 관련된 사용상의 주의사항

- 항우울제의 투여에 의해 18세 미만의 환자에서 자살 염려 · 자살기도의 위험성(risk)이 증대한다는 보고도 있기 때문에 항우울제의 투여에 있어서는 위험성(risk)과 편익(benefit)을 고려하여 투여한다.

> **Point** 해외에서 실시된 18세 미만의 주요 우울증 환자에 대한 플라세보(placebo) 대조비교시험에서 항우울제를 투여한 환자에게 자살 염려나 자살기도의 발현 위험성이 높아진다는 것이 판명되었다.

- 사회불안장애의 진단은 DSM-IV에 의거하여 신중하게 실시하고 진단기준에 충족하는 경우에만 투여한다.

사용금기

- 과민증이 있는 환자
- 모노아민 산화효소 저해제를 투여 중인 환자
- 테르페나딘(terfenadine), 아스테미졸(astemizole)을 투여 중인 환자

신중투여

- 간장애가 있는 환자
- 중대한 신장애가 있는 환자
- 간질 등 경련성 질환 또는 이러한 기왕력이 있는 환자
- 심질환이 있는 환자
- 고령자
- 소아

원칙 병용금기

■ 시사프라이드(cisapride)를 투여 중인 환자

Point 병용에 의해 시사프라이드의 혈중농도 상승의 가능성이 있어 QT 연장, 심실성 기외수축이 발현할 우려가 있다.

병용주의

■ 탄산리튬(lithium carbonate)

Point 두 약제의 작용이 증강되는 경우가 있으므로 탄산 리튬의 용량을 감량하는 등 주의하여 투여한다.

■ 세로토닌 작동제〔호박산수마트립탄(sumatriptan succinate) 등〕

Point 세로토닌 작용이 증강되는 경우가 있으므로 주의하여 투여한다.

■ 항간질제 · 삼환계 항우울제 · 벤조디아제핀계 약제

Point 이러한 약제가 혈중농도를 상승시킬 가능성이 있으므로 이러한 약제의 양을 감량하는 등 주의한다.

■ β-차단제〔염산프로프라놀롤(propranolol HCl)〕

Point 병용에 의해 서맥, 혈압 저하 등을 일으키는 경우가 있어 감량하여 상태를 지켜본다.

■ 크산틴(xanthine) 유도체

Point 테오필린(theophylline)의 청소를 1/3로 저하시키는 경우가 있기 때문에 1/3로 감량한다.

■ 시클로스포린(cyclosporine)

시클로스포린의 혈중농도가 상승하므로 주의를 요한다.

■ 쿠마린(coumarin)계 항응고제

■ 알코올

중대한 부작용

■ 경련 · 섬망상태 · 착란 · 환각 · 망상

【출현 빈도】 0.5~5% 미만

【대처법】 투여를 중지하고 각각의 상태에 따른 적절한 처치를 실시한다.

■ 쇼크 · 아나필락시스(anaphylaxis)성 증상

【출현 빈도】 불분명

【대처법】 투여를 즉시 중지하고 쇼크에 대한 처치를 실시한다.

■ 세로토닌증후군

착란 · 발열 · 간대성 근경련(myoclonus) · 진전, 협조 이상 · 발한 등의 부작용이 발생했을 경우에는 이 질환을 의심한다.

【출현 빈도】 불분명

【대처법】 투여를 중지하고 수분 공급 등의 전신 관리를 실시한다.

■ 악성증후군

무동함구증(akinetic mutism), 근육강직, 발한 · 빈맥 등의 전신 증상 외에 검사 상에는 혈청 중의 CK(CPK)의 고도한 상승이 나타나면 본 질환을 의심해야 한다. 미오글로빈뇨(myoglobinuria)가 보이고 혈중 프로락틴(prolactin)의 상승이 보이면 거의 확실하다고 생각된다.

【출현 빈도】 불분명

【대처법】 투여를 중지하고 수분 공급 등의 전신 관리를 실시한다.

경우에 따라 단트롤렌(dantrolene)을 투여한다.

■ 백혈구 감소, 혈소판 감소

【출현 빈도】 불분명

【대처법】 투여를 중지하고 적절한 처치를 실시한다.

■ 간기능장애 · 황달

【출현 빈도】 불분명

【대처법】 투여를 중지하고 적절한 처치를 실시한다.

간과되기 쉬운 의외의 작용

■ 상부 소화관 증상 · 구역질 · 구토

【왜 간과되기 쉬운가?】 SSRI에 공통으로 일어나기 쉬운 부작용으로 상부 소화관 증상, 구역질, 구토가 있다.

이러한 부작용에 관해서는 투여일로부터 7~14일 이내에는 자연적으로 경감하는 경우가 대부분인데, 위장약의 병용으로 부작용이 경감된다. 이러한 부작용으로 탈락하는 증례도 적지 않아 이것에 관해서는 환자에게 충분히 설명한 후에 투여를 실시할 필요가 있다.

검사 수치에 대한 영향

- AST(GOT) 상승(0.5~5% 미만)
- ALT(GPT) 상승(0.5~5% 미만)
- γ-GTP의 상승(0.5~5% 미만)
- LDH 상승(0.5~5% 미만)
- ALP 상승(0.5~5% 미만)

076

바르비투르산계 유도체(경면, 진정 · 항경련제)

페노바르비탈(phenobarbital)
– 페노발(Phenobal)

약리 작용

■ 최면 · 진정 작용

중추신경계에 대해 광범위한 억제 작용을 나타낸다. 주로 상행성 망상체 부활계에 억제적으로 작용하여 대뇌피질로의 입력 자극 전달을 저해함에 따라 경면(傾眠), 진정 작용을 나타낸다.

■ 항경련 작용

시냅스 후막을 안정화시키는 작용 및 불응기를 연장시켜 전달을 억제하는 작용을 나타낸다. 그 결과 반복 방전의 전도를 저하시켜 다(多)시냅스망의 반복 활동을 억제하여 경련 역치(閾値)를 상승시켜 발작 초점으로부터의 이상 방전을 발화하기 어렵게 함에 따라 항경련 작용을 나타낸다고 여겨지고 있다.

작용기전

GABA 수용체 · 벤조디아제핀 유도체 · Cl^- 채널 복합체의 Cl^- 채널에 작용하여 Cl^-의 투과성을 상승하는 것 및 Ca 채널을 억제하는 것에 의한다고 생각되고 있다. GABA란 감마 아미노낙산(gamma aminobutyric acid)이라는 뇌내에 존재하는 아미노산의 일종으로 중추신경계의 억제성 전달물질로서 작용한다.

효능 · 효과

① 불면증 ② 불안 · 긴장상태의 진정 ③ 간질의 경련 발작: 강직 간대 발작(전반 경련 발작, 대발작), 초점 발작(잭슨형 발작을 포함), 정신 운동 발작

※ 소아에 대해 경구 투여가 곤란한 경우 ① 최면 ② 불안 · 긴장 상태의 진정 ③ 열성 경련 및 간질의 경련 발작의 개선을 목적으로 하여 좌약이 사용된다.

특징

바르비투르산(barbiturate)계의 장시간형 최면진정제이다. 계속해서 사용하는 중에 효과가 떨어

지거나 갑자기 중지하면 반발적인 증상이 강하게 나타나는 경우가 있다. 또한 복용량의 안전역도 넓지 않다. 이와 같은 결점으로부터 불면증에 처방되는 경우는 적다. 항경련제로서도 병용주의약이 많고 특히 서로 혈중농도의 변동에 주의할 필요가 있다. 항경련 작용으로서 사용하는 경우 유효 혈중 페노바르비탈 농도는 10~25μg/mL로 되어 있으므로 다른 제제 병용 시에는 혈중농도를 모니터하여 확인할 필요가 있다.

조성 · 제형 · 용량

■ 페노발 분말

백색의 결정 또는 결정성 분말로, 냄새는 없고 맛은 쓰다.

■ 페노발 산제 10%

담홍색의 산제로, 냄새는 없고 맛은 조금 쓰다.

■ 페노발 정제 30mg

백색의 정제로, 냄새는 없고 맛은 조금 쓰다.
1정 중에 페노바르비탈 30mg을 함유한다.

사용법 · 사용량

■ 항경련제

페노바르비탈로 통상 성인 1일 30~200mg을 1~4회로 분할하여 경구 복용한다.

■ 불면증

페노바르비탈로 통상 성인 1회 30~200mg을 취침 전에 경구 복용한다. 연령, 증상에 따라 적당히 증감한다.

사용금기

■ 본제의 성분 또는 바르비투르산계 화합물에 대해 과민증이 있는 환자

■ 급성 간헐성 포르피린증(acute intermittent porphyria) 환자

포르피린 합성이 증가하여 증상이 악화할 우려가 있다.

■ 보리코나졸(voriconazole)을 투여 중인 환자

■ 엘릭시르(elixir)에 관해서는 디술피람(disulfiram) 또는 시안아미드(cyanamide)를 투여 중인 환자

Point 본제의 간 약물대사효소 유도 작용에 의해 보리코나졸의 대사가 촉진되어 혈중농도가 저하할 우려가 있다. 엘릭시르제는 에탄올을 함유하고 있기 때문에 이러한 약제와의 알코올 반응(안면 홍조, 혈압 하강, 오심, 빈맥, 현기증, 호흡곤란, 시력 저하)을 일으킬 우려가 있다.

신중투여

- 고령자는 호흡 억제, 흥분, 억울, 착란 등이 나타나기 쉽기 때문에 소량부터 투여를 개시하는 등 신중하게 투여한다. 또한 투여를 중지할 경우에는 서서히 감량하는 등 신중하게 실시한다.
- 호흡 억제가 일어나는 경우가 있으므로 허약한 환자, 호흡 기능이 저하하고 있는 환자에게는 신중한 관찰을 실시한다.
- 두부(頭部) 외상 후유증 또는 진행하고 있는 동맥경화증 환자는 본제의 작용이 강하게 나타나는 경우가 있으므로 투여 후 신중한 관찰을 실시한다.
- 심장애가 있는 환자
- 간장애, 신장애가 있는 환자는 혈중농도 상승의 우려가 있으므로 적당한 혈중농도의 모니터가 필요하다.
- 약물 과민증이 있는 환자
- 알코올 중독 환자
- 약물 의존 경향 또는 기왕력이 있는 환자, 중대한 신경증 환자는 의존을 나타낼 우려가 있다.
- 갑상선기능저하증 환자

Point 연용 중에 투여량의 급격한 감소 또는 투여 중지에 의해 간질 지속상태가 나타나는 경우가 있으므로 투여를 중지하는 경우에는 서서히 감량하는 등 신중하게 실시한다. 연용 중에는 정기적으로 간 · 신기능, 혈액검사를 실시하는 것이 바람직하다. 연용에 의해 약물 의존을 나타내는 경우가 있으므로 관찰을 충분히 실시하여 신중하게 투여한다. 졸음, 주의력 · 집중력 · 반사운동능력 등의 저하가 일어나는 경우가 있으므로 본제 투여 중의 환자에게는 자동차 운전 등 위험을 수반하는 기계 조작에 종사시키지 않도록 주의한다.

임산부, 수유부 등에 대한 투여

■ 임부 또는 임신 중일 가능성이 있는 환자에게는 치료상의 유익성(모체의 간질 발작 빈발을 막아 태아를 저산소상태로부터 지킨다)이 위험성을 웃돈다고 판단된 경우에만 투여해야 한다.

■ 임신 중의 투여에 의해 신생아에게 출혈 경향, 호흡 억제 등을 일으키는 경우가 있다.

■ 분만 전에 연용한 경우 출산 후 신생아에게 금단 증상〔다동(多動), 진전, 반사 항진, 과긴장 등〕이 나타나는 경우가 있다.

■ 임신 중의 투여에 의해 엽산 저하가 발생한다는 보고가 있다.

■ 수유 중의 부인에 대한 투여는 피하는 것이 바람직하지만 어쩔 수 없이 투여하는 경우에는 수유를 피하게 한다.
사람 모체 중으로 이행하여 신생아, 영아에게 경면, 포유량 저하를 일으키는 경우가 있다.

Point 어느 항경련제에도 최기형성의 문제가 존재하여 페노발의 소량 단독요법은 비교적 안전하다고 하여 추장(推奬)하는 보고도 있다. 어느 항경련제에 관해서도 치료상의 유익성이 위험성을 웃돌아야 할 것, 필요최소량에 그칠 것, 가능한 한 단제로 치료할 것 등이 기본이 된다.

주사용 10% 페노발에 관한 주의사항

주사제는 유기용매를 이용한 제제이다. 주사 국소에 괴사를 일으키는 경우가 있으므로 내복이 불가능한 환자의 경우 또는 긴급하게 필요로 하는 경우 이외에는 사용하지 않는다. 절대로 정맥주사를 하지 않는다.

중대한 부작용

- 피부점막안증후군(Stevens-Johnson 증후군), 중독성 표피괴사증(Lyell 증후군), 박탈성 피부염
- 과민증증후군
- 의존성
- 과립구 감소, 혈소판 감소
- 간기능장애
- 호흡 억제

간과되기 쉬운 의외의 작용

거대적아구성 빈혈, 식욕부진, 발열이 일어난다. 또한 졸음, 현기증, 두통, 섬망, 구음장애, 집중력 저하를 포함하여 자세고정 불능증(asterixis), 지각장애, 운동 실조 등의 신경 증상에 주의한다. 연용에 의한 혈청 칼슘, 인(phosphorus)의 저하로 인한 질병, 골연화증, 치아의 형성부전 등이 일어나는 경우가 있다. 신기능장애도 연용 시에는 주의한다.

077

미소관 저해제(빈카 알칼로이드)

황산빈크리스틴(vincristine sulfate) - 온코빈(Oncovin)

유사제

빈카 알칼로이드(vinca alkaloids)계 약제: 황산빈블라스틴(vinblastine sulfate)〔엑살(Exal)〕, 황산빈데신(vindesine sulfate)〔필데신(Fildesin)〕, 주석산 비노렐빈(vinorelbine ditartrate)〔나벨빈(Navelbine)〕

효능 · 효과

- 백혈병〔급성 백혈병, 만성 백혈병의 급성 전환 시를 포함〕
- 악성 림프종〔호지킨병(Hodgkin's disease), 비호지킨 림프종, 세망육종(reticulosarcoma)〕
- 소아종양〔윌름즈종양(Wilms' tumor), 신경아종, 횡문근육종, 고환종양 등〕

특징

협죽도과의 매일초(vinca rosea) 유래의 알칼로이드로 항종양 활성을 가진 이중분자 인돌 알칼로이드(indole alkaloid)류이다. 그 항종양 작용 발현 기구는 암세포가 유사분열(mitosis)할 때 작용하여 방추체(spindle)를 구성하는 단백질과 결합함으로써 분열의 중기 단계를 저해함에 따라 작용한다.

조성 · 제형 · 용량

온코빈 주사용 1mg은 1바이알 중에 유효성분: 황산 빈크리스틴 1mg, 첨가물: 유당 10mg을 함유한다.

사용법 · 사용량

통상 황산빈크리스틴으로서 소아 0.05~0.1mg/kg, 성인 0.02~0.05mg/kg을 주 1회 정맥주사한다. 단 부작용을 피하기 위해 1회 2mg을 넘지 않는 것으로 한다.

■ 사용법 · 사용량과 관련된 주의사항

외국에서는 체중 10kg 이하의 소아에 대한 초기 투여량을 0.05mg/kg 주 1회 정맥주사해야 한다고 되어 있다.

사용금기

■ 이하의 환자에게 투여하지 말 것

● **본제의 성분에 대해 중대한 과민증의 기왕력이 있는 환자**

● **탈수초성(demyelinating) 샤르코-마리-투스병(Charcot-Marie-Tooth disease) 환자**

탈수초성 샤르코-마리-투스병의 이환력(罹患歷), 가족력의 조사 등을 실시하여 이 질환이라는 것이 의심되는 경우에는 투여하지 않는다.

■ 다음 부위에 투여하지 말 것

● **골수강(medullary cavity)내**

외국에서 본제를 실수로 골수강 내에 투여하여 사망한 보고가 있다. 실수로 투여했을 경우 사망에 이르는 마비의 진행을 저지하도록 즉시 구명조치를 실시한다.

신중투여

■ 신경 · 근질환의 기왕력이 있는 환자

Point 본 약제의 용량 규제인자는 신경 독성으로, 용량 의존적으로 중대한 말초신경장애나 근장애가 일어나는 경우가 있으므로 사용할 때에는 환자의 임상 증상, 상태를 파악하여 임상 검사〔말초신경 전달속도, 악력(握力), 진동각(振動覺) 등〕를 실시한다. 저림, 마비, 지각 이상이 나타났을 경우에는 감량 · 휴약 · 중지 등 적절한 처치를 한다.
탈수초성 샤르코-마리-투스병의 이환력, 가족력이 있는 경우에는 투여하지 않는다.

■ 골수 억제가 있는 환자

본 약제에는 골수 억제 작용이 있어 중대한 감염증, 출혈을 일으키는 경우가 있다.

Point 여러 차례 임상검사(혈액, 생화학, X선 촬영 등)를 실시하여 이상이 나타난 경우 감량 · 휴약 · 중지 등 적절한 치료를 한다. 부작용이 강해 현저한 백혈구수, 적혈구수, 혈소판수가 감소했다는 증례에서는 무균 관리로서 항생물질, G-CSF 제제, 수혈 투여를 고려한다.

■ 간장애가 있는 환자

본제의 대사 및 배설이 지연하여 부작용이 증강할 가능성이 있다.

Point 간장애도를 검사 수치〔AST(GOT), 빌리루빈(bilirubin)〕로 확인하여 그 정도에 따라 투여량을 보정하여 감량 · 휴약 · 중지한다.

■ 신장애가 있는 환자

배설 지연이 부작용을 증강할 가능성이 있다.

■ 감염증을 합병하고 있는 환자

본제에는 골수 억제 작용이 있어 감염증을 악화시킬 가능성이 있다. 2의 항을 참고로 하여 대책을 세운다.

■ 허혈성 심질환이 있는 환자

심근허혈이 강하게 나타나는 경우가 있다.

■ 수두 환자

치명적인 전신장애가 나타나는 경우가 있다.

■ 고령자

고령자는 생리 기능이 저하하고 있는 경우가 많아 부작용이 나타나기 쉬우므로 용량, 투여 간격에 유의해야 한다.

■ 임산부, 수유부에 대한 투여

임부 또는 임신 중일 가능성이 있는 부인에게는 투여하지 않는 것이 바람직하다. 동물실험에서 최기형성 작용이 보고되고 있다. 수유 중의 부인에게 투여하는 것은 피하고 투여할 경우에는 수유를 중지시킨다.

■ 소아에 대한 투여

부작용의 발현에 주의하여 신중하게 투여한다.

병용주의

■ 아졸(azole)계 항진균제

Point 빈크리스틴은 간 시토크롬 P4503A에 의해 대사된다. 아졸계 항진균제는 그것을 저해하기 때문에 병용 시에 근신경계의 부작용이 증강되는 경우가 있다. 부작용이 발현하면 감량 · 휴약 · 중지의 대책을 생각한다.

■ 페니토인(phenytoin)

Point 빈크리스틴은 페니토인의 흡수를 감소시킨다. 또는 대사를 항진시킨다는 보고가 있어 경련이 악화하는 경우가 있으므로 그 투여량을 조절하는 것이 바람직하다.

■ 신경 독성을 가진 약제, 백금 함유 항암제

신경 독성을 가지고 있기 때문에 신경계 부작용을 증강하거나 청각신경(난청)이 증강한다.

■ L-아스파라기나아제(L-asparaginase)

신경계, 조혈계의 장애가 증강할 가능성이 있다.

Point 빈크리스틴 투여 전에 L-아스파라기나아제를 투여하면 간 청소를 저하시킬 가능성이 있기 때문에 L-아스파라기나아제 투여 12~24시간 전에 빈크리스틴을 투여하는 것이 바람직하다.

■ 미토마이신 C(mitomycin-C)

빈카 알칼로이드계 약제와의 병용으로 호흡곤란이나 기관지 경련이 발현하기 쉽다는 것이 보고되고 있다.

■ 방사선 조사

골수 억제 등의 부작용이 증강하는 경우가 있으므로 병용요법을 실시하는 경우 감량 등 용량에 주의한다.

중대한 부작용

■ 말초신경장애(신경마비, 근마비, 경련 등)

【원　인】 신경 독성이 있어 운동성 신경병증(neuropathy)(근마비, 운동 실조, 보행 곤란, 경련, 언어장애, 근위축), 감각성 신경병증(지각 이상, 지각 소실, 저림 등), 자율신경성 신경병증(기립성 저혈압, 요폐), 하지 심부 반사의 감약, 소실 등이 나타난다.

【대　책】 감량 · 휴약 · 중지 등 적절히 실시한다.

■ 골수 억제

범혈구 감소, 백혈구 감소, 빈혈, 혈소판 감소에 의해 치명적인 감염증(패혈증, 폐렴 등)이나 장기 출혈 등에 이른 보고 예가 있다.

【대　책】 약을 중지하고 항생물질, 수혈, G-CSF 등으로 적절한 치료를 실시한다.

■ 장폐쇄증

【원　인】 신경계에 작용하여 장관 마비(식욕부진, 오심, 구토, 복부 팽만, 복부 이완, 장 내용물의 울체) 등을 초래하여 마비성 장폐쇄증으로 이행하는 경우가 있다.

【대　책】 장관 마비가 나타나면 투여를 중지하고 장관 감압(減壓) 등 적절한 처치를 한다.

■ 소화관 출혈, 소화관 천공: 치명적인 출혈이나 복막염을 일으키는 경우가 있다.

【대　책】 중지하고 적절한 치료(수술, 수혈, 항생물질, 보액)를 실시한다.

적용상의 주의와 중대한 부작용

■ 조정 시
- 조정법상의 유의점: 1바이알을 주사용수, 생리식염수 10mL에 용해하여 사용한다. 이 이외의 용해액은 바람직하지 않다.
- 조정 후에는 신속하게 사용해야 한다(보존제를 함유하고 있지 않기 때문).
- 눈에는 접촉시키지 않도록 한다.

  【대 책】 들어간 경우 심한 자극, 각막궤양이 되는 경우가 있으므로 즉시 물로 씻어야 한다.

■ 투여 경로
정맥내 투여만 하고 골수강 내는 금기한다.

■ 투여 시
1회 투여량을 계산하여 다음 방법으로 투여한다.

보액(補液) 중의 측관(側管)에서 주입하거나 직접 정맥 내에 투여한다.

【대 책】 약액이 혈관 밖으로 샌 경우 주사부위에 경결(硬結) · 괴사 · 염증을 일으키는 경우가 있으므로 새지 않도록 신중하게 실시한다. 샌 경우에는 히알루로니다아제(hyaluronidase)와 생리식염수 혼합용액 150U/mL를 1~6 mL 국소주사하여 가온(加溫)한다. 스테로이드의 국소 투여와 보냉(保冷)은 금기한다.

과잉투여

과잉 투여에 의해 중대 또는 치명적인 결과를 초래한다는 보고가 있다. 아래의 지지요법을 실시한다.

■ 항이뇨호르몬 부적합분비증후군(SIADH)
저나트륨혈증, 저침투압혈증, 요중 나트륨 증가, 고장뇨(高張尿), 의식장애 등을 수반하는 SIADH를 일으키는 경우가 있다.

【대 책】 SIADH의 예방: 수분 섭취의 제한 및 헨레고리(Henle' s loop)나 원위 세뇨관에 작용하는 이뇨제의 투여

■ 항경련제의 투여

■ 장폐쇄증
【대 책】 예방하기 위한 관장, 하제의 사용(증례에 따라서는 장관 감압)

■ 순환기계의 모니터링

■ 골억제

【대　책】 혈구 검사를 실시하여 필요하다면 수혈을 실시한다.

간과되기 쉬운 의외의 작용

과잉 투여에 대한 증상 · 대책은 전술했는데 부가적으로 설명하면 치료로서 폴린산(folinic acid) 100mg을 3시간마다 8회, 그 후 6시간마다 8회 투여가 유효하며 투석은 유효하지 않다.

검사 수치에 대한 영향

- AST(GOT), ALT(GPT), ALP, γ-GTP 상승(5% 이상)
- 백혈구 감소, 과립구 감소, 빈혈(5% 이상)
- 혈소판 감소(0.1~5%)

078

에리스로포이에틴(erythropoietin)

에포에틴 α(epoetin α) – 에스포(Espo)
에포에틴 β(epoetin β) – 에포진(Epogin)

효능 · 효과

- 투석도입 전의 빈혈
- 투석시행 중의 신성(腎性) 빈혈(혈액투석, CAPD)
- 저혈량(貯血量)이 800mL이상에서 1주일 이상의 저혈(貯血) 기간을 예정하는 수술 시행 환자의 자기혈 저혈
- 미숙아 빈혈

특징

인간 간세포에 유래하는 에리스로포이에틴 유전체 DNA의 발현에 의해 중국 햄스터 난소세포(chinese hamster ovary tumor cell)로 생성되는 165개의 아미노산 잔기로 이루어진 당단백질인 인간 에리스로포이에틴 α, 인간 에리스로포이에틴 β이다.

조성 · 제형 · 용량

■ 에스포(에포에틴 α)
- 주사액 · 실린지: 750IU, 1,500IU, 3,000IU, 6,000IU, 9,000IU, 12,000IU
- 피하용 실린지: 6,000IU, 9,000IU, 12,000IU, 24,000IU

■ 에포진(에포에틴 β)
- 앰플: 750IU, 1,500IU, 3,000IU, 6,000IU, 9,000IU, 12,000IU
- 피하용 실린지: 750IU, 1,500IU, 3,000IU, 6,000IU, 9,000IU, 12,000IU

사용법 · 사용량

■ 에스포

● 투석시행 중의 신성(腎性) 빈혈

【주 사】투여 초기는 에리스로포이에틴으로 통상 1회 3,000IU 주 3회, 가능한 한 천천히 정맥내 투여한다. 빈혈 개선 효과를 얻었다면 1,500IU 2~3회/주, 3,000IU를 주2회 투여한다.

빈혈 개선 효과의 목표치는 헤모글로빈 농도 10g/dL, Ht치 30% 전후로 한다. 빈혈 증상에 따라 투여량은 가감하는데 최고 투여량으로서 1회 3,000IU 주 3회 투여로 한다.

【피 하】성인: 초기 1회 6,000IU, 주 1회 피하주사 유지량으로서 1회 6,000~12,000IU를 2주에 1회, 소아 1회 100IU/kg을 주 1회로 한다.

● **미숙아 빈혈**

1회 200IU/kg을 주 2회 피하 투여한다. 헤모글로빈 농도 10g/dL, 헤마토크릿(Hct) 수치 30% 전후로 임상 증상이 안정된 경우 중지한다.

● **저혈량(貯血量)이 800mL 이상으로 1주일 이상의 저혈(貯血) 기간을 예정하는 수술 시행 환자의 자기혈 저혈**

헤모글로빈 농도 13g/dL 미만에서는 첫 회 채혈 1주일 전부터 헤모글로빈 농도 13~14g/dL에는 첫 회 채혈 후부터 1회 24,000IU를 최종 채혈까지 주 1회 피히주사, 칫 회 채혈은 800mL저혈(貯血)의 경우 2주 전 1,200mL 저혈(貯血)의 경우는 수술 3주 전을 기준으로 한다.

■ 에포진

● **투석시행 중의 신성 빈혈**

혈액투석 750IU, 1,500IU, 3,000IU

CAPD(모든 제품)

【정맥주사】투여 초기는 에리스로포이에틴으로서 통상 1회 3,000IU 주 3회, 가능한 한 완서하게 정맥내 투여한다. 빈혈 개선 효과를 얻었다면 1,500IU 2~3회/주, 3,000IU를 주 2회 투여한다.

빈혈 개선 효과의 목표치는 헤모글로빈 농도 10g/dL, Hct 수치 30% 전후로 한다. 빈혈 증상에 따라 투여량은 가감하는데 최고 투여량으로서 1회 3,000IU 주 3회 투여로 한다.

【피 하】초기: 1회 6,000IU, 주 1회 피하주사 유지량으로서 1회 6,000~12,000IU를 2주에 1회, 소아 1회 50~100IU/kg을 주 1회로 한다. 유지량은 1회 100~200IU/kg 2주에 1회로 한다.

● **투석도입 전의 신성 빈혈**

【정맥주사】초기 1회 6,000IU 주 1회, 유지는 1회 6,000IU 이하

● **저혈량(貯血量)이 800mL이상으로 1주일 이상의 저혈 기간을 예정하는 수술 시행 환자의 자기혈 저혈**

수술 전 자기혈 저혈기에 1회 6,000IU를 격일 주 3회 정맥주사, 예정 저혈량(貯血量) 800mL에서는 수술 전 2주간, 1,200mL에서는 3주간을 기준으로 한다.

사용금기

■ 에리스로포이에틴 제제에 과민증이 있는 환자

신중투여

■ 심근경색, 폐경색, 뇌경색 등의 환자 또는 그 기왕력이 있는 환자

Point 본제 투여에 의해 혈액 점조도(粘稠度)가 상승한다는 보고가 있어 혈전색전증을 악화 또는 유발할 가능성이 있으므로 충분히 관찰 투여해야 한다.

■ 고혈압 환자

Point 본제 투여에 의해 혈압 상승을 나타내는 경우가 있고 또한 고혈압 뇌증이 나타나는 경우가 있기 때문에 신중 투여한다.

■ 약제 과민증의 기왕력이 있는 환자

■ 알레르기 소인이 있는 환자

■ 뇌실내 출혈 및 뇌실질내 출혈이 있는 미숙아

Point 본제 투여에 의해 뇌내 출혈을 악화시킬 가능성이 있다.

중요한 기본 주의사항

■ 지속성 외래 복막투석(CAPD) 시행 중 또는 투석도입 전의 신성 빈혈 환자

- 환자는 수분 조절이 곤란하므로 수분량, 전해질, 신기능, 혈압을 충분히 관찰한다.
- 혈청 크레아티닌(creatinine) 2mg/dL 이상, 크레아티닌 청소 30ml/dL 이하의 환자에게 투여한다. 투여의 기준은 헤모글로빈 농도 10g/dL, Hct 30% 미만으로 한다.
- 투여량은 크레아티닌, 크레아티닌 청소를 보면서 증량, 중지 등을 생각한다.
- 고칼륨혈증이 되는 경우가 있기 때문에 식사관리를 충분히 한다.
- 쇼크 등의 반응을 예측하기 위해 충분한 문진, 피내 반응, 단자시험(prick test)을 실시하여 알레르기 반응이 없는 것을 확인한다.
- 본제 투여 중에는 헤모글로빈 농도 12g/dL, Hct 수치 36%를 넘는 조혈이 되지 않도록 주의한다.

■ 미숙아 빈혈

- 본제의 투여는 미숙아 빈혈로 한정해야 한다. 투여 대상은 헤모글로빈 농도 12g/dL(Hct치 36%) 미만을 기준으로 한다. 미숙아 빈혈에 있어서의 헤모글로빈 농도의 저하가 급속하게 저하하기 때문에 조기부터 본제를 투여하는 것이 바람직하다.

- 쇼크 등 반응을 예측하기 위해 부모 · 형제의 알레르기 병력 등에 관하여 충분한 문진을 하고 소량의 본제를 주사하여 이상 반응을 발현하지 않는다는 것을 확인하고 투여하는 것이 바람직하다.
- 필요 이상의 조혈(헤모글로빈 농도 13g/dL, Ht 수치 39% 이상을 기준으로 한다)이 되지 않도록 충분히 주의한다. 상기의 조혈 이상을 나타났을 경우 휴약한다.
- 혈압이 상승하는 경우가 있으므로 잘 관찰하여 혈압, 헤마토크릿(hematocrit) 수치가 상승한 경우 중지한다.

병용주의

■ 다른 빈혈(실혈성 빈혈, 범혈구 감소, 알루미늄 축적)에는 투여하지 않는다.

■ 고혈압

혈압 상승, 고혈압 뇌증을 보이는 경우가 있으므로 신중 투여한다.

■ 다른 제제와의 혼합 주사는 하지 않는다.

중대한 부작용

■ 쇼크, 아나필락시스(anaphylaxis)

쇼크, 아나필락시스성 증상(두드러기, 호흡곤란, 구순부종, 인두부종)을 일으키는 경우가 있다.

【대처법】 투여를 중지하고 적절한 처치(호흡, 순환관리, 스테로이드 투여 등)를 실시한다.

■ 고혈압 뇌증, 뇌출혈

급격한 혈압의 상승에 의해 두통, 의식장애, 경련 등을 나타내는 고혈압 뇌증, 뇌출혈을 일으키는 경우가 있다.

【대 책】 혈압의 추이에 충분히 주의하면서 투여해야 한다.

■ 심근경색, 폐경색, 뇌경색

상기의 질환이 나타나는 경우가 있으므로 관찰을 충분히 하여 이상이 나타났을 경우 전문 영역과를 찾아 적절한 치료를 받는다.

■ 간기능장애 · 황달

AST(GOT), ALT(GPT), 빌리루빈(bilirubin) 등의 상승을 수반하는 간기능장애, 황달이 보고되고 있으므로 관찰을 충분히 실시하여 이상이 나타났을 경우 투여를 중지하고 적절한 처치를 한다.

■ 고령자에 대한 투여
본제의 투여 시에는 혈압 및 헤로글로빈 농도, 헤마토크릿 수치 등을 여러 차례 측정하여 투여량, 투여 횟수를 적당히 조절한다(일반적으로 고령자는 생리 기능이 저하하고 있고 또한 고혈압 등의 순환기계 질환을 합병하는 경우가 많다).

■ 임산부, 수유부에 대한 투여
임신 중의 투여에 관한 안전성은 확립되어 있지 않으므로 임부, 임신 중일 가능성이 있는 부인에게는 투여하지 않는 것이 바람직하지만 어쩔 수 없이 투여하는 경우는 치료의 유익성이 위험을 웃돈다고 판단되는 경우에만 투여한다.

■ 소아 등에 대한 투여
소아에 대한 안전성은 확립되어 있지 않다.

간과되기 쉬운 의외의 작용

■ 적혈구계 무형성증(pure red cell aplasia, PRCA)
본제 사용 중에 빈혈의 개선이 없고 악화한 경우 혈청 중의 항에리스로포이에틴 항체를 측정한다. 양성으로 진단된 경우에는 본제를 중지한다. 다른 에리스로포이에틴 제제에는 변경하지 않고 적절한 처치를 실시한다.
【원 인】 에리스로포이에틴에 대한 자가항체가 생성되어 적혈구가 생성되지 않은 상태로 골수 억제로 적아구가 소실하고 있다.

검사 수치에 대한 영향

- AST 상승(0.25%)
- ALT 상승(0.29%)
- 고칼륨혈증(0.33%)
- γ-GTP 상승(0.25%)
- 혈압 상승

헤파린

079

헤파린나트륨(heparin sodium) - 헤파린(Heparin)

유사제

■ 미분획 헤파린

- 헤파린나트륨〔헤파린, 노보 · 헤파린(Novo-Heparin), 헤파린 Z〕
- 헤파린칼슘〔헤파카린(Hepakarin), 카프로신(Caprocin)〕
- 파르나파린나트륨(parnaparin sodium)〔로우헤파(Lowhepa)〕
- 레비파린나트륨(reviparin sodium)〔클리바린(Clivarine), 로우모린(Lowmorin)〕

■ 저분자 헤파린

- 달테파린나트륨(dalteparin sodium)〔프라그민(Fragmin)〕

효능 · 효과(헤파린나트륨)

파종성 혈관내응고증후군(DIC), 혈전색전증의 치료 및 예방, 혈액투석, 인공심폐 외의 체외 순환 사용 시, 혈관 카테터 삽입 시, 수혈 및 혈액 검사 시의 혈액응고 방지

특징

헤파린은 분자량, 항응고활성, 약물 동태가 불균일하여 약 1/3이 혈장 중의 항트롬빈 III(antithrombin-III)(AT III)과 복합체를 형성하여 트롬빈, 활성화 X(Xa) 및 IX인자에 대한 저해, 트롬빈에 의한 V 및 VIII인자의 활성화를 저해함에 따라 항응고 작용을 나타낸다. 주로 간장의 헤파린분해효소(heparinase)에 의해 대사되어 대부분은 무기황산염이 되어 소변으로 배설된다. 혈중 반감기는 투여량이 증가하면 연장하는 경향이 있어(약 1~2.5시간) 중증 간장애, 신장애로 연장한다. 저분자 헤파린은 미분획 헤파린과 비교하여 트롬빈에 대한 작용이 경미하여 Xa활성을 선택적으로 저해하고 활성화 부분 트롬보플라스틴 시간(thromboplastin time, APTT)의 연장은 경도로, DIC에 대해 투여한 경우에 출혈의 위험성이 낮다. 또한 중대한 부작용의 하나인 헤파린 기인성 혈소판 감소증(HIT)의 빈도도 낮다.

조성 · 제형 · 용량

소 또는 돼지의 장점막에서 얻은 헤파린나트륨의 제제(무색~담황색 투명)로, 1병 10mL, 50mL, 100mL 중 각 10,000, 50,000, 100,000 헤파린 단위(각 1,000단위/mL)를 함유한다.

사용법 · 사용량

일반적으로 항응고 효과의 모니터링은 APTT로 실시하고 APTT비(比)가 1.5~2.5배 정도가 되도록 투여량을 조절한다. 투여법으로서 지속 정맥내 점적주입, 간헐 정맥주사, 피하 또는 근육내 주사법이 있는데, 지속 정맥내 점적주입이 일반적이다.

■ 급성기의 혈전, 색전증

10,000~20,000단위/일, 지속 정맥내 점적주입

■ DIC

미분획 헤파린 120~240단위/kg/일 또는 5~10단위/kg/시간, 지속 정맥내 점적주입
저분자 헤파린(프라그민) 75IU/kg/일, 지속 정맥내 점적주입
또한 AT III 활성 저하 시에는 AT III 제제〔네우아트(Neuart), 안스로빈 P(Anthrobin-P), 헌혈 논스론(Kenketsu nonthron) 주사 등〕를 투여하여(30단위/kg/일, 정맥주사 또는 정맥내 점적주입), AT III 활성을 70% 이상을 유지한다.

■ 혈액투석

전신 헤파린화법에서는 개시 전에 1,000~3,000단위를 투여하고 그 후 500~1,500단위/시(時), 지속 정맥내 점적주입 또는 1시간마다 500~1,500단위를 투여한다. 국소 헤파린화법에서는 1,500~2,500단위/시간, 지속 정맥내 점적주입하여 체내 관류(灌流) 시에 황산프로타민(protamine sulfate)으로 중화한다.

■ 인공심폐

150~300단위/kg 투여하여 필요에 따라 추가 투여한다. 수술 후 황산프로타민으로 중화한다.

사용금기

■ 출혈이 있는 환자

출혈 경향(DIC를 제외), 월경기간 중, 수술 시, 소화관 궤양, 요로 출혈, 객혈, 유 · 조산, 분만 직후 등 성기 출혈을 수반하는 임산욕부, 두개내 출혈이 의심되는 환자

■ 출혈 가능성이 있는 환자
내장 종양, 소화관의 게실염, 대장염, 아급성 심내막염, 중증 고혈압, 중증 당뇨병 등

■ 중대한 간장애가 있는 환자
응고인자나 항트롬빈 III(antithrombin-III)의 생성이 저하하고 있는 경우가 있으므로 본제의 작용이 변동할 우려가 있다.

■ 중대한 신장애가 있는 환자
배설이 장애를 받아 본제의 작용이 지속할 우려가 있다.

■ 중추신경계의 수술 또는 외상을 입은 후 얼마 되지 않은 환자

■ 본제에 대해 과민증의 기왕력이 있는 환자

신중투여

■ 고령자
출혈의 위험이 높아질 우려가 있다.

■ 임산부, 수유부
임신 중의 투여에 관한 안전성은 확립되어 있지 않으므로 치료상의 유익성이 위험성을 웃돈다고 판단되는 경우에만 투여한다.

■ 저출생체중아, 신생아, 영아, 소아
안전성은 확립되어 있지 않다.

병용주의

■ 항응고제, 혈전용해제, 항혈소판제
출혈 경향을 조장할 우려가 있다.

■ 테트라사이클린(tetracycline)계 항생물질, 디기탈리스(digitalis) 제제, 니트로글리세린(nitroglycerin) 제제
본제의 작용이 감약하는 경우가 있다.

■ 항히스타민제
혼합하면 침전을 일으키는 경우가 있으므로 혼합주사를 피한다.

중대한 부작용

■ 쇼크

■ 출혈

소화관 출혈이나 혈전용해제(t-PA 등)와의 병용에 의해 뇌출혈을 초래하는 경우가 있다.

【대처법】 본제를 감량 또는 중지한다. 항응고 작용을 급속하게 중화할 필요가 있는 경우에는 황산 프로타민을 투여한다(헤파린 1,000U에 대해 10~15mg).

■ 헤파린유인성 혈소판 감소증(heparin-induced thrombocytopenia, HIT)

【원 인】 헤파린-PF4 복합체에 대한 항체가 혈소판의 Fc 수용체(receptor)와 결합함에 따라 혈소판이 활성화되는 것 외에 혈관 내피세포, 단구도 활성화되어 트롬빈 생성이 항진하여 동정맥 혈전이 형성된 결과 혈소판이 감소한다. 혈소판은 헤파린 투여 5~10일 후부터 감소하는 경우가 많다.

【대처법】 헤파린 투여 전 및 투여 후 정기적으로 혈소판수를 측정하여 감소(투여 전의 50% 이상 감소 또는 10만/μL 이하)했다면 즉시 헤파린의 투여 중지와 함께 대체 항응고제로서 알가트로반(argatroban)〔노바스탄(Novastan), 슬론논(Slonnon)〕 등의 투여를 개시한다.

간과되기 쉬운 의외의 작용

■ 골다공증

임신에 대한 장기간의 투여는 골다공증을 초래하여 골절의 위험성을 증가시킨다.

■ 저알도스테론증(aldosteronism)

알도스테론의 생성을 감소시켜 약 7%에서 고칼륨혈증이 나타나는데 현저한 고칼륨혈증은 신부전, 당뇨병, 안지오텐신 변환효소 저해제 등의 약제 투여에서 볼 수 있다.

검사 수치에 대한 영향

- 혈소판 감소
- AST(GOT) 상승
- ALT(GPT) 상승
- 고칼륨혈증

항생물질(안트라사이클린계)

염산독소루비신(doxorubicin HCl) – 아드리아신(Adriacin)

유사제

다우노마이신(Daunomycin), 아크라시논(Aclacinon), 파모루비신(Farmorubicin), 테라루비신(Therarubicin), 피노루빈(Pinorubin), 노반트론(Novantron), 이다마이신(Idamycin), 칼세드(Calsed)

효능 · 효과

- 악성 림프종, 폐암, 소화기암(위암, 담낭 · 담관암, 췌장암, 간암, 결장암, 직장암 등), 유방암, 방광암, 골육종
- 다른 항악성종양제와의 병용
  유방암, 자궁내막암, 악성골 · 연부종양, 악성골종양, 다발성 골수암, 소아 악성 고형종양〔유잉육종 패밀리종양(ewing sarcoma family tumor), 횡문근육종, 신경아종, 망막아종, 간아종, 신아종 등〕

특징

안트라사이클린(anthracycline)계 항종양성 항생물질로, 종양세포의 DNA의 염기 사이에 삽입되어 DNA 및 RNA 중합효소(polymerase), 토포아이소머라제 II(topoisomerase-II) 반응을 저해하여 DNA, RNA의 생합성을 억제함에 따라 항종양 효과를 나타낸다. 세포주기별로는 특히 S기의 세포가 높은 감수성을 나타낸다. 간장에서 대사되어 담즙 안으로 배설된다(7일간의 총배설은 대변 14~15%, 소변 중 22.7%). 혈중농도 반감기는 분포상(相) t1/2α상(相) 0.041시간, 종말상(相) t1/2β상(相) 0.79시간, 종말상(相) t1/2γ상(相) 25.8시간이다.

조성 · 제형 · 용량

1병 중에 염산독소루비신(적등색의 결정성 분말) 10mg을 함유한다.

사용법 · 사용량

■ 악성 림프종, 폐암, 소화기암, 유방암, 방광암, 골육종

주사용수 또는 생리식염수에 용해하여 10mg(0.2mg/kg)/일 4~6일간, 20mg(0.4mg/kg)/일 2~3일간 또는 20~30mg(0.4mg/kg)/일 3일간 정맥주사하고 7~18일간 휴약 후 2~3쿠르(cours) 반복한다.

■ 유방암

시클로포스파미드(cyclophosphamide)와의 병용에 있어서 60mg/m^2, 1회 정맥주사, 20일간 휴약, 이것을 1쿠르로서 4쿠르 반복한다.

■ 자궁내막암

시스플라틴(cisplatin)과의 병용에 있어서 60mg/m^2, 1회 정맥주사 후 휴약하고 3주마다 반복한다.

■ 악성골 · 연부종양

이포스파미드(ifosfamide)와의 병용에 있어서 20~30mg/m^2/일, 3일간 정맥주사 후 휴약하고 3~4주마다 반복한다.

■ 악성골종양

시스플라틴과의 병용에 있어서 20mg/m^2, 3일간 정맥주사 후 3주간 휴약, 이것을 반복한다.

■ 다발성 골수종

황산빈크리스틴(vincristine sulfate), 인산덱사메타손나트륨(dexamethasone sodium phosphate)과의 병용(VAD요법)에서 9mg/m^2/일 4일간 지속 정맥내 점적주입 후 휴약하고 3~4주마다 반복하는 방법을 1쿠르로 한다.

■ 소아 악성 고형종양

다른 항악성종양제와의 병용에서 1일 20~40mg/m^{2}를 24시간 지속 정맥내 점적주입, 1코스 20~80mg/m^{2}를 24~96시간에 걸쳐 투여(1일 최대량 40mg/m^2)한다. 또는 1일 1회 20~40mg/m^2/일 정맥주사 또는 정맥내 점적주입, 1코스 20~80mg/m^{2}를 투여(1일 최대량 40mg/m^2)한다. 반복하는 경우에는 적어도 3주 이상 간격을 둔다.

■ 방광암

1일량 30~60mg을 20~40mL 생리식염수에 1~2mg/mL가 되도록 용해하여 1일 1회 연일 또는 주 2~3회 방광강 내에 주입한다.

■ 요로상피암

메토트렉세이트(methotrexate), 황산빈블라스틴(vinblastine sulfate) 및 시스플라틴(cisplatin)과의 병용(M-VAC요법)에서 성인 1회 30mg/m^2 정맥주사. 이것을 1쿠르로서 4주마다 반복한다.

신중투여

■ 골수기능 억제 환자

골수기능을 보다 강하게 억제할 우려가 있다.

■ 간장애 환자

부작용이 강하게 나타날 우려가 있다.

> **Point** 간장애 환자는 아래와 같이 감량 또는 투여를 중지한다.
> 혈청 빌리루빈(bilirubin) 수치 1.5~3.0mg/dL 또는 AST(GOT) 60~180IU/L는 통상 용량의 50%로 감량
> 혈청 빌리루빈 수치 3.1~5.0mg/dL 또는 AST(GOT)>180IU/L는 통상 용량의 25%로 감량
> 혈청 빌리루빈 수치 >5.0mg/dL는 중지

■ 신장애 환자

미변화체 신장 배설은 15% 이하로, 신장애 환자에게 투여해도 혈중 반감기의 연장은 보이지 않기 때문에 통상 감량할 필요는 없다.

■ 감염증 합병 환자

골수 기능 억제에 의해 감염증이 악화할 우려가 있다.

■ 수두 환자

치명적인 전신장애가 나타날 우려가 있다.

■ 고령자

심장 독성, 골수 기능 억제 작용이 나타나기 쉽고 또한 간기능이 저하하고 있는 경우가 많기 때문에 높은 혈중농도가 지속할 우려가 있다.

■ 임산부, 수유부

태아, 유즙 안으로 이행, 최기형성이 보고되고 있어 임부 또는 임신 중일 가능성이 있는 부인, 수유부에게 투여하지 않는 것이 바람직하다.

병용주의

■ 투여 전의 심장부 또는 종격(mediastinum)에 방사선 조사, 잠재적으로 심장 독성을 가진 항악성종양제, 안트라사이클린계 약제 등

■ 다른 항악성종양제, 방사선 조사
골수 기능 억제 등의 부작용이 서로 증강하는 경우가 있다.

중대한 부작용

■ 심근장애, 심부전
부작용 중에서 가장 중요한 것은 심장 독성으로, 심전도 변화(12%, 동성빈맥, ST-T 이상, T파의 평저화, 우축편위, 심실성 기외수축), 부정맥, 일과성 심구출율 저하, 심외막염, 심근염 등의 급성 장애와 비가역적인 수축력 저하를 초래하여 심부전에 이르는 만성 장애가 있는데 만성 심근장애가 더욱 중요하다.
【원 인】 심근장애는 자유라디칼(free radical)의 생성, 심근 소포체로부터의 칼슘 방출 자극, 음성 인지질과의 결합, 스핑고지질(sphingolipid) 대사에 대한 영향, 유전자 발현에 대한 영향, 철 및 칼슘 대사장애 등 여러 가지 요인이 복잡하게 관여하고 있다. 만성 심근장애는 용량 의존성으로, 총투여량이 450~500mg/m^{2}에 달하면 1~10%의 빈도에서 볼 수 있다.
【대처법】 심근장애는 비가역적이므로 예방이 제일이며, 장애를 일으키기 쉬운 총투여량의 한계(500mg/m^2)를 넘지 않는 범위에서 투여한다. 심전도, 심초음파 검사, 심근주사술(myocardial scintigraphy)에 의해 심기능의 평가를 정기적으로 실시하여 심근장애의 조기 발견에 힘써 이상이 나타났을 경우에는 투여를 중지한다. 심질환 합병 및 기왕, 고령, 종격(mediastinum) 조사, 시클로포스파미드(cyclophosphamide), 빈크리스틴(vincristine), 블레오마이신(bleomycin) 등에 의해 이미 치료한 경우나 병용은 더욱 심근장애를 증대시키는 경향이 있어 총투여량이 많은 소아는 지발성 심근장애에 주의한다. 투여 전 이미 심기능이 저하하고 있는 환자는 에피루비신(epirubicin) 등 비교적 심장 독성이 적은 유도체를 이용한다.

■ 범혈구 감소, 빈혈(15%), 백혈구 감소(43%), 호중구 감소, 혈소판 감소(16%) 등의 골수 기능 억제 및 출혈
【대처법】 투여 전후에 정기적으로 혈액 검사를 실시하여 호중구 감소에 대해서는 과립구 집락자극인자(G-CSF)를 투여하고 빈혈, 혈소판 감소에 대해서는 필요에 따라 수혈을 실시한다.

■ 쇼크

■ 기타

발열(14%), 이차성 백혈병, 골수이형성증후군, 간장애(0.1~5% 미만), 신장(단백뇨 0.1~5% 미만), 소화기 증상(식욕부진 40%, 오심 · 구토 43%, 구내염 22%, 설사 5% 이상), 피부(탈모 62%, 색소침착 0.1~5% 미만), 정신신경 증상(권태감, 두통 0.1~5% 미만), 발진(0.1~5% 미만)이 있다. 방광 내 주입요법에서는 방광 자극 증상 34%, 방광 위축 0.9%이다.

■ 지속 정맥내 점적주입 시의 주의사항

직접 말초정맥에 투여하면 약액의 누출에 의한 국소의 조직장애를 일으킬 우려가 있으므로 중심정맥 카테터를 유치하여 투여하는 것이 바람직하다.

검사 수치에 대한 영향

- 간장애(0.1~5% 미만)
- 단백뇨(0.1~5% 미만)

081

분자표적 치료제

리툭시맵(rituximab)
– 리툭산(Rituxan)

유사제

없음

효능 · 효과

CD20 양성의 B세포성 비호지킨 림프종(non-Hodgkin' s lymphoma)에 효과가 있다. 단 리툭산 투여 전에 면역조직 염색법 또는 유량세포측정(flow cytometry)에 의해 검사를 실시하여 종양세포가 CD20 양성이라는 것을 확인해 둘 필요가 있다.

특징

리툭시맵(유전자 변형)은 인간 B림프구 표면에 존재하는 분화 항원 CD20에 결합하는 단일 클론 항체(monoclon alantibody)로, CD20 항원의 인식 부위(가변 영역)가 쥐에서 유래, 그 이외의 부위가 인간 IgG1κ의 쥐-사람 키메라항체(mouse-human chimaeric antibody)이다. CD20 항원은 Pro-B세포, 형질세포를 제외한 대부분의 모든 정상 및 종양화한 B림프구에 발현하고 있지만 B림프구 이외의 세포에는 발현하지 않는다. 리툭산은 보체(補體) 의존성 및 항체 의존성 세포 개재성 두 가지의 세포장애 작용(CDC 및 ADCC)을 통해 CD20 양성세포를 용해한다.

조성 · 제형 · 용량

1바이알: 100mg(10mL), 500mg(50mL)

사용법 · 사용량

1회 375mg/m^2, 최대 투여 8회를 통상은 1주일 간격으로 정맥내 점적주입한다. 사용 시에 생리식염수 또는 5% 포도당액으로 10배로 희석한다. 투여 시에 빈발하는 주입 반응(infusion reaction)(발열, 오한, 두통 등)을 경감시키기 위해 본제 투여 30분 전에 항히스타민제, 해열진통제 등의 전 투여를 실시한다. 처음의 1시간은 환자의 상태를 충분히 관찰하면서 25mg/시(時)의 속도로 정맥내 점적주입하고 증상이 발현하지 않는다면 다음 1시간은 100mg/시(時)의 속도로 점맥내 점적 투여, 그 다음 더욱 200mg/시(時)까지 정맥내 점적주입 속도를 높일 수 있다. 또한 첫 회 투여 시의 부작용이 경미한 경우에는 두 번째 이후의 투여 시에 100mg/시(時)의 속도로 정맥내 점적주입을 개시하는 것이 가능하다.

투여 개시 후 30분에서 2시간에 나타나기 시작하는 주입 반응(infusion reaction) 중 아나필락시스(anaphylaxis)성 증상, 중증 심폐증상(저산소혈증, 폐침윤, 성인 호흡곤란증후군, 심근경색, 심방세동, 심원성 쇼크 등)에 의한 사망 예가 보고되고 있어 본제 투여 중 및 투여 후 24시간은 활력징후의 모니터링이나 자각(subjective) · 타각(objective) 증상에 관하여 충분한 관찰을 실시한다.

주의

제조공정에서 소의 비장 유래 성분을 사용하고 있다는 점에서 전달성 해면상뇌증(TSE)의 잠재적 전파의 가능성을 완전하게는 배설할 수 없다는 것을 투여 전에 설명해 두는 것이 바람직하다.

사용금기

본제에 대한 중대한 과민증, 아나필락시스(anaphylaxis) 반응

신중투여

- 말초혈중에 대량의 종양세포가 존재하고(25,000/mL 이상), 종양세포의 침윤에 의한 비종(脾腫)이 존재하는 등의 종양의 양이 많은 환자는 급격한 종양의 붕괴에 의해 고칼륨혈증, 저칼슘혈증, 고요산혈증 등을 수반하는 급성 신부전이 일어나는 경우가 있어 투석을 필요로 한 증례, 또한 사망 예도 보고되고 있다. 필자가 속해 있는 시설에서는 말초혈중의 대량 종양세포의 존재뿐만 아니라 bulky mass를 보인 경우에도 종양의 양이 매우 많다고 판단하여 통상의 항암제를 선행하여 투여하고 종양이 어느 정도 감소한 시점에서 리툭산의 투여를 실시하고 있다.
- 감염증(패혈증, 폐렴, 바이러스 감염 등)을 합병하고 있는 경우에 면역 억제 작용에 의해 병태를 악화시킬 우려가 있다. HBs항체 양성 환자에게 투여한 후 HBs항체가 음성화하여 급성 B형 간염을 발증한 예가 보고되고 있다.
- 심기능장애 또는 그 기왕력이 있는 환자는 본제 투여 중 또는 투여 후에 부정맥, 협심증 등을 악화 · 재발시킬 우려가 있다.

- 폐침윤이나 폐기능장애 또는 그 기왕력이 있는 환자는 본제 투여 중 또는 투여 직후에 기관지 경련이나 저산소혈증을 수반하는 급성 호흡장애를 일으킬 우려가 있다.
- 중대한 골수 기능 저하 또는 종양세포의 골수침윤이 있는 환자는 본제 투여에 의해 호중구 감소, 혈소판 감소를 악화시킬 우려가 있다.
- 인두편도, 구개편도부위에 병변이 있는 경우에 투여 후에 염증 반응에 기인하는 일과성 병소 종창이 일어나 호흡곤란을 초래했다는 보고가 있다.
- 강압제에 의해 치료 중인 환자는 본제 투여 시의 혈압 저하가 증강되는 경우가 있다.

병용주의

- 생백신 또는 약독화생백신과의 병용으로 리툭산의 림프구장애 작용에 의해 면역력이 저하하여 접종한 생백신의 원병(原病)이 발증할 우려가 있다.
- 면역억제제와의 병용에 의해 과도하게 면역이 억제되어 감염증이 유발할 위험성이 있다.

중대한 부작용

- 중대한 주입 반응(infusion reaction): 아나필락시스(anaphylaxis)성 증상, 중도의 간장애, 심장애(저산소혈증, 폐침윤, 성인 호흡곤란증후군, 심근경색, 심방세동, 심원성 쇼크 등)
- 종양붕괴증후군 및 그것에 의한 급성 신부전
- 피부점막안증후군(Stevens-Johnson 증후군), 중독성 표피괴사증(Lyell 증후군), 천포창(天疱瘡) 증상, 태선(苔癬)형 피부염, 소수포성 피부염 등의 피부점막 증상이 나타나 사망에 이른 예가 보고되고 있다.
- 심실성 및 심방성 부정맥, 협심증, 심근경색 등의 심장애가 보고되고 있다.
- 급성 간장애 · 황달
- 뇌신경 증상으로서 투여 후 6개월까지 중대한 시각장애, 청각장애, 감각장애, 안면신경마비 등의 뇌신경장애가 보고되고 있다.
- 간질성 폐렴

간과되기 쉬운 의외의 작용

약 90%의 환자에게 부작용으로서 주입 반응(infusion reaction)이 나타난다. 이 중에서는 발열, 오한, 두통, 발진, 가려움증, 기침, 허탈/권태감 등의 여러 증상이 포함되어 있기 때문에 오히려 부작용으로서 인식되지 않고 원인을 다른 곳에 찾는 경우가 있다. 더욱이 복통, 설사, 변비, 무지근한 배 등의 소화기 증상이 보이는 경우도 있다.

검사 수치에 대한 영향

- 헤모글로빈 감소(20.0%)
- 백혈구 감소(55.6%, 2,000/μL 미만의 백혈구 감소 15.6%)
- 호중구 감소(55.6%, 1,000/μL 미만의 호중구 감소 20.0%)
- 혈소판 감소(15.6%, 50,000/μL 미만의 혈소판 감소 3.3%)
- AST(GOT) 상승(11.1%), ALT(GPT) 상승(약 10%)
- 5% 미만으로 BUN 상승, 혈청 크레아티닌 상승, ALP 상승, 총빌리루빈 상승 등이 보인다.

082

G-CSF(과립구 집락 자극인자)

필그라스팀(filgrastim) - 그란(Gran)
레노그라스팀(lenograstim) - 뉴트로진(Neutrogin)
나르토그라스팀(nartograstim) - 뉴업(Neu-up)

유사제

없음

효능 · 효과

- 조혈간세포의 말초혈중에의 동원
- 조혈간세포 이식 시의 호중구 증가 촉진
- 암화학요법 시의 호중구 감소증
- 골수이형성증후군에 따른 호중구 감소증
- 재생 불량성 빈혈에 따른 호중구 감소증
- 선천성 · 특발성 호중구 감소증
- HIV 감염증의 치료에 지장을 초래하는 호중구 감소증
- 면역억제요법(신장이식)에 수반하는 호중구 감소증

특징

조혈간세포가 증식 · 분화하면서 성숙혈구가 되기까지는 각각의 혈구계에 특이적인 조혈인자의 존재가 필수이다. G-CSF(granulocyte colony stimulation factor)는 호중구 전구세포가 분화 · 증식하는 데 필요한 조혈인자이다. 여기에 G-CSF는 초과산화물(superoxide) 생성능력 등의 호중구 기능의 항진 작용도 있다. 또한 조혈간세포의 말초혈중에의 동원 작용이 있어 이 작용이 동종 및 자가 말초혈간세포 채취에 응용되고 있다.

그란은 대장균에서 생성된 유전자 변형 단백질, 뉴트로진은 중국 햄스터 난소세포에서 생성된 유전자 변형 당단백질, 뉴업은 N 말단의 아미노산 배열을 일부 개변한 유전자 변형 G-CSF 유도체인데 그 작용에 본질적인 차이는 없다. 단, 각 제제의 적응 범위에 관해서는 충분하게 확인하여 사용할 필요가 있다.

조성 · 제형 · 용량

- 그란 주사용 앰플 및 실린지: 75μg(0.3mL), 150μg(0.6mL), 300μg(0.7mL)
- 뉴트로진 주사용 앰플: 50μg, 100μg, 250μg
- 뉴업 주사용 앰플: 25μg, 50μg, 100μg, 250μg

표: G-CSF의 보험 적용

<table>
<tr><th colspan="3" rowspan="2">적응증</th><th>필그라스팀</th><th>레노그라스팀</th><th>나르토그라스팀</th></tr>
<tr><th>그란</th><th>뉴트로진</th><th>뉴업</th></tr>
<tr><td rowspan="2">조혈간세포의 말초혈중에의 동원</td><td colspan="2">단독 투여에 의한 동원*</td><td>400μg/m^2 피하주사</td><td>10μg/kg 피하주사</td><td rowspan="2">적응 없음</td></tr>
<tr><td colspan="2">암화학요법 후의 투여에 의한 동원</td><td>400μg/m^2 피하주사</td><td>5μg/kg 피하주사</td></tr>
<tr><td rowspan="2">조혈간세포 이식</td><td colspan="2">골수이식</td><td>300μg/m^2 정맥내 점적주입</td><td>5μg/kg 정맥내 점적주입</td><td>8μg/kg 정맥주사</td></tr>
<tr><td colspan="2">말초혈간세포이식
제대혈이식</td><td>300μg/m^2 정맥내 점직주입</td><td>5μg/kg 정맥내 점적주입</td><td>적응 없음</td></tr>
<tr><td rowspan="4">암화학요법 시의 호중구 감소증</td><td colspan="2">악성 림프종
소세포폐암
배세포종양
신경아세포종
소아암</td><td rowspan="2">50μg/m^2 피하주사 (피하주사 곤란: 100μg/m^2 정맥주사)</td><td rowspan="2">2μg/kg 피하주사 (피하주사 곤란: 5μg/kg 정맥주사)</td><td rowspan="2">1μg/kg 피하주사 (피하주사 곤란: 2μg/kg 정맥주사)</td></tr>
<tr><td colspan="2">기타 암**</td></tr>
<tr><td rowspan="2">급성 백혈병</td><td>급성 림프성 백혈병</td><td rowspan="2">200μg/m^2 정맥주사 (출혈 경향 없음: 100μg/m^2 피하주사)</td><td rowspan="2">5μg/kg 정맥주사 (출혈 경향 없음: 2μg/kg 피하주사)</td><td>2μg/kg정맥주사 (출혈 경향 없음: 1μg/kg 피하주사</td></tr>
<tr><td>급성 골수성 백혈병</td><td>적응 없음</td></tr>
<tr><td colspan="3">골수이형성증후군</td><td>100μg/m^2 정맥내 점적주입</td><td>5μg/kg 정맥주사</td><td>적응 없음</td></tr>
<tr><td colspan="3">재생 불량성 빈혈</td><td>400μg/m^2 정맥내 점적주입</td><td>5μg/kg 정맥주사 (소아는 피하주사 가능)</td><td>소아에게만 4μg/kg 피하주사 또는 8μg/kg정맥주사</td></tr>
<tr><td colspan="3">선천성 · 특발성 호중구 감소증</td><td>50μg/m^2 피하주사</td><td>2μg/kg 피하주사 또는 정맥주사</td><td>2μg/kg 피하주사 또는4μg/kg 정맥주사</td></tr>
<tr><td colspan="3">HIV 감염증</td><td>200μg/m^2 정맥내 점적주입</td><td>5μg/kg 정맥주사</td><td>적응 없음</td></tr>
<tr><td colspan="3">면역억제요법(신장이식)</td><td>적응 없음</td><td>2μg/kg 피하주사</td><td>적응 없음</td></tr>
</table>

* 5일간 연일 피하 투여하여 투여 개시 후 4~6일째에 말초혈간세포 채취를 실시한다.

** 호중구수 1,000/μL 미만에서 발열 또는 호중구수 500/μL 미만의 경우

사용법 · 사용량

투여량은 제제에 따라 또는 효능 · 효과에 따라 다르지만 통상의 항암제 투여 후의 호중구 감소에 대해서는 그라닌은 75㎍을 뉴트로진 및 뉴업은 50㎍을 1일 1회 피하주사한다(보험 적용 범위 내에서의 최대 투여량에 관해서는 표를 참조).

주의

암화학요법에 의한 호중구 감소증 환자에 대해서는 암화학요법제의 투여 전 24시간 이내 및 투여 종료 후 24시간 이내의 투여는 피한다. 또한 암화학요법에 의한 호중구 감소증에 대한 사용에서는 G-CSF 투여에 의해 호중구수가 최저치를 나타내는 시기를 경과 후 5,000/mm²에 달한 경우에 중지하지만 거기까지 증가하지 않아도 호중구수가 2,000/mm² 이상으로 회복하여 감염증의 징후가 없다면 감량 또는 중지를 검토한다.

사용금기

- G-CSF 제제에 대한 과민증
- 골수 중의 아구(芽球)가 충분하게 감소하지 않거나 말초혈액 중에 아구가 나타나는 골수성 백혈병 환자는 아구가 증가할 가능성이 있다.

신중투여

- 골수이형성증후군 중 아구 증가를 수반하는 예에서 G-CSF 투여에 의해 급성 골수성 백혈병으로 이행될 위험성이 알려져 있다.
- G-CSF의 투여에 의해 재생 불량성 빈혈 및 선천성 호중구 감소증 환자에게 골수이형성증후군 또는 급성 골수성 백혈병으로 이행하거나 염색체 이상이 나타났다는 보고가 있어 신중한 투여 · 경과 관찰이 필요하다.

중대한 부작용

■ 아나필락시스(anaphylaxis) 쇼크

■ 급성 호흡곤란증후군 및 간질성 폐렴이 발현하는 경우가 있다.

■ 비장 파열

조혈간세포의 말초혈중에의 동원을 목적으로 제공자(donor) 및 환자에게 사용하는 경우에 지나친 작용에 따라 비장 파열이 일어날 가능성이 있다.

■ 아구(芽球) 증가

급성 골수성 백혈병 및 골수이형성증후군 환자에게 아구의 증가를 촉진하는 경우가 있다.

간과되기 쉬운 의외의 작용

■ 발열, 발진, 전신권태감, 두통, 관절통

■ 오심 · 구토

■ 골통(흉부 · 골반부), 요통

이들은 골수 중에서 급속하게 호중구 및 그 전구세포가 증식하기 때문에 내압이 높아져 일어난다고 생각되고 있다. 특히 조혈간세포의 말초혈중에의 동원 목적으로의 시용에 있어서 높은 빈도에서 나타난다. 비마약성 진통제를 투여하는 등의 대처를 한다.

■ 골수 전구세포가 호중구로 분화하는 방향으로 소비되기 때문에 G-CSF 투여에 의해 오히려 혈소판의 회복이 늦어지는 경우가 있다.

■ Sweet 증후군 등의 호중구 침윤 · 유통성(有痛性) 홍반 · 발열을 수반하는 피부장애가 나타나는 경우가 있고 특히 골수이형성증후군 환자에게 투여 시에 일어나기 쉽다고 되어 있다.

간과되기 쉬운 의외의 작용

호중구 감소증에 대한 투여에서는 AST(GOT) 상승(1% 정도), ALT(GPT) 상승(1% 정도), LDH 상승(5% 정도), ALP 상승(5% 정도)을 나타내지만, 말초혈간세포 동원 목적의 사용에서는 검사수치 이상의 빈도가 훨씬 높아 LDH 상승(86.3% 정도), ALP 상승(68.6%), 백혈구 및 호중구 감소(29.4%), 혈소판 감소(13.7%), 요산 상승(23.5%), CRP 상승(11.8%)을 나타낸다.

083

대사길항제

메르캅토푸린(mercaptopurine)
- 루크린(Leukerin)

유사제

6-티오구아닌(6-thioguanine, 6-TG), 단 일본에서는 사용할 수 없다.

효능 · 효과

급성 백혈병, 만성 골수성 백혈병

특징

6-MP은 투여 후 혈중에서 세포 내로 신속하게 이행하여 티오이노신산(thioinosinic acid, TIMP)으로 변환되어 아데닌(adenine), 구아닌(guanine), 리보 핵산(ribonucleic acid)의 생합성을 저해하는 대사길항제이다. 단, 경구제는 소화관에서의 흡수가 50% 전후로 좋지 않기 때문에 그 효과가 좋지 않을 가능성이 있다. 6-MP의 대사효소를 저해하는 알로푸리놀(allopurinol)이나 아미노살리실산(aminosalicylic acid) 유도체와 병용할 때에는 6-MP의 효과가 증강되기 때문에 부작용의 발현에 충분히 주의한다.

조성 · 제형 · 용량

황백색의 분말로, 산제 1.0g 중 100mg의 6-MP을 함유한다.

사용법 · 사용량

6-MP은 단독으로 이용되는 경우는 드물고 병용화학요법의 프로토콜에 따라 이용된다. 통상 1일 총투여량은 2~3mg/kg으로 되어 있다.

사용금기

- 6-MP에 대해 과민증의 기왕력이 있는 환자에게는 투여를 금기한다.

- 임부 · 임신 중일 가능성이 있는 환자에게는 원칙적으로 투여해서는 안 된다. 임신 후기라면 6-MP 투여에 의한 최기형성의 확률은 낮아지지만, 태아의 자궁 내 발육지연이 높은 빈도에서 발생한다고 예상되어 보다 안전한 대체 약제를 사용해야 한다.

신중투여

■ 간장애가 있는 환자

6-MP 그 자체에 의한 간장애가 보고되고 있으므로 특히 바이러스 감염이나 수혈 후에 간장애가 악화한 환자 등에게는 신중하게 투여하는 것이 바람직하다.

■ 신장애가 있는 환자

미변화체, 대사물 모두 대부분이 소변으로 배설되기 때문에 골수 억제의 상태를 보면서 투여량을 조절할 필요가 있다. 치료 개시와 함께 종양괴사증후군을 병발하여 급성 신부전을 초래할 우려가 있기 때문에 특히 첫 회 투여에 있어서는 충분한 주의가 필요하다.

■ 골수 억제가 있는 환자

일반적으로 백혈병의 관해(寬解) 후 요법에서는 호중구수 1,500/μL 미만 또는 혈소판수 10만/μL 미만에서의 치료 개시는 추장(推奬)되지 않는다. 통상 프로토콜마다 치료 개시 기준이나 투여량의 감량 규정이 있어 그것에 따라 투여한다.

■ 수두 등 활동성이 있는 감염증을 합병하고 있는 환자

6-MP의 투여는 숙주의 면역기능을 저하시키기 때문에 감염증이 중대화할 우려가 있다. 적절한 예방 · 치료를 병행하여 실시하는데 사전동의(informed consent)를 얻은 후 투여하는 것이 원칙이다.

■ 수유 중인 환자

수유 중의 환자에 대한 투여의 안전성은 확립되어 있지 않기 때문에 6-MP을 투여하는 경우는 수유를 중지한다.

■ 고령자

각 장기의 기능, 대사 등에 분산(variance)이 크기 때문에 독성을 평가하면서 투여량에는 충분히 주의한다.

■ 소아

소아에 대한 투여의 안전성은 확립되어 있지 않다. 성장 · 발달, 생식 기능에 대한 영향, 이차성 암의 문제가 있어 총투여량을 고려한 후에 사전동의(informed consent)를 얻은 후 투여한다.

병용금기

특별히 없음

병용주의

■ 알로푸리놀(allopurinol)

알로푸리놀에 의해 6-MP의 대사효소인 크산틴 산화효소(xanthine oxidase)가 저해되어 6-MP의 대사가 지연하여 효과가 증강한다. 병용하는 경우는 통상량의 1/3에서 1/4로 감량한다. 단 프로토콜에 의해서는 알로푸리놀 병용의 규정도 있으므로 주의해야 한다.

■ 아미노살리실산(aminosalicylic acid) 유도체〔메살라진(mesalazine), 살라조설파피리딘(salazosulfapyridine) 등〕

아미노살리실산 유도체는 6-MP의 대사효소인 티오푸린 메틸트랜스페라제(thiopurine methyltransferase)를 저해하기 때문에 대사가 지연하여 골수 억제 등의 부작용이 증강할 우려가 있다.

■ 트리메토프림 · 설파메톡사졸(trimethoprim · sulfamethoxazole)〔박타(Baktar)〕

골수 억제가 증강되었다는 보고가 있어 병용에는 충분히 주의한다.

■ 와파린

기전은 불분명하지만 와파린의 대사를 촉진시키기 때문에 항응고 작용이 감약할 우려가 있다.

중대한 부작용

■ 골수 억제

투여 중에는 여러 차례 혈액 검사를 실시하여 환자의 상태를 보면서 적절한 처치를 실시한다. grade 4 이상의 혈구 감소을 일으킨 경우는 투여를 중지하고 다음 투여 시에는 감량한다.

■ 급성 혼합성 간장애

빈도는 불분명하지만 6-MP의 투여에 의해 급성 혼합성 간장애가 보고되고 있어 간세포 괴사나 담즙울체를 일으킬 가능성이 있다. 위험성(risk)으로는 이전에 수혈 경험이 있는 경우, 2.5mg/kg/day 이상의 투여 등을 들 수 있다. 아미노전이효소(transaminase), ALP, 빌리루빈치 등을 모니터링하면서 투여를 실시하고 징후가 있다면 투여를 중지한다.

간과되기 쉬운 의외의 작용

다른 제제와의 병용으로 이차성 골수이형성증후군이나 급성 백혈병을 발증시켰다는 보고도 있으므로 투여를 종료한 후에도 정기적인 혈액 검사가 필요하다.

검사 수치에 대한 영향

AST(GOT), ALT(GPT), ALP의 상승은 중대한 간장애의 모니터링에 도움이 되기 때문에 투여 후 여러 차례 체크할 필요가 있다. 골수 억제에 대해서도 백혈구수, 망적혈구수, 혈소판수 등을 여러 차례 체크한다.

알킬화제

084 시클로포스파미드(cyclophosphamide, CPA) - 엔독산(Endoxan)

유사제

이포스파미드(ifosfamide)〔이포미드(Ifomide)〕

효능 · 효과

■ 단제 사용

악성 림프종, 다발성 골수종, 급성 백혈병, 진성 적혈구증가증, 폐암, 유방암, 자궁내막암, 자궁경부암, 난소암, 신경종양, 골종양

■ 병용요법

만성 림프성 백혈병, 만성 골수성 백혈병, 위암, 췌장암, 간암, 인두암, 결장암, 고환종양, 융모성 질환, 횡문근육종, 악성 흑색종

■ 조혈간세포 이식의 전 치료〔점적제(drop)〕

급성 백혈병, 만성 골수성 백혈병, 골수이형성증후군, 악성 림프종, 중증 재생 불량성 빈혈, 유전성 질환 및 선천성 혈액질환

특징

CPA는 주로 간장의 CYP2B6으로 대사되어 활성체의 4-히드록시시클로포스파미드(4-hydroxy-cyclophosphamide), 알도포스파미드(aldophosphamide), 포스파미드 머스터드(phosphamide mustard)가 되어 핵산의 합성을 저해함에 따라 항종양 효과를 나타낸다. CYP2C8, 2C9, 3A4, 2A6도 대사에 관여하고 있다고 보고되어 있어 이러한 효소의 기질이 될 수 있는 약제의 병용은 CPA의 대사뿐만 아니라 항종양 효과에 크게 영향을 미치므로 주의가 필요하다.

조성 · 제형 · 용량

■ 엔독산 P정

백색 원형의 당의정으로, 1정에 시클로포스파미드 무수물 환산 50mg분을 함유한다.

■ 주사용 엔독산

백색 결정성 분말제로, 100mg/V와 500mg/V가 있고 각각 시클로포스파미드 무수물 환산 100mg, 500mg분을 함유하고 있다. 이전에는 함유물로서 염화나트륨(NaCl)이 포함되어 있었지만 현재에는 포함되어 있지 않으므로 주사용 증류수가 아닌 생리식염수로 용해한다.

사용법 · 사용량

화학요법이나 이식 전 치료의 프로토콜에 따라 투여량을 결정한다. 비만 환자의 체표면적은 표준 체중을 기초로 계산해야 한다. 1일 투여량은 내복에서는 100~300mg 정도, 주사용제에서는 200~2,000mg 정도가 되는 것이 일반적이다. 단 이식 전 처치에서는 50 또는 60mg/kg/day의 대량 투여가 필요하게 한다. 충분한 소변량 확보와 메스나(mesna)〔유로미텍산(Uromitexan)〕의 병용을 반드시 실시한다. 사용에 있어서는 치료 경험이 충분히 있는 의사에게 투여를 받아야 한다. 주사제는 100mg당 생리식염수 5mL로 용해한다.

사용금기

- 본제에 대해 과민증의 기왕력이 있는 경우는 투여 금기한다.
- 펜토스타틴(pentostatin)〔코포린(Coforin)〕을 투여 중인 환자에게는 치사성 부작용이 보고되고 있어 병용은 금기이다.
- 중증 감염증을 합병하고 있는 환자에게는 투여를 금기한다.

신중투여

■ 골수 억제가 있는 환자

골수에 병변이 없는 환자에게 CPA를 투여할 때 일반적으로 호중구수 1,500/μL 미만 또는 혈소판수 10만/μL 미만을 환자에게 투여하는 것은 추장(推奬)하지 않는다. 통상 프로토콜마다 치료 개시 기준이나 투여량의 감량 규정이 있으므로 그것에 따라 투여한다.

■ 간장애가 있는 환자

간장애가 있는 환자는 CPA의 항종양 효과가 감약되지만, 간장애 자체는 증강할 가능성이 있으므로 혈액 검사로 모니터링하면서 신중하게 투여한다.

■ 신장애가 있는 환자

미변화체, 대사물의 대부분이 소변으로 배설되기 때문에 신기능 저하 시에는 투여량을 감량할 필요가 있다. 크레아티닌 청소(creatinine clearance)가 45~30mL/min에서는 75%로, 30~10mL/min에서는 70%로, 10mL/min 미만에서는 50%로 감량한다.

■ 수두 등의 감염증을 합병하고 있는 환자
CPA 투여는 숙주의 면역기능을 저하시키기 때문에 감염증이 중대화할 우려가 있다. 대상포진의 기왕이 있는 환자는 아시클로버(acyclovir)의 예방 투여를 실시하는 경우도 있다. 사전동의(informed consent)를 얻은 후 투여한다.

■ 방광장애가 있는 환자
출혈성 방광염의 위험성(risk)이 높아 메스나(유로미텍산)의 병용을 실시한다. 투여 중 필요하다면 지속 방광 관류(灌流)를 실시한다.

■ 고령자
각 장기의 기능, 대사 등에 분산(variance)이 크기 때문에 독성을 평가하면서 투여량을 조절한다.

■ 소아
소아에 대한 투여의 안전성은 확립되어 있지 않다. 성장 · 발달, 생식 기능에 대한 영향, 이차성 암의 문제가 있어 1회 투여량, 총투여량 등 충분히 고려한 후에 사전동의(informed consent)를 얻은 후 투여한다.

■ 임부, 수유부
임신한 여성, 임신 중일 가능성이 있는 여성에 대한 투여는 원칙적으로 금기한다. 임신 16주까지는 절대로 투여해서는 안 된다. CPA는 유즙 안으로 배설되기 때문에 수유부에게는 수유를 중지시킨다.

병용금기

■ 펜토스타틴(코포린)
심근장애에 의한 치사적 심부전이 보고되고 있다. CPA는 용량 의존성으로 심근장애가 있어 펜토스타틴이 심근의 ATP 대사를 저해함에 따라 심장 독성이 증강한다고 생각되고 있다.

병용주의

■ CYP로 대사되는 약제
CPA는 간장에서 주로 CYP2B6에 의해 대사되고 활성체가 되어 항종양 효과를 나타낸다. 또한 CYP2C8, 2C9, 3A4, 2A6도 CPA의 대사에 관여하고 있다고 보고되고 있다. 따라서 이러한 효소의 기질이 될 수 있는 약제의 병용으로 작용이 감약하거나 증강하므로 주의가 필요하다.

■ 알로푸리놀(allopurinol)

기전은 불분명하지만 골수 억제가 증강한다고 보고되고 있다.

■ 치오테파(thiotepa, TESPA)

TESPA가 CPA의 대사를 저해하기 때문에 CPA가 활성체로 변환되지 않아 항종양 효과가 감약한다.

■ 부신피질 스테로이드, 클로람페니콜(chloramphenicol)

간장에서의 CYP 대사에 영향을 주어 CPA의 대사가 늦어짐에 따라 항종양 효과가 감약한다.

■ 페노바르비탈(phenobarbital)

간장에서의 CYP의 유도에 의해 보다 많은 활성체가 생성되어 CPA의 작용이 증강한다.

■ 인슐린

CPA의 투여로 항인슐린 항체의 생성이 억제되어 인슐린의 혈당 저하 작용이 증강하는 경우가 있다.

■ 바소프레신(vasopressin)

CPA가 바소프레신의 배설을 증가시켜 바소프레신의 효과를 감약하는 경우가 있다.

중대한 부작용

■ 쇼크, 아나필락시스(anaphylaxis)성 증상

빈도는 불분명하지만 첫 회 및 재투여 시에는 충분히 주의한다.

■ 골수 억제

급성 백혈병이나 골수 침윤의 악성 질환이나 이식 전 치료를 제외하고 CPA의 투여에 의해 grade 4 이상의 혈구 감소가 나타났을 경우 다음 투여 시에는 감량이 필요하다. 투여 중에는 여러 차례 혈액검사를 실시하여 환자의 상태를 보면서 적절한 처치를 실시한다.

■ 출혈성 방광염

CPA의 대사물인 아크롤레인(acrolein)이 방광 점막에 직접 상해를 입힐 수가 있다. 통상 투여에서 48시간 이내에 발증하는 경우가 많지만 간기능, 신기능이 저하하고 있는 환자는 장기화할 가능성이 높으므로 주의한다. 1회 투여량이 많고 전립선 비대나 방광장애가 있는 등 위험성(risk)이 높은 환자에게 투여할 때에는 미리 충분한 소변량 확보와 메스나(mesna)의 사용 등 예방 조치를 취한다. 일단 출혈이 일어난 경우에는 지속 방광 관류(灌流)를 실시하여 이후의 CPA 투여를 중지한다.

■ 장폐쇄증, 소화관 출혈

빈도는 5% 미만으로 되어 있지만 징후가 나타났을 경우에는 즉시 투여를 중지한다.

■ 간질성 폐렴, 폐섬유증

호흡기 증상에 충분히 주의를 기울여 징후가 있는 경우에는 즉시 투여를 중지한다. BOOP(bronchiolitis obliterans organizing pneumonia)나 폐부종, 흉수저류(胸水貯留)의 보고가 있다.

■ 심기능장애

용량 의존성으로 발생한다. 심막염에서 심근염을 일으키는 경우가 있다. 대량 투여 시에는 심폐기능의 모니터링을 주의 깊게 실시하고 징후가 나타났을 경우에는 즉시 투여를 중지하고 적절한 처치를 한다.

■ Stevens-Johnson 증후군, Leyll 증후군

투여 후의 피부, 점막의 상태를 주의 깊게 관찰하여 징후가 보였을 경우는 신속하게 적절한 처치를 한다.

■ 중심정맥 폐쇄증

조혈간세포 이식 전의 전 처치 등 대량 투여 후에 보고되고 있으므로 체중 증가, 흉복수, 황달 등의 증후에 충분히 주의한다.

간과되기 쉬운 의외의 작용

■ 항이뇨호르몬 부적합분비증후군(SIADH)

빈도는 불분명하지만 조혈간세포 이식의 전 처치에서는 자주 나타난다. 수액 관리를 확실히 실시함으로써 통상은 문제없이 경과한다.

■ 이차성 암

내복 장기 투여 환자 등에서 이차성의 골수이형성증후군이나 급성 백혈병을 발증했다는 보고가 있다. 투여 종료 후에도 정기적인 혈액 검사가 필요하다. 또한 총투여량에 관련하여 신우 · 요관, 방광암의 발증이 보고되고 있으므로 치료 계획을 세울 때에는 유의할 필요가 있다.

검사 수치에 대한 영향

조혈간세포(幹細胞) 이식의 전 처치나 간세포 채취 시의 대량 투여에서는 AST(GOT), ALT(GPT), ALP, 빌리루빈, LDH의 상승, Na의 저하를 5% 이상으로 나타낸다. 통상의 화학요법에서는 문제가 되지 않는 경우가 많다.

085

면역억제제

시클로스포린(cyclosporine) - 뉴오랄(Neoral), 산디문(Sandimmun)

유사제

프로그랍(Prograf)

효능 · 효과

- 장기이식 거부 반응 억제
- 골수이식 시 거부 반응 및 이식편대 숙주 억제
- 눈 증상 베체트병(Behcet' s disease)
- 심상성 건선
- 재생 불량성 빈혈, 적혈구계 무형성증(pure red cell aplasia, PRCA)
- 스테로이드 저항성 신증후군

적응 외이지만 효과가 있는 질환

- 류마티스 관절염, 전신홍반루프스(systemic lupus erythematosus), 교원병에 수반하는 간질성 폐렴
- 자가면역성 용혈성 빈혈, 특발성 혈소판 감소성 자반병, 저형성성 골수이형성증후군
- 특발성 간질성 폐렴

특징

다른 면역억제제와 비교하여 세포에 대한 독성이 그다지 없어 T세포의 활성화를 특이적으로 억제함으로써 면역 억제 작용을 나타낸다. 처음에 시판된 시클로스포린은 산디문으로 흡수가 불안정하여 혈중농도의 개인차가 크다는 결점이 있었지만, 개량하여 마이크로에멀젼화(microemulsion化)함에 따라 흡수를 안정화시킨 제제가 뉴오랄이다.

시클로스포린의 흡수 및 체내 약물 동태는 개인차가 크기 때문에 혈중농도를 적당하게 측정할 필요가 있다. 충분한 면역 억제를 얻기 위해서는 최저치(trough level)(복약 전 혈중농도)에서

100~200ng/mL로 유지하는 것이 안전하며 300ng/mL이상에서는 신장애 등의 부작용의 출현 빈도가 증가한다.

조성 · 제형 · 용량

- 내복액: 1병 5g/50mL
- 캡슐: 25mg, 50mg
- 주사액: 250mg/5mL

사용법 · 사용량

■ 신장이식
1일 9~12mg/kg, 2회로 나누어 복용

■ 간이식
1일 전부터 1일 14~16mg/kg, 2회로 나누어 복용

■ 심, 폐이식
1일 전부터 10~15mg/kg, 2회로 나누어 복용

■ 골수이식 시 거부 반응 및 이식편대 숙주병 억제
1일 전부터 1일 6~12mg/kg, 2회로 나누어 복용

■ 베체트병 눈 증상
1일 5mg/kg, 1~2회로 나누어 복용. 최저치(trough level)(50~ 200ng/mL)

■ 건선
1일 5mg/kg, 2회로 나누어 복용. 최저치(trough level)(200ng/mL를 넘지 않는다.)

■ 재생 불량성 빈혈
1일 6mg/kg, 2회로 나누어 복용. 최저치(trough level)(150~250ng/mL)

■ 신증후군
여러 차례 재발형: 성인 1.5mg/kg/일, 소아 2.5mg/kg/일
스테로이드 저항 예: 3mg/kg/일, 소아 5mg/kg/일
최저치(trough level)(150ng/mL이하로 유지)
정기적으로 혈액 중의 약물농도를 측정하므로 측정하는 날 아침에는 약을 먹지 않고 검사한다.

사용금기

- 약제 과민증
- 임부, 수유부

신중투여

■ 신기능장애가 있는 환자

혈액 중의 약물농도가 너무 높아지면 신기능장애가 악화한다.

Point 정기적으로 혈액 검사를 받아 신기능과 약물농도를 검토해야 한다.

■ 간기능장애가 있는 환자

간기능이 악화하여 본제의 대사 또는 담즙 안으로의 배설이 지연할 우려가 있다.

■ 고혈압 환자

혈압 상승 및 증상 악화가 나타나는 경우가 있다.

■ 감염증이 있는 환자

면역 억제에 의해 감염증이 악화하는 경우가 있다.

■ 악성 종양 또는 그 기왕력이 있는 환자

면역 억제에 의해 진행 또는 재발할 우려가 있다.

Point 건선 환자에 있어서는 PUVA요법과의 병용에 의해 피부암 발현의 위험성이 높아진다.

■ 고령자

본제는 주로 신장으로부터 배설되므로 신기능이 저하하고 있는 경우가 많은 고령자에게 투여하면 혈액농도가 높아져 부작용이 발현 또는 작용이 증강하기 쉽다.

Point 투여량을 감량하여 투여 개시한다. 환자의 상태를 잘 관찰한다.

병용금기

■ 타크로리무스(tacrolimus) 투여 중

시클로스포린의 대사가 저해되어 신장애 등의 부작용이 발현하기 쉬워진다.

■ 생백신

생백신이 증식하여 병원성을 나타낼 가능성이 있다. 또한 불활화 백신을 접종한 경우 면역 억제 작용에 의해 백신에 대한 항체 생성이 억제되어 백신의 효과가 감약한다.

병용주의

■ 시클로스포린의 농도를 상승시키는 약제

● 항진균제

아졸(azole)계 항진균제〔이트라코나졸(itraconazole), 플루코나졸(fluconazole), 미코나졸(miconazole)〕는 간 약물대사효소 CYP3A를 저해함에 따라 혈중 시클로스포린 농도를 상승(2~3배)시킨다.

Point 병용 시에는 혈중 시클로스포린 농도의 모니터링을 실시하여 감량(50%)의 필요가 있다.

● 칼슘길항제

딜티아젬(diltiazem), 니카르디핀(nicardipine), 베라파밀(verapamil)의 병용에 의해 칼슘길항제의 혈중농도가 상승하여 그 작용을 증강시킨다. 때문에 칼슘길항제의 부작용인 두통, 홍조, 저혈압이 발현하기 쉽다. 병용 시에는 혈중 시클로스포린 농도를 모니터링하고 필요하다면 감량한다.

Point 특히 니페디핀(nifedipine)으로 치육 비후가 나타나기 쉽다.

● 콜키신(colchicine)

콜키신 병용 시에 중대한 간, 신기능의 저하나 횡문근 융해가 나타나는 경우가 있다.

Point 베체트병의 치료에 콜키신이 사용되는 경우가 많으므로 주의한다.

● 콜레스테롤저하제〔심바스타틴(simvastatin), 프라바스타틴(pravastatin)〕

근육장애가 나타나는 경우가 있어 탈력감이나 근육통에 주의한다.

● 자몽, 자몽 주스

자몽에 포함된 색소가 소장에 있어서의 CYP3A를 저해한다고 알려져 있다. 혈중의 시클로스포린 농도의 상승이 나타나기 때문에 자몽 주스의 섭취를 피한다.

■ 시클로스포린의 농도를 저하시키는 약제

● 항간질제

간 약물대사효소를 유도하는 페니토인(phenytoin), 페노바르비탈(phenobarbital), 카르바마제핀(carbamazepine)은 혈중 시클로스포린 농도를 현저하게 감소시킨다.

Point 병용하는 경우는 혈중 시클로스포린 농도를 모니터링하여 시클로스포린을 2~3배로 증량할 필요가 있다. 밸프로산은 혈중 시클로스포린 농도에는 영향을 미치지 않지만 간질성 신염이나 간장애를 발현했다는 보고가 있다.

● 리팜피신(rifampicin)

리팜피신은 CYP3A를 유도시킴에 따라 혈중 시클로스포린 농도를 현저하게 감소시킨다.

Point 시클로스포린의 증량(3~5배)이 없으면 이식의 거부 반응이 일어난다. 또한 리팜피신 투여 중지 시에 있어서의 시클로스포린의 감량을 잊어서는 안 된다.

■ 시클로스포린의 신독성을 증강하는 약제

● **암포테리신 B(amphotericin-B)**

상대적으로 신독성을 증가시키므로 혈중 시클로스포린의 농도에 주의를 기울인다.

● **아미노당(amino sugar)계 항생물질, 마크로라이드(macrolide)계 항생물질**

혈중 시클로스포린 농도는 간 약물대사효소 CYP3A 저해 작용에 의해 상승한다.

Point 병용 시에는 시클로스포린 농도의 모니터링을 실시하여 감량(60%)할 필요가 있다.

● **뉴퀴놀론계(new quinolone) 항균제**

시프로플록사신(ciprofloxacin)과 노르플록사신(norfloxacin)으로, 드물게 혈중 시클로스포린 농도 상승과 신독성을 일으키는 경우가 있다.

● **비스테로이드성 소염진통제**

디클로페낙(diclofenac), 케토프로펜(ketoprofen), 메페남산(mefenamic acid), 나프록센(naproxen), 피록시캄(piroxicam) 등은 신장에서의 프로스타글란딘(prostaglandin) 생성을 억제함에 따라 신기능을 저하시켜 시클로스포린의 신독성을 증강시킨다.

● **이뇨제**

클로로티아지드(chlorothiazide), 메톨라존(metolazone), 만니톨(mannitol) 병용 시 시클로스포린의 신독성 증강이 보고되고 있다.

Point 칼륨 보존성 이뇨제의 병용에서는 고칼륨혈증이 나타나는 경우가 있다.

중대한 부작용

■ 신기능장애

빈도가 높고 가장 문제가 되는 것은 신기능장애이다. 때로는 심한 급성 세뇨관장애나 용혈성 요독증후군(HUS)을 수반하는 경우가 있지만 드물다.

【원 인】 혈관장애와 세뇨관장애가 알려져 있어 각각에 가역성으로 경한 기능적 장애와 보다 중대하고 형태학적으로 진단 가능한 기질적 장애가 존재한다.

【대처법】

• 혈청 크레아티닌 수치가 서서히 상승하는 경우

혈청 크레아티닌이 투여 개시 시 수치의 1.5배를 넘었을 때는 투여량을 25% 감량한다. 그래도 혈청 크레아티닌 수치가 상승하는 경우는 일시 중지한다.

• 혈청 크레아티닌 수치가 급격하게 상승하는 경우

시클로스포린의 투여를 일시 중지한다. 혈청 크레아티닌 수치나 시클로스포린의 혈중농도를 보고 투여량을 측정하여 신중하게 재개한다.

■ 중추 독성

전신 경련, 의식장애, 혼수, 뇌증이 나타나는 경우가 있다.

【원　인】 시클로스포린이 엔도텔린(endothelin)의 방출을 촉진함에 따라 중추신경계의 혈관 연축을 일으켜 그것이 심해지면 혈관내막의 해리를 초래한다.

【대처법】 시클로스포린의 감량 · 중지로 증상은 개선 · 소실한다.

경련에 대해 디아제팜(diazepam)이나 페노바르비탈(phenobarbital) 등의 항경련제, 뇌부종에 대해서는 만니톨(mannitol), 글리세올(glyceol) 등을 투여한다.

■ 간장애

고빌리루빈혈증(bilirubinemia), AST(GOT), ALT(GPT), ALP, LDH의 상승이 나타나는 경우가 있다.

【원　인】 시클로스포린은 담즙산 분비를 저해하여 담즙울체를 일으키고 이것이 간장애의 하나의 원인이 된다고 생각되고 있다.

■ 감염증

세균, 진균, 바이러스에 의한 중대한 감염증을 병발하는 경우가 있다.

【원　인】 강력한 면역 억제에 의해 생태방어 기능이 저하하여 감염증으로 이환하기 쉬워진다. 특히 면역억제제의 다제(多劑) 병용요법에서는 주의가 필요하다.

【대처법】 감염되기 쉽고 면역기능 저하에 의해 감염증이 중증화한 경우나 기회감염(opportunistic infection)을 일으킨 경우는 시클로스포린을 중지하고 적절한 처치를 실시해야 한다.

■ 용혈성 빈혈, 혈소판 감소(0.1~5% 미만)

【원　인】 혈전성 미소혈관장애에 의한 용혈성 빈혈과 혈소판 감소와 그 이외의 원인에 의한 용혈성 빈혈과 혈소판 감소를 볼 수 있다.

간과되기 쉬운 의외의 작용

■ 급성 췌장염(0.1~5% 미만)

【원　인】 신장이식 환자에서 비교적 많이 보고되고 있다. 면역학적 기전이나 직접적인 췌장장애가 생각되고 있다.

【왜 간과되기 쉬운가?】 이식 후의 거부 반응이나 사이토메갈로바이러스(cytomegalovirus) 등의 감염증과의 구분이 어려운 경우가 있다.

검사 수치에 대한 영향

- 혈청 크레아티닌 상승(0.96%)
- BUN 상승(1.5%)
- ALT 상승(0.9%)
- AST 상승(0.7%)
- ALP 상승(1.2%)
- 고칼륨혈증(0.3%)

면역억제제

086

타크로리무스 수화물(tacrolimus hydrate) – 프로그랍(Prograf)

유사제

뉴오랄(Neoral), 산디문(Sandimmun)

효능 · 효과

- 다음의 장기이식에 있어서의 거부 반응의 억제: 신장이식, 간이식, 심장이식, 폐이식, 췌장이식
- 골수이식에 있어서의 거부 반응 및 이식편대 숙주병의 억제
- 전신형 중증 근무력증(흉선 적출 후의 치료에서 스테로이드의 효과가 불충분 또는 부작용에 의해 곤란한 경우)
- 류마티스 관절염(기존 치료에서 효과가 불충분한 경우에 한함)
- 연고: 아토피피부염에 효과

특징

타크로리무스는 마크로라이드(macrolide)계 화합물로, 장기이식에 있어서의 가장 강력한 면역억제제이다. 작용기전은 조력T세포로부터의 인터루킨 2(interleukin-2, IL-2), 인터페론 γ(interferon-γ, IFNγ), 종양괴사인자(TNF) α, IL-1β, IL-3, IL-4, IL-5, IL-6, GM-CSF 등의 사이토카인 생성을 억제함에 따라 면역 억제 효과를 발휘한다.

조성 · 제형 · 용량

■ 내복약

백색의 과립 또는 캡슐로, 물에는 거의 녹지 않는다.

과립은 타크로리무스로서 0.2%를 함유한다.

1캡슐 중 타크로리무스 수화물 0.51mg, 1.02mg, 5.1mg(타크로리무스로서 0.5mg, 1mg, 5mg)을 함유한다.

■ 주사약

1앰플(1mL) 중 타크로리무스 수화물 5.1mg(타크로리무스로써 5mg)을 함유한다.

■ 연고

연고는 타크로리무스로써 0.03%, 0.1%를 함유한다.

사용법 · 사용량

■ 다음 장기이식에 있어서의 거부 반응의 억제

● **신장이식**

【과립, 캡슐】 2일 전부터 1회 0.15mg/kg, 1일 2회, 수술 후 초기에는 1회 0.15mg/kg, 1일 2회, 이후 서서히 감량한다. 유지량 1회 0.06mg/kg, 1일 2회(적당히 증감)

【주　사】 1회 0.1mg/kg을 생리식염수 또는 포도당 주사액으로 희석하여 24시간에 걸쳐 정맥내 점적주입, 내복이 가능해지면 가능한 한 신속하게 경구 투여로 전환한다.

● **간이식**

【과립, 캡슐】 첫 회 1일 0.15mg/kg, 1일 2회, 이후 서서히 감량한다. 유지량 1일 0.1mg/kg(적당히 증감)

【주　사】 1회 0.1mg/kg을 생리식염수 또는 포도당 주사액으로 희석하여 24시간에 걸쳐 정맥내 점적주입, 내복이 가능해지면 가능한 한 신속하게 경구 투여로 전환한다.

● **심장이식**

【과립, 캡슐】 첫 회 1회 0.03~0.15mg/kg, 1일 2회, 거부 반응 발현 후에 투여를 개시하는 경우에는 1회 0.075~0.15mg/kg, 1일 2회, 증상에 따라 적당히 증감하여 안정된 상태가 된 후 서서히 감량하여 유효 최소량으로 유지한다.

【주　사】 1회 0.05mg/kg을 생리식염수 또는 포도당 주사액으로 희석하여 24시간에 걸쳐 정맥내 점적주입, 내복이 가능해지면 가능한 한 신속하게 경구 투여로 전환한다.

● **폐이식**

【과립, 캡슐】 첫 회 1회 0.05~0.1mg/kg, 1일 2회, 증상에 따라 적당히 증감하여 안정된 상태가 된 후 서서히 감량하여 유효 최소량으로 유지한다.

【주　사】 1회 0.05mg/kg을 생리식염수 또는 포도당 주사액으로 희석하여 24시간에 걸쳐 정맥내 점적주입, 내복이 가능해지면 가능한 한 신속하게 경구 투여로 전환한다.

● **췌장이식**

【과립, 캡슐】 첫 회 1회 0.15mg/kg, 1일 2회, 증상에 따라 적당히 증감하여 안정된 상태가 된 후 서서히 감량하여 유효 최소량으로 유지한다.

【주　사】 1회 0.1mg/kg을 생리식염수 또는 포도당 주사액으로 희석하여 24시간에 걸쳐 정맥내 점적주입, 내복이 가능해지면 가능한 한 신속하게 경구 투여로 전환한다.

■ 골수이식에 있어서의 거부 반응 및 이식편대 숙주병의 억제

【과립, 캡슐】 이식 1일 전부터 첫 회 1회 0.06mg/kg, 1일 2회, 서서히 감량한다. 이식편대 숙주병 발현 후에 투여를 개시하는 경우는 1회 0.15mg/kg, 1일 2회(적시 증감)로 한다. 혈중농도를 참고로 투여량을 조절하고 혈중 최저(trough) 농도가 20ng/mL를 넘는 기간이 긴 경우 부작용이 발현하기 쉬워지므로 주의한다.

【주 사】 이식 1일 전부터 1회 0.03mg/kg을 생리식염수 또는 포도당 주사액으로 희석하여 24시간에 걸쳐 정맥내 점적주입한다. 이식편대 숙주병 발현 후에 투여를 개시하는 경우는 1회 0.1mg/kg을 생리식염수 또는 포도당 주사액으로 희석하여 24시간에 걸쳐 정맥내 점적주입한다. 내복이 가능해지면 가능한 한 신속하게 경구 투여로 전환한다. 혈중농도를 참고로 투여량을 조절한다.

■ 전신형 중증 근무력증(흉선 적출 후의 치료에 있어서 스테로이드의 효과 불충분 또는 부작용에 의해 곤란한 경우)

【과립, 캡슐】 3mg을 1일 1회 석식 후

■ 류마티스 관절염(기존 치료로 효과가 불충분한 경우에 한함)

【과립, 캡슐】 3mg을 1일 1회 석식 후, 고령자에게는 1.5mg을 1일 1회 석식 후부터 개시하여 증상에 따라 1일 1회 3mg까지 증량할 수 있다.

■ 연고: 아토피피부염

2주 이내에 피진(皮疹)의 개선이 보이지 않거나 악화한 경우는 중지한다.

【0.03%】 소아용. 최대 도포량: 13세 이상(50kg 이상) 5g, 6~12세(20kg 이상 50kg 미만) 2~4g, 2~5세(20kg 미만) 1g

【0.1%】 성인용. 최대 도포량: 1회 5g, 1일 1~2회

■ 사용법 · 사용량과 관련된 주의사항

신장애의 발현 빈도가 60% 정도로 가장 높기 때문에 특히 투여 초기에는 용량에 주의를 요한다.

사용금기

■ 본제의 성분에 대해 과민증의 기왕력이 있는 환자

■ 시클로스포린 또는 보센탄(bosentan)〔트라클리어(Tracleer)〕을 투여 중인 환자

시클로스포린(또는 보센탄) 혈중농도가 상승할 우려가 있다. 시클로스포린에서 본제로 전환할 경우에는 시클로스포린의 최종 투여로부터 24시간 이상 경과 후 본제의 투여를 개시하는 것이 바람직하다.

■ 칼륨 보존성 이뇨제[알닥톤 A(Aldactone-A) 등]를 투여 중인 환자
고칼륨혈증이 발현하는 경우가 있다.

■ 임부 또는 임신 중일 가능성이 있는 부인
동물실험(토끼)에서 최기형 작용, 태아 독성이 보고되고 있다.

■ (연고) 피부궤양, 어린선양 홍피증(ichthyosiform erythroderma), 저체중아, 2세 미만, 자외선요법 중, 피부 감염증

신중투여

■ 본인 또는 부모, 형제에게 기관지 천식, 발진, 두드러기 등의 알레르기를 일으키기 쉬운 체질을 가진 환자

■ 약제 과민증의 기왕력이 있는 환자

■ 간장애가 있는 환자
약물 대사능력이 저하하여 혈중농도가 상승할 가능성이 있다.

■ 신장애가 있는 환자
신장애가 악화할 가능성이 있다.

■ 고령자
고령자는 일반적으로 생리 기능이 저하하고 있기 때문에 환자의 상태를 관찰하면서 신중하게 저용량부터 투여한다.

■ 감염증이 있는 환자
감염증이 악화할 가능성이 있다.

병용금기(사용금기 참조)

■ 생백신
면역 억제 작용에 의해 발증의 가능성이 증가한다.

■ 시클로스포린

■ 보센탄

■ 칼륨 보존 이뇨제

병용주의

■ 마크로라이드(macrolide)계 항생물질, 항진균제, 칼슘길항제, HIV 프로테아제 저해제, 기타〔오메프라졸(omeprazole), 다나졸(danazol)〕, 음식물(자몽 주스)

본제의 혈중농도가 상승하여 신장애의 부작용이 나타나는 경우가 있다.

■ 항간질제, 항생물질〔리팜피신(rifampicin)〕

본제의 혈중농도가 저하하여 거부 반응이 나타날 가능성이 있다.

Point 본제의 혈중농도를 모니터하여 필요에 따라 감량, 휴약 등의 처치를 실시한다.

■ 음식물〔서양 고추나물(hypericum perforatum) 함유〕

Point 본제의 대사가 촉진되어 혈중농도가 저하할 우려가 있으므로 피한다.

■ 신장애가 있는 약제〔암포테리신 B(amphotericin-B), 아미노배당체(aminoglycoside), ST합제, NSAID〕

Point 신장애가 발현하는 경우가 있다.

■ 불활성화 백신(인플루엔자 등)

Point 백신의 효과를 감약시키는 경우가 있다.

■ 면역 억제 작용을 가진 약제(면역억제제, 부신피질호르몬 등)

Point 과도한 면역 억제를 일으키는 경우가 있다.

중대한 부작용

■ 쇼크(혈압 강하, 호흡곤란 등)

【원 인】 첨가물인 폴리옥시에틸렌 경화 피마자유(polyoxyethylene hydrogenated castor oil)에 의한다(빈도 불분명).

【대처법】 즉시 투여를 중지하고 적절한 처치를 실시한다.

■ 급성 신부전, 신증후군(nephrotic syndrome)(각 빈도 5% 미만)

【대처법】 관찰을 충분히 실시하여 이상이 나타났을 경우에는 감량, 휴약 등의 적절한 처치를 실시한다.

■ 심부전, 부정맥(5% 미만), 심근경색(5% 미만), 협심증(5% 미만), 심막액 저류(5% 미만), 심근장애(5~15% 미만)

【대처법】 심전도, 심장초음파, 흉부 X선 검사 등 관찰을 충분히 실시하여 이상이 나타났을 경우에는 감량, 휴약 등의 적절한 처치를 실시한다.

■ 중추신경장애(전신 경련, 의식장애, 착란, 언어장애, 피질맹, 편측마비 등의 뇌증 징후가 5% 미만)

【대처법】 신경학적 검사, CT, MRI 등의 화상 진단과 이상이 나타났을 경우에는 감량, 휴약 등의 적절한 처치를 실시한다.

■ 뇌혈관장애(뇌경색, 뇌출혈 등이 5% 미만)

【대처법】 신경학적 검사, CT, MRI 등의 화상 진단과 이상이 나타났을 경우에는 감량, 휴약 등의 적절한 치치를 실시한다.

■ 혈전성 미소혈관장애(용혈성 요독증후군, 혈전성 혈소판 감소성 자반병 등이 5% 미만)

【대처법】 관찰을 충분히 실시하여 이상이 나타났을 경우에는 감량, 휴약 등의 적절한 처치를 실시한다.

■ 범혈구 감소증, 혈소판감소성 자반병 등이 각 5% 미만

【대처법】 관찰을 충분히 실시하여 이상이 나타났을 경우에는 감량, 휴약 등의 적절한 처치를 실시한다.

■ 장폐쇄증 등이 5% 미만

【대처법】 관찰을 충분히 실시하여 이상이 나타났을 경우에는 감량, 휴약 등의 적절한 처치를 실시한다.

■ 피부점막안증후군(Stevens-Johnson 증후군)이 5% 미만

【대처법】 투여를 중지하고 적절한 처치를 실시한다.

■ 호흡곤란 등이 5% 미만

【대처법】 관찰을 충분히 실시하여 이상이 나타났을 경우에는 감량, 휴약 등의 적절한 처치를 실시한다.

■ 감염증(세균성, 바이러스성, 진균성, 원충성 감염증 등)이 15% 이상

【대처법】 관찰을 충분히 실시하여 이상이 나타났을 경우에는 감량, 휴약 등의 적절한 처치를 실시한다.

■ 림프종 등의 악성 종양(Epstein-Barr 바이러스와 관련된 림프 증식성 질환 또는 림프종)이 5% 미만

【대처법】 관찰을 충분히 실시하여 이상이 나타났을 경우에는 감량, 휴약 등의 적절한 처치를 실시한다. 특히 2세 미만의 영유아 예 또는 항림프구 항체의 병용 예에 있어서 발현의 가능성이 높다.

■ 췌장염이 5% 미만

【대처법】 관찰을 충분히 실시하여 이상이 나타났을 경우에는 감량, 휴약 등의 적절한 처치를 실시한다.

간과되기 쉬운 의외의 작용

■ 고혈당 15% 이상으로 빈도가 높다.

【원　인】 췌장 기능장애 때문

【왜 간과되기 쉬운가?】 상당히 진행될 때까지 증상이 발현하기 어렵다.

■ 고칼륨혈증 15% 이상으로 빈도가 높다.

【원　인】 신기능장애 때문

【왜 간과되기 쉬운가?】 상당히 진행될 때까지 증상이 발현하기 어렵다.

검사 수치에 대한 영향

- 크레아티닌 청소 저하(골수이식으로 62.5%)
- BUN 상승(골수이식으로 49%, 간이식으로 20.5%)
- 혈청 크레아티닌의 상승(골수이식으로 50.5%, 간이식으로 7.7%)
- 고혈당(골수이식으로 28.3%, 간이식으로 5.4%)
- 고칼륨혈증(골수이식으로 30.9%, 간이식으로 17.9%, 신장이식으로 20.2%)
- 고요산혈증(골수이식으로 15.4%, 간이식으로 13.5%, 신장이식으로 13.2%)

087

피브레이트계 고지혈증 치료제

베자피브레이트(bezafibrate)
- 베자톨 SR(Bezatol SR)

유사제

동일 성분: 베자립(Bezalip)
동일 효과: 클리노릴(Clinoril), 리피딜(Lipidil), 트리코(Tricor)

효능 · 효과

고지혈증(가족성을 포함)

특징

- 혈청 지질을 종합적으로 개선한다. 즉, 총콜레스테롤과 LDL-콜레스테롤을 현저하게 저하, 중성지방(triglyceride)을 현저하게 저하, 그리고 HDL-콜레스테롤을 현저하게 상승시킨다.
- 폭넓은 타입의 고지혈증에 대해 뛰어난 개선 효과를 나타낸다.
- 난치성인 가족성 고지혈증에 대해서도 유효하다.

조성 · 제형 · 용량

백색 · 필름코팅 정제로, 1정 중에 베자피브레이트 100mg 및 200mg을 함유한다.

사용법 · 사용량

통상 성인에게는 베자피브레이트로서 1일 400mg을 2회로 나누어 조 · 석식 후에 경구 투여한다. 또한 신기능장애를 가진 환자 및 고령자에 대해서는 적당히 감량한다.

■ 사용법 · 사용량과 관련된 주의사항
본제는 주로 신장을 지나 소변으로 배설되기 때문에 신기능장애가 있는 환자에게 투여할 때는 충분히 주의할 필요가 있다. 투여에 있어서는 아래 표의 혈청 크레아티닌 수치에 따라 감량한다.

또한 고령자는 노화에 의해 신기능의 저하를 보이는 한편 근육량의 저하로부터 혈청 크레아티닌 수치의 상승이 경미하기 때문에 아래 표의 크레아티닌 청소에 따른 투여량의 조절을 실시한다.

혈청 크레아티닌(Scr)치	크레아티닌 청소(Ccr)	투여량
Scr ≦ 1.5mg/dL	60mL/분 ≦ Ccr	400mg/일(200mg×2)
1.5mg/dL < Scr < 2.0mg/dL	50mL/분 < Ccr < 60mL/분	200mg/일(200mg×1)

사용금기

■ 금기

① 투석요법 환자(복막투석을 포함)

② 신부전 등의 중대한 신질환이 있는 환자

③ 혈청 크레아티닌 수치가 2.0mg/dL 이상의 환자

※①~③에서는 횡문근 융해증이 나타나기 쉽다. 본제는 그 대부분이 소변으로 배설되기 때문에 신기능장애가 있는 환자에 있어서는 배설이 지연되는 경우가 생각된다.

④ 본제의 성분에 대해 과민증의 기왕력이 있는 환자

⑤ 임산부 또는 임신 중일 가능성이 있는 부인

임신 중의 투여에 관한 안전성은 확립되어 있지 않다.

■ 원칙금기

신기능에 관한 임상 검사 수치에 이상이 나타난 환자에게 본제와 HMG-CoA 환원효소 억제제를 병용하는 경우에는 치료상 어쩔 수 없다고 판단된 경우에만 신중하게 병용한다.

횡문근 융해증이 나타나기 쉽다.

신중투여

■ 신질환이 있는 환자

증상의 악화 및 횡문근 융해증이 나타나는 경우가 있다.

Point 투여에 있어서는 상기 표의 혈청 크레아티닌 수치에 따라 감량한다.

■ 혈청 크레아티닌 수치 1.5mg/dL 이상인 환자

횡문근 융해증이 나타나는 경우가 있다.

■ 간장애 또는 그 기왕력이 있는 환자

혈중농도가 상승할 우려가 있다.

■ 담석 또는 그 기왕력이 있는 환자

담석의 형성이 보이는 경우가 있다.

■ 항응고제를 투여 중인 환자

와파린 칼륨의 작용이 증강된다.

Point 프로트롬빈 시간을 측정하여 항응고제의 양을 조정한다. 출혈 또는 그 경향이 보였을 경우에는 항응고제 또는 모든 해당 약제를 감량 또는 중지한다.

■ HMG-CoA 환원효소 억제제〔프라바스타틴 나트륨(pravastatin sodium), 심바스타틴(simvastatin) 등〕를 투여 중인 환자

횡문근 융해증이 나타나는 경우가 있다.

Point 신기능에 관한 임상 검사 수치에 이상이 나타난 환자에게 본제와 HMG-CoA 환원효소 억제제의 병용은 원칙적으로 금기한다. 어쩔 수 없이 병용하는 경우에는 본제를 소량부터 개시함과 동시에 정기적으로 신기능 검사를 실시하고 자각 증상(근육통, 탈력감)의 발현, CK(CPK)의 상승, 혈중 및 요중 미오글로빈(myoglobin) 상승, 혈청 크레아티닌 상승 등의 신기능 악화를 보인다면 즉시 투여를 중지한다.

■ 술포닐우레아계 혈당강하제〔글리벤클라마이드(glibenclamide), 글리클라자이드(gliclazide), 글리메피리드(glimepiride) 등〕, 나테글리니드(nateglinide) 및 인슐린을 투여 중인 환자

냉한(冷汗), 강한 공복감, 동계 등의 저혈당 증상이 나타나는 경우가 있다.

Point 저혈당 증상이 나타났을 경우에는 경구 혈당강하제, 인슐린의 양을 조절한다.

■ 고령자

간 · 신기능이 저하하고 있는 경우가 많고 또한 체중이 적게 나가는 경향이 있는 등 부작용이 나타나기 쉽다.

Point 고령자는 환자의 합병증, 기왕력, 자 · 타각 증상 등에 유의하여 소량부터 개시하는 등 투여량에 충분히 주의한다.

병용금기

신기능에 관한 임상 검사 수치에 이상이 나타난 환자는 HMG-CoA 환원효소 억제제(프라바스타틴나트륨, 심바스타틴 등)를 원칙적으로 병용하지 않는다(**원칙 병용금기**). 급격한 신기능 악화를 수반하는 횡문근 융해증이 나타나기 쉽다. 치료상 어쩔 수 없다고 판단되는 경우에만 신중하게 병용한다.

Point 「신중투여」 부분 참조

병용주의

① 항응고제(와파린 칼륨)
② HMG-CoA 환원효소 억제제(프라바스타틴 나트륨, 심바스타틴 등)
③ 술포닐우레아계 혈당강하제(글리벤클라마이드, 글리클라자이드, 글리메피리드 등)
④ 나테글리니드
⑤ 인슐린의 혈당 저하 작용이 증강된다.
※①~⑤ 모두「신중투여」부분 참조
⑥ 음이온 교환 수지제〔콜레스티라민(cholestyramine)〕
본제의 흡수가 지연 또는 감소한다.

Point 병용하는 경우에는 적어도 2시간 이상의 간격을 두고 투여한다.

중대한 부작용

■ 횡문근 융해증
본제는 주로 신장을 거쳐 배설되기 때문에 신기능에 관한 임상 검사 수치에 이상이 나타난 환자는 본제의 혈중농도가 상승하기 쉽다. 이와 같은 환자에게 본제의 단독 투여 또는 본제와 HMG-CoA 환원효소 억제제를 병용하면 횡문근 융해증이 발현하기 쉽다.
【원 인】불분명
【대처법】「신중투여」부분 참조

■ 아나필락시스(anaphylaxis)성 증상
쇼크, 아나필락시스성 증상(안면부종, 구순의 종창 등)이 나타나는 경우가 있다.
【원 인】약물 알레르기에 의한 것이라고 생각되고 있다.
【대처법】즉시 투여를 중지하고 항히스타민제나 부신피질호르몬의 투여 및 기도 확보 등의 적절한 처치를 실시한다.

■ 간기능장애 · 황달
AST(GOT), ALT(GPT), γ-GTP의 상승을 수반하는 간기능장애, 황달이 나타나는 경우가 있다.
【원 인】불분명
【대처법】즉시 투여를 중지하고 적절한 처치를 실시한다.

■ 피부점막안증후군(Stevens-Johnson 증후군), 다형 홍반
【원 인】약물 알레르기에 의한 것이라고 생각되고 있다.
【대처법】즉시 투여를 중지하고 적절한 처치를 실시한다.

검사 수치에 대한 영향

- CK(CPK) 상승(1.02%)
- AST 상승(0.54%)
- ALT 상승(0.37%)
- 혈청 크레아티닌 상승(0.35%)
- BUN 상승(0.34%)
- LDH 상승(0.28%)
- 빈혈(0.23%)

α-글루코시다아제 저해제

보글리보스(voglibose) – 베이슨(Basen)

유사제

글루코바이(Glucobay), 세이블루(Seibule) 등

효능 · 효과

당뇨병의 식후 과혈당의 개선(단 식사요법 · 운동요법을 실시하고 있는 환자에서 충분한 효과를 얻지 못한 경우 또는 식사요법 · 운동요법에 경구 혈당 강하제 또는 인슐린 제제를 사용하고 있는 환자에서 충분한 강하를 얻지 못한 경우에 한함)

특징

본제는 장관에 있어서 이당류에서 단당류로의 분해를 담당하는 이당류 분해요소(α-글루코시다아제)를 저해하여 당질의 소화 · 흡수를 지연시킴에 따라 식후의 과혈당을 개선한다. 또한 혈청 지질을 개선하고〔중성지방(triglyceride) 저하, HDL-콜레스테롤 상승〕 인슐린 감수성을 개선한다.

조성 · 제형 · 용량

백색~황백색을 띤 정제 또는 황백색~옅은 황색을 띤 구강내 붕괴(OD) 정제로, 1정 중에 보글리보스 0.2mg 및 0.3mg을 함유한다.

사용법 · 사용량

통상 성인에게는 보글리보스로서 1회 0.2mg을 1일 3회 매 식전에 경구 투여한다. 또한 효과가 불충분한 경우에는 경과를 충분히 관찰하면서 1회량을 0.3mg까지 증량할 수 있다.

■ 사용법 · 사용량과 관련된 주의사항

본제 중 OD정은 구강 내에서 붕괴하지만 구강이 점막으로부터 흡수되는 경우는 없기 때문에 타액 또는 물로 넘긴다.

사용금기

■ 중증 케톤증(ketosis), 당뇨병성 혼수 또는 전 혼수 환자

수액 및 인슐린에 의한 신속한 고혈당의 시정이 필수이다.

■ 중증 감염증, 수술 전후, 중대한 외상이 있는 환자

인슐린 주사에 의한 혈당관리가 바람직하다.

■ 본제의 성분에 대한 과민증의 기왕력이 있는 환자

신중투여

■ 다른 당뇨병 용제를 투여 중인 환자

저혈당이 일어나는 경우가 있다.

Point 본제는 이당류의 소화 · 흡수를 지연하므로 저혈당 증상이 나타났을 경우에는 자당(sucrose)이 아닌 포도당을 투여한다.

■ 개복수술의 기왕력 또는 장폐쇄증의 기왕력이 있는 환자

장내 가스 등의 증가에 따라 장폐쇄성 증상이 발현하기 쉽다.

■ 소화 · 흡수장애를 수반한 만성 장질환 환자

본제의 작용에 의해 병태가 악화하는 경우가 있다.

■ Roemheld' 증후군, 중대한 헤르니아(hernia), 대장의 협착 · 궤양 등의 환자

장내 가스 등의 증가에 따라 증상이 악화하는 경우가 있다.

■ 중대한 간장애가 있는 환자

대사 상태가 변화하는 경우가 있기 때문에 혈당관리 상황이 크게 변화할 우려가 있다. 또한 중대한 간경변 예에서 고암모니아혈증이 악화하여 의식장애가 수반하는 경우가 있다.

■ 중대한 신장애가 있는 환자

대사 상태가 변화하는 경우가 있기 때문에 혈당관리 상황이 크게 변화할 우려가 있다.

■ 고령자

일반적으로 고령자는 생리 기능이 저하하고 있기 때문에 부작용이 발현하기 쉽다.

Point 저용량(예를 들어 1회량 0.1mg)부터 투여를 개시함과 동시에 혈당치 및 소화기 증상의 발현에 유의하는 등 경과를 충분히 관찰하면서 신중하게 투여한다.

병용주의

■ 당뇨병 용제〔술폰아미드계 및 술포닐우레아계 약제, 비구아니드계 제제, 인슐린 제제, 인슐린 저항성 개선제, 속효형 인슐린 분비 촉진제〕

저혈당 발현의 가능성이 있다.

Point 저용량부터 투여를 개시하는 등 신중하게 투여한다.

■ 당뇨병 용제 및 그 혈당 저하 작용을 증강 또는 감약하는 약제를 병용하고 있는 경우

- 증강하는 약제: β-차단제, 살리실산제, 모노아민 산화효소 저해제, 피브레이트(fibrate)계 고지혈증 치료제, 와파린 등
- 감약하는 약제: 에피네프린(epinephrine), 부신피질호르몬, 갑상선호르몬 등

Point 앞서 기술한 병용에 더욱 본제를 병용하는 경우에는 당뇨병 용제의 사용상의 주의사항에 기재한 상호작용에 유의함과 동시에 본제의 당질 흡수 지연 작용이 더해지는 것에 의한 영향에 충분히 주의한다.

중대한 부작용

■ 저혈당(0.1~5% 미만)

다른 당뇨병 용제와의 병용으로 나타나는 경우가 있다. 또한 다른 당뇨병 용제를 병용하지 않는 경우에도 저혈당(0.1% 미만)이 보고되고 있다. 본제는 주로 신장을 거쳐 배설되기 때문에 신기능에 관한 임상 검사 수치에 이상이 나타난 환자는 본제의 혈중농도가 상승하기 쉽다. 이와 같은 환자에게 본제를 단독 투여 또는 본제와 HMG-CoA 환원효소 억제제를 병용하면 횡문근 융해증이 발현하기 쉽다.

【원 인】 식후 과혈당의 개선 및 그것에 수반하는 공복 시 혈당, 헤모글로빈 A_{1C}(HbA_{1C})의 저하에 의한다.

【대처법】 본제는 이당류의 소화 · 흡수를 지연하기 때문에 저혈당 증상이 나타났을 경우에는 자당(sucrose)이 아닌 포도당을 투여한다.

■ 복부 팽만, 방귀 증가(0.1~5% 미만), 장폐쇄성 증상(0.1% 미만)

【원 인】 장내 가스 등의 증가에 의한다.

【대처법】 즉시 투여를 중지하고 적절한 처치를 실시한다.

■ 전격 간염, 중대한 간기능장애, 황달(모두 0.1% 미만)

【원 인】 불분명

【대처법】 즉시 투여를 중지하고 적절한 처치를 실시한다.

■ 고암모니아혈증의 악화, 의식장애

【원　인】 중대한 간경변 예에 투여했을 경우 변비 등을 계기로 나타나는 경우가 있다.

【대처법】 배변 상황을 충분히 관찰하여 이상이 나타났을 경우에는 즉시 투여를 중지하는 등 적절한 처치를 실시한다.

검사 수치에 대한 영향

- ALT(GPT) 상승(1.26%)
- AST(GOT) 상승(0.85%)
- LDH 상승(0.31%)
- γ-GTP 상승(0.31%)
- 저혈당(0.24%)
- ALP 상승(0.22%)
- BUN 상승(0.20%)
- 적혈구 감소(0.15%)

089

α-글루코시다아제 저해제

아카보즈(acarbose)
– 글루코바이(Glucobay)

유사제

베이슨(Basen), 세이블루(Seibule)

효능 · 효과

당뇨병의 식후 당뇨병의 개선
(식사 · 운동요법을 계속해도 식후 2시간 혈당 200mg/dL 이상이 되는 경우에 이용한다)

특징

- 소장에 존재하는 이당류 분해효소인 α–아밀라아제(α-amylase) 및 α–글루코시다아제의 저해 작용(*in vivo*)에 의해 당질의 소화 · 흡수를 지연시킨다.
- 식후의 급격한 혈당 상승을 억제하여 식후 과혈당을 개선한다.
- 당뇨병 환자에서 경구 혈당강하제 또는 인슐린 제제에 의해서도 충분한 혈당 조절이 되지 않는 경우의 추가요법으로서도 적당하다.

조성 · 제형 · 용량

백색~담황색의 정제로 1정 중 아카보즈 50mg 또는 100mg을 함유한다.

사용법 · 사용량

아카보즈로서 성인은 통상 1회 100mg을 1일 3회, 식사 직전에 경구 투여한다. 단 1회 50mg부터 투여를 개시하여 내약성(tolerability)을 확인한 후 1회 100mg으로 증량하는 것도 가능하다. 연령, 증상에 따라 적당히 증감한다.

사용금기

■ 중증 케톤증(ketosis), 당뇨병성 혼수 및 전 혼수 환자
수액 및 인슐린에 의한 신속한 고혈당의 시정이 필수가 되므로 본제의 투여는 적합하지 않다.

■ 중증 감염증, 수술 전후, 중대한 외상이 있는 환자
인슐린에 의한 혈당관리가 바람직하므로 본제의 투여는 적합하지 않다.

■ 본제의 성분에 대해 과민증의 기왕력이 있는 환자

■ 임부 또는 임신 중일 가능성이 있는 부인
임신 중의 투여에 관한 안전성은 확립되어 있지 않다.
수유 중 부인에게는 투여하지 않는 것이 바람직하다. 동물실험에서 유즙 안으로 이행한다고 보고되고 있다.

신중투여

■ 다른 당뇨병 용제를 투여하고 있는 환자
병용에 따라 저혈당 증상이 발현하는 경우가 있다.

■ 개복 수술의 기왕력 또는 장폐쇄의 기왕력이 있는 환자
장내 가스 등의 증가에 따라 장폐쇄성 증상이 나타나는 경우가 있다.

■ 위장장애가 있는 환자
본제의 투여에 따라 고장(meteorism), 방귀, 설사 등의 소화기 증상이 증강할 가능성이 있다.

■ 중대한 간기능장애가 있는 환자
대사 상태가 불안정하여 혈당관리 상황이 크게 변화할 우려가 있다.

■ 중대한 신기능장애가 있는 환자
외국에서 크레아티닌 청소 25mL/min 미만의 환자에게 투여했을 때의 혈중 활성물질 농도는 신기능 정상자에 비해 약 4~5배 상승한다고 보고되고 있다.

■ Roemheld' 증후군, 중대한 헤르니아(hernia), 대장의 협착 · 궤양 등의 환자
장내 가스의 발생 증가에 따라 증상이 악화하는 경우가 있다.

■ 고령자
고령자 등 인용성(tolerability)의 저하가 염려되는 환자에 대해서는 저용량(1회 50mg)부터 투여를 개시하고 경과를 충분히 관찰하면서 신중하게 투여할 필요가 있다.

병용주의

■ 술포닐우레아(sulfonylurea)계 약제

■ 술폰아미드(sulfonamide)계 약제

■ 비구아니드(biguanide)계 약제

■ 인슐린 제제

■ 인슐린 저항성 개선제
상기 약제에 의한 혈당 강하 작용에 본제의 당질 흡수 지연 작용이 더해져 저혈당이 나타나는 경우가 있다. 저혈당 출현 시에는 자당(sucrose)이 아닌 포도당을 투여한다.

■ β-차단제, 살리실산제, 모노아민 산화효소 저해제
상기 약제와 술포닐우레아계 약제 등을 병용함에 따라 혈당 강하 작용이 증강되는 곳에 본제의 당질 흡수 지연 작용이 더해져 혈당 강하 작용이 더욱 증강할 가능성이 있다.

■ 에피네프린(epinephrine), 부신피질호르몬, 갑상선호르몬
상기 약제와 술포닐우레아계 약제 등의 혈당 강하 작용이 있는 약과 본제를 병용하는 경우 에피네프린 등에 의해 설포릴 요소계 약제의 혈당 강하 작용이 감약하는 곳에 혈당 흡수 지연 작용이 더해지기 때문에 혈당치의 변동에 주의할 필요가 있다.

■ 디곡신(digoxin)
상세한 기전을 불분명하지만 병용에 의해 디곡신의 혈중농도가 저하하는 경우가 있다. 또한 소수 예에서 혈중농도의 상승도 보이고 있다. 디곡신의 혈중농도가 변동했을 경우에는 디곡신의 투여량을 조절할 필요가 있다.

■ 락툴로오스(lactulose)
본제의 작용에 의한 소화되지 않은 그 밖의 이당류와 함께 하부 소화관으로 이행하여 장내 세균에 의해 분해를 받는 것으로부터 병용에 의해 더욱 증가할 가능성이 있다.

■ 탄수화물 소화효소 제제〔디아스타아제(diastase)〕
본제는 α-아밀라아제 활성의 저해 작용을 있고, 한편 탄수화물 소화효소 제제는 α-아밀라아제 활성을 가지고 있기 때문에 약효에 영향을 미칠 가능성이 있다.

중대한 부작용

■ 저혈당

다른 당뇨병 용제와의 병용으로 저혈당(0.1~5% 미만)이 나타나는 경우가 있다.
또한 다른 당뇨병 용제를 병용하지 않는 경우에도 저혈당(0.1% 미만)이 보고되고 있다.
【대처법】 본제는 이당류의 소화 · 흡수를 지연시키므로 **자당(sucrose)이 아닌 포도당**을 투여하는 등의 적절한 처치를 실시한다.

■ 장폐쇄성 증상

복부 팽만 · 고장(meteorism) 증가 등이 나타나 장내 가스 등의 증가에 따라 장폐쇄성 증상(0.1% 미만)이 나타나는 경우가 있으므로 관찰을 충분히 실시하여 증상이 나타났을 경우에는 투여를 중지하는 등 적절한 처치를 실시한다.

■ 간기능장애, 황달

AST(GOT) · ALT(GPT)의 상승 등을 수반하는 중대한 간기능장애, 황달(0.1% 미만)이 나타나는 경우가 있다. 또한 전격 간염(0.1% 미만)의 보고가 있다.
투여 개시 후 6개월까지는 월 1회, 그 후에도 정기적으로 간기능검사를 실시하는 등 관찰을 충분히 실시하여 이상이 나타났을을 경우에는 투여를 중지하고 적절한 처치를 실시한다.
※ 보글리보스의 경우 중대한 간경변 예에 투여했을 경우 변비 등을 계기로 고암모니아혈증이 악화하여 의식장애를 수반한다는 보고가 있다. 배변 상황 등을 충분히 관찰하여 이상이 나타났을 경우에는 즉시 투여를 중지하는 등 적절한 처치를 실시한다.

간과되기 쉬운 의외의 작용

외국에서의 건강한 성인을 대상으로 한 콜레스티라민(cholestyramine) 제제와의 병용시험에서 본제의 효과(특히 식후 인슐린치 상승 억제)가 증강되었다는 보고가 있다.
콜레스티라민 제제는 본제의 작용에 영향을 미칠 우려가 있으므로 병용하지 않는 것이 바람직하다.

검사 수치에 대한 영향

- AST 상승(1.03%)
- ALT 상승(1.96%)
- γ-GTP 상승(0.44%)
- ALP 상승(0.24%)
- LDH 상승(0.46%)

090

술포닐우레아제

글리벤클라마이드(glibenclamide)
– 유글루콘(Euglucon), 다오닐(Daonil)

유사제

글리미크론(Glimicron), 아마릴(Amaryl), 훽스트 라스티논(Hoechst Rastinon), 디멜린(Dimelin) 등

효능 · 효과

식사요법과 운동요법만으로는 충분한 조절을 할 수 없는 2형 당뇨병 환자
그다지 비만하지 않고 공복 시 혈당이 확실하게 상승하고 있는 환자에게 효과가 있다(구체적으로는 헤모글로빈 A_{1C}(HbA_{1C}) 7% 이상, 공복 시 혈당 140mg/dL 이상, BMI 25kg/m^2 이하).

특징

췌장 β세포에 직접 작용하여 인슐린 분비를 지속적으로 촉진하여 기초 분비와, 추가 분비를 함께 증가시킨다. 하지만 식후 고혈당의 원인인 식후 조기의 초기 분비 저하를 개선하는 것은 불가능하다.
식사 · 운동요법의 기본요법이 지켜지지 않는 예에서는 비만을 조장시킨다. 또한 기본요법이 지켜지고 있는 예에서도 장기간의 사용으로 이차 실패를 초래하는 경우가 있다.

조성 · 제형 · 용량

백색의 정제로 1정에 글리벤클라마이드 1.25mg, 2.5mg을 함유한다.

사용법 · 사용량

통상 1일량 글리벤클라마이드로서 1.25~2.5mg을 경구 투여하여 필요에 따라 적당히 증량하여 유지량을 결정한다. 단 1일 최고 투여량은 10mg으로 한다. 투여 방법은 원칙적으로 1회 투여의 경우는 조식 전 또는 후, 2회 투여의 경우는 조 · 석식 전 또는 후에 경구 투여한다.

■ 사용법 · 사용량과 관련된 주의사항

중증의 지연성 저혈당을 일으키는 경우가 있다. 아래에 설명하는 신중투여 시에는 작용 시간이 짧고 효과가 느린 글리클라자이드(글리미크론)부터 개시한다. 글리클라자이드가 중등량(글리미크론 40mg정으로 1일 2정 이상) 이상 필요한 경우에는 효과가 강력하고 작용 시간이 긴 글리벤클라마이드로 변경하는 것을 고려한다.

사용금기

■ 중증 케톤증(ketosis), 당뇨병성 혼수 또는 전 혼수, 인슐린 의존형 당뇨병〔소아 당뇨병(juvenile diabetes), 불안전형 당뇨병(brittle diabetes) 등〕 환자

인슐린이 적당하다.

■ 중대한 간 또는 신기능장애가 있는 환자

중대한 저혈당을 일으킬 우려가 있다.

■ 중증 감염증, 수술 전후, 중대한 외상이 있는 환자

중대한 저혈당을 일으킬 우려가 있다.

■ 설사 · 구토 등의 위장장애가 있는 환자

중대한 저혈당을 일으킬 우려가 있다.

■ 임부 또는 임신 중일 가능성이 있는 부인

태아 이행성이 확인되고 있고 동물실험에서는 최기형성이 보고되고 있다.

■ 본제의 성분 또는 술폰아미드(sulfonamide)계 약제에 대해 과민증의 기왕력이 있는 환자

■ 보센탄(bosentan)을 투여 중인 환자

신중투여

■ 간 또는 신기능장애가 있는 환자

중대한 간장애의 경우에는 간 글리코겐 분해, 포도당 신합성(gluconeogenesis), 인슐린의 분해 저하가 나타나 이와 같은 환자에게는 술포닐우레아제에 의한 저혈당을 일으킬 우려가 있다. 또한 술포닐우레아제는 대부분이 간대사, 신장 배설이기 때문에 간 또는 신기능장애가 있는 환자에게는 약물 동태에 영향을 끼쳐 일정한 임상 효과를 얻지 못하는 데다 중대한 부작용 발현의 위험성이 있다.

■ 저혈당을 일으킬 우려가 있는 환자 또는 상태
- 간 또는 신기능장애(「사용금기」 참조)
- 뇌하수체 기능부전 또는 부신기능부전
  혈당 상승 작용이 감약하고 있어 저혈당을 일으킬 우려가 있다.
- 영양불량 상태, 기아(飢餓) 상태, 불규칙한 식사 섭취, 식사 섭취량의 부족 또는 쇠약 상태
  당질 섭취 부족에 의한 저혈당의 우려가 있다.
- 격심한 근육운동
  장시간의 격심한 운동은 간장이나 근육의 글리코겐이 대량으로 소비되어 장시간 저혈당이 일어나기 쉬운 상태가 계속된다.
- 과도한 알코올 섭취자
  알코올 대량 섭취 시에는 SU제의 작용이 증강하여 저혈당이 발현하는 경우가 있다. 에탄올 자체가 당 대사에 영향을 끼쳐 포도당 신합성을 억제하여 혈당 저하 작용을 갖는다.
- 고령자
  생리 기능의 저하로부터 저혈당이 일어나기 쉽다.

병용금기

■ 보센탄(bosentan)〔트라클리어(Tracleer)〕

술포닐우레아제 및 보센탄은 담즙산염의 배설을 저해하여 간세포 내의 축적을 초래하여 담즙산염의 간세포장애에 의해 간장애〔AST(GOT), ALT(GPT) 상승〕가 일어날 가능성이 시사되고 있다.

병용주의

■ 혈당 강하 작용을 증강하는 약제
- 인슐린 제제: 혈중 인슐린 증대
- 비구아니드(biguanide)계 약제〔염산메트포르민(metformin HCl), 염산부포민(buformin HCl)〕: 간장에서의 포도당 신합성 억제, 장관에서의 포도당 흡수 억제
- 인슐린 저항성 개선제〔피오글리타존(pioglitazone)〕: 인슐린 작용 증강
- α-글루코시다아제(α-glucosidase) 저해제〔아카보즈(acarbose), 보글리보스(voglibose)〕: 당 흡수 억제
- 프로베네시드(probenecid): 신장 배설 억제
- 쿠마린(coumarin)계 약제(와파린 칼륨): 간대사 억제
- 살리실산제(아스피린 등): 혈중 단백과의 결합 억제, 살리실산제의 혈당 효과 작용

- 파이라졸론(pyrazolone)계 소염제〔케토페닐부타존(ketophenylbutazone)〕: 혈중 단백과의 결합 억제, 신장 배설 억제, 간대사 억제
- 프로피온산(propionic acid)계 소염제〔나프록센(naproxen), 록소프로펜나트륨(loxoprofen sodium) 등〕, 아릴초산(arylacetic)계 소염제〔암페낙나트륨(amfenac sodium)〕, 나부메톤(nabumetone) 등), 옥시캄(oxicam)계 소염제〔테녹시캄(tenoxicam)〕: 혈중 단백과의 결합 억제
- β-차단제〔프로프라놀롤(propranolol), 아테놀롤(atenolol), 핀돌롤(pindolol) 등〕: 포도당 신합성 억제, 에피네프린(epinephrine)에 의한 저혈당으로부터의 회복 억제, 저혈당에 대한 교감신경 증상 억제
- 모노아민 산화효소(monoamine oxidase) 저해제: 인슐린 분비 촉진, 포도당 신합성 억제
- 설파제(sulfa drug)〔설파메티졸(sulfamethizole), 설파메톡사졸(sulfamethoxazole), 설파모노메톡신(sulfamonomethoxine) 등〕: 혈중 단백과의 결합 억제, 신장 배설 억제, 간대사 억제
- 클로람페니콜(chloramphenicol): 간대사 억제
- 테트라사이클린(tetracycline)계〔염산테트라사이클린(tetracycline HCl), 염산미노사이클린(minocycline HCl) 등〕: 인슐린 감수성 촉진
- 시프로플록사신(ciprofloxacin): 기전 불분명
- 피브레이트(fibrate)계 약제〔클로피브레이트(clofibrate), 베자피브레이트(bezafibrate) 등〕: 혈중 단백과의 결합 억제, 신장 배설 억제, 간대사 억제
- 구아네티딘(guanethidine): 기전 불분명, 카테콜아민(catecholamine)의 관여가 추측된다.
- 아졸(azole)계 항진균제〔미코나졸(miconazole), 플루코나졸(fluconazole) 등〕: 혈중 단백과의 결합 억제, 간대사 억제

Point 병용하는 경우는 혈당치 외에 환자의 상태를 충분히 관찰하면서 투여한다. 특히 β-차단제와 병용하는 경우는 프로프라놀롤(propranolol) 등의 비선택성 약제는 피하는 것이 바람직하다. 저혈당이 나타났을 때는 통상 자당(sucrose)을 투여하고, α-글루코시다아제 저해제와의 병용에 의해 저혈당 증상이 보였을 때는 포도당을 투여한다.

■ 혈당 강하 작용을 감약하는 약제

- 에피네프린(epinephrine): 말초에서의 포도당 흡수 억제, 간장에서의 포도당 신합성 촉진
- 부신피질호르몬: 간장에서의 포도당 신합성 촉진, 말초조직에서의 인슐린 감수성 저하
- 갑상선호르몬: 장관에서의 포도당 흡수 항진, 글루카곤(glucagon)의 분비 촉진, 카테콜아민 작용 증강, 간장에서의 포도당 신합성 촉진
- 난포호르몬: 기전 불분명

- 이뇨제: 인슐린 분비의 억제, 말초에서의 인슐린 감수성의 저하
- 피라진아미드(pyrazinamide): 기전 불분명
- 이소니아지드(isoniazid): 당질대사의 장애에 의한 혈당치 상승 및 내당(耐糖)능력 이상
- 리팜피신(rifampicin): 간대사 촉진
- 니코틴산(nicotinic acid): 간장에서의 포도당 동화(同化) 억제
- 페노티아진(phenothiazine)계〔클로르프로마진(chlorpromazine), 플루페나진(fluphenazine) 등〕: 인슐린 유리 억제, 부신으로부터의 에피네프린 유리
- 페니토인(phenytoin): 인슐린 분비 저해
- 초산 부세레린(buserelin acetate): 기전 불분명

Point 병용할 때는 혈당치 및 고혈당 증상(구토, 탈수, 호기 시 아세톤 냄새 등)이 나타나기 시작하여 환자의 상태를 충분히 관찰하면서 투여한다.

중대한 부작용

■ 저혈당

【초기 증상】 탈력감 · 고도의 공복감, 발한, 한기, 동계, 손발 떨림, 눈의 어른거림 현상 등이 나타난다. 서서히 진행하는 저혈당에서는 정신장애, 의식장애가 주인 경우가 있으므로 주의한다.

【원　인】 술포닐우레아(sulfonylurea, SU)제에 의한 저혈당의 빈도는 낮지 않고(시판 후 조사에서 2.52%), 위험인자로는 HbA_{1C}가 낮은 것 외에 음주, 혈당 강하 작용을 증강하는 약제의 병용, 작용 시간이 긴 강력한 술포닐우레아제의 사용이 생각된다. 신기능장애나 간기능장애를 가진 환자에게는 더욱 주의가 필요하다.

【대처법】 통상은 자당(sucrose)을 투여한다. 하지만 α-글루코시다아제 저해제와의 병용에 의해 저혈당 증상이 나타났을 경우는 포도당을 투여한다.

■ 무과립구증, 용혈성 빈혈

【초기 증상】 무과립구증: 목의 통증, 권태감, 구내염, 발열 등

용혈성 빈혈: 동계, 숨참, 권태감, 황달, 두통, 현기증, 식욕부진, 발열, 적갈색 소변

【원　인】 기전 불분명

【대처법】 이상이 나타났을 경우에는 투여를 중지하고 적절한 처치를 실시한다.

■ 간염, 간기능장애, 황달

【초기 증상】 권태감, 식욕부진, 황달 증상

【원　인】 주로 간대사인 경우나 알레르기성 약물성 간장애나 담즙울체형의 간장애가 관여하고 있다고 생각되고 있지만 상세한 것은 불분명하다.

【대처법】 이상이 나타났을 경우에는 투여를 중지하고 적절한 처치를 실시한다.

그 밖의 문제점

■ 이차 실패

술포닐우레아제의 효과가 당초 유효함에도 불구하고 장기간 연용하면 감약 또는 소실하는 경우가 있다(술포닐우레아제를 투여해도 당초부터 효과가 나타나지 않는 경우가 일차 무효이다). 기준으로는 일반적으로 글리벤클라마이드(glibenclamide) 10mg/1일(日)을 투여해도 공복 시 혈당치가 140mg/dL 이상, 식후 2시간 혈당치 200mg/dL이상, HbA_{1C} 7.0~7.5% 이상이 지속하는 상태로 되어 있다.

원인으로는 술포닐우레아제의 작용기전적인 면(췌장 β세포의 피폐 등)이나 포도당독성(glucose toxicity) 등을 생각할 수 있다. 그 중에는 완서(緩徐) 진행성 1형 당뇨병이 포함되는 경우도 있다. 이차 무효가 나타났을 경우는 인슐린요법으로 변경한다.

■ 심혈관계에 대한 영향

술포닐우레아제 내복군을 장기간 계속 투여한 경우 식사요법군과 비교하여 심장 · 혈관계장애에 의한 사망률이 유의하게 높아졌다는 보고가 있다. 글리클라자이드(gliclazide) 이외의 술포닐우레아제는 심근의 K 채널에도 결합하기 때문에 심근에 있어서의 허혈 전 처치(preconditioning)를 저해한다고 생각되어 허혈성 심질환을 수반하는 당뇨병 환자에 대한 SU제의 투여는 허혈 심근에 대한 작용을 충분히 고려한 후에 사용하는 것이 바람직하다〔글리메피리드(glimepiride)도 심근에 있어서의 허혈 전 처치를 저해하지 않는다고 되어 있다〕.

091

비구아니드제

염산메트포르민(metformin HCl)

- 글리코란(Glycoran)

유사제

글리코란(Glycoran), 멜빈(Melbin), 메뎃(Medet)

효능 · 효과

인슐린 비의존형 당뇨병〔단 술포닐우레아제의 효과가 불충분한 경우 또는 부작용 등에 의해 사용이 부적합한 경우에 한함〕

특징

췌장 β세포의 인슐린 분비를 통하지 않고 혈당 강하 작용을 갖는다.

혈당 강하 작용의 주된 작용으로는 ① 말초에서의 포도당 이용 항진, ② 간장에서의 포도당 신합성 억제, ③ 장관에서의 포도당(glucose) 흡수 억제이다.

조성 · 제형 · 용량

백색의 정제로 1정 중 250mg의 염산메트포르민을 함유하고 있다.

사용법 · 사용량

술포닐우레아(sulfonylurea, SU)제의 효과가 불충분한 경우 또는 부작용 등에 의해 사용이 부적합한 경우에만 사용한다.

1일량 500mg부터 개시하여 1일 2~3회 식후에 나누어 복용한다.

유지량은 효과를 관찰하면서 결정하는데 1일 최고 투여량 750mg까지로 되어 있다.

사용금기

■ 유산증(lactic acidosis)을 일으키기 쉬운 환자

• 유산증의 기왕력

- 신기능장애(경도의 장애도 포함)
- 간기능장애
- 쇼크 · 심부전, 심근경색, 폐경색 등 심혈관, 폐기능에 고도의 장애가 있는 환자 및 그 밖의 저산소혈증을 수반하기 쉬운 상태
- 과도한 알코올 섭취자
- 탈수증
- 설사 · 구토 등의 위장장애
- 고령자

  고령자는 신장 · 간기능 등이 저하하고 있다. 신기능 저하에 의한 본제의 배설 감소, 간기능 저하에 의한 유산(乳酸)의 대사능력 저하가 유산증을 일으키기 쉽게 한다.

■ 중증 케톤증(ketosis) · 당뇨병성 혼수 또는 전 혼수, 인슐린 의존형 당뇨병

■ 중증 감염증, 수술 전후, 중대한 외상이 있는 환자

경구 당뇨병제에서의 혈당 조절은 곤란하다.

■ 영양불량 상태, 기아 상태, 쇠약 상태, 뇌하수체 기능부전 또는 부신기능부전 환자

저혈당을 일으킬 가능성이 있다.

■ 임부 또는 임신 중일 가능성이 있는 여성

동물실험에서는 최기형성이 보고되고 있다.

또한 임부는 유산증을 일으키기 쉽다.

■ 본제의 성분 또는 비구아니드계 약제에 대해 과민증의 기왕력이 있는 환자

신중투여

- 유산증이나 저혈당을 일으킬 우려가 있는 환자
- 불규칙한 식사 섭취, 식사 섭취량의 부족
- 격심한 근육운동
- 감염증

병용주의

■ 요오드(iodine) 조영제, 신독성이 강한 항생물질〔겐타마이신(gentamicin) 등〕

상기 두 제제에 의해 신기능이 저하하여 본제의 배설 저하가 생각되어 유산증을 일으키는 경우가 있다. 병용하는 경우는 일시적으로 본제를 중지하는 등의 처치가 필요하다.

■ 인슐린 제제, 술포닐우레아(sulfonylurea)계 약제, α-글루코시다아제(α-glucosidase) 저해제, 인슐린 저항성 개선제

병용에 의한 혈당 강하 작용의 증강 가능성이 있어 환자의 상태를 충분히 관찰하면서 투여한다. 저혈당 증상이 나타났을 경우에는 통상은 자당(sucrose)을 투여하지만, α-글루코시다아제 저해제와 병용하는 경우에는 포도당을 투여한다.

■ 단백 동화(同化) 스테로이드

기전은 불분명하지만 병용에 의해 저혈당 증상이 일어날 가능성이 있다.

■ 구아네티딘(guanethidine)

구아네티딘의 계속 투여에 의한 노르에피네프린(norepinephrine) 고갈에 의해 혈당이 저하한다고 생각되고 있다.

■ 살리실산제(아스피린 등)

살리실산제의 혈당 강하 작용이 생각되고 있어 저혈당이 나타날 가능성이 있다.

■ β-차단제

β-차단 작용에 의해 에피네프린을 통한 저혈당으로부터의 회복을 늦추는 것이 생각된다.

■ 모노아민 산화효소(monoamine oxidase) 저해제

모노아민 산화효소 저해제에 의한 인슐린 분비 촉진, 포도당 신합성 억제가 생각된다.

■ 에피네프린

에피네프린에 의한 말초에서의 당 이용 억제, 간에서의 포도당 신합성 억제, 인슐린 분비 억제에 의해 혈당 강하 작용이 감약하는 경우가 있다.

■ 부신피질호르몬

부신피질호르몬에 의한 간에서의 포도당 신합성 촉진 등이 생각되어 혈당 강하 작용이 감약하는 경우가 있다.

■ 갑상선호르몬

갑상선호르몬은 당대사에 관여하여 혈당 강하 작용이 감약하는 경우가 있다.

■ 난포호르몬

난포호르몬에는 당대사를 변화시켜 혈당을 상승시키는 작용이 있어 병용에 의해 혈당 강하 작용이 감약하는 경우가 있다.

■ 이뇨제

이뇨제에 의한 칼륨 상실에 의해 인슐린 분비의 저하가 일어나 혈당 강하 작용이 감약하는 경우가 있다.

■ 피라진아미드(pyrazinamide)
기전은 불분명하지만 병용에 의해 혈당 강하 작용이 감약하는 경우가 있다.

■ 이소니아지드(isoniazid)
탄수화물 대사 저해를 일으켜 혈당 강하 작용이 감약할 가능성이 있다.

■ 니코틴산
니코틴산에 의한 혈당 상승 작용에 의해 혈당 강하 작용이 감약하는 경우가 있다.

■ 페노티아진(phenothiazine)계 약제
페노티아진계 약제에 의한 인슐린 분비 억제, 부신으로부터의 에피네프린 유리가 생각되며 병용에 의해 혈당 강하 작용이 감약할 가능성이 있다.

중대한 부작용

■ 유산증(lactic acidosis)(빈도 불분명)
오심, 구토, 복통, 설사 등의 위장 증상, 권태감, 근육통, 과호흡 등이 나타났을 경우에는 즉시 내복을 중지하고 필요한 검사를 실시한다(혈중 유산의 상승, 유산/피루브산(pyruvic acid) 비(比)의 상승, 혈액 pH의 저하 등).
【대처법】 산증(acidosis)의 보정, 수액, 혈액투석 등의 적절한 처치를 실시한다. 특히 투여 개시 초기, 투여량을 늘렸을 경우에는 유산증이 발생하기 쉬우므로 주의한다.

■ 중증의 지연성 저혈당증(빈도 불분명)
저혈당 증상이 나타났을 때에는 당을 투여한다(α-글루코시다아제 저해제와의 병용으로 저혈당이 나타났을 경우에는 포도당을 투여한다).

간과되기 쉬운 의외의 작용

- 비구아니드제를 장기 복용했을 경우 식사 단독과 비교하여 심장·혈관계장애에 의한 부작용이 유의하게 높아졌다는 보고가 있다.
- 장기 투여에 의해 비타민 B_{12}의 흡수 불량이 나타나는 경우가 있다.
- 인슐린 또는 경구 혈당강하제를 투여 중에 안지오텐신 변환효소 저해제를 투여함에 따라 저혈당이 일어나기 쉽다는 보고가 있다.

속효성 인슐린 분비 촉진제

나테글리니드(nateglinide)
- 스타시스(Starsis), 파스틱(Fastic)

유사제

글루패스트(Glufast)

효능 · 효과

인슐린 비의존형 당뇨병에 있어서의 식후 혈당 추이의 개선(단 식사요법 · 운동요법을 실시하고 있는 환자에서 충분한 효과를 얻을 수 없는 경우 또는 식사요법, 운동요법에 α-글루코시다아제 저해제를 사용하고 있는 환자에서 충분한 효과를 얻을 수 없는 경우에 한함)

특징

- 술포닐우레아(sulfonylurea, SU)제와 같은 술포닐우레아 수용체를 통해 작용하는데 속효 또는 단시간의 효과를 특징으로 하고 있다.
- 인슐린 분비 작용은 술포닐우레아제에 대해 느리지만 식후 고혈당에 유효하게 작용하여 식전에 저혈당을 일으키기 어렵다.

조성 · 제형 · 용량

백색의 정제로 1정 중에 나테글리니드 30mg, 90mg을 함유한다.

사용법 · 사용량

1회 90mg을 1일 3회 매 식전에 투여한다. 효과가 불충분한 경우에는 경과를 충분히 관찰하면서 1회량을 120mg까지 증량할 수 있다.

투여는 매 식전 10분 이내(식사 직전)로 한다. 또한 투여 후 신속하게 약효를 발현하기 때문에 식전 30분 투여에서는 식사 개시 전에 저혈당을 유발할 가능성이 있다.

사용금기

■ 중증 케톤증(ketosis), 당뇨병성 혼수 또는 전 혼수, 인슐린 의존형 당뇨병 환자
수액 및 인슐린에 의한 신속한 고혈당의 시정이 필수가 되므로 본제의 투여는 적합하지 않다.

■ 중증 감염증, 수술 전후, 투석 환자, 중대한 외상이 있는 환자
인슐린 주사에 의한 혈당관리가 바람직하므로 본제의 투여는 적합하지 않다.

■ 본제의 성분에 대해 과민증의 기왕력이 있는 환자

■ 임부 또는 임신 중일 가능성이 있는 부인
동물실험에서 태반 통과, 또는 최기형성 작용이 나타나고 있다. 그리고 수유에의 이행도 보고되고 있다.

신중투여

■ 간기능장애 또는 신기능장애가 있는 환자

■ 허혈성 심질환이 있는 환자
외국에서의 투여 예에 심근허혈의 악화에 의한다고 생각되는 심근경색을 발증한 증례가 보고되고 있다.

■ 뇌하수체기능부전 또는 부신기능부전

■ 설사 · 구토 등의 위장장애가 있는 환자
저혈당을 일으킬 가능성이 있다.

■ 영양불량상태, 기아상태, 불규칙한 식사 섭취, 식사 섭취량의 부족 또는 쇠약상태
저혈당을 일으킬 가능성이 있기 때문

■ 격심한 근육운동
저혈당을 일으킬 가능성이 있다.

■ 과도한 알코올 섭취자
저혈당을 일으킬 가능성이 있다.

■ 고령자
저용량부터 개시함과 동시에 혈당치에 유의하는 등 경과를 충분히 관찰하면서 신중하게 투여할 필요가 있다.

병용주의

■ 인슐린 제제, 비구아니드(biguanide)계 제제, α-글루코시다아제 저해제

작용기전이 다른 약리 작용의 부가 작용에 의한 혈당 강하 작용의 증강에 의해 저혈당 증상이 나타날 가능성이 있다.

■ 인슐린 저항성 개선제

in vivo 시험 결과로부터 트로글리타존(troglitazone) 또는 에팔레스타트(epalrestat)와의 병용에 의해 본제의 혈중농도가 최대 1.7 또는 1.5배로 상승할 가능성이 보고되고 있어 혈당 강하 작용이 증강할 가능성이 있다.

■ 파이라졸론(pyrazolone)계 소염제

혈중 단백과의 결합 억제, 신장 배설 억제, 간대사 억제에 의해 저혈당 증상이 나타날 가능성이 있다.

■ 살리실산 제제

혈중 단백과의 결합 억제, 살리실산 제제의 혈당 강하 작용에 의해 저혈당 증상이 나타날 가능성이 있다.

■ 피브레이트(fibrate)계 약제〔클로피브레이트(clofibrate), 베자피브레이트(bezafibrate) 등〕

혈중 단백과의 결합 억제, 간대사 억제, 신장 배설 억제에 의한 혈당 강하 작용의 증강 가능성이 생각된다.

■ 미코나졸(miconazole), 플루코나졸(fluconazole)

혈중 단백과의 결합 억제, 간대사 억제에 의한 혈당 강하 작용의 증강이 생각된다.

■ 프로베네시드(probenecid)

신장 배설 억제에 의해 저혈당이 나타날 가능성이 있다.

■ 쿠마린(coumarin)계 약제(와파린 칼륨)

간대사 억제에 의해 혈당 강하 작용이 증강되는 경우가 있다.

■ 설파제(sulfa drug)〔설파메톡사졸(sulfamethoxazole) 등〕

혈중 단백과의 결합 억제, 간대사 억제, 신장 배설 억제에 의한 혈당 강하 작용의 증강 가능성이 생각된다.

■ 클로람페니콜(chloramphenicol)

간대사 억제에 의해 혈당 강하 작용이 증강되는 경우가 있다.

■ β-차단제〔프로프라놀롤(propranolol) 등〕

간에 있어서의 포도당 신합성 억제 및 말초에서의 인슐린 감수성 증가에 의해 혈당이 저하한다.

■ 단백동화호르몬제

단백동화호르몬제가 당뇨병 환자에게만 일어나는 혈당 강하 작용에 대사 억제 · 배설 지연설이 있다.

■ 테트라사이이클린(tetracycline)계 항생물질

인슐린 감수성 촉진에 의한 저혈당 증상이 나타날 가능성이 있다.

■ 에피네프린

말초에서의 포도당(glucose) 흡수 억제 및 간에서의 포도당 신합성의 촉진에 의해 혈당치를 상승시킨다.

■ 부신피질호르몬

간에서의 포도당 신합성 촉진, 말초조직에서의 인슐린 감수성의 저하가 일어나 혈당 강하 작용을 감약시켜 혈당치를 상승시킬 가능성이 있다.

■ 니코틴산

간에서의 포도당 동화 억제에 의한 혈당치의 상승이 생각된다.

■ 난포호르몬

기전 불분명〔히드로코티손(hydrocortisone) 분비 변화, 조직에서의 당 이용 변화, 성장호르몬의 과잉 생성, 간기능의 저하 등이 생각되고 있다〕하지만 혈당치의 상승이 추측되어 조절이 잘 되지 않을 가능성이 있다.

■ 이소니아지드(isoniazid)

당질대사의 장애에 의한 혈당치 상승 및 내당능력 이상에 의한 혈당 강하 작용의 감약이 생각된다.

■ 피라진아미드(pyrazinamide)

기전이 불분명하지만 혈당 조절이 잘 되지 않을 가능성이 있다.

■ 페노티아진(phenothiazine)계 약제〔클로르프로마진(chlorpromazine)〕

인슐린 유리 억제, 부신으로부터의 에피네프린 유리에 의한 혈당치 상승의 가능성이 있다.

■ 이뇨제〔티아지드(thiazide)계, 클로르탈리돈(chlorthalidone), 에타크린산(ethacrynic acid) 등〕

혈청 칼륨의 저하, 인슐린 분비장애, 조직에 있어서의 인슐린 감수성 저하에 의한 혈당치의 상승이 생각되어 조절이 잘 되지 않을 가능성이 있다.

■ 페니토인(phenytoin)

인슐린 분비를 직접 억제하여 혈당 강하 작용을 감약시켜 혈당 조절이 잘 되지 않을 가능성이 있다.

■ 황산구아네티딘(guanethidine sulfate)

투여 초기에 교감신경 종말 노르에피네프린(norepinephrine) 유리로 인해 β-자극 작용의 포도당 신합성, 글리코겐 분해 촉진으로 고혈당이 되지만 이후 카테콜아민 고갈로 인해 저혈당이 된다.

혈당치의 변동이 예상되기 때문에 주의가 필요하다.

■ 갑상선호르몬

혈당 조절 조건이 바뀌는 경우가 있다.

중대한 부작용

■ 간기능장애 · 황달(빈도 불분명)

중대한 간장애, 황달이 나타나는 경우가 있으므로 관찰을 충분히 실시하여 이상이 나타났을 경우에는 중지하고 적절한 처치를 실시한다.

■ 심근경색

외국에서의 투여 예에 심근경색의 발증이 보고되고 있으므로 투여 시에는 관찰을 충분히 실시하여 이상이 나타났을 경우에는 중지하고 적절한 처치를 실시한다.

■ 돌연사

외국에서의 투여 예에 원인 불명의 돌연사가 보고되고 있다.

093

인슐린 저항성 개선제

염산피오글리타존(pioglitazone HCl) – 액토스(Actos)

유사제

트로글리타존(troglitazone)〔노스칼(Noscal)〕: 전격 간염을 포함한 중대한 간기능장애가 보고되어 판매 중지

로시글리타존(rosiglitazone)〔아반디아(Avandia)〕: 일본 미승인

효능 · 효과

2형 당뇨병

단, 아래의 치료로 충분한 효과를 얻지 못하고 인슐린 저항성이 추정되는 경우에 한함

- 식사요법, 운동요법만을 실시
- 식사요법, 운동요법과 함께 술포닐우레아(sulfonylurea)제를 사용
- 식사요법, 운동요법과 함께 α-글루코시다아제 저해제를 사용

특징

- 1일 1회, 15~45mg의 용량으로 혈당 개선 효과를 나타내는 인슐린 저항성 개선제
- 췌장으로부터의 인슐린 분비를 증가시키는 일 없이 혈당 강하 작용을 나타낸다.
- 시판 후 조사에서도 1년 이상에 걸쳐 안정된 혈당 조절을 할 수 있다.

조성 · 제형 · 용량

백색~황백색을 띤 정제로 피오글리타존으로서 15mg 및 30mg을 함유한다.

사용법 · 사용량

통상 성인에게 피오글리타존으로서 15~30mg을 1일 1회 조식 전 또는 조식 후에 경구 투여한다. 성별, 연령, 증상에 따라 적당히 증감하는데 45mg을 상한으로 한다.

■ 사용법 · 사용량과 관련된 주의사항

- 부종이 비교적 여성에게 많이 보고되고 있으므로 여성에게 투여하는 경우는 부종의 발현에 유의하여 1일 1회 15mg부터 투여를 개시하는 것이 바람직하다.
- 1일 1회 30mg부터 45mg으로 증량한 후에 부종이 발현한 예가 많으므로 45mg으로 증량하는 경우는 부종의 발현에 유의해야 한다.
- 일반적으로 고령자는 생리 기능이 저하하고 있기 때문에 1일 1회 15mg부터 투여를 개시하는 것이 바람직하다.

사용금기

■ 심부전 환자 및 심부전의 기왕력이 있는 환자

동물실험에서 순환 혈장량의 증가에 따른 대상성 변화라고 생각되는 심중량의 증가가 보이고 있고 또한 임상적으로도 심부전을 악화 또는 발증했다는 보고가 있다.

■ 중증 케톤증(ketosis), 당뇨병성 혼수 또는 전 혼수, 1형 당뇨병 환자

수액, 인슐린에 의한 신속한 고혈당의 시정이 필수가 된다.

■ 중대한 간기능장애가 있는 환자

본제는 주로 간장에서 대사되기 때문에 축적될 우려가 있다.

■ 중대한 신기능장애가 있는 환자

■ 중증 감염증, 수술 전후, 중대한 외상이 있는 환자

인슐린 주사에 의한 혈당관리가 바람직하므로 본제의 투여는 적합하지 않다.

■ 본제의 성분에 대한 과민증 기왕력이 있는 환자

■ 임부 또는 임신 중일 가능성이 있는 부인

신중투여

■ 다음과 같은 환자 또는 상태

- **심부전 발증의 우려가 있는 심근경색, 협심증, 심근증, 고혈압성 심질환 등의 심질환이 있는 환자**

  순환 혈장량의 증가에 따라 심부전을 발증시킬 우려가 있다.
- **간 또는 신기능장애**
- **뇌하수체 기능부전 또는 부신기능부전**

저혈당을 일으킬 우려가 있다.

- 영양불량 상태, 기아 상태, 불규칙한 식사 섭취, 식사 섭취량의 부족 또는 쇠약 상태
  저혈당을 일으킬 우려가 있다.
- 격심한 근육운동
  저혈당을 일으킬 우려가 있다.
- 과도한 알코올 섭취자
  저혈당을 일으킬 우려가 있다.
- 고령자

■ 다른 당뇨병 용제를 투여 중인 환자 → 「병용주의」, 「중대한 부작용」 부분 참조

병용주의

■ 당뇨병 용제

- 술포닐우레아계 약제〔글리벤클라마이드(glibenclamide) · 글리클라자이드(gliclazide) · 글리메피리드(glimepiride) 등〕
- 술폰아미드계 약제〔글리부졸(glybuzole)〕
- 비구아니드계 약제〔염산메트포르민(metformin HCl) · 염산부포민(buformin HCl)〕
- 나테글리니드(nateglinide), 미티글리니드(mitiglinide)
- α-글루코시다아제(α-glucosidase) 저해제〔보글리보스(voglibose) · 아카보즈(acarbose), 미글리톨(miglitol)〕
- 인슐린 제제

Point 술포닐우레아계 약제 및 비구아니드계 약제와 병용했을 때에 저혈당 증상 발현의 보고가 있고 그 밖의 당뇨병 용제와의 병용도 그 우려가 있으므로 상기 약제와의 병용 시에는 저혈당 증상 발현의 가능성을 고려하여 저용량부터 투여를 개시하는 등 신중하게 투여한다.

■ 당뇨병 용제의 혈당 강하 작용을 증강시키는 약제

β-차단제, 살리실산제, 모노아민 산화효소 저해제, 피브레이트(fibrate)계 고지혈증 치료제, 와파린, 안지오텐신 수용체 길항제 등

■ 당뇨병 용제의 혈당 강하 작용을 감약시키는 약제

에피네프린, 부신피질호르몬, 갑상선호르몬 등

Point 상기의 병용에 더욱 본제를 병용하는 경우에는 당뇨병 용제의 사용상 주의사항에 기재된 상호작용에 유의함과 동시에 본제의 인슐린 저항성 개선 작용이 더해짐에 따른 영향에 충분히 주의한다.

중대한 부작용

■ 심부전이 악화 또는 발증

Point 투여 중에는 관찰을 충분히 실시하여 부종, 급격한 체중 증가, 심부전 증상 · 징후(숨참, 동계, 심흉곽비 증대, 흉수 등)가 나타났을 경우에는 투여를 중지하고 고리이뇨제(loop diuretic) 등을 투여하는 등 적절한 처치를 실시한다. 특히 심부전 발증의 우려가 있는 심질환의 환자에게는 주의한다.

■ 부종

【원　인】 순환 혈장량의 증가에 의한다고 생각되고 있다.

【대처법】 감량 또는 중지하는 등 적절한 처치를 실시한다. 이러한 처치에 의해서도 증상이 개선하지 않는 경우에는 필요에 따라 고리이뇨제〔푸로세미드(furosemide) 등〕의 투여 등을 고려한다.

■ 간기능장애, 황달(0.1% 미만)

【대처법】 기초적으로 간기능장애가 있어 필요한 경우에는 정기적으로 간기능검사를 실시하여 이상이 나타났을 경우에는 투여를 중지하는 등 적절한 처치를 실시한다.

■ 저혈당 증상(0.1~5% 미만)

【대처법】 저혈당 증상이 나타났을 경우 본제 또는 병용하고 있는 당뇨병 용제를 일시적으로 중지하거나 감량하는 등 신중하게 투여한다. 또한 본제의 투여에 의해 저혈당 증상이 나타났을 경우에는 통상은 자당(sucrose)을 투여하지만, α-글루코시다아제 저해제와의 병용에 의해 저혈당 증상이 나타났을 경우에는 포도당을 투여한다.

■ 횡문근 융해증(빈도 불분명)

【대처법】 투여를 중지하고 적절한 처치를 실시한다.

■ 위궤양이 재발

기타 부작용

■ 혈액

빈혈, 백혈구 감소, 혈소판 감소

■ 순환기

혈압 상승, 심흉곽비 증대, 심전도 이상, 동계, 흉부 압박감, 안면 홍조

■ 과민증

발진, 습진, 가려움증

■ 소화기

오심 · 구토, 위부(胃部) 불쾌감, 속쓰림, 복통, 복부 팽만감, 설사, 변비, 식욕항진, 식욕부진

■ 간장

AST(GOT), ALT(GPT), ALP, γ-GTP의 상승

■ 정신신경계

현기증, 휘청거림, 두통, 졸음, 권태감, 탈력감, 저림

■ 기타

LDH의 상승, CK(CPK), BUN 및 칼륨의 상승, 총단백 및 칼슘의 저하, 체중 및 요단백의 증가, 급격한 혈당 하강에 수반하는 당뇨병성 망막증의 악화, 숨참, 관절통, 떨림

검사 수치에 대한 영향

- AST 상승(0.7%)
- ALT 상승(0.9%)
- ALP 상승(0.5%)
- γ-GTP 상승(0.9%)
- LDH 상승(5.0%)
- CK 상승(4.6%)

요오드

094

요오드화 나트륨(sodium iodide)(치료용)

효능·효과

■ 원발성 갑상선기능항진증

• 절대 적응

항갑상선제가 부작용으로 사용할 수 없는 경우

• 상대 적응

본인이 방사선 치료를 희망했을 경우

수술 치료를 실시했지만 재발했을 경우

2년간 이상 항갑상선제 치료로 관해(寬解)에 들어가지 않을 경우

■ 갑상선암(원칙적으로 미리 갑상선 전적출 후)

• 여포세포(follicle cell) 유래의 암인 유두암 또는 여포암으로 폐, 뼈 등에 원격 전이를 보이는 경우 요오드 검사에서 흡수를 보인 경우에는 보다 효과가 있다.

• 비치유 절제 예(수술 후에 잔존하는 종양이 존재하는 경우)

• 잔존 갑상선의 파괴(수술 후, 재발률을 저하시키는) 목적의 경우

■ 신티그램에 의한 갑상선암 전이소(轉移巢)의 발견

특징

^{131}I내 조사요법은 이전부터 외과적으로 절제 불가능한 분화암 전이소(轉移巢)의 치료에 이용되어 왔다. 또한 미국에서는 1941년 이후 많은 바세도우병(Basedow's disease) 환자에게 방사선 치료를 실시하여 안전성도 확립되어 있지만, 일본에서는 방사능에 대한 막연한 공포감이나 관리구역 등의 특별한 설비를 필요로 하기 때문에 그다지 보급되어 있지 않다.

하지만 일본에서도 1998년 6월부터 500MBq(13.5mCi) 이하라면 외래에서 동위원소(isotope) 치료를 실시하는 것이 가능하게 되었다. 또한 2003년에 보험 점수가 가산되게 되어(내용요법 관리료 500점×4개월) 최근에는 방사선 치료의 적응이 확대되고 있다.

장점: 간단, 확실, 안전하게 갑상선기능을 조절할 수 있다.

단점: 만발성(晩發性) 갑상선기능저하증에 빠질 가능성이 있다.

기전

■ 동위원소(isotope) 치료

^{131}I가 갑상선세포에 특이적으로 섭취되어 그 방사선(β선, γ선)에 의해 갑상선에 염증을 일으켜 호르몬을 생성하는 장소를 줄이거나 암세포를 파괴하는 내조사요법이다.

^{131}I가 흡수되는 양은 갑상선 여포세포 표면에 발현하는 나트륨 요오드 심포터(sodium iodide symporter, NIS)의 발현량과 기능으로 결정된다.

통상 정상 갑상선부가 암조직과 비교하여 100배 정도의 단위중량당 요오드 흡수 능력을 갖는다고 되어 있다.

^{131}I의 반감기는 8일이다. 비정(range)이 짧기 때문에 주위 정상조직에 대한 영향은 적다.

조성 · 제형 · 용량

- 진단용: 1캡슐 중에 3.7MBq
- 치료용: 1캡슐 중에 37MBq, 111MBq, 185MBq, 1.11GBq, 1.85GBq를 함유한다.

사용법 · 사용량

■ 바세도우병(Basedow' s disease)

갑상선 ^{131}I 섭취율, 추정 갑상선 중량, 유효 반감율 등을 기초로 하여 적절한 양(기대 조사선량 30~70Gy)을 산정하여 투여한다.

■ 중독성 결절성 갑상선종

결절의 크기, 기능의 정도, 증상 등에 따라 적절한 양을 투여한다.

■ 기능성 갑상선 결절

■ 갑상선암 전이소(轉移巢)

- 원격 전이에 대해: 5,000~7,400MBq, 알맞게 재투여
- 갑상선암에 대해: 7,400~11,100MBq, 알맞게 재투여
- 절제(ablation) 목적: 2,200~3,700MBq

■ 신티그램

18.5~370MBq. 일정 시간 후에 갑상선암 전이소(轉移巢)의 신티그램을 얻는다.

복약지도

^{131}I의 캡슐을 내복하는 것뿐이지만 500MBq(13.5mCi) 이상의 방사선 요오드를 사용하는 경우 또는 환자로부터 1m 떨어진 점에서의 선량(線量) 측정으로 30μSv/h 이상이 검출되는 경우는 관리 구역으로서 설영(設營)된 동위원소(isotope)실(비밀봉선원 치료병실)이 필요하다.

■ 방사선 요오드 내복 치료의 2주일 이상 전부터 치료 종료까지는 항갑상선제는 중지한다.

■ 1~2주일 전부터 치료 종료까지는 요오드의 섭취를 제한할 필요가 있다.
혈중 TSH를 30μU/mL 이상으로 해 두면 방사선 요오드의 흡수가 좋다.

● **피해야 할 것**

- 해초(김, 미역, 다시마, 톳)를 포함한 식품(다시마를 끓여 우린 국물도 포함), 한천(한천을 포함한 푸딩, 요구르트도 포함), 조개류, 붉은 살 생선(다랑어, 고등어, 참치) 등
- 갑상선호르몬제〔갑상선 분말, 티라딘 S(thyradin-S) 등〕, 요오드를 포함한 의약품, 루골용액(Lugol's solution), 요오드 함유 가글제, 요오드 조영제

● **소금은 암염(halite)이 바람직하다.**

■ 땀, 타액, 소변, 대변으로 배설되기 때문에 치료 후 3일은 이러한 것들이 타인에게 접촉하지 않도록 한다.

■ 치료 후 당분간은 어린이, 임산부와의 거리를 유지하고(1m 이상) 접촉시간도 짧게 한다(15분 이내).
다른 사람과는 떨어져 잔다. 장거리 열차나 관전(觀戰), 관극(觀劇)은 피한다.

■ 치료 후 4~12개월간은 성행위, 임신, 수유는 피한다.

사용금기

- 임신 또는 임신 중일 가능성이 있는 부인 및 수유 중인 부인에게는 원칙적으로 투여하지 않는 것이 바람직하다. 동위원소(isotope)는 모유로 분비되기 때문에 수유는 금지하는 것이 중요하다.
- 소아(14세 이하)에 대한 안전성은 확립되어 있지 않다. 피폭(被爆)에 의한 불이익이 진단상의 유익성을 웃돈다고 생각되므로 18세 미만의 소아에게는 원칙적으로 투여하지 않는다.

신중투여

- 동위원소(isotope) 치료가 갑상선 안증을 악화시킨다는 보고와 악화시키지 않는다는 보고가 있으므로 최근 급속하게 눈병이 나타난 환자나 중등도 이상의 갑상선 안증을 가진 환자에게는

투여하지 않는 것이 바람직하다.

- 일반적으로 고령자는 생리 기능이 저하되어 있기 때문에 충분한 상태의 관찰이 필요하다.
- 심방세동 등의 합병증을 가진 사람은 치료 후의 파괴성 갑상선염에 의한 치명적인 부정맥을 일으키는 경우가 있으므로 투여하지 않는 것이 바람직하다.

부작용

시기	부작용	→	대책
급성기	방사선 위염, 오심, 구토	→	제토제의 예방 투여
	방사선 타액선염 이하선(Parotid gland)의 압통, 미각 이상 방사선 눈물샘염	→	레몬 등으로 타액배설 촉진, 수분 섭취
1개월 후 전후	골수 억제	→	치료 후 48시간의 생체내 방사선 잔존량에 유의 일과성인 경우가 많다.
수개월 후	TSH 수용체 항체의 상승	→	일과성이지만 임신이 겹치면 신생아 바세도우병 합병의 위험이 있다.
만성기	폐섬유증	→	폐 전이 환자에게 발증하기 쉽다. 치료 후 48시간의 생체내 방사선 잔존량을 80mCi 이하로 사용 제한한다.
	갑상선기능저하증(권태감, 근육통, 탈모 등)	→	갑상선호르몬의 보충

간과되기 쉬운 의외의 작용

발암성, 최기형성 등의 방사선장애는 없어 확실한 효과를 얻을 수 있다.

요오드화칼륨, 무기 요오드

갑상선 중독 발작(thyrotoxic crisis)이나 중대한 부정맥 등 신속하게 갑상선호르몬의 시정을 도모할 필요가 있을 때 또는 수술 전의 갑상선 기능의 조절 시에 사용한다.

무기 요오드는 통상 0.1~1.0mg이라는 생리적인 투여량에서는 용량 의존적 갑상선호르몬의 합성을 증가시킨다. 한편 대량의(200mg/day) 무기 요오드는 일과성으로 갑상선으로부터의 T_4과 T_3의 분비를 억제하므로(Wolff-Chaikoff 효과) 혈중의 갑상선호르몬이 급격하게 저하한다.

단, 이 효과는 일과성이라고 일컬어지고 있다〔이탈 현상(escape phenomenon)〕.

T$_4$ 제제

095

레보티록신나트륨(sodium levothyroxine, T$_4$) – 티라딘 S(Thyradin-S)

효능 · 효과

갑상선기능저하증, 점액수종, 크레틴병(cretinism), 갑상선종

갑상선호르몬에 관하여

갑상선호르몬에는 T$_3$과 T$_4$가 있는데, T$_3$가 활성형이고 T$_4$는 프로호르몬(prohormone)이다. T$_4$는 혈중 반감기가 7일로 길지만 T$_3$은 1일로 짧다. 때문에 T$_4$ 제제는 1일 1회의 투여로 괜찮지만 T$_3$ 제제의 경우에는 혈중농도를 일정하게 유지하기 위해 소량을 여러 차례로 투여할 필요가 있다. T$_4$ 제제만으로 치료해도 체내에서 T$_3$으로 전환되기 때문에 갑상선기능은 정상적으로 유지하는 것이 가능하다.

조성 · 제형 · 용량

분말은 미황백색~담황갈색으로 0.01%이다. 즉 1g 중 0.1mg이다. 정제는 1정 중에 레보티톡신나트륨을 25μg, 50μg 및 100μg 함유한다.

사용법 · 사용량

통상 성인에게는 1일 1회 50μg부터 개시한다. 적당히 증감하고 유지량으로서는 일본 의약품집에 따르면 1일 1회 100~400μg로 되어 있지만 실제로는 1일 1회 50~150μg을 투여하는 경우가 많다.

단, 고령자나 중증 갑상선기능저하증이 장기간 계속하고 있어 점액수종 상태에 있는 경우나 허혈성 심질환이나 부정맥을 합병하고 있는 경우 등 급속하게 갑상선호르몬 농도를 상승시키면 위험하다고 생각되는 경우에는 1일 1회 12.5~25μg부터 개시한다.

복약은 1일 1회로 괜찮고 복약 시간도 언제든지 상관없다. 단, 식사 중 식물섬유가 흡수를 저해하는 경우가 있어 흡수에 문제가 있는 경우에는 일정한 흡수를 얻기 위해 식사 30분 전에 복용하는 것이 좋다.

증량은 TSH 수치나 신체 상태를 판단하여 실시하는데 그 반감기의 길이로부터 처음의 증량은 2주일 경과를 관찰하고 나서 실시한다. 2회째 이후의 증량은 약 1개월 경과하고 나서 고려한다. 증량은 25μg씩 실시하는 것이 일반적이다. 한편 TSH 수치가 낮아진 경우는 감량을 실시해 나간다. 하수체성이나 시상하부성 갑상선기능저하증의 경우는 TSH 수치는 참고가 되지 않기 때문에 fT_4치를 참고로 투여한다.

사용금기

■ 신선 심근경색(fresh myocardial infarction)

기초대사의 항진에 의해 심부하가 증대하기 때문

신중투여

■ 협심증이나 진구성 심근경색 등 심혈관계장애를 가지고 있고 심부하의 증대에 의해 병상이 악화할 우려가 있는 환자

전술한 바와 같이 소량부터 개시한다.

■ 부신피질 기능저하증, 뇌하수체 기능저하증을 수반하고 있는 환자

부신부전을 수반하고 있는 경우에는 부신피질호르몬의 투여를 먼저 실시하지 않으면 부신성 발증(adrenal crisis)을 유발할 위험이 있다. 부신부전의 개선을 도모하고 나서(부신피질호르몬의 투여를 수일간 실시하고 나서) 12.5~25μg부터 투여 개시한다.

■ 고령자

전술한 바와 같이 소량부터 개시한다.

■ 당뇨병

혈당관리의 조건이 변하는 경우가 있기 때문에 이 점을 고려하면서 투여한다.

병용주의

■ 쿠마린(coumarin)계 항응혈제(와파린 칼륨 등)

갑상선호르몬이 비타민 K 의존성 응혈인자의 이화(異化)를 촉진하기 때문이라고 생각되어 쿠마린계 항응혈제의 작용을 증강할 우려가 있다.

■ 교감신경 자극제〔에피네프린(epinephrine), 노르에피네프린(norepinephrine), 에페드린(ephedrine), 메틸에페드린(methylephedrine) 함유 제제〕

갑상선호르몬이 카테콜아민류 수용체(receptor)의 감수성을 증대시킨다고 생각되고 있어 교감신경 자극제의 작용이 증강될 우려가 있다.

■ 강심배당체 제제〔디곡신(digoxin), 디기톡신(digitoxin) 등〕
갑상선호르몬 동태가 약제의 대사, 배설 속도 등에 영향을 끼쳐 제제의 필요량이 변화할 우려가 있다.

■ 콜레스티라민(cholestyramine), 철제(iron), 알루미늄 함유 제산제, 탄산 칼슘, 수크랄페이트(sucralfate), 폴리스티렌 술폰산나트륨(sodium polystyrene sulfonate)
소화관 내에서 음이온 교환수지나 금속 등의 양이온이 본제(음이온)와 결합하여 흡수를 억제한다고 생각되고 있다. 때문에 병용하는 경우에는 가능한 한 본제와의 투여 간격을 두도록 한다.

■ 페니토인(phenytoin), 리팜피신(rifampicin), 카르바마제핀(carbamazepine)
갑상선호르몬의 대사를 촉진한다고 생각되고 있어 병용하는 경우에는 본제를 증량하는 등 신중하게 투여한다.

부작용

본제에 의한 것보다도 갑상선호르몬 동태에 의한 영향을 생각해 볼 필요가 있다. 전술한 바와 같은 급속하게 갑상선호르몬 농도를 증가시키면 위험한 환자에게 투여하는 경우에는 순환기계의 부작용 등을 유발할 우려가 있기 때문에 신중하게 투여할 필요가 있다. 또한 과잉 투여에 의해 갑상선기능항진 상태가 되어 협심증 · 부정맥이라는 순환기계 부작용이나 불면 · 흥분 · 조울 등의 정신 증상 등이 유발되는 경우가 있다.

환자가 임신했을 경우

임신 시에는 갑상선호르몬의 필요량이 증가하는 경우가 많으므로, 임신했다면 즉시 진찰을 받도록 지도해 둔다. 모체의 갑상선 기능은 태아의 성장에 영향을 미치기 때문에 임신이 확인되었다면 즉시 T_4 제제의 용량을 1.3배 정도로 증량하고 이후에는 TSH 수치 등을 참고로 조절해 나간다.

잠재성 갑상선기능저하증은 치료해야 하는 것일까?

잠재성 갑상선기능저하증이란 fT_4 수치는 정상 범위 내에 있지만 TSH 수치가 상승하고 있는 상태로, 일상 진료 상 특히 고령자에게는 자주 나타나는 상태이다. 이 상태를 치료해야 하는지에 관해서는 많은 논의가 있어 충분한 근거(evidence)가 없는 것이 실정이다. 현재의 일반적인 생각은 아래와 같다. 우선 기능 저하가 일시적인 것이 아닌지를 확인할 필요가 있다. 그 이유는 만성 갑성선염에서는 일과성으로 갑상선 기능 저하가 보이는 경우가 많고, 건강한 사람에서도 요오드의 과잉 섭취로 갑상선 기능 저하를 보이는 경우가 자주 있기 때문이다. 따라서 우선은 경과 관찰을 실시하여 기능 저하가 일과성이 아니라는 것을 확인한다. 일시적인 기능 저하 상태가 아니라는 것이 확인되었다면 다음 단계로의 치료를 고려한다. 치료를 실시하는 기준으로는 TSH 수치가 10μU/mL 이상의 경우나 임산부의 경우이다. 10μU/mL 이하의 경우에는 여러 논의가 있지만 갑상선기능저하증에 의한 증상이 있는 경우, 갑상선종이 큰 경우, 항갑상선 항체 양성의 경우 등에서는 치료를 고려하게 된다. 치료를 실시하지 않는 경우에도 반년에 한 번은 경과를 관찰해야 한다.

096

T₃ 제제

리오티로닌나트륨(liothyronine sodium, T_3) - 티로나민(Thyronamin)

효능 · 효과

점액수종, 크레틴병(cretinism), 갑상선기능저하증, 만성 갑상선염, 갑상선종

특징

생리활성은 T_3가 T_4보다 약 5배 강하지만, T_3의 혈중 반감기는 1일로 매우 짧다. 그래서 통상 유지요법에는 T_3 제제가 아닌 T_4 제제를 이용하는 것이 일반적이다. 한편 점액수종성 혼수 등으로 신속한 보충을 목표로 하고 싶은 경우 적극적으로 이용할 수 있지만 분할 투여와 신중한 심장 모니터가 필요하게 된다.

조성 · 제형 · 용량

백색의 정제로, 1정당 리오티로닌나트륨 5μg 또는 25μg을 함유한다.

사용법 · 사용량

리오티로닌나트륨으로서 통상 성인 초회량은 1일 5~25μg으로 하고 1~2주일 간격으로 점차 증량한다. 소량부터 개시하는 것은 갑상선호르몬의 감수성 항진 때문으로 초기부터 예상 유지량을 투여하면 심계항진, 협심증, 부정맥을 초래할 우려가 있다. 유지량은 1일 25~75μg으로 한다. 통상 1일 2~3회로 나누어 복용한다.

사용금기

■ 심근경색 신규 발증 환자

기초대사 항진에 의해 심부하가 증대하여 병태를 악화시킬 우려가 있다.

신중투여

■ 협심증, 진구성 심근경색, 동맥경화증, 고혈압증 등에 수반하는 중대한 심 · 혈관계의 장애가 있는 환자
기초대사 항진에 의해 심부하가 증대하여 병태를 악화시킬 우려가 있다.

■ 부신피질 기능저하증이 있는 환자
부신성 발증(adrenal crisis)을 야기할 우려가 있다.

■ 당뇨병 환자
혈당관리 상황이 변화할 우려가 있다.

■ 고령자
일반적으로 생리기능이 저하하고 있고 기초대사 항진에 의해 심부하가 증대하여 허혈성 심질환을 유발시킬 우려가 있다.

병용주의

■ 쿠마린(coumarin)계 항응고제(와파린칼륨 등)
쿠마린계 항응고제의 작용을 증강하는 경우가 있다. 기전으로서 갑상선호르몬에 의한 비타민 K 의존성 응고인자의 이화(異化) 항진이 생각되고 있다.

■ 교감신경 자극제
갑상선호르몬이 카테콜아민 수용체의 감수성을 증대시킴에 따라 교감신경 자극제의 작용을 증강시킨다.

■ 디기탈리스(digitalis) 제제
디기탈리스 제제의 혈중농도를 저하시킨다. 디기탈리스 제제의 흡수율, 분포용적, 간대사, 신장 배설 속도 등의 증감이 관여하고 있다.

■ 혈당 강하제
갑상선호르몬이 소화관 연동 항진이나 간에서의 포도당 신합성 작용 등 당대사에 영향을 주는 다채로운 작용을 가지고 있기 때문에 혈당관리 상황이 변화할 우려가 있다.

■ 콜레스티라민(cholestyramine), 철제(iron), 알루미늄 함유 제제
동시 투여에 의해 본제의 흡수 지연이나 감소의 우려가 있다. 소화관 내에서 본제와 결합하여 흡수가 억제된다.

■ 페니토인(phenytoin), 리팜피신(rifampicin), 카르바마제핀(carbamazepine)
본제의 혈중농도를 저하시키는 경우가 있다. 그 기전으로서 페니토인에 의한 갑상선호르몬의 이화(異化) 항진이 생각되고 있다.

중대한 부작용

- 쇼크
- 협심증, 울혈성 심부전

검사 수치에 대한 영향

불충분한 투여, 과잉 투여에 의해 각각 갑상선기능저하증, 갑상선기능항진증과 같은 검사 수치 이상을 나타낸다.

항갑상선제

097

프로필치오우라실(propylthiouracil, PTU)
- 푸로파실(Propacil), 티우라질(Thiuragyl)

효능 · 효과

갑상선기능항진증

특징

항갑상선제인 PTU 및 메티마졸(methimazole, MMI) 모두 주된 작용은 갑상선 페록시다아제(thyroid peroxidase)에 의한 요오드 유기화의 저해이다. 하지만 약리학적으로는 다소의 상위점이 있다. 즉, 혈중에서의 존재 양식, 모유 중으로의 이행 등이다. PTU의 혈중 · 유즙 농도비는 10대서의 1로, 1일 300mg 내복해도 모유를 아이에게 주는 것은 가능하다. 또한 PTU만이 갑상선 외에서의 T_4으로부터 T_3으로의 탈요오드를 저해한다. 그리고 항갑상선 작용의 지속 시간은 MMI가 길고 MMI는 1일 1회 투여로 유효한 경우가 많은 것에 반해 PTU은 분할하여 투여되는 경우가 많다.

조성 · 제형 · 용량

백색의 정제로, 1정당 PTU 50mg을 함유한다.

사용법 · 사용량

■ 성인

초기량 1일 300mg을 3~4회로 분할하여 경구 투여한다. 증상이 중증인 경우는 400~600mg을 사용한다. 기능항진 증상이 거의 소실했다면 1~4주마다 점감하여 유지량 1일 50~100mg을 1~2회로 분할하여 경구 투여한다.

■ 소아

초기량 5세 이상 10세 미만에서는 1일 100~200mg, 10세 이상 15세 미만에서는 1일 200~300mg을 2~4회로 분할하여 투여한다. 기능항진 증상이 거의 소실했다면 1~4주마다 감량하여 유지량 1일 50~100mg을 1~2회로 분할하여 경구 투여한다.

■ 임부

초기량 1일 150~300mg을 3~4회로 분할하여 경구 투여한다. 기능항진 증상이 거의 소실했다면 1~4주마다 점감하여 유지량 1일 50~100mg을 1~2회로 분할하여 경구 투여한다. 임신이 진행함에 따라 필요 용량이 감소하는 경우가 많기 때문에 갑상선 기능저하 상태가 되지 않도록 2주마다 검사하여 용량을 조절한다.

사용금기

• 본제에 대해 과민증의 기왕력이 있는 환자
• 본제 사용 후 간기능이 악화한 환자

신중투여

• 간장애가 있는 환자
• 중등도 이상의 백혈구 감소 또는 다른 혈액장애가 있는 환자

병용주의

■ 쿠마린(coumarin)계 항응혈제(와파린칼륨 등)

PTU의 효과 발현에 따른 갑상선호르몬 레벨 저하에 의해 쿠마린계 항응혈제의 작용이 감약하는 경우가 있다.

■ 디기탈리스(digitalis) 제제

PTU의 효과 발현에 따른 갑상선호르몬 레벨 저하에 의해 디기탈리스 제제의 혈중농도를 상승시킨다.

부작용

항갑상선제의 구조를 보면 PTU, MMI 모두 SCN_2 구조를 가지고 있다. 이것은 원래 인간이 가지고 있지 않은 구조로, 알레르기라고 생각되는 부작용은 이 구조에 유래한다고 생각되고 있다. 부작용은 투여 개시 후 수주에서 수개월 이내에 나타나는 경우가 많다. 하지만 예외도 있어 장기투여 후의 출현, 일시 휴약 후의 재투여에서의 출현 보고도 있어 주의를 요한다. 아래에 부작용을 열기한다.

중대한 부작용

■ 무과립구증

빈도는 0.5% 정도로 알려져 있다. 무과립구증 발증의 약 80%는 복약 개시 후 2개월 이내이므로 투약 개시 당초에는 2주에 1회 정도의 백혈구수, 백혈구 분획 측정이 바람직하다(갑상선기능항진증 자체로 경도의 백혈구 감소를 나타내고 있는 경우가 있어 PTU 투여 전의 백혈구수, 백혈구 구획을 확인해 둘 필요가 있다). 발증 초기의 자각 증상은 감염에 의한 발열, 인두통, 전신권태감 등이 있다. PTU 투여 전에 본증에 관한 주의를 충분히 실시하여 의심스러운 증상이 나타났을 경우에는 신속하게 진찰을 받도록 지도하는 것이 중요하다. 명확한 무과립구증의 진단은 용이하지만 판단에서 고민하는 경우도 적지 않다. 과립구가 1,000/mm^3 이하라면 PTU을 중지하고 전문의에게 상담하는 것이 바람직하다. 감염 증상이 없고 과립구가 500/mm^{3}라면 PTU 중지로 자연 경과 관찰로 하고 수일마다 백혈구수, 백혈구 구획의 측정을 실시하여 증가하는 것을 확인한다. 통상 PTU 중지 후 5~9일에 과립구수는 증가하기 시작하여 7~12일 후에는 1,000/mm^{3}를 넘는다. 과립구가 500/mm^3 이하이고 감염 증상을 수반하는 경우는 감염증에 대한 강력한 치료를 요한다. G-CSF 사용의 유효성에 관한 일정한 견해는 얻지 못하고 있다.

■ 재생 불량성 빈혈, 저프로트롬빈혈증, 제 VII인자 결핍증, 혈소판 감소증, 혈소판감소성 자반병

모두 매우 희박하다. 이상을 나타났을 경우에는 신속하게 PTU을 중지하고 혈액내과 전문의에게 상담한다.

■ 전격 간염

매우 희박하다. 이상을 나타났을 경우에는 신속하게 PTU을 중지하고 간장 전문의에게 상담한다.

■ SLE 증상

발열, 홍반, 근육통, 관절통, 림프관 종창, 비종 등이 나타나는 경우가 있다. 대부분의 경우는 PTU 중지에 의해 개선된다.

■ 간질성 폐렴

기침, 호흡곤란을 호소한다면 본증을 의심하고 흉부 X선, CT 등으로 검사하여 PTU을 중지하고 글루코코르티코이드(glucocorticoid) 투여 등 적절하게 처치한다.

■ 항호중구 세포질 항체(antineutrophil cytoplasmic autoantibody, ANCA) 관련 혈관염증후군

1992년에 처음으로 보고되었다. PTU 내복 중에 발생한 ANCA 관련 혈관염증후군의 초기 증상으로 사지의 관절통이나 자반이다. 급성 진행성 신염증후군(혈뇨, 단백뇨)도 나타낸다. 또한 중증 양측성 폐출혈을 발생시키는 예가 보고되고 있다. 초기 증상을 깨달았을 경우는 신속하게 내복을 중지하고 진찰을 받도록 지도하는 것이 중요하다.

【참 고】 PTU 투여 환자의 ANCA의 출현 빈도는 4.1~25%로 되어 있지만, 실제 혈관염을 발증하는 빈도는 상당히 낮다. MPO-ANCA 양성이여도 무증상인 경우가 대부분으로 혈관염의 발증 시기도 일정하지 않다. 이상으로부터 정기적인 MPO-ANCA 측정은 필수가 아닌 정기적인 소변검사에 의한 경과 관찰이 현실적이라고 생각된다.

경증이지만 빈도가 높은 부작용

■ 피부 증상

10~20%에서 나타나고 가려움증을 수반하는 두드러기가 많다. 고용량 투여 시에 나타나기 쉬워 소량으로 변경함에 따라 소실하는 경우도 있다. 항히스타민제의 병용으로 경감을 도모하지만 조절할 수 없는 경우에는 MMI로의 변경 등을 검토한다. 단 갑상선기능항진 자체로 가려움증이 발생하는 경우도 있으므로 증상 출현이 내복 개시 후인지를 확인하는 것을 게을리해서는 안 된다.

■ 간장애

간세포 장애형을 나타낸다. 단 피부 증상과 같이 갑상선기능항진 자체로 AST(GOT) 100U/L, ALT(GPT) 150U/L 정도의 이상이 나타나는 경우가 있으므로 PTU 개시 전에 간기능 데이터는 평가해 둘 필요가 있다. PTU 중지에 의해 대부분의 경우 1주일에 AST, ALT는 정상화한다.

098

항갑상선제

티아마졸(thiamazole)

- 메카졸(Mercazole)

유사제

프로필치오우라실(propylthiouracil)

효능 · 효과

갑상선기능항진증

특징

갑상선 페록시다아제(thyroid peroxidase)가 사이로글로불린(thyroglobuline)의 티로신(tyrosine)기를 요오드화하는 과정과 요오드 티로신기의 축합 반응을 저해함으로써 갑상선호르몬 합성을 억제한다. 갑상선에의 요오드 흡수나 호르몬 방출에는 영향을 주지 않는다.

조성 · 제형 · 용량

1정 중에 티아마졸 5mg을 함유하는 백색 당의정

사용법 · 사용량

티아마졸로서 통상 성인에 대해서는 초기량 1일 30mg을 3~4회로 분할하여 경구 투여한다. 증상이 중증인 경우는 1일 40~60mg을 사용한다. 기능항진 증상이 거의 소실했다면 1~4주마다 점감하여 유지량 1일 5~10mg을 1~2회로 분할하여 경구 투여한다. 통상 소아에 대해서는 초기량 5세 이상 10세 미만에서는 1일 10~20mg, 10세 이상 15세 미만에서는 1일 20~30mg을 2~4회로 분할하여 경구 투여한다. 기능항진 증상이 거의 소실했다면 1~4주마다 점감하여 유지량 1일 5~10mg을 1~2회로 분할하여 경구 투여한다. 통상 임산부에 대해서는 초기량 1일 15~30mg을 3~4회로 분할하여 경구 투여한다. 기능항진 증상이 거의 소실했다면 1~4주마다 점감하여 유지량 1일 5~10mg을 1~2회로 분할하여 경구 투여한다. 정상 임신 시의 갑상선기능검사 수치를 저하시키지 않도록 2주마다 검사하여 필요 최저한의 양을 투여한다.

연령, 증상에 따라 적당히 증감한다.

■ 사용법 · 사용량과 관련된 주의사항

일본에서 워킹 그룹에서의 검토에서는 경 · 중 정도의 바세도우병에서 티아마졸의 초기량이 15mg, 30mg으로도 개시 후 거의 8주에 약 80%의 환자가 기능이 정상화되어 두 제제의 차이는 확실치 않다. 또한 부작용의 빈도는 15mg이 적다는 것으로 나타났다. 이상으로부터 중도의 갑상선기능항진증 환자나 가능한 한 신속하게 갑상선 기능을 정상화할 필요가 있는 환자에게는 30mg으로 치료를 개시하고 이 이외의 환자에게는 15mg부터 개시하는 것이 타당하다고 생각된다.

사용금기

본제에 대해 과민증의 기왕력이 있는 환자

신중투여

■ 간장애가 있는 환자

간장애를 악화시킬 우려가 있다.

■ 중등도 이상의 백혈구 감소 또는 다른 혈액장애가 있는 환자

백혈구 감소 또는 혈액장애를 악화시킬 우려가 있다.

병용주의

■ 쿠마린(coumarin)계 항응고제: 와파린칼륨

갑상선 기능이 항진하면 응고인자의 합성 · 대사 항진에 의해 상대적으로 쿠마린계 항응고제의 효과는 증강한다. 본제 투여에 의해 갑상선 기능이 정상화되면 증강되어 있던 쿠마린계 항응고제의 효과가 감약한다는 보고가 있다.

Point 병용 개시 시, 중지 시 및 병태의 변화에 따라 혈액 응고능력이 변화하므로 혈액 응고능력 검사 수치의 변동에 충분히 주의하여 필요하다면 항응혈제의 용량을 조절한다.

■ 디기탈리스(digitalis) 제제: 디곡신(digoxin) 등

갑상선기능항진 시에는 대사 · 배설이 촉진되고 있기 때문에 디기탈리스 제제의 혈중농도가 정상 시와 비교하여 저하한다. 본제 투여에 의해 갑상선 기능이 정상화되면 디기탈리스 제제의 혈중농도가 상승한다는 보고가 있다.

Point 병용 개시 시, 중지 시 및 병태의 변화에 따라 디기탈리스 제제의 혈중농도가 변동하므로 혈중농도의 변동에 충분히 주의하여 필요하다면 디기탈리스 제제의 용량을 조절한다.

중대한 부작용

■ 무과립구증(빈도 불분명)

【대처법】 주로 투여 개시 후 2개월 이내에 발현하고, 사망에 이른 예도 보고되고 있다.
적어도 투여 개시 후 2개월간은 원칙적으로 2주에 1회, 그 이후에도 정기적으로 백혈구 분획을 포함한 혈액 검사를 실시하여 이상이 나타났을 경우에는 투여를 중지하는 등 적절한 처치를 실시해야 한다. 또한 본제의 투여 개시에 앞서 무과립구증 등의 부작용, 사용법 · 사용량 등의 유의점을 환자에게 설명함과 동시에 특히 인두통, 발열 등의 증상이 나타났을 경우에는 신속하게 주치의에게 연락하도록 지시한다.

■ 저프로트롬빈혈증, 제VII인자 결핍증, 혈소판 감소, 혈소판 감소성 자반병이 나타나는 경우가 있다(빈도 불분명).

【대처법】 관찰을 충분히 실시하여 이상이 나타났을 경우에는 투여를 중지하는 등 적절한 처치를 실시한다.

■ 간기능장애, 황달이 나타나는 경우가 있다(빈도 불분명).

【대처법】 간기능장애는 치료하지 않은 바세도우병 자체로 일어나는 경우도 자주 있기 때문에 투약 전에 간기능을 체크해 두어야 한다. 간기능검사 수치에 주의하는 등 관찰을 충분히 실시하여 이상이 나타났을 경우에는 투여를 중지하고 적절한 처치를 실시한다.

■ SLE 증상이 나타나는 경우가 있다(빈도 불분명).

SLE 증상(발열, 홍반, 근육통, 관절통, 림프절 종창, 비종 등)이 나타나는 경우가 있으므로 충분히 관찰하여 이와 같은 증상이 나타났을 경우에는 투여를 중지하는 등 적절한 처치를 실시한다.

■ 항호중구 세포질 항체(ANCA) 관련 혈관염증후군이 나타나는 경우가 있다(빈도 불분명).

본제 투여 중에 급성 진행성 신염증후군(초기 증상: 혈뇨, 단백뇨 등)이나 감기 증상, 자반, 피부 궤양 등의 ANCA 양성 혈관염증후군에 의한 장애를 보이는 경우가 있다. 이와 같은 증상이 나타났을 경우에는 즉시 투여를 중지하고 부신피질호르몬의 투여 등 적절한 처치를 실시한다.

간과되기 쉬운 의외의 작용

■ 인슐린 자가면역증후군이 나타나는 경우가 있다(빈도 불분명).

【대처법】 인슐린 자가면역증후군이란 1970년 Hirada(平田) 등에 의해 처음으로 보고된 자발성 저혈당을 일으키는 질환이다. 인슐린 주사를 맞지 않았음에도 불구하고 혈중에 대량의 인슐린 항체가 보인다. 발증자에게 SH기를 가진 약제 사용의 기왕력이 많고 티아마졸도 그 중 하나이다. 투여를 중지하는 등 적절한 처치를 실시한다.

기타 부작용의 주의

■ 발진, 두드러기, 발열 등(빈도 불분명)

【대처법】 프로필치오우라실로 변환한다. 증상이 가벼운 경우는 항히스타민제를 병용하여 경과를 관찰하면서 신중하게 투여한다.

099

하수체 ACTH 분비 예비능력 측정

메티라폰(metyrapone)
– 메토피론(Metopiron)

효능·효과

하수체 ACTH 분비 예비능력의 측정 목적, Cushing 증후군의 원인 진단 목적

특징

메티라폰은 부신피질 스테로이드 중 주요한 세 가지, 즉 코르티솔(cortisol)〔히드로코티손(hydrocortisone)〕, 코르티코스테론(corticosterone) 및 알도스테론(aldosterone)의 생합성 과정에서 11β 수산화를 특이적으로 저해한다. 하수체 전엽으로부터의 ACTH 분비는 혈중의 코르티솔의 농도에 영향을 미치므로 메티라폰 투여에 의해 부신피질로부터의 코르티솔 분비가 감소하면 하수체 전엽 기능이 정상이라면 ACTH 분비의 증가가 일어난다.
ACTH 분비의 증가에 따라 부신피질 기능이 자극을 받지만 메티라폰의 저해 작용으로 인해 부신피질에 있어서의 스테로이드 생합성은 11-데스옥시코트리솔(11-desoxycortisol) 및 11-데스옥시코르티코스테론(11-desoxycorticosterone)의 단계에서 멈춘다. 이 둘의 생성은 증량하여 이러한 물질 또는 그 대사산물은 혈중 및 소변으로 나타나 대사산물은 17-OHCS 또는 17-KGS로서 정량적으로 측정된다.

조성·제형·용량

1캡슐 중 메티라폰 250mg
담황색~엷은 황백색을 띤 경(軟)캡슐제

사용법·사용량

검사용제로서만 보험 적용된다.

■ 메티라폰 시험
- **신속법**: 메티라폰 1.5g을 1회 투여하여 2시간 간격으로 8시간 후까지 채혈하여 혈중 ACTH나 11-데스옥시코트리솔을 측정한다.

건강한 사람에게서는 ACTH의 분비가 자극되고 또한 11-데스옥시코트리솔도 증가한다. 하수체성 ACTH 분비 과잉에 의한 쿠싱병에서는 11-데스옥시코트리솔은 증가를 나타내지만 부신성 쿠싱증후군, 이소성(異所性) ACTH증후군에서는 반응하지 않는다.

- **표준법**: 메티라폰 0.5g을 4시간 간격으로 6회 복용시켜 전 1~2일간 및 복용 당일을 포함하여 3일간 축뇨(蓄尿)하여 요중의 17-OHCS, 17-KGS를 측정한다.

  투여 다음 날의 요중 17-OHCS 배설량이 전 수치의 2~2.5배 증가했다면 정상으로 한다. 부신피질 기능이 정상임에도 불구하고 요중 17-OHCS 배설량이 반응하여 증가하지 않았을 경우에는 하수체 전엽의 ACTH 분비 기능부전을 의미한다.

  쿠싱증후군의 병태 진단으로서 실시했을 경우 쿠싱병에서는 과잉 반응을 나타내고 그 밖의 병태에서는 반응하지 않게 된다.

Point 급성 부신부전을 일으킬 가능성이 있으므로 테스트는 입원한 후에 의료관계자에 의한 충분한 감시하에서 실시해야 한다.

Point 메토피론에 대한 반응은 서서히 일어나기 때문에 소변으로 배설되는 스테로이드가 최고치에 달하는 것은 통상 메토피론의 투여가 끝난 후가 된다. 즉 24시간에 걸쳐 경구적으로 메토피론을 투여하면 스테로이드 배설이 정점에 달하는 것은 메토피론 투여 종료에 계속되는 24시간의 채뇨 기간 중이다.

Point 현재에는 쿠싱증후군의 병태 진단 목적으로 고용량 덱사메타손(dexamethasone) 억제 시험이, 또한 하수체 전엽의 ACTH 분비 예비능력 측정 목적으로 CRH 시험이 이루어지는 경우가 많다. 현재의 추세로서 이러한 검사로 진단이 되지 않을 때에만 이루어지는 경향이 있다.

Point 복부 불쾌감 5.0%, 오심 4.4%, 구토 1.3% 등 소화기계의 부작용을 나타내기 때문에 우유나 건위소화제와 함께 본제를 복용하게 하면 좋다.

사용금기

■ 본제의 성분에 대해 과민증의 기왕력이 있는 환자

■ 부신피질부전 환자
급성 부신부전을 초래하는 경우가 있다.

병용주의

■ 메토피론 테스트를 실시하기 전에 모든 부신피질 스테로이드 요법을 중지한다.

■ 소변 스테로이드의 측정에 영향을 미치는 약제가 있으므로 메토피론 테스트를 실시하는 기간

중에는 다른 약제는 투여하지 않는 것이 바람직하다. 특히 이 테스트에 영향을 줄 가능성이 있는 약제로서 다음과 같은 것이 보고되고 있다.
페니토인(phenytoin), 단백동화 스테로이드, 에스트로겐(estrogen), 클로르프로마진(chlorpromazine), 바르비투르산(barbiturate)계 유도체, 아미트리프탈린(amitriptyline), 항갑상선호르몬제

중대한 부작용

■ 쇼크(0.1~5% 미만)
혈압 저하, 냉한(冷汗), 사지 냉각 등을 수반하는 쇼크가 나타나는 경우가 있으므로 이와 같은 경우에는 투여를 중지하고 적절한 처치를 실시한다.

간과되기 쉬운 의외의 작용

■ 류마티스성 질환이 있는 환자
증상의 급성화를 초래하는 경우가 있다.

검사 수치에 대한 영향

■ 저나트륨혈증, 저클로라이드(Cl)혈증, 고칼륨혈증
인슐린 또는 경구 당뇨병 용제로 치료 중인 환자는 본제에 의한 급성 중독의 징후와 증상이 악화 또는 변용하는 경우가 있다.

하수체 후엽호르몬

초산데스모프레신(desmopressin acetate)
– 데스모프레신(Desmopressin)

유사제

피트레신(Pitressin)

효능 · 효과

- 중추성 요붕증(데스모프레신 점비액 協和, 데스모프레신 스프레이 2.5 協和)
- 요침투압 또는 요비중의 저하에 따른 야뇨증(데스모프레신 스프레이 10 協和)
- 경증 · 중등증 혈우병 A(제 VIII인자 응고활성이 2% 이상의 환자), Type I · Type II A의 폰빌레브란드병(von Willebrands disease)의 자연발생성 출혈, 외상성 출혈 및 발치(拔齒) 시, 수술 시 출혈의 지혈관리(데스모프레신 주사액 4 協和)

특징

초산 데스모프레신은 바소프레신(vasopressin)의 유도체로, 항이뇨 활성을 갖고 일방 혈관에 대한 작용이 약한 점에서 중추성 요붕증의 치료제로서 이용되고 있다(데스모프레신 점비, 데스모프레신 · 스프레이 2.5). 데스모프레신 스프레이 10은 야뇨증의 치료제로서 승인되어 있다. 또한 데스모프레신이 혈액응고 제VIII인자 및 폰빌레브란드인자를 혈장 중으로 상승시키는 점에서 경도 · 중등도 혈우병 A 및 폰빌레브란드병 환자의 지혈관리제로서 데스모프레신 주사액이 승인되어 있다. 제형이 네 가지가 있는데 각각 효능 · 효과가 다르므로 주의가 필요하다.

조성 · 제형 · 용량

■ 데스모프레신 점비액 協和(비강내 투여)

1병 2.5mL 중에 초산 데스모프레신을 250μg 함유한다. 무색 투명한 점비액이다.

■ 데스모프레신 스프레이 2.5 協和(비강내 투여)

1병 5.0mL에 초산 데스모프레신을 125μg 함유한다. 무색 투명한 점비액이다. 케이스는 투명하다.

■ 데스모프레신 스프레이 10 協和(비강내 투여)

1병 5.0mL에 초산 데스모프레신을 500μg 함유한다. 무색 투명한 점비액이다. 케이스는 황색으로 10이라고 빨간 글자로 기재되어 있어 스프레이 2.5와 구별되어 있다.

■ 데스모프레신 주사액 4 協和(정맥내 투여)

1관(1mL) 중에 초산 데스모프레신을 4μg을 함유하는 무색 투명한 주사액이다.

사용법 · 사용량

■ 중추성 요붕증

● **데스모프레신 점비액 協和**

소아: 1회 2.5~5μg〔0.025~0.05mL(c.c.)〕을 1일 1~2회 비강 내에 투여한다.

성인: 1회 5~10μg〔0.05~0.1mL(c.c.)〕을 1일 1~2회 비강 내에 투여한다.

● **데스모프레신 스프레이 2.5 協和**

소아: 1회 2.5~5μg(1~2 분무)을 1일 1~2회 비강 내에 투여한다.

성인: 1회 5~10μg(2~4 분무)을 1일 1~2회 비강 내에 투여한다.

투여량은 환자의 음수량, 소변량, 요비중, 요침투압에 의해 적당히 증감한다.

● **사용법 · 사용량과 관련된 주의사항**

- 다음(多飮) · 다뇨(多尿) · 저비중뇨를 나타내는 질환으로서 중추성 요붕증 · 심인성 다음증 · 신성(腎性) 요붕증 · 고칼슘혈증에 기인하는 다뇨증이다. 이러한 각종 질환에 기인한 다뇨를 감별하여 바소프레신(vasopressin) 결핍에 의한 요붕증에만 사용한다.
- 구갈중추 이상을 수반하는 증후성 요붕증 환자는 수분 출납의 균형이 무너지기 쉽기 때문에 혈청전해질에 충분히 주의한다.
- 수분 중독 증상을 초래하는 경우가 있으므로 다음과 같은 점에 주의한다.
  ① 과도한 음수(飮水)를 피하고 링거 · 수액에 의한 수분 섭취에도 주의한다.
  ② 적정한 음수량, 적정한 용법의 습득 및 유지량을 결정할 때까지 입원하여 치료하는 것이 바람직하다.
  ③ 환자의 상태를 관찰하여 수분 중독을 시사하는 증상(권태감, 두통, 오심 · 구토 등)의 발현에 주의한다. 이와 같은 증상이 나타났을 경우에는 1회 투여량의 감량, 투여 횟수의 증가에 따른 1회 투여량의 감량에 의해 대처한다.
- 두부(頭部) 외상에 의한 요붕증의 경우는 자연 치유하는 경우가 있다. 또한 시상하부에 있는 침투압 수용기의 감수성 변화에 의해 소변량이 자연히 감소하는 환자가 있으므로 관찰을 충분히 하여 만연하게 투여하지 않는다.

• 점비액은 스프레이에 비해 조작이 번잡하지만, 스프레이 2.5는 1분무 2.5μg으로 그 이하의 용량 조절이 불가능하므로 2.5μg 이하의 용량이 필요할 때는 점비액을 희석하여 사용한다.

■ 요침투압 또는 요비중의 저하에 따른 야뇨증

● **데스모프레신 스프레이 10 協和**

통상 1일 1회 취침 점에 10μg(1분무)부터 비강 내에 투여를 개시하여 효과가 불충분한 경우는 증량한다.

또한 1일 최고 용량은 20μg(2분무)이다.

● **사용법 · 사용량과 관련된 주의사항**

• 본제 투여 중에 수분 중독 증상을 초래하는 경우가 있으므로 다음과 같은 점에 주의한다.

① 과도한 음수(飮水)를 피하고 링거 · 수액에 의한 수분 섭취에도 주의한다.

② 투여 2~3시간 전(석식 후)부터 다음 날 아침까지의 음수는 극력 피하고 취침 전의 배뇨를 철저히 하고 지시한 투여량을 엄수하도록 지도한다.

③ 본제에 의한 치료를 1주일 이상 계속하는 경우에는 혈장 침투압 및 혈청 나트륨치의 검사를 실시한다.

④ 본제 투여 중에는 정기적(1개월마다)으로 환자의 상태를 관찰하고 수분 중독을 시사하는 증상(권태감, 두통, 오심 · 구토 등)의 발현에 충분히 주의한다.

• 본제 사용 전에 관찰기를 만들어 기상 시 소변을 채취하여 야뇨 · 익일 아침 요침투압의 평균치가 800mOsm/L 이하 또는 요비중의 평균치가 1.022 이하를 기준으로 하여 요침투압 또는 요비중이 저하하고 있다는 것을 확인한다.

• 본 질환은 연령과 함께 자연히 경감, 치유되는 경향이 보이므로 정기적(3개월 전후)으로 치료를 1~2주간 중지하고 환자의 야뇨 상황을 관찰하는 등 만연하게 본제의 투여를 계속하지 않는다.

• 본제는 원칙적으로 6세 이상의 환자에게 사용한다.

■ 경증 · 중등증 혈우병 A(제VIII인자 응고 활성이 2% 이상인 환자), Type I · Type II A의 폰빌레브란드병(von Willebrands disease)의 자연발생성 출혈, 외상성 출혈 및 발치(拔齒) 시, 수술 시 출혈의 지혈관리

● **데스모프레신 주사액 4 協和**

① 통상 혈우병 A는 0.2~0.4μg/kg을, 폰빌레브란드병(von Willebrands disease)은 0.4μg/kg을 생리식염수 약 20mL에 희석하여 10~20분에 걸쳐 완서하게 정맥내 투여한다.

② 본제를 수술 전에 투여하는 경우는 예정된 외과적 처치 30분 전에 1과 같은 방법으로 정맥내 투여한다.

● **사용법 · 사용량과 관련된 주의사항**

- 본제는 혈액 응고인자를 직접 체내에 보충하는 혈액 제제와는 달리 단회 투여하여 체내에 생산 · 저장되어 있는 제VIII인자 및 폰빌레브란드(von Willebrand)인자를 혈중으로 방출시켜 지혈하게 하는 것이다. 따라서 이러한 인자가 전혀 없는 환자에게는 효과가 없으므로 사용하지 않는다. 또한 본제는 단기 지혈에 이용하는 것으로 원칙적으로 반복, 계속하여 사용하지 않는다.
- 본제의 투여에 의해 경도의 혈압 상승 및 심박수의 증가를 나타내는 경우가 있으므로 관찰을 충분히 실시한다.
- 본제 투여 중 과도한 음수에 의해 두통, 냉감, 구역질 등의 수분 중독 증상을 초래하는 경우가 있으므로 음수는 필요 최소한으로 하고 링거 · 수액에 의한 수분 섭취나 혈청 전해질에 충분히 주의한다.

사용금기

■ 과민증의 기왕력이 있는 환자(데스모프레신 주사액 4)

신중투여

■ 데스모프레신 점비액, 데스모프레신 스프레이 2.5, 데스모프레신 스프레이 10

● **고혈압을 수반하는 순환기 질환, 고도 동맥경화증, 관상동맥 혈전증, 협심증 환자**
혈압 상승에 의해 증상을 악화시킬 우려가 있다.

● **하수체 전엽 기능부전을 수반하는 환자**
병상이 불안정하기 때문에 수분 중독 등이 발현하기 쉽다.

● **알레르기성 비염을 일으킨 적이 있는 환자, 비(鼻)질환이 있는 환자**
비강내 투여로 인해 흡수가 안정하지 않을 우려가 있다.

● **본제의 성분에 대해 과민증의 기왕력이 있는 환자**

■ 데스모프레신 주사액 4

● **고혈압을 수반하는 순환기 질환, 고도 동맥경화증, 관상동맥 혈전증, 협심증 환자**
혈압 상승에 의해 증상을 악화시킬 우려가 있다.

● **임신 중독증 환자**
증상이 악화할 우려가 있다.

● **만성 신장애 환자**
증상이 악화할 우려가 있다.

● **하수체 전엽부전을 수반하는 환자**

수분 중독 등이 발현하기 쉽다.

병용금기

없음

병용주의

■ 삼환계 항우울제: 염산이미프라민(imipramine HCl)(점비액, 스프레이 2.5, 스프레이 10, 데스모프레신 주사액)

항이뇨호르몬을 분비하여 수분 저류(貯留)의 위험성(risk)을 증강시키는 경우가 있다. 저나트륨혈증성 경련 발작의 보고가 있으므로 혈청 Na, 혈장 침투압 등을 모니터한다.

■ 승압제(데스모프레신 주사액)

본제는 약한 혈압 상승 작용이 있기 때문에 혈압이 과도하게 상승할 우려가 있다.

중대한 부작용

뇌부종, 혼수, 경련 등을 수반하는 중대한 수분 중독이 나타나는 경우가 있다. 과량 수분 섭취에는 충분히 주의하고 이상이 나타났을 경우에는 투여를 중지하고 고장식염수의 주입, 푸로세미드(furosemide) 투여 등의 적절한 처치를 실시한다(빈도 불분명).

검사 수치에 대한 영향

- 혈청 Na 저하(3.7%)
- 혈청 Cl 저하(1.9%)
- 백혈구 증다(2.0%)
- AST(GOT) 상승(1.9%)
- ALT(GPT) 상승(1.9%)
- 중성지방(triglyceride) 상승(2.0%)

101

하수체 후엽호르몬

바소프레신(vasopressin) - 피트레신(Pitressin)

유사제

데스모프레신(Desmopressin)

효능 · 효과

하수체성 요붕증, 하수체 또는 신성(腎性) 요붕증의 감별 진단, 장내 가스의 제거〔고장(meteorism), 담낭 촬영의 전 처치, 신우 촬영의 전 처치〕, 식도정맥류 출혈의 긴급 처치

특징

바소프레신의 하수체성 요붕증에 대한 효과는 신장의 V2 수용체를 통해 항이뇨 작용을 발휘한다. 장내 가스의 제거 및 문맥압 항진에 의한 식도정맥류 출혈 시의 긴급 처치에 대한 효과는 V1 수용체를 통한 장관 평활근 및 혈관 평활근 수축 작용에 의거한다.

식도정맥류 파괴는 그 대부분이 문맥압 항진증에 의해 발증하는데, 바소프레신은 복부 내장의 세동맥을 수축시켜 문맥혈류를 감소시키므로 일시적으로 문맥압이 하강하기 때문에 문맥압 항진에 의한 식도 출혈 시에 지혈 작용을 발휘한다. 또한 장관 평활근을 수축시키므로 장내 가스를 제거할 수 있다.

조성 · 제형 · 용량

1관 1mL 중에 합성 바소프레신을 바소프레신으로써 20 바소프레신 단위를 함유한다. 무색 투명한 주사액으로, 냄새가 없거나 약간 특이한 냄새가 있다.

사용법 · 사용량

■ 하수체성 요붕증

통상 성인에게는 바소프레신으로서 2~10단위를 필요에 따라 1일 2~3회 피하 또는 근육내 주사한다. 또한 증상에 따라 적당히 증감한다.

■ 하수체 또는 신성(腎性) 요붕증의 감별 진단

통상 성인에게는 바소프레신으로서 5~10단위를 피하 또는 근육내 주사하거나 0.1단위를 정맥내 주사하고 그 후 소변량의 감소가 현저하고 요비중이 1.010 이상까지 상승하면 바소프레신 반응성 요붕증을 생각할 수 있다. 연령, 증상에 따라 적당히 증감한다.

■ 장내 가스의 제거(고장, 담낭 촬영의 전 처치, 신우 촬영의 전 처치)

통상 성인에게는 바소프레신으로서 5~10단위를 피하 또는 근육내 주사한다. 연령, 증상에 따라 적당히 증감한다.

■ 식도정맥류 출혈의 긴급 처치

통상 성인에게는 바소프레신으로서 20단위를 5% 포도당액 등 100~200mL에 혼합하여 0.1~0.4단위/분의 주입 속도로 지속적으로 정맥내 주사한다. 연령, 증상에 따라 적당히 증감한다.

중요한 기본적 주의

- 쇼크 등의 반응이 예측되기 때문에 충분한 문진을 한다.
- 식도정맥류 출혈의 긴급 처치에 이용하는 경우는 여러 차례 임상 검사(심전도 검사, 혈압 측정, 소변량 측정 등)를 실시하는 등 환자의 상태를 관찰하면서 신중하게 투여한다. 또한 이상이 나타났을 경우에는 감량, 휴약 등의 적절한 조치를 강구한다.
- 식도정맥류 과열에 의한 출혈 환자는 일반적으로 간기능에 이상을 초래하고 있기 때문에 본제 투여에 의해 간 혈류량이 더욱 감소하여 불가역성 간부전이 될 우려가 있다.

사용금기

■ 본제의 성분에 대해 아나필락시스(anaphylaxis) 또는 과민증의 기왕력이 있는 환자

■ 관상동맥경화증(심근경색, 협심증 등) 환자

심근허혈을 연장시키는 경우가 있다.

■ 급속한 세포외 수분의 증가가 위험해지는 병태(심부전, 천식, 임신 중독증, 편두통, 간질 등)가 있는 환자

수분 중독을 일으키는 경우가 있어 이러한 병태를 악화시킬 우려가 있다.

■ 혈중 질소 저류(貯留)가 있는 만성 신염 환자

수분 저류을 일으키는 경우가 있어 혈중 질소의 배설이 억제될 우려가 있다.

신중투여

■관상동맥경화증 이외의 동맥경화성 질환이 있는 환자

전신의 혈관을 수축시켜 혈압을 높이는 경우가 있다.

■고혈압을 수반하는 순환기 질환이 있는 환자

고혈압을 항진시킬 우려가 있다.

■동맥경화에 기인하지 않는 허혈성 질환이 있는 환자

관혈류가 감소하여 협심통이 심해질 우려가 있다.

■고령자

병용금기

없음

병용주의

없음

중대한 부작용

■쇼크(빈도 불분명)

쇼크가 나타나는 경우가 있으므로 이와 같은 경우에는 투여를 중지해야 한다

■횡문근 융해증(빈도 불분명)

근육통, 탈력감, CK(CPK)의 상승, 혈중 및 요중 미오글로빈(myoglobin) 상승을 특징으로 하고 급격한 신기능 악화를 수반하는 횡문근 융해증이 나타나는 경우가 있으므로 주의한다.

■심부전(빈도 불분명), 심박동 정지(빈도 불분명)

심부전, 심박동 정지가 나타나는 경우가 있으므로 이와 같은 경우에는 감량 또는 휴약 등의 적절한 처치를 실시한다.

■정신 착란(빈도 불분명), 혼수(빈도 불분명)

정신 착란, 혼수가 나타나는 경우가 있다.

■수분 중독(빈도 불분명)

수분 중독이 나타나는 경우가 있으므로 이와 같은 경우에는 환자의 상태를 관찰하면서 감량 또는 중지한다.

■중추성 신경장애(빈도 불분명)

본제에 의해 중대한 저Na혈증에 이른 경우 본제의 투여를 갑자기 중지하면 나트륨치가 급속하게 상승하여 중심 뇌교 수초용해증(central pontine myelinolysis: 불가역성 중추성 신경장애)을 일으키는 경우가 있으므로 서서히 감량하여 나트륨치를 완서하게 상승시키는 등 그 보정 속도에 충분히 주의한다.

■무뇨(빈도 불분명)

무뇨가 나타나는 경우가 있다.

■심실빈맥(빈도 불분명)

심실빈맥(torsades de pointes)이 나타났다는 보고가 있다.

간과되기 쉬운 의외의 작용

심폐소생이 이루어지는 심정지 환자가 VT/VF를 나타냈을 경우에 에피네프린 1mg을 3~5분마다 정맥주사하는 대신 바소프레신 40단위의 단회 정맥주사를 해도 좋다는 것이 AHA의 국제 가이드라인 2000에서 처음으로 나타났다. 바소프레신은 혈중 반감기가 10~20분으로 길기 때문에 단회 투여로 간편하지만 효과가 불충분한 경우에는 에피네프린을 추가해도 좋다고 되어 있어 아직 사용 방법의 표준화에는 이르지 못했다. 일본에서는 아직 심정지 시의 적용이 되지 않지만 승인이 기다려진다.

검사 수치에 대한 영향

데이터 없음

부신피질 스테로이드

102

프레드니솔론(prednisolone) - 프레도닌(Predonine)
베타메타손(betamethasone) - 린데론(Rinderon)

유사제

프레드니솔론(Prednisolone), 코톤(Cortone), 코트릴(Cortril), 솔루코테프(Solu-Cortef), 삭시존(Saxizon), 메드롤(Medrol), 솔루 · 메드롤(Solu-Medrol), 레더코트(Ledercort), 케나코트-A(Kenacort-A), 데카드론(Decadron), 리메타손(Limethason), 할로아트(Haloart)

표 1 스테로이드의 생리 작용과 약리 작용

당대사	말초조직: 당이용↓, 간: 포도당 신합성↑, 글리코겐 합성↑, 당내성↓
단백대사	말초조직: 단백 동화↓, 간: 효소 유도↑, 혈청, 소변: 아미노산↑, 크레아틴(creatine)↑, 요산 배설↑
지질대사	지질분해(부위에 따름)↑↓, 혈중 지방산↑, 아라키돈산 대사에 관한 효소〔포스포리파제 A_2(phospholipase-A_2)↓, 사이클로옥시제나제-2(cyclooxygenase-2)↓, 프로스타글란딘 E(prostaglandin E) 합성효소↓〕
전해질대사	혈청 K↓, K 배설↑, 혈청 Na↑, Na 배설↓, 알칼리증(alkalosis)↑
혈액 성분	총백혈구수↑, 호산구↓, 호염기구↓, 림프구↓, 적혈구수↑, 호중구↑, 혈청 단백↑(세포에 의해 증식, 분화, 침윤, 분비의 억제)
신경계	중추신경: 흥분성↑, 우울상태↑, 미각↓, 후각↓
순환기계	심장: 수축력↑, 박동수↑, 혈관 수축↑
소화기계	위액 분비↑
내분비계	ACTH, 성장호르몬, 갑상선 자극호르몬 등 분비↓, 인슐린 분비↑
결합조직	뼈, 연골, 피부: 콜라겐 생성↓, 뮤코다당(mucopolysaccharide) 합성↓
면역계	흉선, 림프절 중량↓, 사이토카인 생성↓, 항체 생성↓, 세포성 면역↓
염증 반응	혈관 투과성↓, 백혈구 유주↓, 육아종 형성↓, 각종 염증성 사이토카인↓, 아라키돈산 대사에 관련된 효소↓(지질대사의 항 참조)

↑: 상승, ↓: 저하, ↑↓: 상승 또는 저하

표 2 스테로이드의 주요 부작용

Ⅰ. 중대한 것	Ⅱ. 경도인 것
1. 감염 유발, 악화*	1. 좌창성 발진
2. 소화성 궤양	2. 의욕항진, 체중 증가*
3. 과혈당, 당뇨병	3. 만월상 안모(滿月狀 顔貌)*
4. 정신장애	4. 부종
5. 골다공증, 골절	5. 다모증
6. 고지혈증	6. 월경 이상*
7. 혈압 상승, 동맥경화	7. 피하 출혈
8. 혈관염	8. 화끈거림
9. 부신부전	9. 다뇨
10. 백내장	10. 다한
11. 녹내장	11. 불면
12. 무균성 골괴사	12. 백혈구 증가*
13. 근력 저하	13. 저칼륨혈증

* 자주 나타나는 부작용

효능 · 효과

만성 부신피질기능부전, 부신성기장애, 갑상선장애, 류마티스 관절염, 소아 류마티스 관절염(juvenile rheumatoid arthritis, JRA), 전신홍반루프스(systemic lupus erythematosus), 신증후군(nephrotic syndrome), 기관지 천식, 중독진, 자반병, 습진 · 피부염 등

특징

스테로이드는 세포질 내의 특이적 수용체와 결합하여 활성화된 스테로이드 수용체 복합체가 전사조절인자로서 작용하고 각종 단백의 전사를 제어하여 약리 작용을 한다. 이 작용은 표 1에 나타낸 바와 같이 다방면에 미치지만 각종 사이토카인의 생성억제 등에 의한 면역 억제 효과나 아라키돈산 대사에 관련된 각종 효소의 발현을 억제함에 따라 프로스타글란딘의 생성을 저해하여 신속하게 강력한 소염 작용을 초래한다. 임상상 매우 유용한 약제이지만 그 부작용도 많아(표 2) 생명 예후에 영향을 미치는 병태에 이르는 경우도 있다.

조성 · 제형 · 용량

프레도닌은 백색의 정제로, 1정 중에 프레드니솔론을 5mg 함유한다. 프레드니솔론에는 1정 5mg에 1mg 정제도 있어 류마티스 관절염 등의 치료에 이용된다. 한편 린데론은 1정 중 베타메타손 0.5mg 함유한다. 표 3에 대표적인 스테로이드의 특성과 역가(力價)의 비교를 나타낸다.

표 3 각종 스테로이드의 특성

	항염증 작용*	작용시간**	Na저류 작용*	정량(titer)(mg)*
코르티솔(cortisol)	1	S	1	20
프레드니솔론(prednisolone)	4	I	0.8	5
메틸프레드니솔론(methylprednisolone)	5	I	0.5	4
플루드로코르티손(fludrocortisone)	10	S	125	–
코르티손(cortisone)	0.8	S	0.8	25
트리암시놀론(triamcinolone)	5	I	0	4
파라메타손(paramethasone)	10	L	0	2
베타메타손(betamethasone)	25	L	0	0.75
덱사메타손(dexamethasone)	25	L	0	0.75

* 크로티솔을 1로 했을 때

** 생물학적 반감기

S: 8~12시간, I: 12~36시간, L: 36~72시간

사용법 · 사용량

스테로이드의 용법 및 용량은 치료의 대상이 되는 질환과 그 중증도에 따라 다르다. 항염증 작용은 프레드니솔론 환산으로 10mg 이하의 소량으로도 충분한 효과를 기대할 수 있지만 항체생성 억제 등의 면역 억제 작용은 1일 30mg 이상의 투여량이 필요하게 된다. 용법은 소량의 경우 생체의 내인성 스테로이드의 분비 리듬을 바꾸지 않도록 1일 아침 1회의 투여가 좋다고 되어 있지만 중등량 이상에서는 2회 또는 3회로 분할하여 투여한다.

격일 투여나 간헐 투여는 부작용을 감약하는 효과가 있다고 되어 있는데 그 유효성도 감약한다. 또한 류마티스 관절염과 같은 질환에서는 비투여일에 악화하므로 실시해서는 안 된다.

스테로이드의 부작용은 자주 중대한 병태에 이르는 경우도 있어 치료 효과가 나타나면 감량 · 이탈을 목표로 하지만 급속한 감량이나 갑자기 중지하는 것은 발작(crisis)을 일으키는 경우가 있으므로 주의한다.

■ 류마티스 관절염

1일 10mg 이하를 2회로 분할하여 투여한다. 가능한 한 조기의 이탈을 목표로 하여 항류마티스제 등의 효과가 나타나면 병태의 재발이나 부신성 발증(adrenal crisis)을 예방하는 목적으로 통

상 1~2개월마다 프레도닌 환산으로 1mg/일(日)을 목표로 점감한다. 격일 투여가 아닌 연일 투여로 하고 환자의 생활 리듬에 따른 분할 투여를 실시한다.

■ 전신홍반루푸스(systemic lupus erythematosus), 기타 교원병

투여량은 장기 병변의 종류와 그 중증도에 따라 다르다.

● **경증 예**

발열, 피부 증상, 관절 증상 등을 주증상으로 하고, 경도의 장막염이나 소변 이상 소견 이외의 장기 병변을 나타내지 않는 환자군이 포함된다. 미열이나 관절 증상을 주체로 하는 환자에게는 비스테로이드계 소염제를 투여하고 경과를 지켜보는데 고열, 장기화하는 관절염, 강한 염증을 수반하는 홍반, 또한 흉선염 등의 장막염을 가진 환자에게는 프레드니솔론 환산으로 30mg/일(日) 이하를 목표로 스테로이드를 투여한다. 용법은 스테로이드의 생리적인 분비 동태와 항염증 작용을 고려하여 아침 2 점심 1 등의 2회로 분할하여 투여한다.

● **중등 · 중증 예**

WHO 분류 III · IV형의 신염, CNS 루푸스, 심외막염 · 심근염 등의 심장 병변, 간질성 폐렴, 루푸스 폐장염 · 폐출혈, 폐색전 및 용혈성 빈혈 · 혈소판 감소증 등의 장기 병변을 가진 무리가 이것에 상당하고 1~2mg/kg/일(日)의 투여량을 기본으로 하여 반응이 좋지 않은 증례에는 가끔 80mg 이상을 투여한다. 섭식이 불가능한 경우를 제외하고 경구 투여로 통상 3-2-1의 비율로 3회로 분할 투여한다. 형 신염이나 CNS 루푸스의 경련 중적 발작, 의식소실 발작 및 섬망, 착란, 인지장애 등의 난치성 병태, 스테로이드 저항성의 병태, 그리고 스테로이드의 대량 장기 투여가 부작용 등으로 실시 불가능한 경우에는 펄스요법(pulse therapy)을 실시한다.

■ 기관지 천식, 알레르기질환

30mg 또는 이보다 저용량이 투여된다.

■ 악성 종양

백혈병, 악성 림프종 등의 혈액질환에서 30~60mg/일(日)의 스테로이드가 다른 제제와 병용된다.

사용금기

■ 절대금기

- 과민증을 가진 증례
- 감염증이 있는 관절강(articular cavity)내, 활액낭(bursa)내, 건초(tendon sheath)내 또는 건(腱) 주위 및 동요관절의 관절강내(주사 제제)

■ 원칙금기

진균증이나 결핵 등의 감염증, 소화성 궤양, 단순 포진성 각막염, 후낭하 백내장(posterior subcapsular cataract), 녹내장, 고혈압, 혈전증, 내장의 수술창 등이 있는 환자에 대한 투여

신중투여

스테로이드는 여러 부작용을 나타낸다(표 2). 사용 중에는 임상 증상이나 검사소견에 유의하여 그 조기 발견과 적절한 대응을 실시한다.

■ 감염증을 가진 증례

중증 감염증은 본제의 적응의 하나이지만 소량의 투여로도 결핵이나 기회감염(opportunistic infection)을 유발하는 경우가 있으므로 주의한다.

Point 필요 최저한의 투여

■ 당뇨병

당뇨병 환자나 내당능력이 낮은 환자는 악화나 유발이 보인다.

Point 체중 증가나 혈당치 및 요당 등의 검사소견에 유의한다.

■ 골다공증

소량으로도 장기 연용에 의해 골다공증이 촉진된다.

Point 비스포스포네이트(bisphosphonate)를 병용한다.

■ 동맥경화, 고지혈증

스테로이드의 장기 내복은 고콜레스테롤혈증이나 고리포단백혈증(hyperlipoproteinaemia)을 유발하여 동맥경화를 촉진한다.

Point 생활지도 및 식사요법에 HMG-CoA 환원효소 억제제 등의 약물요법에 의해 조절한다.

■ 소화성 궤양

프로스타글란딘(prostaglandin)의 합성 저해에 의해 위궤양이 유발된다. 특히 비스테로이드계 소염제와 병용하고 있을 경우에는 주의를 요한다.

Point 소화성 궤양의 위험성(risk)이 높아 비스테로이드계 소염제를 병용하고 있는 증례에는 미소프로스톨(misoprostol) 또는 프로톤펌프 저해제(proton pump inhibitor)를 병용한다.

■ 녹내장, 백내장

녹내장, 백내장이 그 투여량에 관계없이 유발된다.

Point 안통(眼痛)이나 시력장애 등의 자각 증상을 보이지 않는 경우도 있으므로 정기적으로 안과적 검사를 실시한다.

그 밖에 스테로이드 유발 정신병 등도 문제가 된다. 약제의 상호작용도 문제가 되지만 리팜피신(rifampicin)은 스테로이드 대사를 촉진하므로 두 배의 투여량이 필요하게 된다.

병용금기

프레도닌(Predonine) 및 린데론(Rinderon)에는 특별히 없지만 생 · 약독화백신을 접종하면 감염이 나타나는 경우가 있으므로 주의한다.

병용주의

■ 면역억제제

면역 억제 효과가 높아져 감염증이 유발되기 쉬워진다.

■ 이뇨제(칼륨 보존성 이뇨제를 제외), 암포테리신 B(amphotericin-B)

상승적으로 작용하여 저칼륨혈증이 유발된다.

■ 경구 당뇨병제

스테로이드는 간장에서의 포도당 신합성을 촉진하고 말초조직에 있어서의 당이용을 저해하여 결과적으로 경구 당뇨병제의 작용을 감약시킨다.

■ 항응고제

항응고 효과가 감약된다.

■ 바르비투르산(barbiturate)계 유도체, 리팜피신(rifampicin), 페니토인(phenytoin)

스테로이드는 시토크롬 P450을 유도하여 이러한 대사를 촉진시킴에 따라 작용을 감약시킨다.

■ 경구 칼슘제, 규산 알루미늄(aluminum silicate)

흡수가 저해된다.

■ 경구피임제

결합 단백의 증가에 의해 약효가 감약되지만 대사 저해에 의한 효과의 증강이 보여 종합적으로는 증강된다.

■ 이미다졸(imidazole)계 항진균제

수용체에의 결합이 저해되어 효과가 감약된다.

■ 활성화 비타민 D_3 제제, 알파칼시돌(alfacalcidol)
고칼슘뇨증, 요로결석이 유발된다.

중대한 부작용

■ 유발 감염증, 감염증의 악화
【대처법】 일상생활에 있어서의 감염 방어의 시행과 감염의 조기 발견과 치료

■ 속발성 부신기능부전, 당뇨병
【대처법】 정확한 투여법과 일상생활에 있어서의 운동 · 식사요법의 지도

■ 소화관 궤양, 소화관 천공, 소화관 출혈
【대처법】 가능하다면 감량 · 중지, 그리고 신중 투여하고 기술(記述)의 대책

■ 우울증, 정신 변조(變造)
【대처법】 전문의에 의한 컨설팅과 치료, 가능한 한 감량

■ 골다공증, 골절
【대처법】 비스포스포네이트(bisphosphonate)의 병용

■ 대퇴 및 상완골 골두 괴사
【대처법】 아스피린, 와파린 등의 항응고제의 병용

■ 녹내장, 후낭하 백내장, 다발성 후극부 망막색소상피증
【대처법】 안통(眼痛), 눈의 가려움증, 시력장애 등의 자각 증상 체크와 정기적인 검사

간과되기 쉬운 의외의 작용

백내장이나 녹내장의 발증은 유전적인 소인에 깊은 관계가 있어 소량의 투여나 투여 기간이 비교적 짧은 증례에서도 나타나므로 주의를 요한다.
또한 소화성 궤양도 자각 증상을 보이지 않는 경우도 많아 변잠혈 반응 등에 의한 검사가 필요하게 된다.

검사 수치에 대한 영향

고혈당이나 콜레스테롤이나 중성지방 등의 고지혈증에 관련된 검사 수치, 요중 칼륨의 증가, 혈청 나트륨의 증가, 백혈구 증가, CRP, 적혈구 침강 속도의 개선, 자가항체의 저하, 감마글로불린 수치의 저하, 요중 요산, 크레아틴(creatine)의 증가 등

면역억제제

메토트렉세이트(methotrexate)
– 메토트렉세이트(Methotrexate), 류마트렉스(Rheumatrex)

유사제

메토레이트(Metolate)

효능 · 효과

- 류마트렉스, 메토레이트: 류마티스 관절염(RA)(다른 항류마티스제에 의해 충분한 효과를 얻지 못한 증례에 대해)
- 메토트렉세이트: 급성 백혈병, 만성 림프성 백혈병, 만성 골수성 백혈병, 융모성 질환(내복약의 적응, 본제는 류마티스 관절염의 적응 인가는 되어 있지 않다)

특징

본제는 디히드로 엽산 환원효소(dihydrofolate reductase)를 저해하는 엽산 대사 길항제로, 피리미딘(pyrimidine), 푸린(purine) 대사와 함께 단백 합성계에도 작용을 끼친다. 본제는 항류마티스제 중에서 그 유효성에 관하여 가장 명확한 근거(evidence)가 존재하고 골파괴의 진행을 저지하는 효과가 있다고 되어 있다. 또한 각종 항류마티스제 중에서는 효과 발현까지의 기간이 짧고(2~4주) 이탈 현상(escape phenomenon)도 일어나기 어려워 중대한 부작용의 발현 빈도도 그다지 높지 않다는 점에서 투여 개시 3년 이후에도 50% 이상의 환자가 복용을 계속하여 가장 내용성(耐用性)이 좋은 약제로서 알려져 있다.

조성 · 제형 · 용량

메토트렉세이트는 담황색의 정제로, 1정 중에 메토트렉세이트를 2.5mg을 함유하고 류마트렉스는 담황색의 캡슐로, 1캡슐 중에 2mg을 함유한다.

사용법 · 사용량

■ 류마티스 관절염

4~8mg을 12시간 간격으로 2회 또는 3회로 분할하여 주 1회 간헐투여한다(8mg을 투여하는 경우에는 12시간 간격으로 2cap, 1cap, 1cap으로 투여). 일본에서 인가되고 있는 용량은 8mg/주(週)까지이지만, 10mg/주 이상으로 효과를 나타내는 예도 적지 않고, 구미에서는 자주 20~25mg이 초회량으로서 투여된다.

■ 소아 특발성 관절염〔juvenile idiopathic arthritis, JIA)(소아 류마티스 관절염(juvenile rheumatoid arthritis, JRA)〕

소아는 성인과 다른 약리 병태를 가지고 있어 신장으로부터의 배설이 빠른 점에서 성인과 같은 양 또는 체표면적 $1m^2$당 10~15mg/주(週), 그리고 치료 저항 예에는 15~20mg의 대량 투여가 실시된다.

■ 다발성 근염 · 피부 근염

스테로이드 치료 저항성의 다발성 근염 · 피부 근염에 대해 본제가 자주 이용된다(보험 적용 안 됨). 류마티스 관절염과 마찬가지로 5~7.5mg을 주 1회 투여한다.

사용금기

■ 과민증을 가진 증례

■ 임산부, 수유부

■ 만성 간질환

간장애를 악화시킨다.

■ 신장애

배설 지연에 의해 효과가 강해진다.

■ 흉수, 복수 등이 있는 환자

흉수나 복수에 저류(貯留)하여 독성이 강해진다.

신중투여

■ 골수 억제를 가진 환자

골수기능 억제를 악화시킬 가능성이 있다.

Point 정기적으로 혈구 계산(blood count)을 실시한다.

■ 폐섬유증을 가진 환자

부작용으로 간질성 폐렴을 나타내고 그것을 유발시킬 확률이 높아진다. 특히 고령자는 주의를 요한다.

Point 투여 전에 호흡음, 흉부 X선 사진, 호흡 기능 검사 등으로 간질성 폐렴의 유무를 확인한다.

■ 감염증을 가진 증례

소량의 투여로도 결핵이나 기회감염을 유발하는 경우가 있으므로 주의한다.

■ 수두 환자

치명적 전신장애가 나타나는 경우가 있다.

병용금기

특별히 없음

병용주의

■ 비스테로이드계 소염제

신장 혈류량의 저하에 의해 MTX의 부작용이 나타나기 쉽다.

Point 소량부터 투여를 개시한다.

■ 술폰아미드(sulfonamide)계 약제, 테트라사이클린(tetracycline), 클로람페니콜(chloramphenicol), 페니토인(phenytoin), 바르비투르산(barbiturate)계 유도체

이러한 약제가 혈장 단백과 결합하고 있는 MTX를 경합적으로 치환 유리하여 MTX의 농도를 상승시키기 때문에 부작용이 나타나기 쉬워진다.

■ 설파메톡사졸 · 트리메토프림(sulfamethoxazole · trimethoprim)

두 약제의 엽산 대사 길항 작용이 협력적으로 작용한다.

■ 피페라실린나트륨(piperacillin sodium)

MTX의 신장 배설 작용을 경합적으로 저해한다.

■ 폴피머나트륨(porfimer sodium)

광선 과민증을 유발시킨다.

중대한 부작용

■ 쇼크 · 아나필락시스(anaphylaxis)성 증상

【대처법】 항히스타민제나 부신피질호르몬의 투여, 기도 확보

■ 골수 억제

【대처법】 혈액 검사를 정기적으로 실시하여 조기 발견에 힘쓴다. 이상이 나타났을 경우에는 신속하게 감량 또는 중지한다. 중대한 경우에는 폴린산(folinic acid) 1회 10mg을 6시간 간격으로 4회 또는 1회 6~12mg을 6시간 간격으로 4회 정맥주사〔류코보린(leucovorin) 주사〕를 실시한다. 또한 MTX를 과잉 투여했을 경우에는 폴린산을 MTX와 같은 양으로 투여한다.

■ 간장애

【대처법】 MTX에 의한 간장애는 용량 의존적으로 나타난다. 혈액 생화학적 검사를 정기적으로 실시하여 이상이 나타났을 경우에는 감량 또는 중지한다. 또한 MTX를 투여하고 48시간 후에 포리아민(Foliamin) 5mg의 투여는 간장애의 예방 및 치료에 유효하다고 되어 있다.

■ 간질성 폐렴 · 폐섬유증

【대처법】 MTX에 의한 간질성 폐렴은 투여 전에 폐섬유증을 가지고 있는 증례, 특히 고령자에게 그 빈도가 높아진다. 환자의 자각 증상과 더불어 천명(wheeze) 등의 흉부 이학적 소견에 주의하고 이상 소견을 보였을 경우에는 신속하게 투여를 중지한다. MTX 폐렴은 알레르기의 기전에 의해 일어난다고 생각되어 투여량에 의존하지 않는다.

■ 감염증

【대처법】 감염 예방에 노력한다.

■ 급성 신부전

【대처법】 정기적으로 검사를 실시하여 신기능을 체크한다.

간과되기 쉬운 의외의 작용

희박하지만 악성 림프종을 유발하는 경우도 있으므로 주의를 요한다.

검사 수치에 대한 영향

AST(GOT), ALT(GPT), ALP, LDH의 상승 등

항류마티스제

부시라민(bucillamine) - 리마틸(Rimatil)

유사제

티오프로닌(tiopronin)〔티올라(Thiola)〕, D-페니실라민(D-penicillamine)〔메탈캡타제(Metalcaptase)〕

제네릭 의약품: 부시렌트(Bucilant), 부실레이트(Bucillate), 부리마니(Brimani), 마이미틴(Mymitin), 랄빌(Ralbil), 레말크(Lemalc)

효능 · 효과

류마티스 관절염

특징

일본에서 개발된 항류마티스제이다.

조성 · 제형 · 용량

부시라민과 첨가물. 당의정. 1정 중에 50mg 또는 100mg을 함유한다.

사용법 · 사용량

■ 류마티스 관절염(성인)

부시라민 100~200mg을 1일 1~2회 경구 투여한다. 연령, 증상에 따라 적당히 증감한다. 당초 1일 300mg의 투여가 보고되고 있었지만 부작용의 빈도가 높아져 1일 200mg이 적당하다고 생각된다. 효과가 지속된다면 50~100mg/일(日)로 감량한다.

■ 사용법 · 사용량과 관련된 주의사항

티오프로닌(티올라), D-페니실라민(메탈캡타제)에 대한 알레르기를 나타내는 사람에게는 신중하게 투여한다. 단백뇨를 초래하는 신장애나 간질성 폐렴을 가진 환자에게는 주의를 요한다. 항류마티스 작용의 효과 발현에는 1~2개월 걸린다. 단백뇨의 부작용은 효과 발현 시에 나타나기 쉽다.

사용금기

■ 혈액장애가 있는 환자 및 골수 기능이 저하하고 있는 환자

골수 기능 저하에 의한 중대한 혈액장애의 보고가 있다.

■ 신장애가 있는 환자

신증후군(nephrotic syndrome) 등의 중대한 신장애를 일으킬 우려가 있다.

원칙금기

다음 환자에게는 투여하지 않는 것을 원칙으로 하지만 특별히 필요로 하는 경우에는 신중하게 투여해야 한다.

■ 수술 직후의 환자

중대한 부작용을 일으킬 우려가 있다.

■ 전신 상태가 악화하고 있는 환자

중대한 부작용을 일으킬 우려가 있다.

사용상의 주의사항

■ 임산부, 수유부 등에 대한 투여

- 임산부 또는 임신 중일 가능성이 있는 부인에게는 치료상의 유익성이 위험성을 웃돈다고 판단되는 경우에만 투여한다.
  임신 중의 투여에 관한 안전성은 확립되어 있지 않다.
- 수유 중인 부인에게는 투여하지 않는다. 어쩔 수 없이 투여하는 경우는 수유를 중지시킨다.
  수유부에게 투여했을 경우의 영아에 대한 안전성은 확립되어 있지 않다.

■ 소아 등에 대한 투여

- 소아에 대한 안전성은 확립되어 있지 않다(사용경험이 적다).

신중투여

■ 혈액장애의 기왕력이 있는 환자

골수 기능 저하에 의한 중대한 혈액장애를 일으킬 우려가 있다.

Point 투여 개시 후 1~2주일째에는 반드시 혈액 소견을 확인할 필요가 있다. 효과 발현 시 약 1년간은 1개월 간격으로 혈액 검사를 실시한다.

■ 신장애의 기왕력이 있는 환자

신증후군(nephrotic syndrome) 등의 중대한 신장애를 일으킬 우려가 있다..

Point 약제의 부작용인지 판정하는 것이 어렵기 때문에 단백뇨를 가진 증례에 관해서는 다른 항류마티스제를 제1선택제로서 리마틸의 사용은 피한다.

■ 간장애가 있는 환자

간기능검사 수치의 상승 등을 일으킬 우려가 있다.

Point 투여 조기에는 발열 · 피진의 유무와 함께 간장애의 유무에 주의한다.

일반적 주의사항 · 중요한 기본적 주의사항

- 본제를 투여할 때는 류마티스 관절염의 치료법에 충분히 정통하고 환자의 병태 및 부작용의 출현에 주의하면서 사용한다.
- 본제의 투여 개시에 앞서 주된 부작용, 사용법 · 사용량 등의 유의점을 환자에게 설명하고 특히 인두통, 발열, 자반, 호흡곤란, 마른 기침 등의 증상이 보였을 경우에는 신속하게 주치의에게 연락하도록 지시한다.
- 본제는 지효성(遲效性)이기 때문에 본제의 효과를 얻을 수 있을 때까지는 종래부터 투여하고 있는 소염진통제 등은 계속하여 병용하는 것이 바람직하다. 단, 본제를 6개월간 계속 투여해도 효과가 나타나지 않는 경우에는 투여를 중지한다.
- 본제 투여 전에는 반드시 혈액, 신기능, 간기능 등의 검사를 실시한다. 투여 중에는 임상 증상을 충분히 관찰함과 동시에 매월 1회 혈액 및 소변 검사 등의 임상 검사를 실시한다.

  또한 임상 검사 중 백혈구수, 혈소판수 및 요단백의 검사 수치가 아래의 수치를 나타냈을 때는 투여를 중지하고 적절한 처치를 실시한다.

  백혈구수: 3,000/mm^3 미만

  혈소판수: 100,000/mm^3 미만

  요단백: 지속적 또는 증가 경향을 나타내는 경우

병용주의

리마틸과 금속 제제(경구 금속제)와의 병용으로 부작용이 강하게 나타나거나 효과가 낮아지는 경우가 보고되고 있으므로 충분히 주의한다.

중대한 부작용

■ 중증 근무력증, 근력 저하, 다발성 근염 등이 나타난다.

【원 인】 리마틸의 SH구조가 면역기능을 변화시켜 자가항체 생성이나 세포성 면역기능을 변화시키기 때문이라고 생각된다. D-페니실라민보다도 빈도는 적다. D-페니실라민은 고용량의 투여로 나타나는 경향이 있다. 장기간 투여로 나타난다.

【대처법】 즉시 본제를 중지한다. 스테로이드의 대량에서 중등량의 투여가 필요하다. 개선에는 장기간을 요한다.

■ 발열, 기침, 호흡곤란, 흉부 X선 사진 이상, 호산구 증가 등을 수반하는 간질성 폐렴 · 폐섬유증(0.03%)이 일어난다.

【원 인】 불분명하다. 알레르기 · 면역 반응을 생각할 수 있다.

【대처법】 즉시 본제를 중지한다. 스테로이드의 대량에서 중등량의 투여가 필요하다. 개선에는 장기간을 요한다.

■ 범혈구 감소, 무과립구증

발열 · 인두통 등의 감기 증상, 자반 등의 출혈 경향이 나타난다.

【원 인】 SH구조에 기인한다고 생각되고 있다.

【대처법】 즉시 본제를 중지한다. 스테로이드의 대량 내지 중등량의 투여가 필요하다. 개선에는 장기간을 요한다.

■ 피부점막안증후군(Stevens-Johnson 증후군), 중독성 표피괴사증(Lyell 증후군), 천포창(天疱瘡)

【원 인】 알레르기 반응

【대처법】 즉시 본제를 중지한다. 스테로이드의 대량 내지 중등량의 투여가 필요하다.

■ 신증후군(nephrotic syndrome)(0.1%)

【원 인】 불분명하다.

【대처법】 즉시 본제를 중지한다. 스테로이드의 대량에서 중등량의 투여가 필요하다.

■ 간기능장애

【원 인】 불분명하다.

【대처법】 즉시 본제를 중지한다. 스테로이드의 대량에서 중등량의 투여가 필요하다.

간과되기 쉬운 의외의 작용

■ yellow nail

손 · 발톱이 황색으로 변화한다. D-페니실라민에서도 나타난다. 방치해도 괜찮아지는 경우가 많지만 다른 소견을 주의 깊게 검사할 필요가 있다.

■ 수술 직후의 환자

중대한 부작용을 일으킬 우려가 있다.

검사 수치에 대한 영향

- 단백뇨(4.1%)
- 간장애(1.6%)
- 신기능장애(1.0%)

항TNF-α(종양괴사인자-α) 제제

105

인플릭시맵(infliximab) - 레미케이드(Remicade) 에타너셉트(etanercept) - 엔브렐(Enbrel)

유사제

아달리무맵(adalimumab)(일본에서는 현재 시험 중), 골리무맵(golimumab)(해외에서 시험 중)

효능 · 효과

■ 류마티스 관절염

기존 치료로 효과가 불충분한 경우에 한한다〔단, 레미케이드는 활동성 있고 또한 외루(external fistula)를 가진 크론병(Crohn' s disease)〕.

■ 투여의 가이드라인(EBM에 의거한 치료 가이드라인: 후생노동성 연구반)

항류마티스제〔메토트렉세이트(methotrexate, MTX), 부시라민(bucillamine), 설파사라조피린(sulfasalazopyrin)〕의 통상 용량을 3개월 이상 계속하여 투여해도 조절 불량의 류마티스 관절염 환자에서 아래의 3항목을 만족하는 증례

① 통증 관절수 6개 이상

② 종창 관절수 6개 이상

③ CRP 2.0mg/dL 이상 또는 ESR 28mm/h 이상

단, 기회감염의 위험성이 낮은 증례로서 아래의 기준을 만족하는 것

ⓐ 말초 백혈구수 4,000/mm^3 이상

ⓑ 말초 림프구수 1,000/mm^3 이상

ⓒ 혈중 β-D-글루칸(glucan) 음성

■ 해외에서의 류마티스 관절염 이외의 효능 · 효과

- 레미케이드: 궤양성 대장염, 크론병, 건선 · 건선성 대장염, 강직성 척추염, 소아 류마티스 관절염(juvenile rheumatoid arthritis, JRA)
- 엔브렐: 건선 · 건선성 대장염, 강직성 척추염, 소아 류마티스 관절염

특징

레미케이드는 TNF-α에 반응하는 단일 클론 항체(monoclonal antibody)로, 혈청 중의 TNF-α나 세포 표면상의 TNF-α에 결합하여 TNF 작용을 억제한다. 또한 TNF-α 생성세포를 세포 용해시키는 작용이 있다. 한편 엔브렐은 TNF의 수용체 길항제로, 혈청 중의 TNF-α 및 TNF-β는 엔브렐에 결합하여 TNF 작용을 억제하는 특징을 갖는다. 레미케이드는 쥐와 인간의 키메라 항체(chimera antibody)이며, 항마우스 항체 생성이 위구되어 항체 생성을 억제하기 때문에 메토트렉세이트의 병용이 필요하지만, 엔브렐은 완전 인간화되어 있기 때문에 메토트렉세이트의 병용은 필수가 아니다. 하지만 지금까지 생물학적 제제의 문헌에서는 메토트렉세이트를 병용하는 것이 임상 소견의 개선 효과 및 골파괴로의 진전 억제나 미란 치유(erosion healing)의 비율이 높다고 알려져 있다.

조성 · 제형 · 용량

■ 레미케이드

TNF-α에 결합하는 단일 클론 항체의 인식 부분과 인간면역 글로불린 정상 부분과의 키메라 분자. 1바이알 중 인플릭시맵 100mg 분말. 증류수 10mL에 용해하여 사용한다.

■ 엔브렐

TNF-α와 TNF-β의 수용체 두 분자와 인간면역 글로불린을 결합시킨 융합단백. 1바이알 중 에타너셉트 25mg 분말. 증류수 1mL로 용해한다.

사용법 · 사용량

■ 레미케이드

1회 3mg/kg의 용량을 생리식염수에 용해하여 2시간에 걸쳐 정맥내 점적주입한다.

0, 2, 4주, 그 후 8주 간격으로 정맥내 점적주입한다.

메토트렉세이트: ~8m/주(週)와의 병용이 필요하다.

■ 엔브렐

25mg을 증류수 1mL에 용해하여 주 2회 피하주사를 실시한다. 1개월까지는 의료기관에서 피하주사를 실시하고 그 후 자가 주사를 실시한다.

■ 사용법 · 사용량과 관련된 주의사항

● 레미케이드

현재 1회 5mg/kg의 정맥내 점적주입 치료가 실시되고 있다. 8주 간격으로 효과가 지속하지 않는 경우 6주 간격의 투여도 고려할 수 있다. 고가의 약제이기 때문에 1회 투여량이 3mg/kg으로 계산상 180mg의 경우 2바이알 전량 200mg의 투여가 고려된다. 크론병의 용량은 5mg/kg이다.

● 엔브렐

여러 차례의 통원이 불가능한 경우 주 1회의 투여도 고려할 수 있다.

사용금기

■ 중대한 감염증 환자

■ 활동성 결핵 환자

■ 인플릭시맵의 성분 또는 마우스 유래의 단백질에 대한 과민증의 기왕력이 있는 환자(레미케이드)

■ 다발성 경화증 등의 탈수(脫髓) 질환 및 그 기왕력이 있는 환자

■ 울혈성 심부전이 있는 환자

■ 임산부 또는 임신 중일 가능성이 있는 부인

보고 예는 있지만 확립된 성적이 없으므로 투여를 삼간다.

■ 소아 등에 대한 투여

소아 등에 대한 안전성은 확립되어 있지 않다(사용경험이 없다).

Point 레미케이드: 성분에 마우스 유래의 단백질이 함유되어 있기 때문에 같은 제제에 과민증을 초래하는 증례에는 금기한다. 시험이나 치료에서 레미케이드를 사용하고 그 다음 투여 중지 후 14주 이상 간격을 두고 재투여를 실시하면 중대한 과민증 반응의 출현이 많기 때문에 레미케이드의 재투여는 피하는 것을 권장한다.

신중투여

■ 감염증의 환자 또는 감염증이 의심되는 환자

■ 결핵의 기감염자(특히 결핵의 기왕력이 있는 환자 및 흉부 X선상 결핵 치유 소견이 있는 환자)

■ 감염이 되기 쉬운 상태에 있는 환자

■ 탈수(脫髓) 질환이 의심되는 징후를 가진 환자 및 가족력이 있는 환자

■ 고령자

■ 기타

● **레미케이드**

- 울혈성 심부전 환자
- 레이케이드 투여 경험이 있는 환자
- 소아

● **엔브렐**

- 중대한 혈액 질환(범혈구 감소, 재생 불량성 빈혈 등)의 환자 또는 그 기왕력이 있는 환자

병용금기

특별히 없지만, 두 제제 모두 비특이적 면역억제제라고도 생각된다. 특히 결핵 등의 감염증에 관해서는 자각 증상이나 검사 소견(CRP, ESR 등)도 감출 가능성도 있기 때문에 면역억제제와의 병용, 특히 65세 이상의 고령자에 대해서는 충분히 주의할 필요가 있다.

Point 두 제제 모두 MTX 병용에 의한 골파괴의 억제 · 개선이 알려져 있다. 두 제제 모두 임상효과가 나타났을 때에는 비스테로이드계 항염증제, 스테로이드, 다른 항류마티스제는 감량, 중지하고 MTX도 감량 · 소량을 유지하는 것이 좋다고 생각된다. 현시점에서는 일본에 있어서 MTX를 포함하여 병용요법의 효과를 나타내는 보고는 없다.

병용주의

■ 엔브렐

살라조설파피리딘(salazosulfapyridine) 투여 시에 병용하면 백혈구수의 감소가 나타났다는 보고가 있어 주의한다.

중대한 부작용

■ 레미케이드(크론병을 포함한 일본 국내외의 임상시험에 의한 유해사상)

● **패혈증, 폐렴, 진균감염증 등의 기회감염(빈도 불분명)**

환자를 충분히 관찰하여 이상이 나타났을 경우에는 투여 중지 등의 적절한 처치를 실시한다. 사망에 이른 증례의 대부분은 감염증이었다.

● **결핵(빈도 불분명)**

투여 초기부터 나타날 가능성이 있기 때문에 결핵의 기감염자에게는 문진 및 흉부 X선 검사를 정기적으로 실시하여 발현에 충분히 주의한다. 또한 폐외결핵(수막, 흉막, 림프절 등)도 보고되고 있으므로 주의한다.

● **중대한 주입 반응 (infusion reaction)(빈도 불분명)**

아나필락시스(anaphylaxis)성 증상(호흡곤란, 기관지 경련, 혈압 상승, 혈압 저하, 혈관부종, 청색증, 저산소혈증, 발열, 두드러기 등의 중대한 부작용)이 나타날 경우, 투여를 중지하고 적절한 처치를 실시한다. 에피네프린(epinephrine), 부신피질 스테로이드, 항히스타민제, 아세트아미노펜(acetaminophen) 등의 치료제, 긴급 처치가 가능한 체제에서 투여를 실시할 필요가 있다.

● **지발성 과민증(빈도 불분명)**

지발성 과민증(3일 이상 경과 후)이 발현할 가능성이 있어 환자에게 충분히 설명하고 발진, 발열, 가려움증, 손 · 안면부종, 두드러기, 두통 등이 나타났을 경우에는 연락하여 적절한 처치를 실시한다.

● **항dsDNA 항체의 양성화를 수반하는 루푸스증후군(빈도 불분명)**

항dsDNA 항체가 양성화하여 관절통, 근육통, 피진 등의 증상이 나타나는 경우가 있다.

● **백혈구 감소, 호중구 감소(빈도 불분명)**

■ 엔브렐(해외 임상시험 성적에 있어서의 유해사상)

● **패혈증(1% 미만), 폐렴〔폐포자충(pneumocystis carinii)을 포함〕(1~5% 미만), 진균감염증 등의 기회감염(5% 이상)**

● **결핵(빈도 불분명)**

● **중대한 알레르기 반응(빈도 불분명)**

● **중대한 혈액장애(빈도 불분명)**

● **간질성 폐렴(1~5% 미만)**

● **항dsDNA 항체의 양성화를 수반하는 루푸스증후군(빈도 불분명)**

Point 감염증에 관해서는 결핵 외에 충치, 치주염, 부비강염, 치루, 피부화농증, 만성 기관지염, 기관지 확장증 등 기왕력을 묻는다.

Point 폐 · 폐외결핵의 발증을 위구하여 INH 0.3g/일(日), 9개월간의 예방 투여를 권장한다.

Point 흉부 X선은 1~2개월마다 촬영하고 경과를 호흡기내과 의사에게 상담할 수 있는 시스템이 있는 것이 바람직하다.

Point β-D-글루칸(glucan)이나 KL-6은 여러 차례 검사하는 것이 바람직하다.

간과되기 쉬운 의외의 작용

TNF-α는 예로부터 악액질(cachexia)을 일으키는 물질로서 알려져 있다. 레미케이드 치료에 의해 염증이 억제되기 때문에 안모(顔貌)가 건강해지고 체중도 증가하는 증례가 있다.

검사 수치에 대한 영향

■ 레미케이드

- 요침사(14.3%)
- ALT(GPT) 상승(13.8%)
- 백혈구 분획 이상(13.8%)
- LDH 상승(12.9%)
- AST(GOT) 증가(12.4%)
- 백혈구수 증가(9.7%)
- 요잠혈(8.8%)
- ALP 상승(8.3%)
- γ-GTP상승(5.5%)
- 혈청 콜레스테롤 상승(5.1%)

■ 엔브렐

- ALT 상승(6.2%)
- 혈청 콜레스테롤 증가(4.8%)

106

항히스타민제

염산디펜히드라민(diphenhydramine HCl) - 레스타민(Restamin)

유사제

■ 고전적 항히스타민제

베나(Vena), 하이스타민(Hy-Stamin), 타베질(Tavegyl), 포라라민(Polaramine), 베넨(Venen), 피레티아(Pyrethia), 히베르나(Hiberna), 알리메진(Alimezine), 아타락스(Atarax), 호모크로민(Homoclomin), 페리액틴(Periactin)

■ 제2세대 항히스타민제

제스란(Zesulan), 알레그라(Allegra), 알레지온(Alesion), 에바스텔(Ebastel), 레미코트(Remicut), 지르텍(Zyrtec), 타리온(Talion), 알레락(Allelock), 클래리틴(Claritin)

■ 항알레르기제

자디텐(Zaditen), 아젭틴(Azeptin), 셀텍트(Celtect)

효능 · 효과

두드러기, 피부 질환에 수반하는 가려움증(습진 · 피부염), 춘계 카타르(spring catarrh)에 수반하는 가려움증, 고초열(rose cold), 급성 비염, 알레르기성 비염, 혈관운동성 비염

특징

일본 항히스타민제의 선구로서 1950년에 발매된 가장 사용 빈도가 높은 항히스타민제(H_1 수용체 차단제)의 하나이다. 항히스타민제 중에서는 고전적 항히스타민제로 분류되어 에탄올아민(ethanolamine)계에 속한다. 본제에는 항히스타민 작용 외에 중추신경 억제 작용, 항구토 작용, 국소마취 작용, 근육강직 감소 작용, 항콜린 작용 등이 있다.

조성 · 제형 · 용량

백색의 당의정으로, 1정에 염산디펜히드라민 10mg을 함유한다.

사용법 · 사용량

통상 성인은 1일 3~5정(염산디펜히드라민으로서 30~50mg)을 1일 2~3회 경구 투여한다. 연령, 증상에 따라 적당히 증감한다.

영유아는 10~20mg, 소아는 20~30mg을 1일 2~3회 경구 투여한다.

사용상의 주의사항

■ 졸음이 오는 경우가 있으므로 본제 투여 중의 환자에게 자동차 운전 등의 위험을 수반하는 기계 조작에는 종사하지 않도록 충분히 주의한다.

【이 유】 중추신경 억제 작용이 있어 경면(傾眠), 진정, 주의력의 저하, 반응의 둔화 등이 보이는 경우가 있다.

■ 기관지 천식에 대해서는 고전적 항히스타민제의 항콜린 작용에 의해 가래가 점조성(粘稠性)을 띠게 되어 객출이 곤란해지므로 사용을 피하고 제2세대 또는 항알레르기제를 선택한다.

■ 고령자에 대한 사용

일반적으로 고령자는 생리 기능이 저하하고 있기 때문에 감량하는 등 주의한다.

■ 임부 또는 임신 중일 가능성이 있는 환자에 대한 주의

임신 중의 투여에 관한 안전성은 확립되어 있지 않으므로 임부 또는 임신 중일 가능성이 있는 부인에게는 투여하지 않는 것이 바람직하다.

사용금기

■ 녹내장이 있는 환자

■ 전립선 비대 등 하부 요로에 폐쇄성 질환이 있는 환자

【이 유】

- 항콜린 작용에 의한 산동(散瞳)과 함께 방수(房水) 통로가 좁아져 안압이 상승하여 증상을 악화시킬 우려가 있다.
- 항콜린 작용에 의해 배뇨근의 이완과 괄약근의 수축이 일어나 소변의 저류(貯留)를 초래할 우려가 있다.

신중투여

특별히 없음

병용금기

특별히 없음

병용주의

■ 중추신경 억제제

서로 작용을 증강하는 경우가 있으므로 감량하는 등 신중하게 투여한다.

■ MAO 저해제

중추신경 억제 작용은 증강되고 또한 항콜린 작동성에 의한 부작용은 증강되는 경우가 있으므로 감량하는 등 신중하게 투여한다.

■ 항콜린 작용을 가진 약제

병용에 의해 항콜린 작용이 증강하는 경우가 있으므로 감량하는 등 신중하게 투여한다.

■ 알코올 섭취

음주에 의해 서로 작용을 증강하는 경우가 있으므로 용량을 조절하는 등 주의한다.

중대한 부작용

실수로 다량 섭취했을 경우 자극 흥분성 증가, 강직성 운동 실조, 진전, 경련 등 중추 흥분 증상이 나타나는 경우가 있다. 특히 소아에게 이와 같은 흥분 증상이 일어나기 쉽다.

간과되기 쉬운 의외의 작용

- 동계 등의 순환기 증상
- 진정 작용, 현기증, 권태감, 신경과민, 두통, 졸음 등의 정신신경 증상
- 구갈, 오심 · 구토, 설사 등의 소화기 증상

검사 수치에 대한 영향

특별한 보고 없음

프로피온산계 NSAID

록소프로펜나트륨(loxoprofen sodium)
– 록소닌(Loxonin)

유사제

부루펜(Brufen), 나익산(Naixan), 니프란(Niflan), 썰감(Surgam), 솔레톤(Soleton), 페온(Peon) 등

효능 · 효과

1. 류마티스 관절염, 퇴행성 관절염, 요통, 견관절 주위염, 경견완증후군, 수술 후 · 외상 후 · 발치(拔齒) 후의 소염 · 진통
2. 급성 상기도염

특징

프로피온산(propionic acid)계로 분류된다. 비스테로이드 항염증제(nonsteroidal antiinflammatory drug, NSAID)의 일종이다. 체내에 들어가 활성화되는 전구약물(prodrug)로, 강한 진통 작용과 해열 · 소염 작용을 갖는다. 때문에 소화기 증상 등의 부작용이 비교적 적다.

조성 · 제형 · 용량

세립(10%), 정제(60mg) 및 내복액(1포 10mL 중에 60mg 함유)이 있다.

사용법 · 사용량

- 효능 · 효과 1에 대해 1회 60mg으로 1일 3회. 필요에 따라 1회 60~120mg
- 효능 · 효과 2에 대해 1회 60mg 필요에 따라 이용, 원칙적으로 1일 2회까지 1일 최대 180mg이 한도. 공복 시 투여는 피하는 것이 바람직하다.

사용금기

■ 본제에 과민증의 기왕력이 있는 환자
아나필락시스(anaphylaxis) 등의 쇼크 상태가 되는 경우가 있다.

■ 소화성 궤양이 있는 환자
천공 · 출혈을 일으킬 가능성이 있다.

■ 중대한 혈액 질환이 있는 환자
혈소판 기능장애 등의 혈액 이상을 증강시킬 가능성이 있다.

■ 중대한 간장애가 있는 환자
부작용으로서 간장애가 있어 간장애를 증강시키는 경우가 있다.

■ 신장애가 있는 환자
급성 신부전, 신증후군(nephrotic syndrome) 등의 부작용이 발현하는 경우가 있다. 프로스타글란딘(prostaglandin)의 생합성 저해에 의한 수분 · 나트륨의 축적에 의해 신장애를 악화시키는 경우가 있다.

■ 심기능장애가 있는 환자
프로스타글란딘 합성 저해에 의한 부종, 순환 체액량 증가에 의한 심부전의 악화 가능성이 있다. 같은 기전으로 고혈압을 악화시키는 경우가 있다.

■ 아스피린 천식의 기왕력이 있는 환자
천식 발작을 유발하는 경우가 있다.

■ 임신 말기의 부인
분만 지연의 원인이 될 가능성이 있다.

신중투여

■ 소화성 궤양, 중대한 혈액 질환, 간장애, 신장애, 심기능장애의 기왕력이 있는 환자는 신중하게 투여한다. 또한 과민증이 있는 환자나 기관지 천식이 있는 환자에게는 신중하게 투여한다.

Point 신중투여의 경우 특히 류마티스 관절염이나 퇴행성 관절염 등으로 장기 투여할 때는 정기적인 소화관 · 혈액 · 소변 체크가 필요하다.

■ 고령자에 대한 투여

부작용의 발현이 일어나기 쉽다.

Point 소량 투여부터 개시하는 등 환자의 상태를 파악하면서 신중하게 투여한다.

■ 임부에 대한 투여

임부에 대한 안전성은 확립되어 있지 않기 때문에 임신 중일 가능성이 있는 환자에게는 치료상의 유익성이 위험성을 웃돈다고 생각되는 경우에만 투여한다.

Point 동물실험에서는 임신 말기의 투여에서 분만 지연이 보고되고 있어 투여하지 않는다. 동물실험에서는 유즙 안으로의 이행이 보고되고 있어 투여 중에는 수유를 피한다.

병용주의

■ 와파린

항응고 작용을 증강할 가능성이 있다. 프로스타글란딘의 생합성 저해에 의한 혈소판 응집능력의 저하에 의한다고 생각된다.

■ 술포닐우레아(sulfonylurea)계 혈당 강하제

혈당 강하 작용을 증강시키는 경우가 있다.

■ 메토트렉세이트(methotrexate)

메토트렉세이트의 혈중농도를 상승시키는 경우가 있다. 그 원인은 불분명하다.

■ 탄산리튬(lithium carbonate)

리튬의 혈중농도를 상승시키는 경우가 있다. 그 원인은 불분명하다.

Point 이상과 같이 본제는 어떤 종류의 약제의 혈중농도를 증강시켜 과잉 투여가 되는 경우가 있어 필요에 따라 투여량의 감량을 실시한다.

■ 티아지드계 이뇨제

이뇨 · 강압 작용을 감약시키는 경우가 있다. 신장에서의 프로스타글란딘 합성 억제에 의한 수분 · 나트륨 배설의 지연에 의한다고 생각된다.

■ 뉴퀴놀론계(new quinolone) 항균제

경련 유발 작용을 증강시키는 경우가 있다.

복약지도

록소닌을 시작으로 하는 NSAID는 대증요법으로 증상의 소실 후에도 만연하게 사용하지 않도록 주의한다. 모든 NSAID의 주된 부작용은 위장장애로, 식후에 많은 물을 복용함에 따라 소화기 증상의 경감을 도모한다. 스테로이드나 다른 NSAID의 병용은 소화기 증상 등의 부작용을 증강하므로 주의를 요한다. 또한 아스피린 천식의 기왕력에 유의한다. 중추신경 억제에 의한 졸음의 가능성도 전달한다.

중대한 부작용

■ 쇼크

아나필락시스(anaphylaxis) 쇼크(혈압 저하, 후두부종, 호흡곤란 등의 증상)

■ 혈액장애

용혈성 빈혈, 백혈구 감소, 혈소판 감소 등

■ 피부 증상

피부점막안증후군(Stevens Johnson 증후군), 중독성 표피괴사증(Lyell 증후군) 등

■ 신장애

급성 신부전, 간질성 신염, 신증후군(nephrotic syndrome)

급성 신부전에 의한 고칼륨혈증이 나타나는 경우가 있다.

■ 간장애

간기능장애〔AST(GOT), ALT(GPT), γ-GTP 상승 등〕, 전격 간염 등

■ 소화관장애

소화관 출혈, 소화관 천공 등

■ 호흡기장애

간질성 폐렴(호산구 증가를 수반하는 경우도 있음), 천식 발작 유발 등

■ 신경계 장애 무균성 골막염 두통(발열, 오심 · 구토, 경부 경직, 의식 혼탁 등의 증상)

전신홍반루프스(systemic lupus erythematosus, SLE)나 혼합성 결합 조직병(mixed connective tissue disease, MCTD) 환자에게 많다고 되어 있다.

Point 증상이 나타났을 때는 즉시 투여를 중지하고 증상에 따른 적절한 처치를 취한다. 쇼크에 대해서는 항히스타민제나 스테로이드요법을 포함한 신속한 처치가 필요하다. 간질성 폐렴 등에

대해서도 스테로이드의 투여가 필요한 경우가 있다.
NSAID의 위장장애는 사이클로옥시제나제-1(cyclooxygenase-1, COX-1)에 의한 프로스타글란딘 합성 저해가 관여하고 있어 식사 직후의 투약, 전구약물(prodrug)나 COX-2 저해제의 사용으로 그 발현은 감소한다.

검사 수치에 대한 영향

- AST, ALT 상승(0.1~1% 미만)
- ALP 상승(0.05% 미만)
- 혈소판 감소(0.1~1% 미만)
- 빈혈 · 백혈구 감소(0.05% 미만)
- 호산구 증가(0.05% 미만)

옥시캄(oxicam)계 NSAID

피록시캄(piroxicam)
– 펠덴(Feldene), 박소(Baxo) 등

유사제

프루캄(Flucam), 틸코틸(Tilcotil), 로캄(Lorcam), 모빅(Mobic) 등.

효능 · 효과

류마티스 관절염, 퇴행성 관절염, 요통, 견관절 주위염, 경견완증후군, 수술 후 · 외상 후 · 발치(拔齒) 후의 소염 · 진통

특징

옥시캄계에 속하는 비스테로이드 항염증제(NSAID)로, 혈중 반감기가 길어(48시간) 1일 1회의 투여로 유효성을 발휘한다. 경구제 외에 좌약, 연고도 있다.

조성 · 제형 · 용량

캡슐(10mg, 20mg), 좌약(20mg) 및 연고(0.5%)가 있다.

사용법 · 사용량

1일 1회 20mg으로 1일 3회. 필요에 따라 1회 20mg, 최고 30mg까지. 좌약은 1일 1회 1개

사용금기

■ 리토나비어(ritonavir)(HIV 프로테아제 저해제)를 복용 중인 환자

리토나비어의 시토크롬 P450에 대한 저해 작용에 의해 본제의 혈중농도가 대폭적으로 증가하여 부작용 발현이 증강할 가능성이 있다.

■ 소화성 궤양이 있는 환자

천공, 소화관 출혈 등을 조장할 가능성이 있다.

■ 중대한 혈액질환이 있는 환자

혈액 이상을 증강하는 경우가 있다.

■ 중대한 간장애가 있는 환자

부작용으로서 간장애를 악화시킬 가능성이 있다.

■ 중대한 신장애가 있는 환자

프로스타글란딘 생합성 저해 작용에 의한 신장 혈류량의 저하 및 수분 · 나트륨의 축적 작용에 의해 신장애를 악화시키는 경우가 있다.

■ 심기능장애가 있는 환자

프로스타글란딘 생합성 저해에 의한 부종, 순환 체액량 증가에 의해 심부전의 악화를 초래할 가능성이 있다. 같은 이유에서 고혈압을 악화시키는 경우가 있다.

■ 아스피린 천식의 기왕력이 있는 환자

천식 발작을 유발하는 경우가 있다.

■ 임신 말기의 부인

분만 지연의 원인이 될 가능성이 있다.

■ 본제에 과민증이 있는 환자

아나필락시스(anaphylaxis) 등의 쇼크 상태에 빠지는 경우가 있다.

신중투여

■ 소화성 궤양, 중대한 혈액질환 · 출혈 경향, 간장애, 신장애, 심기능장애 · 고혈압의 기왕력이 있는 환자는 신중하게 투여한다. 또한 과민증이 있는 환자나 기관지 천식이 있는 환자는 신중하게 투여한다.

Point 신중투여의 경우 또는 류마티스 관절염이나 퇴행성 관절염 등에서의 장기 투여의 경우는 정기적인 소화관 · 혈액 · 소변 체크가 필요하다. 또한 대증요법으로 원인 치료가 아니라는 점에 유의한다.

■ 고령자에 대한 투여

부작용의 발현이 일어나기 쉽다.

Point 천공을 수반하는 소화성 궤양, 위장 출혈 등이 나타나기 쉬워 소량 투여부터 개시하고 필요 최소량의 투여로 하고 환자의 상태를 파악하면서 신중하게 투여한다.

■ 임부에 대한 투여

임부에 대한 안전성은 확립되어 있지 않기 때문에 임신 중일 가능성이 있는 환자에게는 치료상의 유익성이 위험성을 웃돈다고 생각되는 경우에만 투여한다.

Point 동물실험에서는 임신 말기 투여에서 태아의 동맥관 수축이 보고되고 있어 투여하지 않는다. 또한 유즙 안으로의 이행이 보고되고 있어 수유를 피한다.

■ 소아에 대한 투여

안전성은 확립되어 있지 않지만 어쩔 수 없는 경우는 필요 최소량을 사용한다.

병용금기

■ 리토나비어(ritonavir)〔노르비어(Norvir)〕

피록시캄의 혈중농도를 현저하게 상승시킨다.

병용주의

■ 와파린

항응고 작용을 증강할 가능성이 있다. 본제의 강한 단백 결합능력으로 인해 활성형 와파린이 증가하기 때문이라고 생각된다.

■ 아스피린

모든 약제 또는 그 한 쪽의 약제의 부작용을 증가시킬 가능성이 있다. 이것은 두 제제의 프로스타글란딘 생합성 저해 작용에 의한다고 생각된다.

■ 탄산 리튬(lithium carbonate)

리튬의 혈중농도를 상승시키는 경우가 있다. 본제의 프로스타글란딘 생합성 저해에 의한 신장 배설장애에 의한 것이라고 생각된다.

■ 티아지드계 이뇨제〔히드로클로로티아지드(hydrochlorothiazide)〕

본제의 프로스타글라딘 생합성 저해 작용에 의한 수분 · 나트륨 배설능력 저하에 의해 이뇨 작용이 감약할 가능성이 있다.

Point 필요에 따라 투여량의 감량, 중지를 실시한다.

중대한 부작용

■ 소화관 증상

소화관 궤양(천공을 수반하는 경우도 있음), 토혈 · 하혈 등의 위장 출혈(빈도는 0.2% 정도)

■ 쇼크

아나필락시스(anaphylaxis) 쇼크에 의한 혈압 저하, 후두부종, 호흡곤란 등의 증상의 발현

■ 피부 증상

피부점막안증후군(Stevens Johnson 증후군), 중독성 피부괴사증(Lyell 증후군) 등

■ 혈액장애

재생 불량성 빈혈, 골수 기능억제 등

■ 신장애

급성 신부전, 신증후군(nephrotic syndrome) 등이 나타난다. 핍뇨, 혈뇨, 단백뇨, BUN · 혈청 크레아티닌 수치 상승, 고칼륨혈증, 저알부민혈증 등의 출현에 주의한다.

Point 주된 부작용은 소화관 증상으로, 증상이 나타났을 경우에는 즉시 투여를 중지하고 증상에 따른 적절한 처치를 실시한다. 쇼크에 대해서는 항히스타민제나 스테로이드요법을 포함한 신속한 처치가 필요하다. 본제는 반감기가 길어 1일 1회 투여로 괜찮고 환자의 복약 순응도의 향상에는 좋은 반면 간 · 신질환 환자나 고령자에게는 체내 축적에 의한 부작용이 증강되는 경우도 있어 주의를 요한다.

검사 수치에 대한 영향

- AST(GOT), ALT(GPT) 상승(0.1~2% 미만)
- ALP · LDH 상승(0.1% 미만)
- 빈혈 · 과립구 · 혈소판 감소 등(0.1% 미만)

109

비이온성 요로 · 혈관 조영제

이오파미돌(iopamidol) – 이오파미론(Iopamiron)

유사제

옴니파큐(Omnipaque), 옵티레이(Optiray), 이오메론(Iomeron), 프로스코프(Proscope), 이마지닐(Imagenil)

효능 · 효과(검사)

■ 이오파미론 150

디지털 X선 촬영법에 의한 동맥성 혈관 촬영, CT에 있어서의 조영, 정맥성 요로 촬영, 역행성 요로 촬영

■ 이오파미론 300

뇌혈관 촬영, 대동맥 촬영, 선택적 혈관 촬영, 사지혈관 촬영, 디지털 X선 촬영법에 의한 정맥성 혈관 촬영, 디지털 X선 촬영법에 의한 동맥성 혈관 촬영, CT에 있어서의 조영, 정맥성 요로 촬영, 역행성 요로 촬영

■ 이오파미론 370

심장 카테터 검사(폐동맥 촬영을 포함), 대동맥 촬영, 선택적 혈관 촬영, 사지혈관 촬영, 디지털 X선 촬영법에 의한 정맥성 혈관 촬영, 디지털 X선 촬영법에 의한 동맥성 혈관 촬영, CT에 있어서의 조영, 정맥성 요로 촬영

특징

비이온성 조영제로, 이온성 조영제에 비해 침투압이 낮고 고침투압에 기인하는 각종 장애가 저감된다. 양호한 조영능력과 내용성(耐用性)을 가진 제3세대의 조영제이다.

조성 · 제형 · 용량

	이오파미론 150		이오파미론 300			이오파미론 370		
일본약국방 이오파미돌 함유량(mg/mL)	306.2		612.4			755.2		
바이알 용량(mL)	50	200	20	50	100	20	50	100
실린지 용량(mL)	–		50	80	100	50	80	100
요오드 함유량(mg/mL)	150		300			370		
1병 중의 요오드 함유량(g)	7.5	30	6	15	30	7.4	18.5	37
침투압비(생리식염수에 대한 비)	약 1		약 3			약 4		
점조도(粘稠度)(mPa · s, 37℃)	1.5		4.4			9.1		
성상	무색~엷은 황색 투명한 액체로 약간 점성이 있다.							
pH	6.5~7.5							

용법 · 용법

통상 성인 1회 아래의 양을 사용한다. 또한 연령, 체중, 증상, 목적에 따라 적당히 증감한다.

효능 · 효과	이오파미론 150	이오파미론 300	이오파미론 370
뇌혈관 촬영	–	6~13mL	–
심장 카테터 검사(폐동맥 촬영을 포함)	–	–	20~50mL
대동맥 촬영	–	30~50mL	30~50mL
선택적 혈관 촬영	–	5~40mL	5~40mL
사지혈관 촬영	–	20~50mL	20~50mL
디지털 X선 촬영법에 의한 정맥성 혈관 촬영	–	30~50mL	30~50mL
디지털 X선 촬영법에 의한 동맥성 혈관 촬영	5~50mL	3~30mL[1*]	3~30mL[1*]
CT에 있어서의 조영	200mL[3*]	100mL[4*]	100mL[2*]
정맥성 요로 촬영	200mL[3*]	40~100mL[2*]	20~100mL[2*]
역행성 요로 촬영	10~400mL	5~200mL[1*]	–

※ 바이알 제제

1* 원액 또는 원액을 생리식염수로 2~4배 희석하여 이용한다.

2* 50mL 이상 투여할 때는 통상 정맥내 점적주입으로 한다.

3* 통상 정맥내 점적주입으로 한다.

4* 50mL 이상 투여할 때는 통상 정맥내 점적주입으로 한다.

그리고 흉 · 복부를 나선식 전산화단층촬영(Helical CT)나 MDCT로 촬영할 경우는 촬영 대상 부위에 따라 정맥내 투여 속도를 조절한다. 단 투여량은 간장 영역을 제외한 흉 · 복부의 경우는 100mL까지로 하지만, 간장 영역의 경우는 150mL까지 투여할 수 있다.

사용금기

■ 요오드 또는 요오드 조영제에 과민증의 기왕력이 있는 환자

■ 중대한 갑상선 질환이 있는 환자
요오드 과잉에 대한 자가 조절 메커니즘이 기능하지 못하고 증상이 악화할 우려가 있다.

원칙금기

■ 일반적인 상태가 극도로 좋지 않은 환자

■ 기관지 천식 환자
부작용의 발생 빈도가 높다는 보고가 있다.

Point 사전의 충분한 문진으로 조영제에 대한 위험인자의 유무를 확인하여 위험성(risk)을 회피하는 것이 중요하다.
어쩔 수 없이 조영제를 사용하는 임상적 필연성이 있는 경우는 수시간 전의 스테로이드 투여를 시행함으로써 부작용의 발현 빈도를 억제할 가능성이 있다는 보고가 있다.

■ 중대한 신장애(무뇨 등)가 있는 환자
본제의 주된 배설 장기는 신장으로, 신기능 저하 환자에게는 배설 지연으로부터 급성 신부전 등 증상이 악화할 우려가 있다.

Point 충분한 이뇨의 확보는 신기능능력 보호에 유용하다는 보고가 있다.

■ 갈색세포종 환자 및 의심되는 환자
혈압 상승, 빈맥, 부정맥 등의 발작이 일어날 우려가 있다. 어쩔 수 없이 조영 검사를 실시하는 경우에는 정맥 확보 후 메실산 펜톨아민(phentolamine mesilate) 등의 α 차단제 및 염산프로프라놀롤(propranolol HCl) 등의 β 차단제의 충분한 양을 준비하는 등 이러한 발작에 대처할 수 있도록 충분한 준비를 하여 신중하게 투여한다.

신중투여

■ 본인 또는 부모, 형제에게 발진, 두드러기 등의 알레르기를 일으키기 쉬운 체질을 가진 환자

■ 약물 과민증의 기왕력이 있는 환자

■ 탈수 증상이 있는 환자
급성 신부전을 일으킬 우려가 있다.

■ 신기능이 저하하고 있는 환자
신기능이 악화할 우려가 있다.

■ 고령자
일반적으로 고령자는 생리 기능이 저하하고 있기 때문에 환자의 상태를 충분히 관찰하면서 신중하게 투여한다.

■ 유 · 소아
저출생체중아, 신생아, 영아, 유아 또는 소아에게 투여하는 경우에는 환자의 상태를 충분히 관찰하면서 신중하게 투여한다.

Point 소아에 대한 조영제 사용량은 300mgI 제제로 체중당 20mL/kg을 상한의 기준으로 한다.

병용금기

특별히 없음

병용주의

■ 비구아니드(biguanide)계 당뇨병 용제〔염산메트포르민(metformin HCl), 염산부포민(buformin HCl) 등〕
비구아니드계 당뇨병 용제의 신장 배설이 감소하여 혈중농도가 상승한다고 생각되고 있다. 유산증(lactic acidosis)이 나타날 우려가 있다.

Point 본제를 사용하는 경우는 비구아니드계 당뇨병 용제의 투여를 일시적으로 중지하는 등의 처치를 실시한다.

중대한 부작용

■ 쇼크(0.1% 미만)

쇼크(지발성을 포함)를 일으키고 실신, 의식 소실, 호흡곤란, 호흡정지, 심정지 등의 증상이 나타나는 경우가 있다. 쇼크 등의 발현에 대비하여 충분한 문진을 실시한다. 투여할 때는 반드시 구급처치 준비를 한다. 투여에 있어서는 개시 시부터 환자의 상태를 관찰하면서 과민 반응의 발현에 주의하여 신중하게 투여한다. 또한 이상이 나타났을 경우에는 즉시 투여를 중지하고 필요에 따라 적절한 처치를 실시한다. 경도의 과민 증상도 중대한 증상으로 진전하는 경우가 있으므로 관찰을 충분히 실시한다.

■ 아나필락시스(anaphylaxis)성 증상(0.1% 미만)

호흡곤란, 인·후두부종, 안면부종 등의 아나팔락시스성 증상(지발성을 포함)이 나타나는 경우가 있으므로 관찰을 충분히 실시하여 필요에 따라 적절한 처치를 실시한다.

■ 신부전

급성 신부전이 나타나는 경우가 있으므로 이와 같은 경우에는 필요에 따라 적절한 처치를 실시한다.

■ 폐부종

폐부종이 나타나는 경우가 있으므로 이와 같은 경우에는 필요에 따라 적절한 처치를 실시한다.

■ 의식장애, 실신

쇼크를 수반하지 않는 의식장애, 실신이 나타나는 경우가 있으므로 검사 종료 후에도 의식 레벨 등의 관찰을 충분히 실시하여 필요에 따라 적절한 처치를 실시한다.

■ 경련 발작

경련 발작이 나타나는 경우가 있으므로 이와 같은 경우에는 페노바르비탈(phenobarbital) 등 바르비투르산 유도체(barbiturate derivative) 또는 디아제팜(diazepam) 등을 투여한다.

■ 심실세동, 관상동맥 연축

심실세동, 관상동맥 연축이 나타나는 경우가 있으므로 이와 같은 경우에는 필요에 따라 적절한 처치를 실시한다.

■ 피부장애

피부점막안증후군(Stevens-Johnson 증후군)이 나타나는 경우가 있으므로 관찰을 충분히 실시하여 발열, 홍반, 가려움증, 안충혈, 구내염 등의 증상이 나타났을 경우에는 적절한 처치를 실시한다.

지발성 부작용

투여 개시로부터 1시간부터 수일 후에 발현할 가능성이 있다. 본제를 사용하는 경우에는 지발성 부작용의 발현 가능성이 있다는 것을 환자에게 설명하고 발진, 발적, 두드러기, 오심, 구토, 혈압 저하, 두통 등의 부작용이라고 생각되는 증상이 나타났을 경우에는 신속하게 주치의에게 연락하도록 지시하는 등 적절한 대응을 취한다.

검사 수치에 대한 영향

갑상선 기능 검사 등의 방사성 요오드에 의한 검사에 영향을 미치는 경우가 있다. 따라서 이러한 검사는 본제의 투여 전에 실시하는 것이 바람직하다.

Point 조영 검사 의뢰 시에는 환자나 그 가족에 대해 검사 자체의 내용이나 위험성(risk)을 설명함과 동시에 조영제 자체의 효능이나 부작용의 설명을 실시할 필요가 있다.

충분한 문진을 실시함에 따라 금기사항이나 조영제 부작용 경험을 알 수 있어 사고를 미연에 방지할 가능성이 있다.

부작용인 구역질에 대해 위내를 공허하게 함으로써 구토 시의 질식을 방지할 수 있지만 충분한 음수(飮水)는 조영제의 부작용 발현을 저감한다는 보고가 있으므로 음수는 하는 것이 좋다는 것을 기억해 두어야 한다.

비이온성 뇌수조 · 척수 · 관절 조영제(자궁난관 · 관절 조영제)

이오트롤란(iotrolan)

- 이소비스트(Isovist)

유사제

뇌수조, 척수 조영제로서 옴니파큐(Omnipaque) 180, 240, 300
관절 조영제로서 우로그라핀(Urografin) 60%, 콘레이(Conray)
자궁난관 조영제로서 리피오돌울트라플루이드(Lipiodol Ultra Fluide)

효능 · 효과

■ 이소비스트 240

척수 촬영, CT에 있어서의 뇌실 · 뇌수조 · 척수 조영, 관절 촬영

■ 이소비스트 300

자궁난관 조영, 관절 촬영

Point 척수 · 뇌실 · 뇌수조 등의 중추신경계에 사용할 수 있는 것은 농도가 낮은 이소비스트 240만이라는 것에 주의한다.

특징

이오트롤란(이소비스트 240)은 뇌수조 · 척수 촬영을 목적으로 개발된 2량 체형의 수용성 비이온성 조영제로, 300mgI/mL의 농도까지 그 침수압 농도를 체액과 등장(等張)할 수 있다. 생체 성분과의 상호작용도 약하고 화학적으로도 안정된 조영제이다. 1991년 이오트롤란(이소비스트 300)은 자궁난관 · 관절 조영제로서 승인되었다.

조성 · 제형 · 용량

■ 이소비스트 240

약간의 점성이 있는 무색~미황백색 투명한 액체로, 1병 중(10mL)에 이오트롤란 5125.9mg(요오드 함유량으로서 2.4g/병)을 함유한다. 또한 침투압비 약 1, pH 6.5~8.0, 점조도(37℃)는 약 3.9mPa · s이다.

■ 이소비스트 300

약간의 점성이 있는 무색~미황백색의 투명한 액체로, 1병 중(10mL)에 이오트롤란 6407.5mg(요오드 함유량으로서 3.0g)을 함유한다. 또한 침투압비 약 1, pH 6.5~8.0, 점조도(37℃)는 약 8.6mPa · s이다.

사용법 · 사용량

■ 척수 촬영, CT에 있어서의 뇌실, 뇌수조, 척수 조영(이소비스트 240)

본제의 사용 농도와 용량은 촬영부위에서의 필요한 조영(contrast)의 정도와 범위 및 사용 X선 장치와 기술에 의해 좌우된다. 통상 촬영부위, 천자(穿刺)부위에 따라 아래의 표의 농도, 용량을 사용한다. 1회의 검사 지주막하 주입에는 15mL를 넘지 않는 것이 바람직하다. 첫 압력 측정이나 검체(檢體) 제출을 위해 적당한 수액(髓液)을 채취하는데 그 수액 채취량과 조영을 위한 주입 조영량은 같은 양으로 하는 것이 바람직하여 본제의 주입량보다 다량의 뇌척수액을 제거하지 않는다.

연령, 체중, 촬영부위의 크기에 따라 적당히 증감한다.

240mgI/mL이하의 농도를 얻는 경우에는 생리식염수로 희석한다.

효능 · 효과	척수 촬영			CT에 있어서의 뇌실, 뇌수조, 척수 조영		
촬영부위	요부	흉부	경부	뇌실	뇌수조	척수
천자부위	요추	요추	요추 또는 경추		요추	
사용 농도(mgI/mL)	190~240	240		240		
용량(mL)	6~10			6~10		

■ 관절 촬영(이소비스트 240, 300 공통)

통상 성인 1회 1~10mL를 관절강 내에 주입한다.

연령, 체중, 촬영부위의 크기에 따라 적당히 증감한다.

■ 자궁난관 촬영(이소비스트 300)

통상 성인 1회 6~10mL를 도관(導管)에서 자궁강 내로 주입한다.

연령, 체중, 촬영부위의 크기에 따라 적당히 증감한다.

사용금기

■ 요오드 또는 요오드 조영제에 과민증의 기왕력이 있는 환자

■ 중대한 갑상선 질환이 있는 환자

요오드 과잉에 대한 자가 조절 메커니즘이 기능하지 못하고 증상이 악화할 우려가 있다.

■ 척수 촬영, CT에 있어서의 뇌실, 뇌수조, 척수 조영

● **기왕력을 포함하여 경련, 간질 및 그 소질이 있는 환자**

■ 자궁난관 촬영

● **임부 또는 임신 중일 가능성이 있는 환자**

임신 중의 투여에 관한 안전성은 확립되어 있지 않다. 또한 본제 투여 시에는 X선 조사를 수반하기 때문에 태아에게 피해를 준다.

● **골반강 내에 급성 염증성 질환이 있는 환자**

증상이 악화할 우려가 있다.

원칙금기

■ 일반적인 상태가 극도로 좋지 않은 환자

■ 기관지 천식 환자

유사제로 부작용의 발생 빈도가 높다는 보고가 있다.

■ 중대한 심 · 간 · 신장애가 있는 환자

증상이 악화할 우려가 있다. 본제의 주된 배설 장기는 신장으로, 신기능 저하 환자는 급성 신부전 등 증상이 악화할 우려가 있다.

■ 급성 췌장염 환자

증상이 악화할 우려가 있다.

■ 마크로글로불린혈증(macroglobulinemia) 환자

정맥성 담낭 조영제로 혈액의 젤라틴(gelatin)성 변화를 초래하여 사망한 보고가 있다.

■ 다발성 골수종 환자

다발성 골수종 환자에게 특히 탈수 증상이 있는 경우 신부전(무뇨 등)을 일으킬 우려가 있다.

■ 테타니(tetany)가 있는 환자

혈중 칼슘 저하에 의해 증상이 악화할 우려가 있다.

■ 갈색세포종 환자 및 갈색세포종이 의심되는 환자

유사제에 의한 부신 정맥 조영으로 혈압 상승 발작이 일어났다는 보고가 있다.

신중투여

■ 본인 또는 부모, 형제에게 기관지 천식, 발진, 두드러기 등의 알레르기를 일으키기 쉬운 체질을 가진 환자

■ 약물 과민증의 기왕력이 있는 환자

■ 탈수 증상이 있는 환자
급성 신부전을 일으킬 우려가 있다. 식사 제한 시에는 탈수를 피하기 위해 적량의 수분 섭취가 바람직하다.

■ 갑상선 질환이 있는 환자
요오드 과잉에 대한 자가 조절 메커니즘이 기능하지 못해 증상이 악화할 우려가 있다.

■ 다발성 골수종 환자
다발성 골수종 환자에서 특히 탈수 증상이 있는 경우 신부전(무뇨 등)을 일으킬 우려가 있다.

■ 고령자
일반적으로 고령자는 생리 기능이 저하하고 있기 때문에 환자의 상태를 충분히 관찰하면서 신중하게 투여한다.

■ 유 · 소아
저출생체중아, 신생아, 영아, 유아 또는 소아에게 투여하는 경우에는 환자의 상태를 충분히 관찰하면서 신중하게 투여한다.

■ 척수 촬영, CT에 있어서의 뇌실, 뇌수조, 척수 조영
● 알코올 중독 환자
경련 발작이 일어날 우려가 있다.

병용금기

특별히 없음

병용주의

■ 비구아니드(biguanide)계 당뇨병 용제〔염산메트포르민(metformin HCl), 염산부포민(buformin HCl) 등〕

비구아니드계 당뇨병 용제의 신장 배설이 감소하여 혈중농도가 상승하기 때문이라고 생각되고 있다. 유사제로 유산증(lactic acidosis)을 일으켰다는 보고가 있다.

Point 이상이 나타났을 경우에는 비구아니드계 당뇨병 용제의 감량 또는 투여를 중지하는 등 적절한 처치를 실시한다.

■ 척수 촬영, CT에 있어서의 뇌실, 뇌수조, 척수 조영

● **페노티아진**(phenothiazine)**계 화합물 등의 항정신병제**

병용에 의해 경련 발작의 발현 가능성이 증대한다는 보고가 있다.

Point 적어도 검사 48시간 전부터 검사 후 12시간은 항정신병제의 투여를 중지한다. 경련 발작이 발현했을 경우에는 페노바르비탈(phenobarbital) 등 바르비투르산 유도체(barbiturate derivative) 또는 디아제팜(diazepam) 등을 투여한다.

중대한 부작용

■ 쇼크

쇼크 등의 발현에 대비하여 충분한 문진을 실시한다. 조영제 투여 시에는 반드시 구급처치를 준비한다. 투여 개시 시부터 환자의 상태를 관찰하면서 신중하게 투여한다. 이상이 나타났을 경우에는 즉시 투여를 중지하고 적절한 처치를 실시한다. 또한 투여 후에도 환자의 상태를 충분히 관찰한다. 경도의 과민 증상도 중대한 증상으로 진전하는 경우가 있으므로 관찰을 충분히 실시한다.

■ 아나필락시스(anaphylaxis)성 증상

아나팔락시스성 증상(안면부종 등)이 나타나는 경우가 있으므로 관찰을 충분히 실시하여 필요에 따라 적절한 처치를 실시한다.

■ 척수 촬영, CT에 있어서의 뇌실, 뇌수조, 척수 조영

● **경련 발작(0.1% 미만)**

발작 발현 시에는 페노바르비탈 등 바르비투르산 유도체 또는 디아제팜 등을 투여한다.

● **마비(0.1% 미만), 수막염 등**

관찰을 충분히 실시하여 필요에 따라 적절한 처치를 한다.

지발성 부작용

검사 종료 수시간 후에도 부작용 발현의 가능성이 있다. 환자에게 설명하고 두통, 두중감(頭重感), 오심, 구토, 발진, 발적, 가려움증, 요・배통, 하지통, 현기증, 발열 등이 나타났을 경우에는 신속하게 주치의 등에게 연락하도록 주의를 준다.

검사 수치에 대한 영향

본제 투여에 의해 갑상선 기능 검사 등의 방사성 요오드에 의한 검사에 영향을 미치는 경우가 있다. 따라서 이러한 검사는 본제 투여 전에 실시하는 것이 바람직하다.

111

소화관 조영제(경구제)

황산바륨(barium sulfate)
- 바리트겐(Barytgen)

유사제

분말 · 산제로서 바리탑 P(Baritop-P), 바로스퍼스 W(Barosperse-W), 움브라솔 A(Umbrasol-A) 등, 현탁액(졸 제제)으로서 밤스타(Bamstar), 바리트겐졸(Barytgensol), 바로젝트졸(Barojectsol) 등, 전부 40가지 종류가 있다.

효능 · 효과(검사)

소화관질환 전반과 선별 검사(screening test)

특징

황산바륨 자체는 백색의 분말로, 냄새 · 맛은 없다. 물, 에탄올(95), 디에틸에테르(diethyl ether)에 거의 녹지 않는다. 염산, 질산, 수산화나트륨 시액에 녹지 않는다.
본제는 첨가물에 의해 약간 갈색을 띤 백색 분말로 방향 · 감미가 있고 바닐라 맛이 난다.

조성 · 제형 · 용량

본제는 100g 중에 일본약국방 황산바륨을 97.98g 함유한다.
첨가물로서 트래거캔스(tragacanth), 알긴산나트륨(sodium alginate), 폴리인산나트륨(sodium polyphosphate), 실리콘 수지(silicone resin), 사카린나트륨(sodium saccharin), 바닐린(vanillin), 향료를 함유한다.
1봉지 200g, 600g, 1kg이 있다.

사용법 · 사용량

검사 부위 및 검사법에 따라 본제의 적량에 적량의 물을 더해 적당한 농도로 하여 그 적량을 경구 투여 또는 주장(注腸)한다(표 참조).

검사 부위	검사법	황산 바륨 농도(w/v%)		용량(mL)	
		첨부문서	필자	첨부문서	필자
식도	경구 · 경관	50~200	180	10~150	200
위 · 십이지장	경구 · 경관	30~200	150	10~300	200
소장	경구 · 경관	30~150	50	100~300	300~400
대장	주장(注腸)	20~130	80	200~2,000	300

■ 사용법 · 사용량과 관련된 주의사항

- 성인은 표의 농도 · 양을 기준으로 하여 일반적으로 입 쪽일수록 고농도, 항문 쪽일수록 저농도로 이용된다. 하지만 전 처치 방법이나 피검자의 상태에 따라 최적 농도 · 양은 다양하여 검사 전의 농도 조정과 검사 중의 증감이 중요하다.
- 위장의 조영에는 최근 고농도 소량 투여가 이용되는 경향이 있다.
- 소장 조영에서는 균열이 적은 졸(sol) 제제가 적합하다.
- 주장(注腸) 투여하는 경우 체온과 같은 온도로 가온한다(주의: 너무 데우지 않도록 할 것).
- 검사 후 수분 섭취와 하제(下劑) 투여를 필요로 한다.

사용금기

■ 소화관 천공 또는 천공 의심 환자

바륨 복막염을 일으킬 우려가 있다.

■ 소화관에 급성 출혈이 있는 환자

천공 및 혈관내 침입의 우려가 있다.

■ 소화관의 폐색 또는 의심되는 환자

천공을 발생시킬 우려가 있다.

■ 전신이 매우 쇠약한 환자

■ 본제에 대해 과민증의 기왕력이 있는 환자

신중투여

■ 소화관에 누공(fistula) 또는 누공이 의심되는 환자

천공 및 바륨 복막염을 일으킬 우려가 있다.

Point 누공 자체의 묘출을 목적으로 실시하는 경우도 있지만 염증이 병존하고 있는 경우는 피한다.

■ 천공을 발생시킬 우려가 있는 환자

위 · 십이지장궤양, 충수염, 게실염, 궤양성 대장염, 장중첩증 등

Point 급성기 염증이나 질병의 극기(極期)에는 실시하지 않는다. 복막 자극 증상이 있는 경우도 피한다.

■ 소화관의 협착 또는 협착이 의심되는 환자

장폐쇄 · 천공을 발생시킬 우려가 있다.

Point 하부 소화관 협착의 경우 주장(注腸)을 선행한다. 협착이 강한 경우 입 쪽에서 바륨을 통과시키는 것은 소량으로 한다.

■ 흡인의 우려가 있는 환자

폐렴 · 육아종 · 호흡곤란을 일으킬 우려가 있다.

Point 고령자 및 흡인하기 쉬운 병태의 환자에게 본제를 경구 투여하는 경우 소량부터 개시한다. 검사 중 투시로 확인하는데 기침은 흡인의 신호이다. 흡인했을 경우 관찰을 충분히 하여 거담제 · 항생물질 등 필요에 따라 투여한다.

■ 고령자

소화관운동기능이 저하하고 있는 경우가 많기 때문에 황산 바륨의 정체에 의해 소화관 천공이 일어나기 쉽다.

Point 검사 후의 바륨 배출에 각별히 신경을 쓴다.

■ 임부 · 소아

임부나 소아에 대한 안전성은 확립되어 있지 않다.

Point 본제 투여 시에는 X선 조사를 수반하기 때문에 진단상의 유익성이 위험성을 웃돈다고 판단되었을 경우에만 투여한다.

병용금기

특별히 없음

병용주의

특별히 없음

Point 화질 향상을 위해 두 종류의 바륨 제제를 섞어 사용하는 경우가 있다. 협착이 있는 환자에게 수용성 조영제〔가스트로그라핀(Gastrografin)〕와 섞어 사용하는 경우가 있다.

중대한 부작용

■쇼크, 아나필락시스(anaphylaxis)성 증상(0.1% 미만)

【원　인】 알레르기에 수반하는 혈관부종 등(황산바륨 자체는 체내에 흡수되지 않고 안정된 물질이지만 첨가물에 대한 반응을 생각할 수 있다. 단 다른 약제와 비교하여 매우 드물다)

【대처법】 보스민(Bosmin) 이나 항히스타민제 · 부신피질호르몬의 투여 및 기도 확보 등 적절한 처치를 실시한다.

■소화관 천공, 복막염(0.1% 미만)

【원　인】 주장(注腸) 검사 시의 카테터 삽입 기법이나 장중첩 정복(整復) 시에 발생하는 경우가 많은데 경구 투여 시에도 발생한다고 보고되고 있다. 원래 있던 천공부위 · 취약부위로부터의 누출 이외에 정류했던 바륨이 소화관 벽으로의 스트레스 인자가 되어 복강내로 일탈하여 발생하는 경우도 있다.

【대처법】 복통 등의 증상이 나타났을 경우 진찰 · 화상 검사를 실시하여 진단되면 긴급 수술을 요한다.

■장폐쇄(0.1% 미만)

【원　인】 수분이 흡수되어 바륨이 응고함에 따라 협착 부위에 정류하기 때문이다.

【대처법】 튜브를 유치하고 경우에 따라 수술을 한다.

간과되기 쉬운 의외의 작용

■복부 CT의 경구 조영제

소화관 조영용 바륨은 농도가 높기 때문에 CT에서는 인공음영(artifact)의 원인이 된다. 그렇기 때문에 바륨이 완전히 배출될 때까지 복부 CT는 삼가야 하는데 한편에서는 저농도(15%)의 CT용 바륨 현탁액도 시판되고 있다.

【원　인】 소화관 내강(内腔)을 높은 흡수력으로 묘출하기 때문에 소화관 벽의 변화나 인접하는 병변의 검출능력을 단순 CT로 높인다.

■MRI의 경구 조영제

일본에서의 보험 적용은 되지 않지만 MRI에 이용되는 경우가 있다.

【원　인】 바륨 용액은 T1, T2 강조영상 모두 낮은 신호가 되기 때문에 소화관이나 그 주위 질환의 평가에 도움이 된다.

검사 수치에 대한 영향

특별히 없음

소화관 조영제(경구제)

아미도트리조산나트륨메글루민 (meglumine sodium amidotrizoate) – 가스트로그라핀(Gastrografin)

병용금기

황산바륨(소화관 조영제로서), 우로그라핀(Urografin)(조성으로서)

효능 · 효과(검사)

■ 소화관 촬영
- 협착이 의심될 때
- 급성 출혈
- 천공의 우려가 있을 때(소화기 궤양, 게실)
- 기타 외과 수술을 요하는 급성증상 시
- 위 및 장 절제 후(천공의 위험, 봉합부전)
- 내시경 검사법 실시 전의 이물 및 종양의 조영
- 위 · 장 누공(fistula)의 조영

본제는 황산바륨이 효과가 없을 때 이용되는 경우가 많다.

■ 컴퓨터 단층촬영에 있어서의 상부소화관 촬영

소화관 내를 높은 흡수율로 하여 벽을 늘리기 때문에 정상 해부의 동정(identification)이나 관강내외의 병변의 검출에 기여한다. 소량의 관강외 누출(천공)이나 그것이 퍼지는 것에 대한 평가에도 기여한다.

특징

경피경관 담낭 조영이나 누공(fistula) 조영에 이용되는 우로그라핀과 동일 성분인 아미도트리조산나트륨 메글루민을 이용한 수용성 소화관 조영제이다. 본제는 이온성 요오드 조영제로, CT나 혈관 조영에 이용되는 비이온성 요오드 조영제와 비교하여 점조도 · 침투압비 모두 높다.
침전 · 침강이 없고 확산성이 좋다. 또한 응고성이 없고 기포가 생기지 않아 소화관 내의 통과가 빠르다. 약간 점성이 있는 무색~엷은 황색의 맑은 액체로 빛에 의해 서서히 착색한다. 복용 시에 쓴맛이 있다.

조성 · 제형 · 용량

1병 100mL 중에 아미도트리조산 59.74g(요오드 함유량으로서 37g/병), 수산화나트륨 629mg 및 메글루민 15.92g을 함유한다. 또한 침투압비 약 9, pH 6.0~7.0, 점조도(37℃)는 9.6mPa · s 이다.

사용법 · 사용량

■ 경구

● **소화관 촬영**

통상 성인 1회 60mL〔릴리프(relief) 조영에는 10~30mL〕를 경구 투여한다.

● **컴퓨터 단층촬영에 있어서의 상부소화관 촬영**

통상 성인 5~6mL를 50배량의 물로 희석하여 250~300mL를 경구 투여한다.

■ 주장(注腸)

통상 성인 3~4배량의 물로 희석하여 최고 500mL를 주장 투여한다.

■ 용량 · 용법과 관련된 사용상의 주의사항

X선 투시 · 촬영에 이용하는 농도와 CT의 최적 농도는 50배 정도 다르다는 점에 유의할 필요가 있다. 원액을 이용하여 CT를 실시하면 인공음영(artifacts)으로 평가가 곤란하게 된다.

사용금기

■ 요오드 또는 요오드 조영제에 과민증의 기왕력이 있는 환자

신중투여

■ 본인 또는 부모, 형제에게 기관지 천식, 발진, 두드러기 등의 알레르기를 일으키기 쉬운 체질을 가진 환자

Point 경구 투여하는데 요오드 조영제의 일반적 문진사항은 확보해 둔다.

■ 장염 또는 결장염이 있는 환자

증상이 일과성으로 악화하는 경우가 있다.

Point 국소의 염증을 조장할 우려가 있기 때문에 염증의 극기(極期)에는 검사를 삼간다.

■ 탈수증이 있는 환자

증상이 악화할 우려가 있다.

Point 침투압이 높기 때문에 설사 작용이 있어 소화관으로부터의 수분 탈출을 촉진한다.

병용금기

특별히 없음

병용주의

특별히 없음

중대한 부작용

■ 쇼크(0.1% 미만)

요오드계 조영제에 과민 반응에 대비하여 사용 시에는 충분한 문진을 실시한다.

【원 인】 요오드계 조영제에 대한 알레르기에 수반하는 혈관부종 등

【대처법】 즉시 투여를 중지하고 보스민(Bosmin) 이나 항히스타민제 · 부신피질호르몬의 투여 및 기도 확보 등 적절한 처치를 실시한다.

간과되기 쉬운 의외의 작용

■ 설사

검사 후 설사를 하는 경우가 있다는 것을 환자에게 설명해 둠으로써 오해나 불안을 제거한다.

【원 인】 침투압비가 높기 때문에 소화관으로부터의 수분 탈출 작용을 나타낸다.

■ 치료 효과

유착성 장폐쇄증(교액성을 제외)의 개선에 기여한다는 논문과 치료 효과는 없지만 입원 기간을 단축한다는 논문이 있다.

【원 인】 침투압이 높기 때문에 장관 내로 체액의 이동이 발생하여 협착부위에 압력을 가하는 동시에 장관 내용물의 희석과 조영제의 점조성이 협착부위의 통과를 돕는다.

검사 수치에 대한 영향

본제 투여에 의해 갑상선 기능 검사 등의 방사선 요오드에 의한 핵의학 검사에 영향을 미칠 우려가 있다. 따라서 이러한 검사는 본제 투여 전에 실시한다.

113

MRI용 조영제

가도디아마이드 수화물(gadodiamide hydrate) - 옴니스캔(Omniscan)

유사제

마그네비스트(Magnevist), 프로한스(ProHance), 마그네스코프(Magnescope)

효능 · 효과

MRI 검사에 있어서의 뇌 · 척수 조영, 구간부(軀幹部) · 사지 조영
정맥 내에만 투여가 가능. 골수강 내에는 투여하지 않는다.

특징

높은 양자 이완(proton relaxation) 효과를 가진 가돌리늄 이온(gadolinium ion, Gd^{3+})을 킬레이트화(chelation)한 낮은 침투압 · 낮은 점도의 비이온성 MRI용 조영제이다.
T1 강조 화상에 있어서 효과적인 신호 증강 효과가 있어 병변의 검출이나 진전 범위 등의 진단 능력을 향상시킨다.

조성 · 제형 · 용량

5 · 10 · 15 · 20mL의 실린지와 20mL의 바이알이 있어, 0.5mmol/mL의 가도디아마이드 수화물을 함유한다.

사용법 · 사용량

통상 성인에게는 0.2mL/kg을 정맥내 주사한다. 신장을 대상으로 하는 경우는 0.1mL/kg을 정맥내 주사한다.

사용금기

본제의 성분 또는 가돌리늄(gadolinium)계 조영제에 대해 과민증의 기왕력이 있는 환자

원칙금기

투여하지 않는 것을 원칙으로 하지만 특별히 필요한 경우는 신중하게 투여한다.

- 일반적인 상태가 극도로 좋지 않은 환자
- 기관지 천식이 있는 환자
- 중대한 신장애가 있는 환자
- 중대한 간장애가 있는 환자

신중투여

- 알레르기성 비염, 발진, 두드러기 등을 일으키기 쉬운 알레르기 체질인 환자
- 부모, 형제에게 기관지 천식, 알레르기성 비염, 발진, 두드러기 등을 일으키기 쉬운 알레르기 체질인 환자
- 약물 과민증의 기왕력이 있는 환자
- 기왕력을 포함하여 경련, 간질 및 그 소인이 있는 환자
- 고령자
- 임산부 또는 임신 중일 가능성이 있는 부인에게는 진단상의 유익성이 위험하다고 판단되는 경우에만 투여한다(임신 중의 투여에 관한 안전성은 확립되어 있지 않다). 투여 후 24시간은 수유를 피한다.

중대한 부작용

- 쇼크, 아나필락시스(anaphylaxis)성 증상
- 경련 발작

검사 수치에 대한 영향

비색분석법(colorimetric analysis)〔킬레이트 적정(chelatometry)〕에 의한 혈청 칼슘 측정치에 영향을 미치는 경우가 있고 또한 다른 전해질의 측정치(예를 들어 철)에도 영향을 미치는 경우가 있다. 따라서 본제 투여 후 24시간 이내에는 이와 같은 측정 방법을 이용하지 않는 것이 바람직하다.

MRI용 조영제

페럼옥사이드(ferumoxide)
– 페리덱스(Feridex)

유사제

레조비스트(Resovist)

효능·효과(검사)

MRI에 있어서의 간종양의 한정적 진단을 위한 간장 조영

특징

초상자성 산화철(superparamagnetic iron oxide, SPIO)의 친수성 콜로이드(hydrophilic colloid) 용액으로, 간의 동양 혈관(sinusoid)에 존재하는 쿠퍼세포(Kupffer cell)에 탐식되어 간장에 특이적으로 분포한다. 분포한 조직에 신호 강도의 저하를 초래한다. 한편 쿠퍼세포가 없는 병변의 신호 강도는 변화하지 않기 때문에 두 제제의 조영(contrast)이 증강하여 병변부 검출능력이 향상한다.

조성·제형·용량

5mL의 앰플에 철분으로서 56mg에 상당하는 페럼옥사이드가 함유되어 있다.

사용법·사용량

통상 성인에게는 본제 0.05mL/kg(철분으로서 0.56mL/kg)을 5% 포도당 주사액 100mL에 필요시 혼합하여 30분 이상에 걸쳐 정맥 내에 점적주입한다.

사용금기

- 일반적인 상태가 매우 좋지 않은 환자
- 혈색소 침착증(hemochromatosis) 등 철분과잉증 환자

• 본제 또는 철분주사제에 과민증의 기왕력이 있는 환자

신중투여

• 본인 또는 부모, 형제에게 기관지 천식, 발진, 두드러기 등의 알레르기를 일으키기 쉬운 체질을 가진 환자
• 약물 과민증의 기왕력이 있는 환자
• 빈혈 치료를 위해 철분제를 투여하고 있는 환자
• 발작성 야간 혈색소뇨증(paroxysmal nocturnal haemoglobinuria) 환자
• 중대한 간기능장애가 있는 환자
• 고령자
• 임산부 또는 임신 중일 가능성이 있는 여성에게는 진단상의 유익성이 위험성을 웃돈다고 판단되는 경우에만 투여한다. 수유 중의 여성에 대한 투여는 피하고 어쩔 수 없이 투여하는 경우에는 수유를 중지시킨다.

병용금기

배합 변화를 일으킬 우려가 있기 때문에 다른 약제와의 혼합, 접촉을 피한다.

중대한 부작용

• 쇼크
• 아나필락시스(anaphylaxis)성 증상

검사 수치에 대한 영향

혈청 철분의 상승(투여 후 수일), UIBC의 저하(투여 후 수일), 페리틴(ferritin)의 상승(투여 후 3주 이상)을 초래하는 경우가 있다.

115

초음파 진단용 조영제

갈락토오스(galactose) · 팔미트산(palmitic acid) 혼합물 - 레보비스트(Levovist)

유사제

없음

효능 · 효과(검사)

■ 심장초음파 검사에 있어서의 조영

심근혈류의 평가

■ 도플러(doppler) 검사에 있어서의 조영

간종양(간세포암이나 전이성 간암 또는 국한성 결절성 과형성, 혈관종 등)의 질적 진단, 담췌 질환의 질적 진단 등에 이용한다.

■ 자궁난관 초음파 검사에 있어서의 조영

불임증에 있어서의 난관 소통성의 평가

특징

정맥내 또는 자궁강 내에 투여하는 초음파 진단용 조영제로, 갈락토오스 용액에 의해 발생한 미소 기포(평균 기포 직경은 1.3㎛)가 팔미트산에 의해 안정화되고 초음파원이 되어 신호(signal)의 증강 효과를 발현한다. 정맥내 투여로 미소 기포가 폐순환을 통과하여 전신으로 분포하여 심장 및 전신 장기의 혈관 초음파 검사에서 사용할 수 있다.

조성 · 제형 · 용량

갈락토오스 · 팔미트산 혼합물(999 : 1)로, 백색의 과립 및 분말이다. 1병 중에 2.5g을 함유한다. 주사용수를 더해 흔들어 섞으면 백색의 균일한 현탁액이 된다.

사용법 · 사용량

조영부위에 따라 통상 1회량으로 성인에게 다음에 나타내는 표의 농도, 용량을 투여한다. 또한 정맥내 투여에서는 1회의 검사에서 다른 단면 또는 부위를 조영하는 등 여러 번 투여하는 경우에는 3회를 한도로 한다. 자궁난관 초음파 검사 조영에서는 도관(導管)에서 자궁강 내로 주입한다.

효능 · 효과	심장초음파 검사의 조영	도플러 검사의 조영		자궁난관 초음파 검사의 조영
조영부위	심장혈관	심장혈관	두 · 경부, 구간부(軀幹部) · 사지	자궁난관
투여부위	정맥내			자궁강내
사용 농도(mg/mL)	300	200	300	200
용량(mg/mL)	5	4~8	5	5~18

■ 현탁액 조제에 있어서의 주의

본제를 조제할 때 제품에 첨부된 현탁액 조제 기구를 사용한다. 주사용수를 바이알 내에 주입하여 5~10초간 흔들면 현탁액을 조제, 그 후 약 2분간 방치한다. 바이알 내에의 주입, 제조된 현탁액의 바이알로부터의 흡입은 현탁액 조제 기구를 이용해 천천히 실시한다. 조제 후의 현탁액은 10분 이내에 사용한다.

사용금기

■ 정맥내 · 자궁강내 투여

● **본제에 대해 과민증의 기왕력이 있는 환자**

● **갈락토오스혈증 환자**

본제의 갈락토오스에 의해 증상이 악화할 우려가 있다.

■ 정맥내 투여

● **발증 후 14일 미만의 급성 심근경색 환자**

일반적으로 심근경색 발증 2주까지는 증상이 불안정하고 또한 본제의 임상시험에서 발증 후 14일 미만의 급성 심근경색 환자에 대한 사용경험은 없어 안전성은 확립되어 있지 않다.

■ 자궁강내 투여

● **임부 또는 임신 중일 가능성이 있는 환자**

본제의 임상시험에서 임부 또는 임신 중일 가능성이 있는 환자에 대한 사용경험을 없어 안전성은 확립되어 있지 않다.

Point 임부 또는 임신 중일 가능성이 있는 환자에 대한 자궁강내 투여는 위험성을 수반하므로 피한다. 본제를 자궁강 내에 투여하는 것은 임신 중일 가능성이 없는 월경 종료 시기부터 배란기 무렵까지의 시기가 적당하다.

● **골반강 내에 급성 염증성 질환이 있는 환자**

본제의 임상시험에서 골반강 내에 급성 염증성 질환이 있는 환자에 대한 사용경험은 없어 안전성은 확립되어 있지 않다.

Point 본제의 투여에 의해 증상이 악화할 우려가 있기 때문에 자궁, 난관, 골반복막에 염증이 있는 환자에 대한 투여는 피한다. 또한 경관 점액이나 질 분비물에 병원균이 보이는 환자의 경우에는 치료 후에 투여한다.

원칙금기

■ 정맥내 투여

● **중대한 심질환이 있는 환자**

증상이 악화할 우려가 있다.

● **중대한 폐질환이 있는 환자**

증상이 악화할 우려가 있다.

신중투여

■ 고령자

일반적으로 고령자는 생리 기능이 저하하고 있기 때문에 환자의 상태를 충분히 관찰하면서 신중하게 투여한다.

병용금기

없음

병용주의

없음

중대한 부작용

특별히 없음

간과되기 쉬운 의외의 작용

특별히 없음

검사 수치에 대한 영향

특별히 없음

INDEX

한글 찾아보기

ㅇ

ㅊ

ㅋ

ㅌ

ㅍ

ㅎ

INDEX

영문 찾아보기

E

F

G

H

I

J

K

L

M